疾患病態解析学

百瀬弥寿徳
山村重雄
［編集］

朝倉書店

序

　病気の知識は医学を専門としない者にも現在あらゆる機会を通じて情報として入ってくる．それらの多くは学問としての医学的知識ではなく，病気の症状，治療あるいは予防について，メディアや書籍を介する啓蒙的社会教育である．ときに素人ながら病気の知識や治療法について驚くほど深い知識をもち合わせている人もみかけることがある．おそらく自分自身や家族の病気のことから勉強し，そのような知識を得たのかもしれない．病気の話はダイナミックであり，素人でも関心をもって聞くことができる．一方，薬剤師は医療人であるゆえ，断片的な医学知識ではなく，病気について学問として深い理解と知識をもたなければ，臨床医と対等に医療に携わることは難しい．また疾病の理解なしに正しい薬物治療を行うこともできない．むろん薬剤師は病気の診断をすることはできないが，いかなる診断によって病名がつけられるのか，その症状と検査値について理解を深めることが，優れた薬物治療を行う上で極めて重要である．

　北米の薬物治療学の教科書では病態の詳細な解説が医師ではなく薬学出身者Pharm. D.によって書かれ，その内容が内科学の教科書などと比べても遜色ないことは驚くべきことである．医療薬学のコア一科目である薬物治療学を学ぶ上で，疾患とその病態生理などを深く理解することがいかに大切であるかを，薬学教育の中でも認識しなければならない．「疾患についていくら詳細に学んでも，医師ではないから診察や診断ができないので意味がない」と考えていては，いつまでたっても医療薬学の進歩はありえない．薬剤師は医療チームの一員として，また薬の専門家として医薬品の適正使用に貢献することが期待されている．患者から病気の症状を聞かされ，果たして何科を受診すればよいのかといったとき，適切な助言ができないようでは患者の信頼を得ることはできない．

　近年，医療の進歩・発展はめざましく最新の機器を駆使した診断と切れのよい薬物治療を行うことにより医療が大きく進歩していることは周知の事実である．この薬物治療の効果を最大限に引き出すためには，多様化する医薬品の中から個々の病態に最適な薬剤を的確に選択し，適正に使用することが重要である．しかしながら，これまで薬学教育において疾患とその病態解析を学ぶ機会はなかった．疾患名はどのような診断によってつけられるか，また個々の病気の症状，疫学，検査値（異常値，正常値）について学び，サイエンスとして病気に対する総合的な理解を深めることが今後は重要となろう．本書は適正な薬物治療を実践する上で，疾患をいかに正しく理解するかを主眼に企画・執筆され，薬剤師国家試験ガイドラインに準じ，約93疾患を含む病気をとりあげてその概要，病態の分類と特徴，検査値，診断について記載・解説した．本書が薬学部学生が疾患について系統的に学び，医師あるいは看護師とコミュニケーションをとりうるような，また患者の疑問に答えうるような知識と能力を身につける一助となれば幸いである．最後に本書の出版に多大の御努力を頂いた朝倉書店編集部の方々に心より感謝を申し上げる．

　2003年2月

百瀬弥寿徳
山村重雄

執 筆 者

髙橋 三津雄	福岡大学薬学部臨床薬物治療学教室・教授・医学博士
吉田 正	星薬科大学薬学部病態生理学教室・教授・医学博士
★百瀬 弥寿德	東邦大学薬学部疾病薬学研究室・教授・医学博士
★山村 重雄	東邦大学薬学部医薬品情報学研究室・教授・薬学博士
野村 憲和	北海道薬科大学薬学部病態生理研究室・教授・医学博士
橋本 隆男	東京薬科大学薬学部病態生理学教室・教授・医学博士
田中 資子	明治薬科大学病態生理学教室・准教授・薬学博士
竹内 孝治	京都薬科大学薬物治療学教室・教授・薬学博士
田中 晶子	京都薬科大学薬物治療学教室・助教
松田 重三	帝京大学薬学部臨床分子生物学教室・教授・医学博士
白井 厚治	東邦大学医学部付属佐倉病院臨床検査医学研究室・教授・院長・医学博士
土本 寬二	北里研究所病院・院長 北里大学薬学部臨床研究センター病態解析部門・教授・医学博士
鈴木 幸男	北里研究所病院内科・呼吸器科・部長・医学博士
竹下 啓	北里研究所病院内科・呼吸器科・副部長
松延 毅	北里研究所病院耳鼻咽喉科・医長・医学博士
橋口 一弘	北里研究所病院耳鼻咽喉科・部長・医学博士
宇野 潤	千葉大学真菌医学研究センター高分子活性分野・助教・薬学博士
野瀬 清	昭和大学薬学部微生物薬品化学教室・教授・薬学博士
武藤 里志	東邦大学薬学部病態解析学研究室・准教授・薬学博士

(執筆順,★は編集者)

目　　次

1. 中枢神経疾患 〔髙橋三津雄〕 1
- Ⅰ. 精神科疾患 —— 1
  - a. 統合失調症（精神分裂病） 1
  - b. 気分障害 4
  - c. 神経症 7
  - d. 心身症 9
- Ⅱ. 痴呆性疾患 —— 10
  - a. アルツハイマー病 10
  - b. アルツハイマー病以外の変性性痴呆 17
  - c. 脳血管性痴呆 17
- Ⅲ. パーキンソン病 —— 19
  - a. パーキンソン病 19
- Ⅳ. 発作性疾患 —— 26
  - a. てんかん 26
  - b. 頭痛 29
- Ⅴ. 脳血管障害 —— 31
  - a. 脳梗塞 31
  - b. 脳出血 35
  - c. くも膜下出血 36

2. 骨・関節疾患 〔吉田　正〕 37
- Ⅰ. 総論 —— 37
  - (1) 骨の構造と機能 37
  - (2) 骨リモデリング——骨形成と骨吸収 37
  - (3) 関節の構造 39
  - (4) 関節炎 39
- Ⅱ. 各論 —— 40
  - a. 骨粗鬆症 40
  - b. 関節リウマチ 43
  - c. 変形性関節症 47

3. 免疫・アレルギー性疾患 〔吉田　正〕 50
- Ⅰ. 総論 —— 50
  - (1) 免疫とは 50
  - (2) アレルギーとは 52
  - (3) アレルギーの分類 54
  - (4) アレルギー性疾患の診断 56
  - (5) アレルギー性疾患の治療の原則 57
  - (6) 自己免疫疾患 57
- Ⅱ. 各論 —— 59
  - a. 蕁麻疹 59
  - b. 光線過敏症（日光過敏症） 61
  - c. アトピー性皮膚炎 61
  - d. アレルギー性結膜炎 63
  - e. 鼻アレルギー，花粉症 63
  - f. アナフィラキシー 65
  - g. 薬物アレルギー 67
  - h. 全身性エリテマトーデス 71
  - i. 後天性免疫不全症候群 77

4. 心臓・血管系疾患 81
- Ⅰ. 心臓・血管系疾患 〔百瀬弥寿徳・山村重雄〕 81
  - a. 心不全 81
  - b. 不整脈 83
  - c. 虚血性心疾患 87
- Ⅱ. 血圧の異常 〔野村憲和〕 88
  - (1) 血圧とは 88
  - a. 高血圧 90
  - b. 低血圧 92

5. 腎・泌尿生殖器疾患 〔橋本隆男〕 94

- a. 急性糸球体腎炎　94
- b. 慢性糸球体腎炎　96
- c. ネフローゼ症候群　98
- d. 急性腎不全　101
- e. 慢性腎不全　103
- f. 尿路感染症　106
- g. 尿路結石　108
- h. 前立腺肥大症　109
- i. 微弱陣痛　110

6. 呼吸器疾患 〔田中資子〕 112

I. 総論 112

- (1) 肺の構造　112
- (2) 肺胞における換気　112
- (3) 動脈血ガス分圧の変動とその影響　113
- (4) 呼吸調節　114
- (5) 呼吸器疾患の一般症状　114
- (6) 呼吸器疾患の診断　115
- (7) 呼吸器疾患検査　115

II. 各論 117

- a. 感染性呼吸器疾患　117
- b. 閉塞性肺疾患　119
- c. その他の炎症性肺疾患　122
- d. 肺の血管性疾患　123

7. 消化器系疾患 〔竹内孝治・田中晶子〕 124

- a. 食道炎・食道潰瘍　124
- b. 胃炎　126
- c. 消化性潰瘍　128
- d. 肝炎　129
- e. 肝硬変症　133
- f. 胆道感染症　134
- g. 胆石症　135
- h. 膵炎　137
- i. 下痢・便秘　139
- j. 急性大腸炎　140
- k. 炎症性腸疾患　141
- l. 過敏性腸症候群　142
- m. 痔疾患　142

8. 血液・造血器疾患 〔松田重三〕 144

I. 総論 144

- (1) 血球の起源と種類　144
- (2) 止血の機序と凝固線溶系　145

II. 各論 146

- a. 鉄欠乏性貧血　146
- b. 溶血性貧血　147
- c. 再生不良性貧血　148
- d. 赤血球増加症　149
- e. 白血球増加症　149
- f. 白血球減少症　150
- g. 白血病　150
- h. 急性骨髄性白血病　151
- i. 急性リンパ性白血病　152
- j. 慢性骨髄性白血病　152
- k. 慢性リンパ性白血病　153
- l. 特発性血小板減少性紫斑病　153
- m. 血液凝固異常症　154
- n. 血友病　155

9. 感覚器疾患 〔田中資子〕 157

I. 眼 157

- (1) 眼の構造と機能　157
- (2) 眼の疾患　157
    - a. 白内障　158
    - b. 緑内障　159

II. 耳 161

- (1) 耳の構造と機能　161
- (2) 機能検査　162
- (3) めまいと耳の疾患の病態　163

10. 耳鼻咽喉科疾患 〔髙橋三津雄〕 165
    a. 副鼻腔炎 165
    b. 扁桃腺炎 165

11. 内分泌・代謝疾患 〔白井厚治〕 167
  Ⅰ. 内分泌疾患 167
    (1) ホルモンとその疾患の概要 167
  Ⅱ. 内分泌疾患各論——病態と治療薬—— 170
    (1) 下垂体性ホルモンとその異常 171
      a. 成長ホルモンの異常 171
      b. 副腎皮質刺激ホルモンの異常 171
      c. プロラクチンの異常 172
      d. 汎下垂体機能低下症 172
      e. 下垂体後葉ホルモンの異常 172
    (2) 末梢ホルモン異常疾患 173
      a. 甲状腺ホルモンの異常 173
      b. 副腎皮質ホルモンの異常 175
      c. 副腎髄質の疾患 176
      d. 副甲状腺ホルモンの異常 177
  Ⅲ. 糖，脂質，尿酸代謝 178
    (1) 糖代謝 178
      a. 糖尿病 178
    (2) 脂質代謝 183
      a. 高脂血症 184
      b. 肥満症 187
    (3) 尿酸代謝 188
      a. 痛風 188

12. 炎症 〔土本寛二・鈴木幸男・竹下 啓〕 190
  (1) 炎症とは 190
  (2) 炎症を引き起こす原因 190
  (3) 炎症の病理学的経過 190
  (4) 炎症に関与する細胞 193
  (5) 炎症と液性因子 194
  (6) 急性期反応物質 195
  (7) 炎症の分類 195

13. 皮膚疾患 〔土本寛二・松延 毅・橋口一弘〕 197
    a. アトピー性皮膚炎 197
    b. 接触皮膚炎 201

14. 感染症 〔宇野 潤〕 204
  Ⅰ. 総論 204
    (1) 感染と発症 204
    (2) 感染症の分類 204
    (3) 診断 205
    (4) 治療 205
  Ⅱ. 各論 207
    a. 細菌感染症 207
    b. ウイルス感染症 220
    c. 真菌感染症 225
    d. 原虫感染症 228
    e. 寄生虫症（蠕虫症） 229
    f. プリオン病 231

15. 悪性腫瘍 〔野瀬 清〕 232
  Ⅰ. 総論 232
    (1) 悪性腫瘍の分類 232
    (2) がん細胞の一般的特徴 233
    (3) がんにおける遺伝子レベルの変化 235
    (4) 発生原因 240
  Ⅱ. 各論 242
    (1) 代表的悪性腫瘍の例 242
      a. 消化器がん 242
      b. 呼吸器がん 242
      c. 生殖器がん 242
      d. 皮膚がん 242
      e. 白血病 243
      f. 骨肉腫 243
  Ⅲ. 診断と治療 243

16. 臨床検査　　〔武藤里志〕　245

- Ⅰ. 臨床検査の意義　　245
  - (1) 臨床検査とは　245
  - (2) 臨床検査の種類　245
  - (3) 基準値と異常値　245
  - (4) 検査値の変動要因　246
- Ⅱ. 血液一般検査　　246
  - a. 赤血球沈降速度（赤沈，血沈）　247
  - b. 赤血球の検査　247
  - c. 白血球の検査　249
  - d. 血小板　249
  - e. 血液凝固に関する検査　250
- Ⅲ. 血液生化学検査　　251
  - a. 蛋白検査　252
  - b. 肝・胆道系機能検査　254
  - c. 腎機能検査　259
  - d. 糖代謝検査　261
  - e. 脂質代謝検査　264
  - f. 電解質，無機質検査　267
  - g. その他の検査　270
- Ⅳ. 免疫血清学的検査　　271
  - a. 感染症の検査　271
  - b. 自己抗体検査　272
  - c. 腫瘍マーカー検査　273
- Ⅴ. 加齢・妊娠と生理機能の変化　　274

付　録　　〔山村重雄〕　277

- 付表1　薬剤師国家試験に出題された医薬品の出題分野別リストアップ(81〜87回)　278
- 付表2　薬剤師国家試験に出題された疾患のリストアップ(81〜87回)　294

索　引　　296

1. 中枢神経疾患

Central Nervous System Disorders

I. 精神科疾患

a. 統合失調症（精神分裂病）

【疫学】

統合失調症（schizophrenia）の罹病危険率は一般人口の0.5～1.0％とされている．思春期に好発し，男性の方が女性より発症年齢が低い．10歳以下，40歳以降の発病は少なく，40歳以降の発病は女性に多い．病型としては破瓜型が最も多い．母体の妊娠と分娩時の合併症などが背景にあり，36週未満の早産，生下時体重2,500g以下の未熟児や胎生期の低酸素状態などが疑われるハイリスク児では全般的な成長不全に環境要因（心理・社会的ストレス）が加わり発症するという「脆弱性-ストレスモデル」がある．病前性格として，非社交的，物静か，まじめでユーモアを解さない，控えめ，従順，正直などがあげられる．

【病因・病態】

統合失調症の病因としては，さまざまな説がある．第一に，抗精神病薬の作用部位がドーパミン受容体であること，一部の統合失調症の脳内でドーパミン受容体密度が増加していること，覚醒剤のようなドーパミン作動薬が分裂病類似の症状を生ずることから，統合失調症のドーパミン機能過剰仮説がうまれた．第二に，幻覚発現剤のLSDが抗セロトニン作用をもつこと，一部の統合失調症で髄液中のセロトニン代謝産物の低下や脳内セロトニン受容体密度の変化が報告されたこと，非定型抗精神病薬がセロトニン受容体を作用部位とすることなどから，統合失調症のセロトニン仮説が提唱された．そして第三に，髄液中でグルタミン酸濃度の低下が報告されたこと，phencyclidine（PCP）などのグルタミン酸受容体の阻害薬で統合失調症類似の症状が認められたこと，剖検脳で各種グルタミン酸受容体密度の変化が報告されていることから，統合失調症のグルタミン酸機能低下仮説が唱えられた．

画像的には，側脳室の拡大および内側側頭葉や上側頭回の体積減少，前頭葉の血流量低下，ドーパミン受容体の異常などが指摘されている．一卵性双生児で，一方が発病しても，もう一方が発病しない率が30～50％と比較的高いこと，孤発例が大多数で，約8割で両親，同胞ともに統合失調症ではないことから，発病には遺伝に加えて環境因が関わることが予測される．

【臨床症候】

統合失調症の初期症状として次の4主徴があげられる．

①自生体験： 雑念，物・場面が頭の中に浮かぶ，見える，言葉が浮かぶ（聞こえるわけではない），空想・イメージが浮かぶ．

②気づき亢進： 物音に敏感になる，まわりの物が気になる，全体にまとまって見えない，普段意識しないでできていた行動ができない（歩行など）．

③漠然とした被注察感： 何かに見られている（実際に誰かに見られているとは感じていない）．

④緊迫困惑気分： 何か圧迫感があって怖い，何か差し迫っているようで緊張する（なぜかはよく説明できない）．

統合失調症にみられる際立って異常な症状は陽性症状といわれ，幻覚（幻聴が多い），妄想，させら

れ体験などの異常体験や，減裂思考，興奮，攻撃性，混迷などがこれにあたる．特に急性期に顕著に認められる．これに対し，情動の平板化，思考の貧困，意欲発動性欠如，快感消失，非社交性，注意の障害などの目立たない症状は陰性症状といわれる．

【分類】

以下の3病型に分類するのが一般的である．

1) 破瓜型

破瓜型は統合失調症の中核に位置づけられ，統合失調症はこの型を念頭において定義されている．すなわち，10歳代後半から20歳代前半に発病し，初期にはさまざまな異常体験を示すことが多い．抗精神病薬による治療で異常体験の多くは消退するが，次第に陰性症状が目立つようになり，重度の残遺状態に至る．精神病院に長期入院を余儀なくされるのはこの型の患者が多く，このような患者を社会復帰させることが統合失調症治療の大きな目標である．末期には強い自閉を示し，全く無為に日々を過ごす例もみられる．一方，児戯的爽快といわれる妙に無邪気ですぐにはしゃぐ状態を示すものもある．

2) 緊張型

緊張型は急激に発症し強い興奮を示す．他の型と比較すると，急性期や増悪期に衝動行為や衒気的と表現される奇妙な立ち居振舞いを示すことが多い．興奮と反対に精神運動性が極度に低下して混迷に陥ることもある．カタレプシー（強硬症）を示すこともある．近年，抗精神病薬による陽性症状のコントロールにより極端なこのタイプの患者は減少している．

3) 妄想型

妄想型は発症年齢が高く，30歳を過ぎてから症状が出現することも少なくない．幻聴や自我障害などの異常体験も出現することがあるが，妄想構築といわれる体系化された妄想を有するのが特徴である．患者の周囲の者や出来事が次々と妄想に組み込まれる形で妄想が発展していく．それでいて高度の人格の崩れは感じさせず，通常の生活では常識的な判断ができる．

治療により一時症状の寛解が得られても，経過とともに再増悪する波状経過が統合失調症には多く，安定した長期的な治療が必要である．

【診断】

診断に有用な生化学的検査や電気生理学的検査はまだ実用ではなく，診断は症候学的次元で行われている．診断基準・分類としてはDSM-IVやICD-10が用いられる．

【治療】

治療には薬物治療と心理社会的治療のどちらも重要である．個人が生来もつ脆弱性・生物的要因には薬物を，心理・社会的ストレスには心理社会的治療が有効である．

薬物の効果には個人差，年齢差があり，偽薬効果のような心理的影響を受けやすく，さまざまな副作用があることに留意しなければならない．疾患名に対して薬物を選択するのではなく，最も重大な症状に対して薬物の選択が行われなければならない．

1) 定型抗精神病薬

病態に脳内ドーパミン神経活動の過剰が関与するという考えに基づいた薬剤であり，陽性症状を強力にコントロールする目的で使われる．定型抗精神病薬の共通した作用部位はドーパミン受容体，特にD_2受容体である．

①ブチロフェノン系： ドーパミンD_2受容体遮断作用は，次にあげるフェノチアジン系やその他の薬剤よりも強力である．幻覚，妄想の改善作用に優れている．錐体外路系の副作用が比較的多く出現しやすい．

②フェノチアジン系： ドーパミンD_2受容体遮断作用はブチロフェノン系より弱い．興奮に対する鎮静作用に優れる．錐体外路系副作用は，ブチロフェノン系より少ないが，抗コリン性副作用はむしろ強い．

③その他： ベンザミド系，チエピン系などがある．

2) 非定型抗精神病薬

病態にドーパミンだけでなく脳内セロトニン神経活動が関与するという考えから，セロトニン2A（5-HT_{2A}）受容体とドーパミンD_2受容体の両者の遮断作用をもつセロトニン-ドーパミン拮抗薬（SDA）などが使用されるようになってきている．陽性・陰性両症状のいずれにも効果があり，錐体外路系副作用が少ない．SDAがなぜ陰性症状に効果があるのかはまだ明らかではないが，5-HT_{2A}受容体は，前頭皮質，中脳辺縁系，線条体に豊富に分布し，行動，情動，睡眠・覚醒のサイクルに深く関係しており，SDAの薬理作用もこれに関連すると考

表 1.1 抗精神病薬

定型抗精神病薬	一般名（商品名）
ブチロフェノン系	ハロペリドール（セレネース，ケセラン）
	ブロムペリドール（インプロメン）
	塩酸ピパンペロン（プロピタン）
	スピペロン（スピロピタン）
	チミペロン（トロペロン）
	塩酸モペロン（ルバトレン）
フェノチアジン系	塩酸クロルプロマジン（ウインタミン，コントミン）
	レボメプロマジン（ヒルナミン，レボトミン）
	塩酸チオリダジン（メレリル）
	プロペリシアジン（ニューレプチル）
	ペルフェナジン（トリオミン，ピーゼットシー，トリラホン）
	フルフェナジン（フルメジン，アナテンゾール，フルデカシン）
その他	
ベンザミド系	スルピリド（ドグマチール，アビリット，ミラドール）
	塩酸スルトプリド（バルネチール）
	ネモナプリド（エミネース）
チエピン系	ゾテピン（ロドピン）
非定型抗精神病薬	
SDA	リスペリドン（リスパダール）
	塩酸ペロスピロン水和物（ルーラン）
	フマル酸クエチアピン（セロクエル）
	オランザピン（ジプレキサ）

えられる．セロトニンニューロンは黒質線条体ドーパミン系を抑制的に神経支配しているが，SDAにより 5-HT_{2A} 受容体が遮断されてセロトニンニューロンのドーパミン系に対する抑制が解除され，線条体内のドーパミン濃度が高まり，錐体外路系症状が緩和されると考えられる．

主な抗精神病薬を表 1.1 にまとめた．

● 抗精神病薬の副作用

抗精神病薬には広範な副作用がある．多数の神経伝達物質系がこれらの薬剤によって影響を受けるためであり，早発性の副作用と遅発性の副作用に分けられる．最も重篤な副作用は悪性症候群であり，ときに致命的である．また，コンプライアンスの不良な患者での突然の休薬により，①インフルエンザ様症候群，②不安，不眠，易刺激性，③嘔気・嘔吐，下痢，④アカシジア，振戦，などの離脱症状が認められる．

1）中枢神経系の副作用

a．不随意運動と異常筋緊張――錐体外路系症状

①パーキンソニズム： 抗精神病薬を服用する患者の 40～50％ では，服用の比較的早期から複雑かつ多様な錐体外路系症状が認められ，その約半数はパーキンソニズムを呈する．通常内服開始後数週間から数カ月して発症することが多いが，個人差があり，早ければ 1～2 週間で出現する．完成した臨床症状はいわゆるパーキンソン病（p. 19 参照）と本質的に変わるところがないが，異常発汗などの自律神経症状が比較的強いこと，振戦は認めないことが多く，あっても軽度であること，ときに眼球回転発作（oculogyric crisis）をみることなどが特徴的である．発症は比較的急速で，週単位，場合によっては日単位で始まり，急速に進行し，パーキンソン病の典型的な症状の進展様式（marching）をとらないことなどから，鑑別可能である．治療の原則は，可能なら原因と考えられる抗精神病薬を減量することである．対症的に，塩酸トリヘキシフェニジル，それでも無効なら原疾患が増悪しない程度のレボドーパを併用する．原因薬物の投与を継続しても 1～2 カ月で自然寛解する例もある．抗パーキンソン病薬は 1 カ月間程度をめどに使用する．中止後，パーキンソニズムの再発は比較的少ないとされる（約 1/4）．

②急性ジストニア： 全患者の約 10％ が治療開始後，数時間～数日以内に何らかのジストニアを呈する．若年男性に起こりやすい（40％）．突然奇異な姿勢や運動を生じ，一定の筋群の収縮によって起こる不随意な捻転運動がみられる．背部，頸部，口周囲などに最も頻繁にみられる．ジアゼパムに反応し，ときに緊張病やヒステリーなどと誤診される．

③アカシジア： 治療中，どの時期にも起こり，ときに精神症状の増悪と見誤られる．患者は興奮し，執拗に歩き回り，じっと座位を保つことができない（静座不能）．運動亢進状態にともなって焦燥，不安，不眠などの不快な精神症状がみられる．薬用量を減らすか，抗精神病薬を抗コリン作用の強いものに変更する．少量の抗パーキンソン病薬の併用，あるいは，ジアゼパム，ジフェンヒドラミンなどが用いられる．

④遅発性ジスキネジア： 抗精神病薬の長期投与，あるいは長期投与後に中断したのちに現れる．

数カ月から年単位の服薬後に生じ，典型的な症状は，顔面，特に口周囲，舌の比較的滑らかな不随意運動を主徴とする．

体幹四肢に舞踏運動を生ずることもある．抗精神病薬の長期投与によるドーパミン遮断作用により，ドーパミンD_2受容体が増加し感受性が高まることが原因と考えられる．抗精神病薬はドーパミン受容体を遮断するが，すべてのドーパミン受容体が常に遮断されているとは考えにくい．遮断されていない受容体を介してドーパミン伝達が亢進し，不随意運動を起こすのではないかと考えられる．高齢者の遅発性ジスキネジアは若年者に比べて回復が悪い．抗精神病薬と抗パーキンソン病薬を同時にゆっくり減量するとジスキネジアの発現を抑えられる．

b．悪性症候群　抗精神病薬投与後1～2週間以内に発症するものがほとんどであるが，長期投与中に起こるものもある．抗うつ薬，制吐薬服用中，あるいは抗パーキンソン病薬投与中や服用中断時にも発症する．悪性症候群においても脳内ドーパミン遮断作用によるパーキンソニズムが病態の中核である．男性にやや多い．自律神経症状（高体温，発汗，流涎，頻脈，血圧変動），錐体外路系症状（筋緊張亢進，振戦），意識障害（譫妄，興奮，傾眠）などが出現する．早期に診断されて治療された場合は予後がよいが，横紋筋融解によるミオグロビン尿症で急性腎不全をきたした場合は，予後不良である．死亡率は15～25％である．検査上，高CK血症，ミオグロビン尿症，腎不全の所見は診断に役立つ．治療の第一は原因である抗精神病薬のすみやかな中止である．筋弛緩薬のダントローレン，抗パーキンソン病薬のブロモクリプチンを使用する．急性腎不全には，場合によっては透析が必要である．

c．精神症状　抗精神病薬のほとんどが強い精神機能の抑制作用を有し，周囲の状況に対する無関心状態を呈する．日常生活に影響を与えるほどの精神機能の抑制は有害である．スルピリドはこの点で日常生活の精神活動を保ちながら精神症状をコントロールできる薬剤である．

2) 自律神経系の副作用

①ムスカリン性アセチルコリン受容体遮断による副作用

抗精神病薬には抗コリン作用をもつものが多い．フェノチアジン系のチオリダジン，クロルプロマジン，レボメプロマジンなどがそうである．これに対して，ハロペリドール，スルピリド，オキシペルチンなどはほとんど抗コリン作用をもたない．口渇，便秘，かすみ目，排尿障害，麻痺性イレウスなどが主な副作用である．コリン作動薬などによる対症療法を行う．

②アドレナリン受容体遮断による副作用

アドレナリン$α_1$遮断作用をもつ薬剤，プロペリシアジン，レボメプロマジン，オキシペルチン，ペルフェナジン，ゾテピン，クロルプロマジン，クロカプラミン，カルピプラミン，ハロペリドール，チミペロンの順に強く，スルピリドは極めて弱い．起立性低血圧，めまい，反射性頻脈などが投与早期から起こりうる．起立性低血圧が高度になれば対症療法を要する．

③その他

a) ヒスタミンH_1受容体遮断による副作用として，鎮静がある．チオチキセン，ペルフェナジン，クロルプロマジン，チオリダジン，トリフロペラジンの順で遮断作用が強く，ブチロフェノン系薬物は弱い．

b) 肝障害はクロルプロマジンで生じやすい．

c) 心循環系の副作用は，心筋の脱分極障害，心筋の刺激発生・伝達障害を背景にし，フェノチアジン系薬物，チオリダジンで起こりやすい．致死性頻脈性心室性不整脈（torsade de pointes）による突然死などがある．

d) 抗精神病薬服用中の約半数の女性に乳汁分泌があり，男性にはときに女性化乳房がみられる．乳汁分泌は，抗精神病薬がドーパミン拮抗薬として，視床下部ドーパミン（プロラクチン抑制因子）で主に抑制性調節を受けているプロラクチン分泌を亢進させるために起こる．女性化乳房は，抗精神病薬の黄体刺激ホルモンまたはゴナドトロピンへの影響で起こる．

e) アレルギー性皮膚炎，異常色素沈着，光線過敏症，角膜・水晶体混濁，緑内障の増悪，などが起こることがある．

b．気分障害

【疫学】

気分障害（mood disorders）は，従来，躁病や

うつ病，あるいは躁うつ病と呼ばれてきたものを包含する名称である．単極型，双極型に分類する．単極型はほぼうつ病と同義である（まれに単極躁病がある）．双極型は躁うつ病に相当する．諸外国の統計をもとにすると，一般人口における年間の罹病危険率（発生率）は，単極型で1.4～1.6%，双極型で0.5%である．生涯罹病危険率（一生のうちどれだけの人が発病するか）は，単極型で16.4%（男），22.3%（女）であり，双極型で1.4%（男），0.6%（女）である．明らかに単極型の罹病危険率が高く，この病気はありふれたものであることがわかる．有病率（ある時点または期間での病気の人の割合）は，単極型が1～4.9%，双極型が0～0.8%であり，期間有病率（1年間）でいえば，単極型が4.1～10.3%，双極型が0.2～1.3%である．わが国での同様な統計はない．

単極型の初発年齢は，うつ病の場合で男性25.8歳，女性23.4歳，躁病の場合で男性20.5歳，女性20.0歳である．単極型の場合，男性は55歳までに，女性は43歳までに95%が発病する．一方，双極型の場合には男性が26歳までに，女性は25歳までに95%が発病する．

単極型は女性が男性の2倍多い．双極型では性差はみられない．うつ病の症状の内容は国・文化の影響を受け，なかでも罪業感や自殺率が地域によって大きく異なる．都市化・近代化はうつ病を増加させる因子と考えられるが，双極型はこれらの因子に無関係で環境よりも素因に左右されると考えられる．

【病因・病態】

家族内発症，双生児研究から，遺伝的素因が部分的に関与することが明らかである．特に双極型では単極型に比べてその傾向が強い．連鎖解析から原因遺伝子候補として，第8番染色体動原体周囲，第21番染色体長腕領域があげられているが，単一染色体座の異常で発症するというよりも環境要因も含めた多因子によって規定されていると考えられている．

「几帳面」「熱中性」で特徴づけられる執着性格がうつ病の病前性格として重要と考えられる．生物学的病因としてこれまで考えられてきたのは次のようなものである．

①モノアミン欠乏仮説

抗うつ薬の多くにモノアミンの再取り込み阻害作用によるシナプス間隙のモノアミン濃度を高める作用があること，神経終末のモノアミンを枯渇させるレセルピンによってうつ状態が引き起こされること，神経終末のモノアミン酸化酵素（MAO）の阻害薬（MAOI）に抗うつ作用があることから，うつ病では脳内のモノアミンが欠乏していると考えられる．

②モノアミン受容体感受性亢進仮説

抗うつ薬は長期に投与してはじめて効果が発現する．このときの脳内変化として，アドレナリンβ受容体あるいはセロトニン受容体（5-HT$_2$）の結合部位数の減少が抗うつ効果と相関することがわかった．うつ病の発病前ではこれら受容体の感受性（結合部位数）が亢進しており，バランスを保つために前シナプスからのモノアミンの遊離が抑えられているが，ストレスなどが加わるとモノアミンの遊離が急激に起こり，うつ病が発症するという仮説である．

③視床下部-下垂体-副腎皮質（HPA）系障害仮説

うつ病の一部にコルチゾール分泌亢進，コルチコトロピン放出ホルモン（CRH）分泌亢進，CRHに対する副腎皮質刺激ホルモン（ACTH）反応の低下，副腎皮質の肥大などHPA系の機能亢進を示唆する所見がある．ストレスによるHPA系の一過性機能亢進状態が，うつ病ではなかなかもとに戻らず，持続的な機能亢進状態となることが発病に関与するという仮説である．また，CRHを介して青斑核-ノルアドレナリン系（後述．p.9図1.1, p.10図1.2参照）が反応し，ストレス反応の悪循環が生ずる．難治性うつ病の病態に関与すると考えられる．

上記のさまざまな要因に，個人・家族に関係する出来事や職業に関係する出来事が状況因・誘因として加わり発病すると考えられている．

【臨床症候】

1) うつ病の症状

①感情面： 気分の落ち込みがあり，暗く打ち沈んだ表情，単調で力のない口調，うつむきがちな姿勢などが特徴的である．他に不安感や焦燥感をともなうこともしばしばであり，特に高齢者では苦悶感が強くなる．また，身体の不調感や不健康感を感じることも珍しくない．さらに，自分自身を過小評価し，自責的，悲観的あるいは絶望的な感情状態にな

ることが多い．これら抑うつ気分を中心とした精神症状には日内変動があり，朝重く夕方軽くなる，いわゆる morning depression のタイプが多い．

②意欲・行動面： 動きが乏しくなり，活動性が低下し，無気力で何もやらずにじっとしていることが多くなる．仕事の能率は低下し，時間がかかるようになる．日常生活動作全般が億劫になる．気持ちの上では，やらなければいけない，という意識の強い点が統合失調症と異なる．抑制症状が強くなると抑うつ性混迷（depressive stupor）と呼ばれる状態に陥り，外界の刺激にも反応を示さず，ただ緘黙で臥床した状態のままになることもある．抑制症状にも日内変動がみられる．

③思考面： 思考が滑らかに進まなくなり，物事を決断する力が弱まり，迷いやすくなる．思考の内容は悲観的，自責的，自己卑下で特徴づけられる．現れる妄想も「昔，子供を流産したのは罪であり罰を受ける」というような罪業妄想，「きっとがんに違いないのでもうすぐ死んでしまう」といった心気妄想，「きっと解雇されて給料がもらえず食べていくことができない」といった貧困妄想，一切の存在（身体，人格，外界）を否定する否定妄想が中心である．

④自殺： うつ病患者の約15%は自殺する．自殺は，発病初期で，まだ治療が完全でない時期に多い．また，治療が軌道に乗って，行動面での抑制がとれたにもかかわらず，なお抑うつ気分が強い時期にも自殺が多い．

⑤その他の精神症状： 不安，焦燥の頻度が高い．特に高齢者に多い．「実感がわからない」などの離人感，手を何度も洗わないと汚れが落ちないように感じ実際に何度も洗ってしまうような強迫症状などがみられる．それまで一所懸命働いてきた人が突然，行方をくらまして旅に出る，あるいは放浪することがあり，フーグ（fugue）と呼ばれる．

⑥身体症状： 頻度の高いものは睡眠障害（中途覚醒，早朝覚醒），食欲低下（ときに過食），体重減少，性欲減退，疲れやすさ，頭重・頭痛などである．

2）躁病の症状

①感情面： 気分は爽快で上機嫌，駄洒落が飛び出す，笑い声が多い，自信に満ちており楽観的，絶好調で疲れを感じない．さらに程度が進むと態度が横柄になり，尊大な言動がみられ，あるいは些細なことで相手を罵倒したり，興奮したりする．

②意欲・行動面： おしゃべりになり動きが活発になる程度から，多動，まとまらない行動，次々と目的が変わる行動に至るまで，さまざまな行動面の異常が起こる．逸脱行動や乱費がみられると家庭でのケアが難しくなる．

③思考面： 思考過程は上滑りになり，次々と考えが浮かんでくるため，話の主題が飛んでしまい，前後のつながりが理解できなくなる（観念奔逸）．自己の能力を過信し，実現不可能な計画を立てたり，誇大妄想を抱くようになる．

④身体症状： 睡眠時間は短縮するが，自覚的には睡眠不足を感じない．食欲は亢進するがエネルギー消費が上回り，むしろやせる．性欲は亢進し，性的逸脱行為に至ることもある．

【診断】

診断は，典型的な症状がそろっているか，それらが最低2週間以上続いているか，正常者でも認められる当然の誘因で起こる「うつ状態」とは異なっているか，家族歴，生活歴，病前性格などがうつ病の診断を支持するか，などを踏まえ，臨床的に下される．特異的な臨床検査マーカーは存在しない．分類，診断基準としては，ICD-10，DSM-IV などが用いられる．原因は明らかではないが，何らかの脳の機能的な病気と考えられているものを「内因性うつ病」といい，単極型，双極型はこの範疇に入る．明らかな心理的情動体験が契機となって生じるうつ病は「反応性うつ病」という．身体疾患の症状としてうつ状態が生じるものを「症状性うつ病」という．神経症のなかで抑うつを示すものを「神経症性うつ病」という．特徴的な臨床症状によって，抑制型うつ病，焦燥型うつ病，妄想型うつ病，激越性うつ病，制縛うつ病，仮面うつ病，自律神経うつ病，季節性うつ病，急速交代型躁うつ病などと分類し，ある程度治療薬物選択の基準とする．

【治療】

薬物療法の基本は抗うつ薬の投与である．抗うつ薬には，①三環系抗うつ薬，②四環系抗うつ薬，③選択的セロトニン再取り込み阻害薬（SSRI），④セロトニン-ノルアドレナリン再取り込み阻害薬（SNRI），などがある．その主な副作用とともに表1.2に示した．

表 1.2 抗うつ薬

分類		一般名（商品名）	特徴	
第一世代	三環系	塩酸イミプラミン（トフラニール, クリテミン） 塩酸アミトリプチリン（トリプタノール） 塩酸ノルトリプチリン（ノリトレン） 塩酸クロミプラミン（アナフラニール）	長所	・1日1回投与が可能 ・抗うつ効果がある ・生理的依存性がない ・乱用が少ない ・種類が多い ・十分に研究されている
第二世代		アモキサピン（アモキサン） 塩酸ロフェプラミン（アンプリット） 塩酸ドスレピン（プロチアデン）	短所	・効果発現が遅い ・副作用 　抗コリン作用, 起立性低血圧, 心血管毒性, 鎮静作用, 長期服用で体重増加 ・いらいら症候群 ・血圧上昇の可能性 ・過量で致死的
	四環系	塩酸マプロチリン（ルジオミール） 塩酸ミアンセリン（テトラミド） マレイン酸セチプチリン（テシプール）		
	その他	塩酸トラゾドン（レスリン, デジレル）		
第三世代	SSRI	マレイン酸フルボキサミン（デプロメール, ルボックス） 塩酸パロキセチン水和物（パキシル）	長所	・1日1回投与が可能 ・抗うつ・抗不安効果がある ・依存性がない ・抗コリン性副作用が少ない ・体重増加が少ない
第四世代	SNRI	塩酸ミルナシプラン（トレドミン）	短所	・効果発現が遅い ・副作用 　頭痛, 消化器症状（嘔気）, 不眠 ・いらいら症候群 ・薬物との相互作用に注意

c. 神経症

【病因・病態】

神経症（neurosis）においては，たとえ多彩な身体症状があっても，その症状の根底となる器質的病変が見つからず，精神症状もたとえ多彩であっても，統合失調症に比べると質的にずっと軽いという特徴がある．すなわち，非器質性で心因性の機能障害ということである．自分は病気であるという認識（病識）はもっており，現実検討能力は保たれ，現実との接触も著しくは損なわれてはいない．

神経症を形成する個体側の要因として，環境との間に欲求不満，葛藤を引き起こしやすいパーソナリティーが重視される．たとえば，完全主義的な人，高い自我理想をもつ人，過度に良心的だったり，過敏な人，実力以上の自分を見せようとする人などである．欲求不満に対する耐性には生来的な素因が重視されている．強迫神経症になりやすい強迫性格には遺伝傾向があり，パニック障害には家族負因がある．

神経症を形成する環境要因として，学習理論では，神経症は行動の学習されたパターンとみて，治療は学習の解除であり，消去の手続きで解消できると考える．人は処理しきれない葛藤による不安を回避するためにいろいろな防衛を働かせる．ある防衛機制を過度に使用すると，ある特定の神経症症状を発生しやすくなる．①抑圧：主な防衛機制である．危険な好ましくない考えが意識に上がってくることを阻止する．抑圧だけでは不安が処理できなくなると他の防衛機制も動員される．②置き換え：その状況の原因となっている人よりも，もっと受け入れやすい人や状況へ感情を向け放つこと．③転換：心の悩みを身体症状へ移し替えること．④解離：意識を変容させて，葛藤から目を背けること．⑤反動形成：受け入れがたいものの反対の感情を抱いたり，反対の行動をすること．⑥取消：不快なことをなかったことにする防衛．⑦隔離：体験にともなう感情を切り離すこと．

神経症は個体側の要因と環境要因（心因）との兼ね合いで発症する．これらの要因が長い間に発症の準備状態を形づくり，これに結実因子がきっかけとなり神経症症状が発症する．

【臨床症候】
神経症に固有な症状はないが，いくつかの症状がまとまりをなして，1つの症候群をつくっていることが多い．

1) 不安神経症

①パニック障害： うつ病や僧帽弁逸脱症候群にも出現し，乳酸ナトリウムの静脈注射や二酸化炭素吸引により誘発される．症状は，理由もなく激しい不安に襲われ，死の恐怖や苦悶が起こる．心悸亢進，呼吸困難，胸内苦悶，発汗，めまい，振戦，冷汗，頻尿などの自律神経系の興奮症状が起こる．広場恐怖をともなうことがある．神経生理学的には青斑核と関連しているが，発作発現には心理的な要因，特に強い喪失体験が先行することが多い．

②全般性不安障害： 無意識的な防衛機制である抑圧が十分には成功せず，不安が直接に症状となったものと考えられる．絶えず緊張し，表情は不安そうで，手指の震えや精神的発汗があり，心悸亢進，不眠に悩まされる．孤立感があり，そのため過度に人に親切にしたり逆に不正や不公平に激怒したりする．幼児期の不安定な体験や，親からの庇護が不十分であった経験をもつ．

2) ヒステリー神経症

意識野の狭窄，あるいは運動系または知覚系機能障害を主徴とする神経症である．防衛機制の型により，「転換ヒステリー」と「解離ヒステリー」に2大別する．転換ヒステリーとは，葛藤やその他の心理的な問題を身体領域の症状に置き換えて（転換）現れるヒステリーである．一方，解離ヒステリーは，意識の解離を特徴とするヒステリーである．

3) 恐怖症

そのような情動を起こすはずがない対象や状況に強い恐れを抱くことを主な症状とする神経症である．患者は自分の恐怖が不合理であることを知っているが，それに圧倒されている．しかも原因となっている無意識の起源については本人は知らない．

4) 強迫神経症

自分では不必要でやめたいと思っていながら，やめると不安になるために，心の中では抵抗しながら，ある思考（行為）をやめられないことを強迫思考もしくは強迫観念という．こうした症状を主な症状とする神経症を強迫神経症という．

5) 抑うつ神経症

うつ状態を主な症状とする神経症である．

6) 心気神経症

全身の健康，あるいは身体のある部分の機能についての過度の配慮をして，故障感にとらわれている神経症である．

7) 離人神経症

自分の存在感がみずみずしく感じられず，自分の身体がこれまでと変わって，ふつうと違った異様な感じにうつり，また，外界がベールを通して見るように非現実的に感じられる．自分の体験の主観的な性質が変わって，これまでの自分とは違っているという人格喪失感と，強い不安をともなう神経症である．

8) 神経衰弱

精神的原因，多くは心痛焦慮で神経疲弊状態を起こした状態をいう．

【診断】
器質的疾患を除外する目的で頭部CT/MRIや脳波検査を行う．脳炎など感染性疾患を除外する．臨床症候が前記のあるまとまりをもった症候群としてとらえられるかを見極める．患者の正確なパーソナリティーを把握し，心的外傷とパーソナリティーとの関連で症状を説明しうるか検討する．

【治療】
最も一般的に使われるのはベンゾジアゼピン系の抗不安薬である．①抗不安作用，②抗うつ作用，③催眠・鎮静作用，④筋弛緩作用，⑤抗痙攣作用，⑥麻酔増強作用，⑦薬物依存性，などの作用を有するが，特に，抗不安，催眠・鎮静，筋弛緩作用が強い．最近，選択的5-HT$_{1A}$受容体作動薬であるタンドスピロンが開発され，抗不安，抗うつ以外の作用がないため広く臨床応用されつつある．重症例では，フェノチアジン系の抗精神病薬を使うこともある．パニック障害，恐怖症，強迫神経症に対しては，セロトニンの再取り込みを阻害する作用のある塩酸クロミプラミン（三環系抗うつ薬）が効果を示すこともある．SSRIは，強迫スペクトラムの疾患に有効な場合がある．主な抗不安薬とその副作用を表1.3に示した．

表 1.3 抗不安薬

分類	一般名（商品名）	抗不安作用	作用時間
ベンゾジアゼピン系	クロチアゼパム（リーゼ）	弱	短
	オキサゾラム（セレナール）		長
	メダゼパム（レスミット）		長
	クロルジアゼポキシド（コントール，バランス）		長
	フルタゾラム（コレミナール）		短
	アルプラゾラム（コンスタン，ソラナックス）		中
	ジアゼパム（セルシン，ホリゾン，ソナコン）	中	長
	フルジアゼパム（エリスパン）		長
	プラゼパム（セダプラン）		超長
	クロラゼプ酸二カリウム（メンドン）		長
	メキサゾラム（メレックス）		長
	ロフラゼプ酸エチル（メイラックス）		超長
	エチゾラム（デパス）		短
	ロラゼパム（ワイパックス）		中
	ブロマゼパム（レキソタン，セニラン）		中
	フルトプラゼパム（レスタス）		超長
	クロキサゾラム（セパゾン）	強	長
セロトニン作動性	クエン酸タンドスピロン（セディール）	中	短

d. 心 身 症

【病因・病態】

　心身症（psychosomatic diseases）とは，身体疾患のなかで，その発症や経過に心理・社会的要因が密接に関与し，器質的ないし機能的障害が認められる病態をいう．ただし，神経症やうつ病など，他の精神障害にともなう身体症状は除外する．身体の内部環境の維持をつかさどるホメオスタシスに影響を与え，身体的な「歪み」の状態を引き起こすものをストレスという．身体的な歪みは，具体的には，自律神経系と内分泌系の変化である．かつては，目に見える猛獣などのストレッサーに対して反応していた内分泌系，心血管系の応答が，現代生活の目に見えない持続的なストレッサーに対して，むしろ有害に応答している状態である．全身的なストレッサー刺激があると，中枢神経系ではコルチコトロピン放出ホルモン（CRH）ニューロン系と青斑核-ノルアドレナリン（LC-NA）系がまず反応し，図1.1に示すようにストレス源に対して適応行動をとる．一方免疫担当細胞が産生するサイトカインを介しても，図1.2のようにCRH放出が促進される．このように免疫・内分泌・中枢神経系は複雑な関わりあ

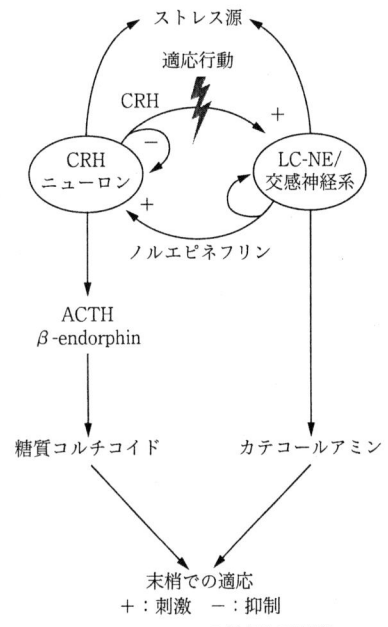

図 1.1 ストレスと神経伝達機構
（松林　直，玉井　一：精神神経内分泌免疫学とホメオスターシス．こころの科学，**49**：32-35, 1993）

いをもち，外界からのストレス刺激に適応しようとする．これらの系による，持続的かつ過剰な適応から心身症が生ずる．

【臨床症候・診断】

以下の疾患の発症，症状増悪に心身症の病態が関与する．

①循環器疾患： 本態性高血圧，レイノー病，バージャー病，不整脈の一部，心筋梗塞．

②呼吸器疾患： 気管支喘息，咽頭痙攣，しゃっくり．

③消化器疾患： 消化性潰瘍，慢性胃炎，過敏性大腸炎，幽門痙攣，空気嚥下症．

④神経・筋肉疾患： 片頭痛，書痙，チック．

⑤代謝・栄養疾患： 肥満，神経性大食症，神経性食思不振症．

【治療】

身体的治療はそれぞれの疾患の治療に準ずる．精神面に対する治療は，不安を和らげるための薬物治療のほかに，各種の精神療法が行われる．①自律訓練法，②行動療法，③交流分析，④家族療法，⑤バイオフィードバック療法，⑥カウンセリング，⑦森田療法，などである．

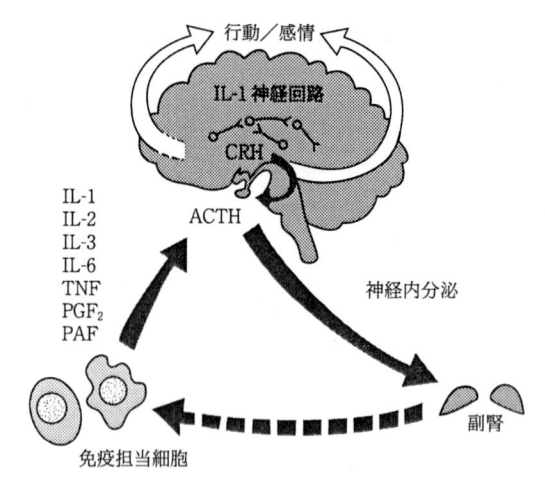

図 1.2 免疫・内分泌・中枢神経系フィードバック機構
IL-1, 2, 3, 6：インターロイキン(IL)-1, 2, 3, 6
TNF：tumor necrosis factor
PGF_2：prostaglandin F_2
PAF：platelet-activating factor

(松林　直，玉井　一：精神神経内分泌免疫学とホメオスターシス．こころの科学，49：32-35，1993)

II. 痴呆性疾患

a. アルツハイマー病

【疫学】

日本においては老人人口の増加とともに，痴呆性老人が著しく増加してきている．痴呆そのものの治療は困難で，痴呆性老人を抱える家族の心身の負担は大きく，家庭崩壊まできたしかねない状況となってきている．このため各自治体では，痴呆性老人のための社会対策を実施する基礎資料を得るために，広域の実態調査を行うようになってきた．各自治体は「基礎調査」および「専門調査」を行っている．基礎調査においては，地域人口から無作為に抽出された対象者の中から痴呆の疑いのある老人が選択され，これらの老人に対して，医師，保健婦および自治体職員などからなるチームにより戸別訪問での専門調査が実施されている．

1985年までの調査では，わが国の65歳以上の在宅老人の痴呆の有病率は平均4.8％（男性4.4％，女性5.1％）であり，女性の方が男性より高率であった．年齢段階別には，65～69歳では約1.1％で，5歳年齢が上昇するごとに有病率はほぼ2倍になる．病院や施設に入院している老人も含めた全痴呆の有病率は，65歳以上の老人で6.3％（男性5.8％，女性6.7％）である．年齢段階別には，65～69歳が1.5％，70～74歳が3.6％，75～79歳が7.1％，80～84歳が14.6％，85歳以上が27.3％である．男性の有病率は75～79歳までは女性より高いが，それ以降女性が高率となる．1995年の時点で，65歳以上の痴呆性老人数は約126万人（65歳以上の老人人口の6.9％）であり，予測によれば10年後の2005年には約189万人（7.6％），15年後の2010年には約226万（8.1％），2035年には約337万人（10.5％）で頂点に達すると考えられている．

脳血管性痴呆（vascular dementia：VD，後述）とアルツハイマー型痴呆（Alzheimer's disease：AD）の両者で全痴呆の75～80％を占める．その比率は，過去の調査を総合すると，VDが42.8％，ADが32.0％であり，VDの占める割合が多い．しかし，最近の調査では両者はほぼ同率，あるいは逆転してADが多いという結果もあり，欧米での比率に近づいている．男性でVD，女性でADが多

い傾向がある．

【病態】

痴呆とは，「いったん獲得された認知機能が，後天的に脳が広範囲の器質的障害を受けたために，持続的な機能低下状態をきたし，それによって社会的あるいは日常的な生活を行っていく上で，明らかに支障をきたす状態」である．痴呆症状を呈する疾患を表1.5（p.18）にまとめた．

アルツハイマー病をはじめとする痴呆性疾患の中核症状が認知機能障害であることは間違いない．つまり，記憶，思考・判断力，見当識の障害や，失語，失行，失認などの大脳皮質巣症状の複合したものである．このうち記憶の障害は，痴呆の病態を理解する上で最も重要である．

記憶の形成には通常3段階がある．すなわち，①主体に正常に知覚，認知され，取り入れられるという「登録（registration）」，②入力されたものを保ち貯える「把持（retention）」，③登録され，把持されているものを必要に応じて呼び出す「再生（recall）」，の3段階である．

記憶は把持時間の長さから，「即時記憶」（数秒から1分），「近時記憶」（数分から数日），「遠隔記憶」（週，月，年の単位）に分類される．

記憶内容によって，「陳述記憶」と「非陳述記憶」（手続き記憶）とに分類する．陳述記憶は意識の関与を必要とするが，手続き記憶は必要としない．陳述記憶は「エピソード記憶」と「意味記憶」に分けられる（図1.3）．

①エピソード記憶（episodic memory）： 毎日毎日の出来事の記憶である．時間，空間，感情など出来事に随伴するさまざまな文脈情報も記憶される．すべて自分の記憶という所属の感情をともなって追想されるのが特徴である．海馬・海馬傍回を中核とするPapez回路，視床・扁桃体を中心とするYakovlev回路が重要である．

②意味記憶（semantic memory）： 単語の意味，物体の意味，形の意味や非言語性記号，社会的概念，科学的概念など，一般普遍的な知識のことを指す．大脳新皮質，一次知覚野から知覚連合野が関与する．

③手続き記憶（procedural memory）： どう操作するのか口頭で説明はできない（イメージ化できない）が，神経系には記憶されており，行為として再生できるタイプの記憶である．知覚的要因の強いもの，運動的要因の強いもの，認知的要因の強いもの，が区別される．自動車運転，事務処理，パソコン操作など，日常の具体的な行動はすべて手続き記憶を利用している．小脳，脳幹（特に中脳黒質），大脳基底核（特に線条体），前頭前野を結ぶネットワークが重視されている．

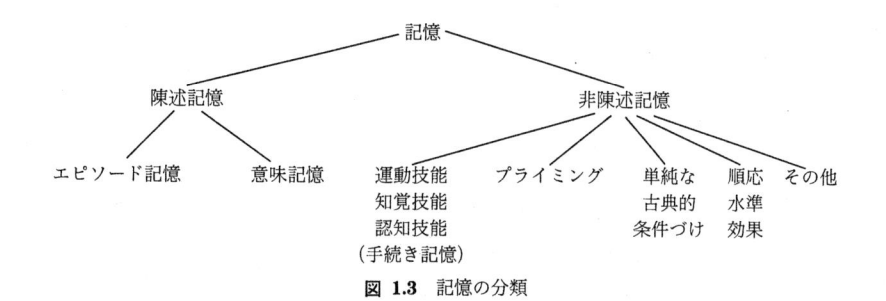

アルツハイマー病の脳内で病理学的変化の結果，機能障害を起こしているのは，これまでに説明した記憶に関わる部位を中心に広範囲に及ぶ．

【病因】

アルツハイマー病（AD）の病理学的な変化の中核は，アミロイドβ蛋白（Aβ）を主な構成成分とする細胞外沈着物である老人斑と，主に神経細胞内に異常にリン酸化したタウ蛋白が沈着する神経原線維変化，およびこれらの結果生ずる神経細胞脱落である（図1.4）．これまでの分子遺伝学的研究から現在次のようなことがわかっている．①AD脳内に沈着するAβは，第21番染色体上の遺伝子の産物であるアミロイド前駆体蛋白（APP）から，βセクレターゼ，γセクレターゼによって切り出され（図1.5）蓄積するはずであること，②家族性アルツハイマー病では，この切断部位の近くに遺伝子変異が集中していること，③晩発型アルツハイマー病の危険因子としてApoE遺伝子が関係してい

図 1.3 記憶の分類

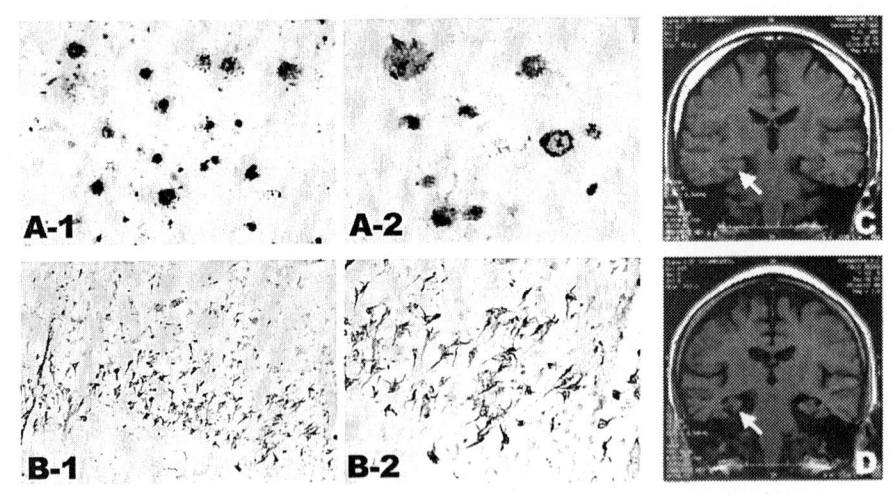

図 1.4 アルツハイマー病の画像・病理所見

AD脳では，抗Aβ抗体で陽性に染まる，多数の老人斑（A-1）が細胞外に認められる．強拡大では，中心にアミロイドのコアをもち，周辺を輪状構造のある典型老人斑も認められる（A-2）．頭部MRI冠状断では，健常者（C）に比べて，海馬（矢印）の部分がアルツハイマー病患者では，萎縮している（D）．

と，④第14番染色体上のプレセニリン1（PS1）および第1番染色体上のプレセニリン2（PS2）が原因遺伝子であること，⑤APPやPSの変異は，沈着しやすいAβ42の産生を増やすこと，⑥これらによって脳内にたまったAβが，その後神経原線維変化や神経細胞脱落，さらに痴呆を引き起こすと考えられること，などである．

1) Aβの産生系の調節

①βセクレターゼ： 膜結合型アスパラギン酸プロテアーゼであるBACE1（beta-site APP-cleaving enzyme 1）が同定された．細胞内においては，主にゴルジ装置，エンドソーム，細胞膜に局在する．BACE1のノックアウトマウスは，致死的ではなく，脳の形態も正常で，Aβの沈着も起こらない．その特異的な阻害剤も合成され，臨床的に有効性，安全性が検討されている．

②γセクレターゼ： γセクレターゼはPS1やPS2そのもの，あるいはこれらがγセクレターゼの重要なcofactorsであるという説が現在有力である．PSの酵素活性部位として重要と考えられる部分を他の構造に変えたりこの遺伝子を欠失するとAβが切り出されてこないこと，γセクレターゼの活性を完全に押さえる阻害剤がPS1やPS2に結合することなどがその根拠になっている．しかし，PSがγセクレターゼであるとすると，PSはAPPのγ部位切断以外にも，成長と発生にとって重要な役割を担うNotchの切断にも関わっている．したがってこの両者を阻害する薬剤は個体発生上，問題である．最近，Notch情報伝達系に悪影響を与えないようなγセクレターゼの阻害剤が報告され注目されている．

③αセクレターゼ： Aβを産生しないAPPのαセクレターゼによる代謝経路を賦活する試みもなされている．αセクレターゼはTACE（TNF-α converting enzyme）あるいはADAM10（a disintegrin and metaroprotease 10）と考えられており，この酵素の賦活剤が治療薬となる可能性もある．

2) Aβの分解系の調節

①Aβワクチン療法： 脳内にすでに産生され不溶化したかたちで存在するAβに対し，抗Aβ抗体を腹腔内投与すると，Aβと抗Aβ抗体が免疫複合体を形成しミクログリアによる貪食を受けやすくなる，という考えに基づいている．抗Aβ抗体を直接，あるいは末梢をAβで免疫し抗Aβ抗体を産生させる方法がとられている．これまでの結果は，ヒトの変異型APP遺伝子をもつトランスジェニックマウスでの成績であり，どこまで老齢のアルツハイマー病患者で効果があるかの検討が必要である．

②Aβ分解酵素： Aβの分解に関わる酵素とし

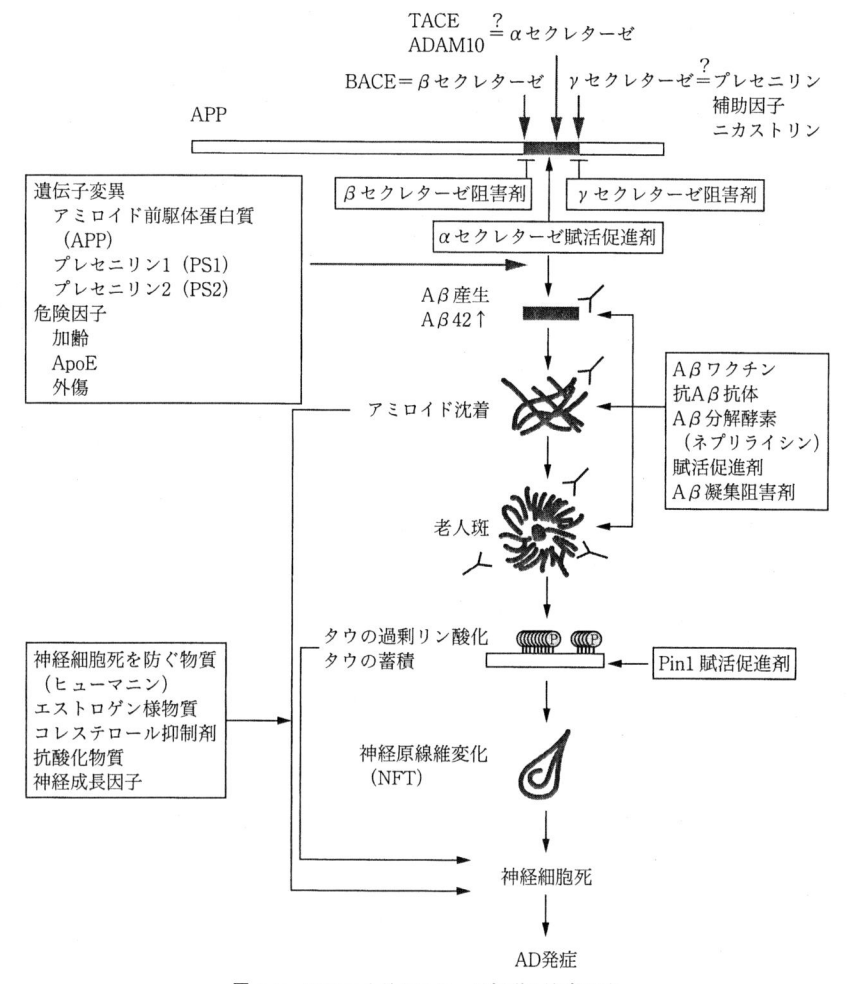

図 1.5 アミロイドカスケード仮説と治療戦略
(渡邊 淳・田平 武:アルツハイマー病. *Molecular Medicine*, **38** (11):1231, 2000)

て,インスリン分解酵素(insulin-degrading enzyme:IDE)とネプリライシンが候補に上がっている.特にネプリライシンに関しては,特異的な阻害剤を脳内に注入するとAβの沈着がみられ,ネプリライシンのノックアウトマウスでは,Aβの産生が上昇する.この酵素の活性を高める物質は治療薬となる可能性がある.

3) タウ蛋白と神経原線維変化(NFT)

アミロイドカスケード仮説には,これまで多くの反論が出されてきた.そのポイントは,①痴呆の程度は,神経細胞数とよく相関する,②神経細胞の減少とNFTの数は罹病期間と比例する,③アルツハイマー病における神経細胞数の減少はアミロイドの沈着と相関しない,などである.したがって,Aβの沈着を介さずNFTを経て細胞死に至る経路の方がより本質的な出来事ではないかと考える研究者がいる.以前から,海馬においては,細胞外NFT,細胞内NFTおよび正常神経細胞の和が全体の海馬の神経細胞数になると考えられてきた.つまり,海馬では神経細胞はNFTを介して死に,死んだ細胞は,抜け殻(ghost tangle)として残るのである.しかし一方で,海馬以外では,神経細胞の脱落の数は,NFTの数の6~7倍に及ぶという研究が出され,必ずしもNFTを経由しない神経細胞死があることも予測されている.

以上のように,アミロイドカスケード仮説だけでもなく,NFTだけでも神経細胞死を説明できないというのが現状である.しかし,NFTと痴呆を結

びつける手掛かりとなる発見があった．前頭側頭型痴呆（特に FTDP-17 と呼ばれる痴呆性疾患）が，タウ遺伝子の変異で起こることが示されたのである．これらの患者の脳の変化の特徴は，NFT の出現と神経細胞脱落が目立つことである．この発見が重要なのは，神経細胞死が $A\beta$ の産生とは直接関係しない，タウ遺伝子の異常の結果として起こることである．

これまでに述べてきたように，アミロイドカスケード仮説に基づいて，アルツハイマー病の治療として $A\beta$ の産生系を抑制し，$A\beta$ の分解系を賦活するという戦略が提唱されている．病態と治療が不可分のものであることを示す好例である．

【臨床症候】

アルツハイマー病の経過について前駆期，初期，中期，後期にわけて解説する．

1） 前駆期

最近，軽度認知障害（mild cognitive impairment：MCI）などとして注目されている，アルツハイマー病の診断基準を満たす以前の段階である．その人らしさが乏しくなり，複雑な作業の能率低下，全体の状況を見渡しての判断などができなくなる（問題解決能力の低下）．客観的な能力低下があるにもかかわらず，本人の訴えは，頭重感，めまい，疲れやすい，気力低下，抑うつ，など不定愁訴的である．この時期すでに一定の記銘力低下があるが，ほとんど良性の老人性物忘れと区別しにくい．毎年，MCI 集団の 10～15％ は，アルツハイマー病の診断基準を満たすようになるという．

2） 初期

記憶障害と判断力の障害である．臨機応変の対応ができなくなる．仕事上，生活上の問題は，時間的に忙しい状況，新しい状況，困難な状況，心理的にストレスのかかった状況でみられる．記憶障害は，主として記銘力障害である．約束や重要な期日を忘れたり，一度話した内容を忘れたりする．貴重品などをしまった場所を忘れて探し回る，水道・ガス栓の閉め忘れ，買い物で同じ品物ばかり買ってしまうなど，近時記憶の障害がはっきりしてくる．本人はさほどそれらを気にしないこともあるが，反面，自分が気になることに関しては繰り返し執拗に確認作業（保証）をする．時間，場所，人物の判断ができなくなる見当識障害も出現する．まず，時間の見当識が障害される．日付がわからなくなり，何度もたずねるようになる．情動面では，次のような 2 つのタイプが前駆期から初期にかけて明瞭化する．

①先鋭型： その人の性格傾向が先鋭化された形でみられるタイプ．几帳面な人は極端に几帳面に，短気な人は極端に短気に，神経質な人は極端に神経質になる．頑固さ，几帳面さ，心配性，心気性，潔癖性，猜疑心などの性格傾向が判断力の低下とともに極端な形で顕在化する．

②無力型： 人格が緩み，その特徴が失われるタイプ．自発性が低下し無関心になり，視野が狭くなり他者への思いやりがなくなる．行動が場当たり的になり，一貫した行為を成し遂げられない．一日，無為に過ごすことが多くなる．

3） 中期

人格障害がさらに進行する．個性が失われ，人格が平板化する．行動，言動が次第にパターン化してくる．見当識障害はさらに進み，過去−現在−未来の連続性の失われた行動が目立つようになり，そのとき限りの行動が中心となる．場所，人物，状況についての見当識障害も加わり，その場限りの行動パターンになる．周囲への無関心の程度も進行するが，さらに自己への無関心も加わる．身だしなみ，衛生管理，健康管理などが不十分になり，介護が必要な時期に移行する．失語，失行，失認，行為の障害のために日常生活に大いに支障をきたす．

①言語障害： 経験した内容だけでなく，経験そのものを忘れるようになると，知ったかぶり，こじつけ，作話などの代償的会話となり，現実との解離がさらに大きくなる．作話は記憶障害の代償であり，欺く意図はない．同じことを何度も繰り返して言う．喚語困難が明らかとなり健忘失語を呈し，「あれ」，「それ」などの代名詞を頻用するようになる．低頻度語は忘れ去られ，錯語や錯文法も加わり，会話の内容は乏しくなる．次第に文章の構成をとれなくなり，単語の羅列から，さらに発語が減少し意思疎通が難しくなっていく．

②行為障害： 構成失行では，構成行為の障害，すなわち操作の空間的な位置関係がわからなくなる．図形を描いたり，積み木を組み合わせたりできなくなる．左頭頂葉障害でゲルストマン（Gerstmann）症候群（手指失認，左右障害，失書，失算）が起こる．行為の単独の要素についてはできる

表 1.4 国際老年精神医学会による BPSD の分類

グループ I (最もよくみられ かつ最も重症)	グループ II (しばしばみられる 症状で，中等症)	グループ III (まれにみられ， 管理可能)
精神症状	精神症状	問題行動
妄想	誤認	悲しみ
幻覚	問題行動	嘆き
抑うつ気分	興奮	欲動の欠如
不眠	非常識な行動と	質問の繰り返し
不安	抑制の不可	つきまとい
問題行動	うろつき	
攻撃性	叫び	
徘徊	金切声をあげる	
落着きのなさ・		
焦燥		

ものの，一定の段取りでまとまった行為ができなくなる．優位側頭頂葉病変で起こる．正しく衣服の着脱ができない着衣失行などがみられる．一連の家事動作，調理，器械の操作などができなくなる．指示されれば一つひとつの作業は行うことができる．

③失認：視空間失認がみられる．空間的な相対的位置関係を正しく認知できず，戸外で迷子になったり，家の中の部屋の位置もわかりにくくなる．

④周辺症状：痴呆にともなう精神症状，問題行動は新たな BPSD (behavioral and psychological problems of dementia) という概念でまとめられつつある（表1.4）．痴呆患者に認められる精神症状，問題行動を認知障害に基づく二次的症状とみるのではなく，独立した症状として理解しようという立場である．BPSDの発症は痴呆患者の生活史，性格傾向，環境などにより左右され，必ずしも認知障害の程度と相関しない．

4) 後　期

高度の記憶障害，判断力障害に加え，身体症状が顕在化し，全面的な介護が必要になる時期である．周囲との意思疎通も困難となり，無欲無動，失禁状態となり，寝たきり状態で経過する．

これらの各期が具体的にどのくらいの長さであるかは，個々の患者によってかなり変動があるが，全経過は数年から10年余りである．

【診断】

痴呆様症状を呈する他の疾患の鑑別が重要である．うつ状態，特に仮性痴呆と呼ばれる状態，軽度の意識障害あるいはせん妄との鑑別が必要である．脳血管性痴呆との鑑別は後述する．痴呆の診断基準は，DSM-IVなどによる．評価法としては，HDS-R, MMSE, N式精神機能検査，国立精研式痴呆スクリーニングテスト，ADASなどがある．観察式によるものでは柄澤式「老人知能の臨床的判定基準」，CDR, FAST, NMスケール，MENFISなどがある．ADLを測るスケールとして，N-ADL, DADがある．痴呆の行動の障害を測るスケールとして，TBS, CMAI, Behave-AD, CSDDなどがある．

頭部CT/MRIでの特徴は，側頭葉内側面，ことに海馬の萎縮が他の脳部位に比して早期から目立ち，経時的にも進行がみられることである．次第に側頭葉・頭頂葉連合野，前頭葉連合野の皮質萎縮による脳溝開大が目立つようになる．PETおよびSPECTでは，ごく初期に後部帯状回や楔前部で糖代謝や脳血流が低下していることが注目されている．家族性アルツハイマー病が疑われる場合，APP, PS1, PS2の遺伝子変異を調べる．

脳脊髄液中のタウ蛋白やAβ42の定量が一部行われている．

アルツハイマー病の危険因子としてアポリポ蛋白E4の関与が知られており，発症を早めるものと考えられている．

【治療】

1) 薬物治療以外の痴呆の治療
　　　——痴呆患者のケア

現時点では，薬物によるごく限られた対症療法が可能なだけであり，痴呆患者のケアの部分の重要性は大きい．したがって，痴呆の中核症状を根本的に改善する手段がないとしても，周辺症状については介護者のケアのあり方が重要な課題になる．介護者のケアが効果的ならば周辺症状はかなり改善されることがしばしばである．

介護上の原則として，①患者の言うことを否定しない（否定すると不安や興奮を高めてしまう），②叱らない，説得しない（患者には悪い行動や言動をしているという認識はない．叱られた内容は忘れ去られるとしても，叱られたことによる不愉快な感情は残るものである．説得してもその内容をすぐ忘れるので教育効果はない），③人間としてのプライドを傷つけない（自己の存在を否定されるような言動は不安や怒りの感情しか生まない），④話題を変える，相手の世界に合わせる（事実の誤りにこだわる

と，むしろ患者の興奮を引き起こすのでさりげなく話題をかわす．患者の虚構の世界に合わせれば安心と信頼が得られる），⑤行動の意味を理解する（患者の行動や言動の背後にある欲求を理解すると問題行動を回避できることがある），などである．

しかしこれらの原則を守ることは，いつも患者に付き添う介護者にとっては決してやさしいことではない．日々の介護で疲弊しきって，家庭崩壊の危機にまで進展しかねない．介護者の介護が必要となるゆえんである．この意味で，痴呆性疾患では，何らかの介護を要する人は，実際の痴呆患者数の数倍になると考えたほうがよい．そこで，各自治体の「在宅介護支援センター」や「老人精神保険事業」などによる，公的な介護支援体制が必要であるが，詳細は本書の範囲を越えるので省略する．

2) 痴呆の薬物療法

a. BPSDの治療 BPSDは陽性症状と陰性症状とにわけると考えやすい．陽性BPSDは，焦燥，不穏，攻撃性，幻覚，妄想，暴力などのいわゆる問題行動といわれるものである．これに対しては抑制作用を有する薬剤が使用される．激しい幻覚・妄想や精神運動興奮は抗精神病薬の適応となる場合も多い．ハロペリドールなど定型抗精神病薬が主流であるが，高齢者・痴呆患者には，鎮静作用が強いこと，錐体外路系症状が出やすいことから，使用にあたっては十分な注意が必要である．最近では，錐体外路系症状の副作用の少ない非定型抗精神病薬のリスペリドンなどが用いられることも多くなっている．

陰性BPSDとは，無気力，無関心，自発性低下，うつ症状などの活動性の低下をいう．これらに対して，スルピリドの少量投与に賦活作用，自発性改善，抗うつ作用があるとされるが，錐体外路系症状を中心とする副作用が一定の割合で出現する．アマンタジンはドーパミン・アゴニスト作用を有し，抗うつ作用とともにパーキンソニズムに対する適応がある．抗うつ薬が投与される場合も多いが，三環系抗うつ薬は，起立性低血圧，過鎮静，口渇などの副作用があり，高齢者・痴呆患者には使いにくい．しかしSSRIは，高齢者にも副作用の心配が比較的少ない．

b. 中核症状に対する治療——抗痴呆薬の現状

病因・病態の項で述べた，最近の知見に基づくもの以外の臨床応用により近い薬剤について以下に解説する．

①アセチルコリン系作動薬：現在抗痴呆薬として最も開発が進んでいる分野である．図1.6に示すようにアセチルコリン作動性ニューロンに対する作用機序から，

a) アセチルコリンの分解酵素であるアセチルコリンエステラーゼを阻害する薬物
b) アセチルコリンの前駆体であるコリンの取り込みを促進する薬物
c) アセチルコリンの合成酵素であるコリン-アセチルトランスフェラーゼの蛋白合成を高める薬剤

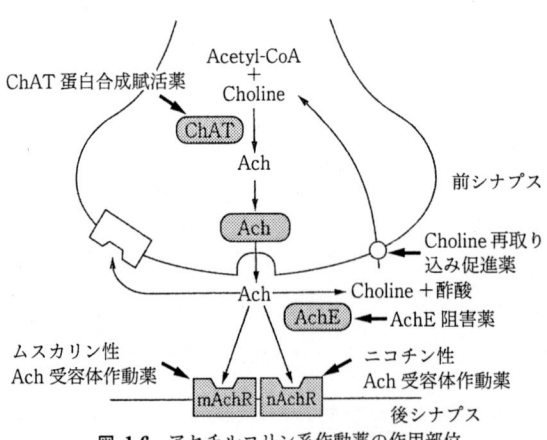

図 1.6 アセチルコリン系作動薬の作用部位

Acetyl-CoA：acetyl-coenzyme A, ChAT：choline acetyl-transferase, Ach：acetylcholine, AchE：acetylcholine esterase, mAchR：muscarinic Ach receptor, nAchR：nicotinic Ach receptor

d) アセチルコリン受容体の作動薬
などである．

　現在わが国では，ピペリジン誘導体構造をもつ可逆的な AchE 阻害薬の塩酸ドネペジルが臨床使用されている．他の同系統薬に比べ，効果が持続的で，脳内で選択的に作用し，かつ用量依存的に効果を発揮する．末梢性のコリン系副作用が少なく，タクリンに認められるような肝機能障害も少ない．血中半減期が 70 時間と長いため 1 日 1 回投与でよい．

　アセチルコリン受容体作動薬では，特に大脳皮質や海馬に多く分布し，学習・記憶に関わるムスカリン性 M_1 受容体作動薬の効果が期待されている．

　②セロトニン系作動薬：　AD 脳では，5-HT_1 および 5-HT_2 受容体数が減少している．5-HT 再取り込み阻害薬などが痴呆に効果があると考えられる．5-HT_{1A} 受容体作動薬の開発が行われている．5-HT_3 受容体は，正常脳では前頭葉皮質，嗅内皮質，海馬，扁桃体などに多く分布することから，精神機能との関連が示唆されている．5-HT_3 受容体作動薬でアセチルコリンの遊離抑制が起こることから，その選択的な拮抗薬の抗痴呆作用が考えられる．ノルアドレナリン再取り込み阻害作用と 5-HT_3 受容体拮抗作用を併せもつ薬剤，5-HT および神経ペプチドのソマトスタチンなどを刺激する薬剤，などの開発が進んでいる．

　③神経ペプチド系作用薬：　ペプチド系薬は一般に末梢作用が強いため，アナログまたは分解産物を用いて末梢作用を弱め，中枢作用を強める工夫がなされている．バソプレッシン（vasopressin：VP），甲状腺刺激ホルモン放出ホルモン（thyrotropin-releasing hormone：TRH），副腎皮質刺激ホルモン（corticotropin：ACTH）などのアナログが試されている．また，アセチルコリン遊離を介在ニューロンにより間接的に促進する作用が考えられるガラニン阻害薬やガラニン受容体阻害薬などが期待されている．

　④神経成長因子関連薬：　神経成長因子（nerve growth factor：NGF）がコリン作動性神経細胞の生存・機能維持に役立つことから期待されているが，NGF そのものは血液脳関門を通過しないことと，他の有害作用も併せもつことから NGF 様作用物質とともに，臨床応用には解決すべき課題が多い．一方，神経細胞の分化・生存維持に関与する脳由来神経栄養因子（brain derived neurotrophic factor：BDNF）の筋萎縮性側索硬化症やアルツハイマー病に対する臨床応用が検討されている．

　⑤その他の疾患修飾性薬物：　(a) AD 脳内の変化に慢性炎症性の機転が作用しているとの考えのもとに抗炎症薬が使われることがある．(b) 卵胞ホルモンやエストロゲンの欠乏状態が生ずる閉経後の女性でアルツハイマー病の発症率が高まるという仮説に基づき，これらのホルモンの補充療法が行われることがある．(c) フリーラジカルが神経細胞傷害性をもつという考えに基づき，種々の抗酸化薬が用いられる．(d) アルミニウムの脳内沈着とアルツハイマー病の発症には因果関係があるという説が古くからあり，これを回避するためにキレート薬も検討されている．

b. アルツハイマー病以外の変性性痴呆

　アルツハイマー病以外の変性性痴呆には表 1.5 に示すようなさまざまな疾患，症候群が含まれる．これらの疫学的な頻度や疾患の位置づけについてはまだ調査・議論の余地がある．しかし，これまでの報告をもとに考えると「レビー小体型痴呆（DLB）」がアルツハイマー病に次いで多い変性性痴呆である．これらの痴呆性疾患については，病理学的，分子生物学的研究が現在盛んに行われているが，その詳細は省く．各疾患に特異的，根治的な治療法はなく，アルツハイマー病に準じた治療あるいは対症療法が行われているのみである．

c. 脳血管性痴呆

【病因・病態】

　脳血管障害から痴呆を発症するタイプは以下のように 3 群に分類できる．

　①脳卒中再発を繰り返して痴呆に進行するタイプ．いわゆる「多発脳梗塞性痴呆」といわれるタイプである．多発脳梗塞のタイプは，欧米ではアテローム血栓性脳梗塞や脳塞栓症による中・大梗塞が多く，日本ではラクナ梗塞の多発が多い．高齢者にみられるアミロイドアンギオパチーによる再発性脳葉型脳出血による痴呆も含まれる．

　②症候性再発はないが徐々に痴呆が進行するタイ

表 1.5　痴呆の原因疾患

1. 中枢神経変性症
    A. 痴呆が中心
        1) アルツハイマー病
        2) 前頭側頭型痴呆（ピック病を含む）
    B. 運動障害をともなう
        1) パーキンソン病
        2) レビー小体型痴呆（運動障害を欠くことがある）
        3) ハンチントン病
        4) 進行性核上性麻痺
        5) 大脳皮質基底核変性症
        6) 多系統萎縮症（線条体黒質変性症，オリーブ橋小脳萎縮症，シャイ・ドレーガー症候群の総称）
        7) 痴呆をともなう筋萎縮性側索硬化症
        8) Guam のパーキンソニズム・痴呆症候群
        9) 遺伝性脊髄小脳変性症（DRPLA，遺伝性痙性対麻痺など）
2. 脳血管障害
    A. 動脈硬化性（または塞栓性）
        1) 大梗塞または特定域梗塞
        2) 多発性梗塞
        3) ビンスワンガー型白質脳症
    B. 炎症性
        1) 全身性エリテマトーデス
        2) 結節性多発動脈炎
        3) 側頭動脈炎（巨細胞性血管炎）
        4) 大動脈炎症候群
    C. その他
        1) 脳アミロイドアンギオパチー
        2) 脳動静脈奇形
3. 頭蓋内腫瘍
    1) 原発性
    2) 転移性（血管内リンパ腫症を含む）
    3) 髄膜がん腫症
4. 正常圧水頭症
5. 感染症
    1) 急性ウイルス脳炎後（単純ヘルペス，日本脳炎など）
    2) HIV 感染（AIDS）
    3) クロイツフェルト・ヤコブ病
    4) クールー（kuru）
    5) 亜急性硬化性全脳炎
    6) 進行性多巣性白質脳症
    7) 進行麻痺（神経梅毒）
    8) 急性化膿性髄膜炎後
    9) 亜急性・慢性髄膜炎（結核，クリプトコックスなど）
    10) 脳膿瘍
    11) その他の慢性脳炎
6. 臓器不全および関連疾患
    1) 腎不全，透析脳症
    2) 肝不全，門脈-全身シャント
    3) 慢性心肺機能不全
7. 無酸素脳症後
8. 内分泌機能異常および関連疾患
    1) 甲状腺機能低下
    2) 下垂体機能低下
    3) 副腎皮質機能低下
    4) 副甲状腺機能亢進または低下
    5) 反復性低血糖
    6) クッシング症候群
9. 欠乏性，中毒性，代謝性
    1) 慢性アルコール中毒（ウェルニッケ・コルサコフ症候群，ペラグラ，Marchiafava-Bignami 病，アルコール性痴呆）
    2) 一酸化炭素中毒
    3) ビタミン B_{12}，葉酸欠乏
    4) 抗がん剤（メトトレキサート，5-FU，カルモフール，テガフール，シタラビン，ビンクリスチンなど）
    5) その他の薬物中毒（向精神薬，抗痙攣薬など）
    6) 金属中毒（水銀，マンガン，鉛など）
    7) 有機化合物中毒（トルエン，アクリルアミド，有機リンなど）
    8) ウィルソン病
10. 脱髄性（自己免疫性）
    1) 多発性硬化症
    2) 急性散在性脳脊髄炎
    3) ベーチェット病
    4) 辺縁系脳炎（がんにともなう脳症）
11. 蓄積症
    A. 脂質蓄積症
        1) スフィンゴリピドーシスに含まれる種々の疾患（Tay-Sachs 病，異染性白質ジストロフィーなど）
        2) 副腎白質ジストロフィー
        3) 脳腱黄色腫
    B. 糖原病（Lafora 病など）
12. ミトコンドリア脳筋症
    1) MELAS
    2) MERFF
13. 頭部外傷性
    1) 脳挫傷後
    2) 慢性硬膜下血腫
    3) 拳闘家脳症
14. その他
    1) 進行性筋ジストロフィー
    2) 家族性基底核石灰化症（Fahr 病）
    3) 熱射病後
    4) Whipple 病

（平井俊策編：よくわかって役に立つ痴呆症のすべて．p.11，永井書店，2000）

プ．(a) 潜在性に脳病変が増加し徐々に痴呆が進行するものや，(b) 潜在性脳病変増加はないが意欲低下により廃用性痴呆に進行するものなどがある．多発性ラクナ梗塞によるものと大脳白質のびまん性障害による「ビンスワンガー型脳血管性痴呆」がある．

③知能に密接に関連した部位が中等大以上の病変により障害され，初回の発作の結果として痴呆を発症するタイプ．比較的まれである．脳血管性痴呆は皮質下性痴呆の特徴を有する．アルツハイマー病が大脳皮質神経細胞自体が広範に脱落する皮質性痴呆であるのに対して，脳血管性痴呆では，前頭前野背外側部回路を中心とする基底核，視床などの諸核やその投射路である白質が障害されて起こる．

【診断】
頭部 CT，MRI，脳血流 SPECT などによって上記病態の項で解説した病巣の局在を検索する．

【臨床症候】
皮質下性痴呆の特徴を皮質性痴呆の代表であるアルツハイマー病と対比して説明する．

①記憶障害： 皮質下性痴呆では，アルツハイマー病に比して記憶障害は軽度で，遅延再生課題では再認できることが多い．自動的な記憶はよく保たれる．

②注意障害： 皮質下性痴呆では注意の持続障害，集中力低下がよくみられる．

③実行機能障害： 皮質下性痴呆では，以前に蓄積した情報を物事の予測や計画変更・実行，新しい活動のモニターをするのにうまく利用，操作する実行機能障害がある．前頭前野が関係しており，アルツハイマー病に比べて前頭葉機能をみる諸検査で成績が悪い．

④認知過程の遅延： 皮質下性痴呆では，皮質性痴呆に比して，早期から情報処理速度の低下が目立つ．

⑤感情障害： 皮質下性痴呆ではうつ状態が高率にみられることが特徴である．アルツハイマー病での17％に比して，脳血管性痴呆では40％と高率である．アルツハイマー病にみられる多幸感はない．

⑥人格変化： 最も多いのは自発性欠如，すなわちやる気のなさで，次いで易興奮性である．

⑦精神障害： 妄想は皮質下性痴呆で40％，アルツハイマー病で30％と大差はない．

【治療】
原因となる脳血管障害の治療については脳血管障害の項を，精神症状その他の痴呆にともなう症状についてはアルツハイマー病の対症療法の項を，それぞれ参照されたい．60歳以上の脳梗塞患者の調査では，痴呆をともなう患者の5年以内の死亡率は 19.8/100人・年であり，非痴呆群の 6.9/100人・年と比較して高率であり，痴呆を合併する脳卒中患者の死亡の相対危険度は約3倍である．

III．パーキンソン病

a．パーキンソン病

【疫学】
パーキンソン病（Parkinson's disease）はアルツハイマー病に次いで2番目に多い神経変性疾患である．わが国では，人口10万人に対して約100人前後の有病率であり，現在十数万人のパーキンソン病患者が存在していることになる．年間発症率は，人口10万人あたり 10〜15 人である．男女比については確定的なデータはない．発症年齢は 50〜60 歳代が最も多い．患者の平均年齢は，米子市での調査によると1980年では 68.0 歳，1992年では 72.0 歳と高齢化してきている．人種差については，従来の白人に比べて黒人や日本人には少ないとする報告を支持する最近のデータはない．多くのパーキンソン病は孤発例である．原因遺伝子が同定されている家族性パーキンソン病がまれに認められる．パーキンソン病の双生児研究などから，50歳以下の発症例については50歳以降の発症例に比べて遺伝的素因が強いと考えられる．加齢はパーキンソン病の主な危険因子である．パーキンソン病患者では，有意に喫煙率が低かった．しかし，喫煙が発症に防御的に作用するかどうかは不明である．MPTP に類似の外因性物質の環境内暴露も想定されている．

【病因・病態】
1) 病　理
パーキンソン病の特徴的病理所見は，脳幹部中脳

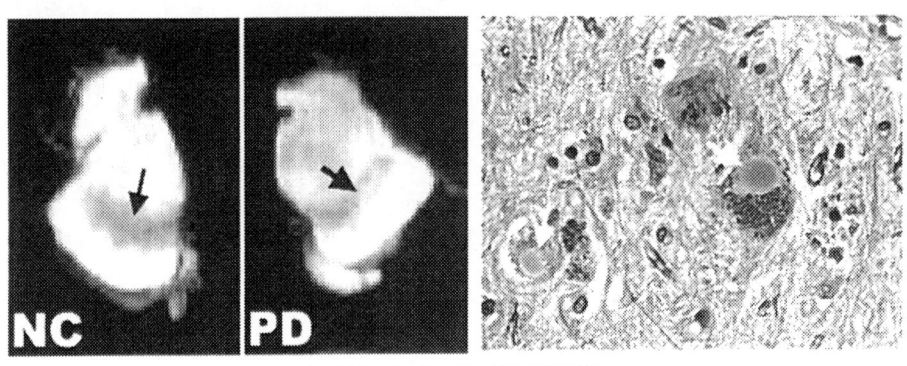

図 1.7 パーキンソン病の病理所見

中脳黒質を通る冠状断では，健常者（NC）に比べて，パーキンソン病（PD）では黒褐色の色調がうすい（矢印）．同部のメラニン含有ニューロンの細胞質には，エオジン好性の封入体であるレビー小体（矢印）が認められる．

黒質の変性とレビー小体の出現である．黒質は緻密層と網状層に分けられるが，緻密層にはメラニン色素をもった神経細胞が多く存在する．パーキンソン病ではメラニン色素含有細胞が脱落するため，肉眼的にも黒質の黒い色調が失われる（図1.7）．黒質の緻密層の神経細胞は線条体へ線維を送り，そこでの神経伝達物質であるドーパミンを産生する．パーキンソン病では緻密層のカテコールアミン産生細胞の脱落が特に著明である．黒質以外にもノルアドレナリン産生細胞である橋被蓋の青斑核，サブスタンスP陽性の迷走神経背側核，セロトニン産生細胞である縫線核，アセチルコリン系の中脳橋被蓋核，大脳皮質に広範に投射するコリン作動性の神経核であるマイネルト基底核などでも神経細胞脱落を認める．レビー小体は，ヘマトキシリン-エオジン染色でエオジン好性に赤く染まる封入体で，ほとんど神経細胞の細胞質に1〜数個みられるが，神経突起内に認めることもある．前記の神経細胞脱落部位に分布するが，ときに前頭葉，側頭葉の大脳皮質深層（IV層〜VI層）にも出現する．レビー小体の主な構成成分は，ニューロフィラメント，ユビキチン，α-シヌクレインなどである．

2) 病態生化学

パーキンソン病の最も基本的な生化学的変化は線条体におけるドーパミン（DA）含有量の低下である．被殻，尾状核，黒質の順にDA含有量が低下している．脳内のDA含有量が正常の約80％失われると臨床症候を呈するといわれている．レボドーパ非服用例では，対照を100％とすると，被殻0.3

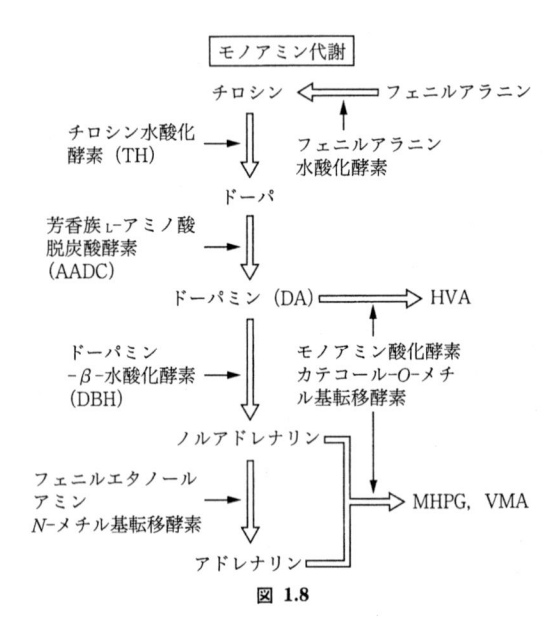

図 1.8

％，尾状核4.9％と低下していたとする報告がある．このほか，ノルアドレナリン，セロトニン含有量などもパーキンソン病では対照群に比し50〜60％減少しているとの報告がある．カテコールアミン合成はチロシン水酸化酵素（TH）によってレボドーパを合成する段階とレボドーパから脱炭酸することでDAを形成する段階（芳香族L-アミノ酸脱炭酸酵素：AADC），さらにドーパミンのβ位に水酸基を転移する段階（ドーパミン-β-水酸化酵素：DBH）を経てノルアドレナリンが形成される（図1.8）．パーキンソン病では，TH活性は黒質線条体で正常対照の10〜30％程度に低下している．しかしTH蛋白あたりのTH活性はむしろ上昇してお

り，残された蛋白レベルで活性化され代償しようとしていると考えられる．ドーパミンニューロン終末の指標であるドーパミントランスポーターも TH 活性同様に低下していた．AADC 活性や DBH 活性についてもパーキンソン病で低下しているとの報告もあるが，一定した見解は得られていない．ドーパミン受容体の変化については，これまでの報告を総合すると，D_1 様受容体（D_1，D_5）については未治療パーキンソン病でドーパミン終末変性の強い部位で D_1 様受容体数の増加，結合能の上昇が生じると考えられる．D_2 様受容体（D_2，D_3）に関しては，レボドーパ治療の有無に関わらず，線条体での D_2 受容体密度は 15％増加し，D_3 受容体密度は 40〜50％低下していた．

3) 病態生理（図1.9）

線条体は大脳皮質から広範な投射を受け，淡蒼球外節（GPe），淡蒼球内節（GPi）さらに黒質網状層（SNr）に投射する．線条体から GPi/SNr に至る系を直接路（direct pathways），線条体から GPe さらに視床下核（STN）を経由し GPi/SNr に至る経路は間接路（indirect pathways）と呼ばれている．GPi および SNr は大脳基底核の出力部位であり，同部の情報は視床に伝えられ，その後大脳皮質または線条体に戻される．線条体のドーパミンは黒質緻密層（SNc）から供給され，ドーパミンは線条体の神経細胞活動を制御している．すなわち，ドーパミンによる線条体の制御が大脳基底核全体の情報処理過程に強い影響力を有することがわかる．大脳基底核において情報が処理される過程の詳細は解明されておらず，大脳皮質から線条体に送られた情報が分離され並列的に処理されているという説と，共有され収束しているという相反する仮説がある．

① 無動・動作緩慢： 線条体ドーパミンが欠乏す

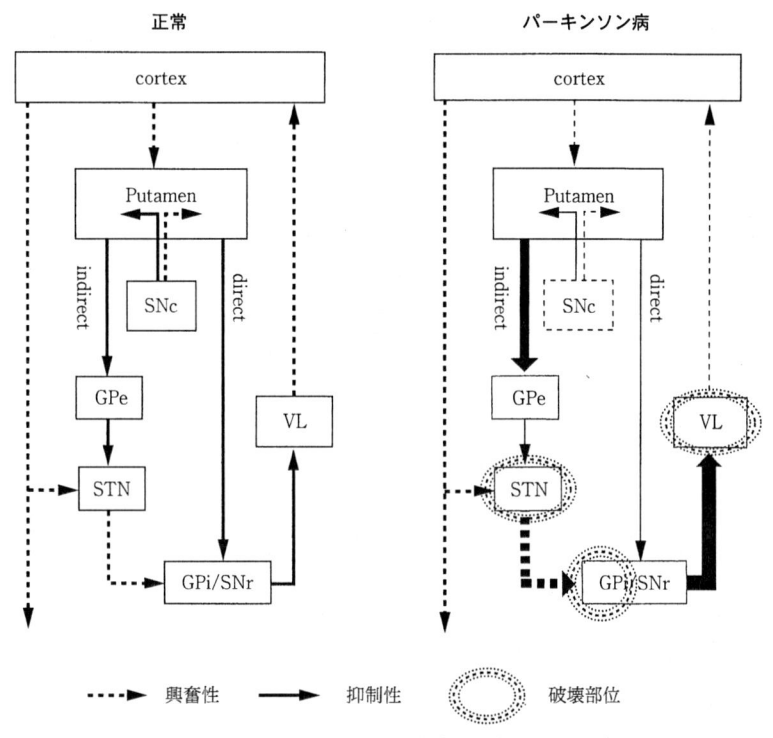

図 1.9 DeLong らによる大脳基底核回路モデルの改変
A は正常，B はパーキンソン病における回路の変化を示す．
SNc：黒質緻密層，SNr：黒質網状層，GPe：淡蒼球外節，GPi：淡蒼球内節，STN：視床下核，VL：視床外腹側核，direct：直接路，indirect：間接路

(DeLong, M.R.：Overview of basal ganglia function. Role of the cerebrum, basal ganglia in voluntary movement, Mano, N. et al., ed., p.p. 65-70, Elsevier Science Publishers, 1983)

ると，線条体からGPeに至る抑制性の神経細胞が興奮し，結果的にGPeは抑制され，STNは連鎖的に脱抑制される．STNが過剰に興奮すると，興奮投射を受けるGPi/SNrは過剰に活動することとなり，結果として視床への抑制が過剰になる．したがって，視床から大脳皮質に至る視床皮質路（thalamocortical pathways）の活動が過剰に抑制され，大脳皮質において運動を発動する活動が不活発になり，動作減少（無動）が生じる．一方で，これらの系が活発になりすぎると舞踏運動やバリスムスなどの不随意運動が生じると説明されている．

②筋強剛： 脊髄後根を切断すると筋強剛は消失する．したがって，筋強剛の発現には何らかの反射性筋活動の亢進が関与している．パーキンソン病では，αおよびγ運動ニューロンの興奮性亢進はなく，脊髄単シナプス反射弓には異常がない．しかし，筋強剛は最終的にはα運動ニューロンが反射的に過剰に興奮して生じるのであるから，単シナプス反射以外の反射性活動が関与することになる．ここで，単シナプス反射よりも長潜時で，かつ多シナプスを経由する反射弓が筋強剛の発現に関与する可能性が想定されている．定位脳手術により視床や淡蒼球が破壊されると筋強剛は消失するので，基底核の出力系の活動が筋強剛の発現に関与していることが考えられる．なぜ大脳基底核の機能異常によって長潜時反射の亢進が生じるのかはいまだに明らかにされていない．

③振 戦： 振戦のリズムは脊髄より中枢での機序がより重要である．脳内のどこで振戦リズムが形成されるかについてはいくつかの仮説がある．視床内部には振動する性質をもつ細胞がある．実際，パーキンソン病患者の視床腹外側核領域には振戦と同期した細胞活動が存在し，同部の定位脳手術的破壊が振戦に対して有効である．

これらの視床の細胞群は淡蒼球からの入力を受け，大脳皮質運動野や前運動野に投射する．視床から大脳皮質に視床皮質路を介して振戦リズムが伝達され，それが末梢の筋肉に伝搬されていくと考えられる．視床-大脳皮質における振戦リズムの発生は大脳皮質の影響下にある．ドーパミン欠乏状態になると大脳基底核に異常な同期化とリズム形成が生じるために振戦リズムが発生すると推定される．しかし，いったい具体的に基底核のどこでリズムが形成されているかについてはいまだ解明されていない．STNおよびその出力部位から振戦と関連する細胞活動が見いだされ，STNがリズム形成に関与していると考えられる．一方，振戦の発現には小脳が重要である．事実，上小脳脚の破壊がパーキンソン病振戦軽減に効果がある．小脳からの投射を受ける視床部（Vim）に定位的視床破壊術を施すと，振戦が軽減する．したがって，パーキンソン病の振戦発現には大脳基底核におけるリズム発生だけでなく，小脳-視床-運動皮質系の活動も必須であることがわかる．

④姿勢反射障害： いくつかの複合的な機能障害が関与していると考えられる．(a) 空間認知に関わる知覚情報，特に前庭系の知覚情報を正しく利用できないために姿勢反射が障害される可能性，(b) 無動が存在するために反応時間の遅れや運動時間の延長が生じる，迅速かつ円滑な姿勢保持が遂行できなくなる可能性，(c) 外的環境の変化に対応するための柔軟な適応や自律的運動プログラミングに必要な知覚・運動の統合機構に異常がある可能性，(d) 姿勢変化の際，ことに下肢筋群における長潜時反射系の機能異常と関連している可能性，などが想定されている．

【臨床症候】

パーキンソン病の診断は現在のところ，病歴と臨床症候，レボドーパによる薬物治療に対する反応性，画像による他疾患の除外，によって臨床的に下されている．この中で中核をなすものが臨床症候である．

1) 運動症状

①安静時振戦（resting tremor）： 上肢に多いが下肢，頭頸部，あご・口唇部にも出現する．安静時（静止時）に間欠的あるいは持続的にみられ，一側肢から始まり，上肢の場合は歩行時に目立つ．精神的緊張でより増悪し，動作で抑制され，初期には意志で抑制可能である．しかし，進行すると動作時や姿勢時にも振戦がみられることがある．4〜6 Hzの規則正しい運動である．母指と示指や中指の丸薬を丸めるような動きから pill rolling tremor とも呼ばれる．初発症状が一側の振戦である場合，パーキンソン病である可能性が高い．本態性振戦や甲状腺機能亢進症での振戦は，6〜10 Hz と速くて細かく，筋強剛などの随伴症状もなく区別される．

②筋強剛（rigidity）: 四肢関節の近位部を固定して遠位部を他動的に屈伸するときに，筋肉に抵抗を感じるものをいい，持続的で一様なものは鉛管様筋強剛（lead-pipe rigidity），断続的にガクガクと抵抗のある場合は歯車様現象（cogwheel phenomenone）という．後者はよりパーキンソン病でみられやすく，筋強剛の要素に振戦の要素が加味されたものと理解されている．筋強剛は反復すると増強する傾向がある．手首が最もみやすい部位であるが，頸，肩，体幹，肘，股，膝，足などの関節の屈伸，回内回外でも認められる．頸では項部硬直と異なり全方向性に固く，患者の頭を仰臥位で挙上し，添えた検者の手を急に離しても正常人よりゆっくりと下垂する（head drop test）ことで確かめられる．極めて軽い筋強剛を検出するには，診察中に暗算などの心理的負荷を加えたり，反対側の上肢での随意的な運動を命じたときの induced rigidity を確認するのが有効である（手首固化徴候）．パーキンソン病患者の訴える痛み・しびれは治療により筋強剛が改善すると軽快することが多い．筋強剛は姿勢や動作にも影響し，屈筋優位の姿勢や非対称な肩下がり，側湾，動作開始の遅れ，反復動作の振幅の低下や歩行時の腕の振りの減少などにも関係する．

③無動（akinesia）: 麻痺がないにもかかわらず，随意的な運動のペースが遅かったり行えなかったりする．さまざまな部位や局面で認められ，日常生活での支障度を左右する要因である．表情が乏しく，瞬目や柔和さが減少する仮面様顔貌（masked face），単調で小声になる，書字を続けるとだんだん字が小さくなる小字症（micrographia），母指と示指をできるだけ速く大きく打ち合わせる finger tapping では初期から振幅が小さく，徐々に減衰し，ついには停止してしまうこともある．また随意運動での最大収縮までに時間がかかり，とっさに力が出せない症状がある．また左右の手で同時に違う動作を行うことが困難で，ときには連合運動のように同一の動きになったり，すくみがみられる．嚥下が迅速にできず，食事に要する時間が延長する．

④姿勢反射障害（loss of postural reflexes）: やや進行したパーキンソン病患者にみられ，転倒・骨折などの危険因子で生活障害度が高い．姿勢の立直り反射の異常と考えられているが空間認知機能の障害も関与している．極端に身体が傾いていたり，一見窮屈な半坐位になっていたりするが自ら矯正できない（斜め徴候）．実際に確認するには立位の患者の背後に立ち，肩を後方から軽く急に引くと，健常者では一歩引き下がって立ち直ることができるが，ある程度進行したパーキンソン病の患者では，タッタッタッと後方に突進して自分では止まることができなかったり（突進現象），棒のように一歩も足を出せないまま倒れてしまう．また，症状が進行すると，動作の途中ですくみ現象のために突然動きが止まってしまうことも認められる．何か動作を開始・継続させる視覚的 cue が与えられるとこれらの症状は改善することが多い．

⑤歩行障害: 小刻み歩行がみられ，進行すると前傾前屈のまま徐々に足早となり，つま先に体重がかかり自分では制止できないほど加速し（加速歩行），手をつくことなく顔面から倒れ落ちることもある．ときに大腿骨頸部骨折や慢性硬膜下血腫の原因となる．

⑥自動運動障害: 何気なく意識せずに行っている運動についてもパーキンソン病では障害がみられる．たとえば，瞬目の回数の少なさ，唾液を飲み込む運動の少なさ，歩くときの腕の振りの低下，寝返りの回数の少なさ，などである．

2) 自律神経症状

①便　秘: ほぼ必発で脳幹自律神経核や消化管の Auerbach や Meissner 神経叢に病理学的にレビー小体が出現し，経過とともに腸管蠕動運動が低下し頑固な便秘となる．

②嚥下障害: 自律神経障害による食道下部の平滑筋の障害と錐体外路系障害による横紋筋の障害の複合的問題と考えられている．誤嚥性肺炎の原因となる．

③排尿障害・陰萎: 頻尿が早期から出現し，無抑制収縮で過活動性膀胱を示す．頻尿のための不眠や，焦って転倒したり，トイレに行けるようにと服薬を多用したり，手足に力が入りにくく衣類の着脱が間に合わないなどプライドの問題とも絡み，QOL上重要な障害である．青斑核・黒質は生理的に排尿反射を抑制するように働いており，これがパーキンソン病により障害されると，排尿反射の抑制がとれ過活動性となると説明される．この抑制作用は主に D_1 受容体によるとされ，ペルゴリドの D_1 刺激作用が頻尿改善に有効と考えられている．陰萎

は副交感神経障害に起因する勃起障害が多い．

　④循環調節障害：　起立により収縮期血圧で20 mmHg以上の低下を一般に起立性低血圧と呼ぶ．パーキンソン病では15～60%程度の患者で認められる．血漿ノルアドレナリン濃度は低く，これに対する血管α受容体の過敏反応が血圧変動の原因と考えられている．多くは対症療法（ミドドリン，デノパミン，ドップス，フルドロコルチゾン，デスモプレシン，下肢弾性ストッキング）ですむ．ただし治療薬で起立性低血圧を悪化させる服薬やその組み合わせ（α遮断薬，セレギリンが入っていないか）注意する．

　⑤食事性低血圧：　食事による糖負荷により血管拡張作用をもつ消化管ペプチド（ニューロテンシン）が分泌されることと低血圧に対する中枢の反射欠如が原因と考えられる．対症療法を行う．

3）精神症状・認知機能障害

　①うつ病：　抑うつの合併は30～90%といわれる．無動・筋強剛型（akinetic-rigid type）のパーキンソン病でうつ状態の合併が多く予後とも相関する．

　②痴　呆：　パーキンソン病患者の約10～30%に合併する．アルツハイマー病と違い記憶障害が前景となることは少ない．ときにはアルツハイマー病の合併した記憶障害や変動する幻視が特徴的なレビー小体型痴呆（DLB）との鑑別を要する．遂行能力，視空間認知，作業記憶，手続き記憶が障害される．これらは皮質下構造（基底核群）と皮質（前頭葉）とのリンクの相互作用の破綻と推測されている．また周囲の環境変化や情報提示にもかかわらず固執する反応パターンはカテコールアミン欠乏と関連すると考えられる．

　③精神緩慢：　潜在能力はあるにもかかわらず，思考の遅滞，衝動性の欠如，自発性の著しく低下した状態を指す．

【診断】

　診断は臨床症候に基づいてなされる．最近の研究班の診断基準は表1.6に掲げるとおりである．このほか従来からHoen and Yahr分類，生活重症度分類が好んで用いられてきた．

表1.6　厚生省特定疾患神経変性疾患調査研究班パーキンソン病診断基準（1995年）

(1) 自覚症状
　1) 安静時のふるえ（四肢または顎に目立つ）
　2) 動作がのろく拙劣
　3) 歩行がのろく拙劣
(2) 神経所見
　1) 毎秒4～6回の安静時振戦
　2) 無動・寡動：仮面様顔貌
　　　　低く単調な話し声
　　　　動作の緩徐・拙劣
　　　　臥位からの立ち上がり動作など，姿勢変換の拙劣
　3) 歯車現象をともなう筋固縮
　4) 姿勢・歩行障害：前傾姿勢
　　　　歩行時に手のふりが欠如
　　　　突進現象
　　　　小刻み歩行
　　　　立ち直り反射障害
(3) 臨床検査所見
　1) 一般検査に特異的な異常はない
　2) 脳画像（CT，MRI）に明らかな異常はない
(4) 鑑別診断
　1) 脳血管障害のもの
　2) 薬物性のもの
　3) その他の脳変性疾患

〈診断の判定〉　次の①～⑤のすべてを満たすものを，パーキンソン病と診断する．
　①経過は進行性である．
　②自覚症状で，上記のいずれか1つ以上がみられる．
　③神経所見で，上記のいずれか1つ以上がみられる．
　④抗パーキンソン病薬による治療で，自覚症状・神経所見に明らかな改善がみられる．
　⑤鑑別所見で，上記のいずれかでもない．

〈参考事項〉　診断上次の事項が参考となる．
　①パーキンソン病では神経症候に左右差を認めることが多い．
　②深部反射の著しい亢進，バビンスキー（Babinski）徴候陽性，初期からの高度の痴呆，急激な発症はパーキンソン病らしくない所見である．
　③脳画像所見で，著明な脳室拡大，著明な大脳萎縮，著明な脳幹萎縮，広範な白質病変などはパーキンソン病に否定的な所見である．

【治療】

1) レボドーパ（L-3,4-dihydroxyphenylalanine：L-dopa）

　単独で投与されたレボドーパの約95%は，レボドーパ脱炭酸酵素によって末梢で代謝され，消化管（主に十二指腸），肝臓，腎臓，血管内皮で吸収される．したがって現在は，レボドーパと末梢性脱炭酸酵素阻害剤（DCI）との合剤を用いるのが一般的である．レボドーパ/DCIは10%カルビドーパか25%ベンセラジドを含んでいる．レボドーパ/DCIに

よる長期治療の結果いくつかの問題点が明らかになってきている．wearing-off 現象（薬効時間の短縮による症状の変動）の出現にはパーキンソン病の進行による広範な黒質線状体 DA 神経終末の変性が一義的であり，on-off 現象（服用時間，服用量とは無関係に急激に生じる症状の変動）と peak-dose のドーパ誘発性ジスキネジアの出現についてはこの状態にレボドーパ投与による非生理的刺激が反復的に加わり DA の受容体に機能的障害が生じることが原因であろうと推定されている．

①レボドーパの開始時期： 従来，レボドーパを投与すると過酸化水素の生成が高まり，これが 2 価鉄と反応して毒性の強い水酸化ラジカルを生じ，このため変性が助長されるのではないかと考えられてきた．このため，比較的若年者では，レボドーパの投与開始をできるだけ遅らせて黒質 DA 神経細胞障害を防ごうという考え方が一般的であった．しかし，最近の基礎・臨床研究を総合すると，(a) レボドーパはパーキンソン病症状に対しいまだに最も効果的な治療薬であり，この病気による死亡率を低下させる，(b) レボドーパの長期投与がパーキンソン病症例の脳内変性を助長するという証拠はない，(c) 治療経過中の運動機能の変動は脳内 DA 神経系の変性とレボドーパの反復投与両者に起因するものである，(d) パーキンソン病の動物モデルでも治療に使用する量のレボドーパが神経細胞死を起こすという確固たる証拠はない，(e) レボドーパは in vitro で細胞死を誘発するが，これは使用濃度が高く，かつ培養中にグリア細胞を欠く場合のみである，など，レボドーパの早期使用に肯定的なデータが多い．

②レボドーパの投与法： 初回 50～100 mg/日からスタートして漸増し，維持量 300～600 mg/日とする．運動機能の変動が大きい場合は，少量頻回内服を試みる．

2) ドーパミン受容体作動薬

線条体でのドーパミン受容体を直接刺激するドーパミン様薬理作用を示す薬物の総称である．ドーパミンニューロンの変性に関わらず作用すること，受容体選択性があること，アミノ酸と競合することなく血液脳関門を通過できること，レボドーパより効果が長時間持続すること，フリーラジカルや酸化的ストレスを引き起こさないこと，などの特徴がある．共通する副作用は，消化器症状，精神症状，ジスキネジアなどで，導入の用量漸増時に出現しやすい．ブロモクリプチンでは肺線維症，非麦角系アルカロイドでは眠気などが問題となる．

3) 抗コリン薬

線条体は中枢神経系の中でもアセチルコリン含有

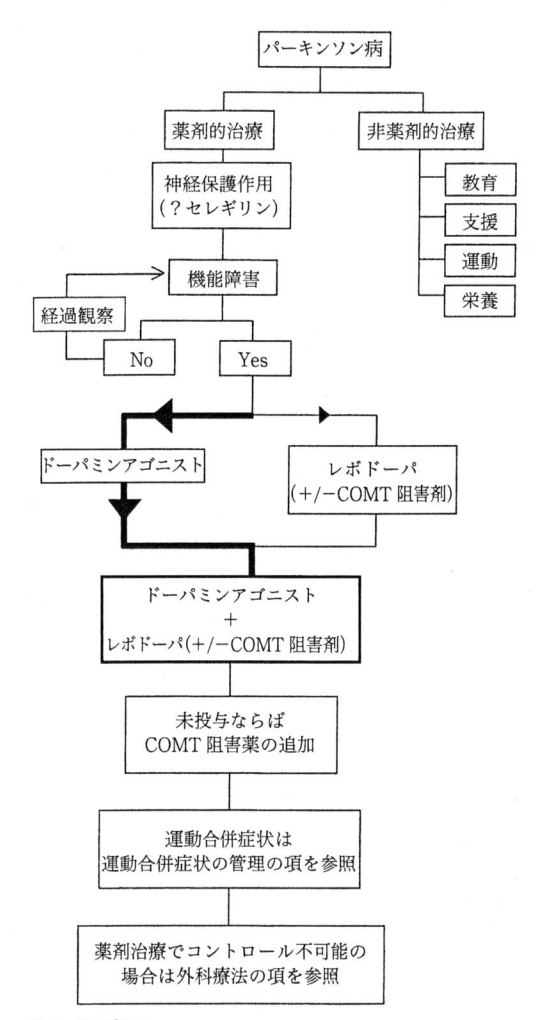

アルゴリズム 1
パーキンソン病の管理
・正しい原因分析がされることの保証
・診断がされたらすぐに神経保護治療を考える
・適当なものとしてドーパミンアゴニストで症候に関する治療を開始する
・ドーパミンアゴニスト単独投与ではもはや十分な治療がコントロールできなくなればレボドーパを追加投与する
・短縮されたレボドーパ半減期を延ばすために，レボドーパ治療に COMT 阻害剤の追加の採用を考える
・パーキンソニズムが薬剤治療で十分コントロールできないとき外科的治療を考える

図 1.10 パーキンソン病の管理（*Neurology*, **56**(Suppl.5) S.4）

量や合成・分解酵素の活性が高く，従来，本薬はパーキンソン病の線条体でのドーパミン系の変性により相対的に優位となったアセチルコリン系の機能を抑制してバランスを図ることで効果を現すと考えられてきた．しかし，線条体での作用はより複雑であり，線条体以外の部位での作用も重要であるという指摘が最近多い．抗パーキンソン病作用を有する抗コリン薬はすべてムスカリン性アセチルコリン M_1 受容体に高い親和性をもつ．振戦だけでなく他のパーキンソン病症状にも有効である．特異的な副作用として，知的機能障害がある．痴呆，器質的脳損傷患者や高齢者では発現頻度が高い．便秘を増悪させる．少量（3～6 mg/日）から漸増する．

4）塩酸アマンタジン

元来，A型インフルエンザ治療薬として開発され，その後抗パーキンソン病作用をもつことが知られるようになった薬剤である．用量依存的に脳内のドーパミン放出を促進することが知られている．ドーパミン受容体刺激作用，ドーパミン再吸収阻害作用ももつ．大脳基底核から視床を経て大脳皮質に至る抑制性の出力は，視床下核のグルタミン酸性の興奮性出力によって増強される．この視床下核の異常活動がパーキンソン病症状の出現に中心的役割を果たしていると考えられている．塩酸アマンタジンはNMDA型グルタミン酸受容体拮抗作用があり，この視床下核での興奮性を抑制し，抗パーキンソン病作用を示すと考えられる．さらに神経保護作用なども有すると考えられる．振戦，筋強剛，無動のすべてに有効であるが，振戦に対する効果はやや弱い．

運動症状の変動やジスキネジアなど慢性治療の問題点にも有効と考えられている．錯乱，幻覚，不眠，悪夢，うつ症状，めまい，ふらつき感などがみられることがある．1日100～150 mgから開始し，300 mgまで増量可能である．

5）MAO-B阻害薬

日本で使用可能な薬剤はセレギリンであり，中枢内では，①シナプス間隙でのドーパミンの分解抑制，②黒質神経終末での分解抑制によるドーパミン放出促進作用，③ドーパミンの再取り込み抑制，④シナプス前ドーパミン受容体に作用してドーパミン産生を亢進させる，という作用があるほか，神経保護作用を有すると考えられている．レボドーパとの併用で，レボドーパ投与量を減らすことができる．特異的な副作用はない．2.5 mg/日から開始し，漸増し10 mg/日程度を維持量とする．

6）DOPS

ノルアドレナリン前駆物質である．パーキンソン病進行例での姿勢反射障害，歩行時のすくみ足，意欲低下，抑うつ傾向などはドーパミン代謝障害よりもノルアドレナリン代謝障害が強く関与するという考えに基づいて使用される．すくみ足，起立性低血圧に有効である．特異的副作用はない．1日200 mgから開始し，漸増し1,200 mgまで使用可能である．

7）治療のアルゴリズム

上記薬剤による治療のアルゴリズムとして，最近図1.10に示すようなものが推奨されている．

IV．発作性疾患

a．てんかん

【疫学】

てんかん（epilepsy）の有病率はほぼ人口10万人対200～300といわれる．

【病因・病態】

てんかんはニューロンの過剰発射にともなって痙攣，意識障害などの発作的神経症状が起こる慢性の脳疾患である．ニューロンの発作性，同期的，律動的な過剰発射（てんかん性発射）は脳の種々の部位に起こり，したがって症状も種々のものがみられる．またこれらの異常は脳波上に異常脳波として現れる．急性疾患，たとえば脳炎急性期における痙攣などはてんかんとは呼ばない．また明らかな基礎疾患，たとえば脳腫瘍，リピドーシスなどがあって痙攣が起こる場合はてんかんとせず原疾患名で呼ぶのが一般的である．

【臨床症候】

てんかんの国際分類を表1.7に示す．

「全般性てんかん」は，部分的な神経の異常興奮による前兆をともなわない，突然の全身痙攣，ある

IV. 発作性疾患

表 1.7 てんかんの国際分類

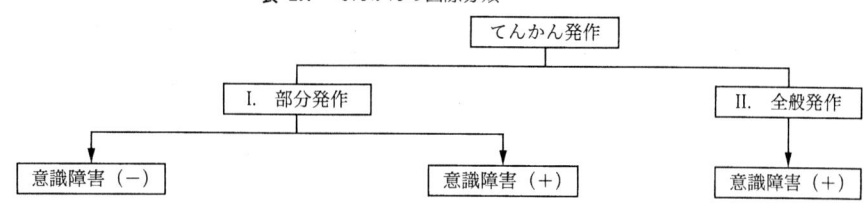

```
                    てんかん発作
            ┌──────────┴──────────┐
         I. 部分発作              II. 全般発作
      ┌─────┴─────┐                │
   意識障害(−)   意識障害(+)      意識障害(+)
```

A. 単純部分発作 (SPS)
　1. 運動症状
　　(a) 焦点運動発作
　　(b) ジャクソン(Jackson)発作
　　(c) 偏向発作
　　(d) 姿勢発作
　　(e) 音声発作
　2. 体性感覚・特殊感覚症状
　　(a) 体性感覚発作
　　(b) 視覚発作
　　(c) 聴性発作
　　(d) 嗅覚発作
　　(e) 味覚発作
　　(f) 眩暈発作
　3. 自律神経症状
　4. 精神症状
　　(a) 言語障害発作
　　(b) 記憶障害発作
　　(c) 認知発作
　　(d) 感情発作
　　(e) 錯覚発作
　　(f) 構造的幻覚発作

B. 複雑部分発作 (CPS)
　SPSからCPSに伸展する場合もある
C. 部分発作から二次性全般化発作 (SGS) に伸展するもの 進展様式
　(1) SPS → CPS → SGS
　(2) 　　　　 CPS → SGS
　(3) SPS → 　　　　 SGS

A. 欠神発作
　および非定型欠神発作
B. ミオクロニー発作
C. 間代発作
D. 強直発作
E. 強直間代発作
F. 脱力発作

いは脱力，ミオクロニーなどをきたすことが特徴である．「大発作てんかん」の多くは強直・間代発作の形をとる．強直発作はいきなり四肢，頸部，体幹などの筋のつっぱりあるいはこわばりが起こり，このため身体がねじれるとともに意識消失をともなう．「間代発作」はいきなり四肢を屈曲伸展してガタガタとふるわせる痙攣発作である．強直間代発作は意識消失とともに全身性強直痙攣が起こり，次いで間代性の痙攣発作へと移行する．これらの発作は数分でおさまり，しばらくいびきをかいて眠ったような意識障害の時期を経て正常に戻る．「小発作てんかん」には，5～15秒程度の短い意識消失発作が起こりその間患者はそれまでしていた動作を一時休止しじっとして動かない欠神発作や，顔面，四肢，体幹などの筋肉に短時間のピクッとした痙攣がみられるミオクロニー発作や，脱力のためしりもちをつく「失立発作」ような脱力発作などがある．

部分発作には，意識障害のない「単純部分てんかん」，意識障害をともなう「複雑部分てんかん」がある．単純部分てんかんは，脳の一部に異常神経発射が起こり，それに相当する神経症状がみられる．運動性発作，知覚性発作，自律神経発作などがある．複雑部分てんかんは，意識障害をともなう部分発作で発作の期間中，あまり意味のない自動運動がみられる．患者はその間のことを憶えていない．初期に一時的な記憶，感情，気分などの異常，錯覚，幻覚などがみられることもあり，二次性全般発作の前兆であることもある．脳波では安静時側頭葉に散発性の棘波がみられる．このほかに部分発作に引き続きただちに全般性発作に移行する二次性全般性てんかんがある．

特殊なてんかんまたはてんかん状態には，ウエスト(West)症候群，レノックス(Lennox)症候群，反射性てんかん，てんかん重積発作，トッド(Todd)の麻痺と呼ばれる発作後の麻痺などがある．

【診断】

症候から前記発作型を推定し，これらが脳の器質的な異常によるかどうかを，頭部CT/MRI，髄液検査，脳血管撮影などで検索する．脳波により各病型に特徴的な所見の有無を検索する．

【治療】

薬物治療が中心で，それぞれの発作型について第一次選択薬，第二次選択薬がある（表1.8）．薬物の血中濃度が有効濃度に達しているかどうかを定期的にモニターする．単剤治療が原則である．バルプロ酸はスペクトラムが広く管理が比較的容易で10～15 mg/kg/日でおおよそ有効濃度に達する．小児や思春期の患者での精神機能への影響が少ない．副作用は眠気，脱毛，肥満，無月経，肝障害をともなわない高アンモニア血症，血小板減少症などであ

表 1.8 抗てんかん薬の種類, 適応と副作用

	全般発作			部分発作		発作重積状態	用量 (mg/日)	有効血中濃度	主な副作用
	強直間代発作	欠神発作	ミオクロニー発作	単純/複雑部分発作	部分起始強直間代発作				
フェニトイン (phenytoin)	◎			◎	◎	○	200〜300	10〜20	発疹, 歯肉過形成, 多毛, 眼振, 複視, 顆粒球減少
カルバマゼピン (carbamazepine)	◎			◎	◎		600〜1,200	6〜20	眠気, ふらつき, 悪心, 発疹
エトスクシミド (ethosuximide)		◎	◎				450〜1,000	40〜100	胃腸障害, 眠気, ふらつき, 発疹
フェノバルビタール (phenobarbital)	○	○		○	○	◎	30〜200	10〜30	眠気, 発疹, 複視
バルプロ酸ナトリウム (sodium valproate)	◎	◎	◎				400〜1,200	50〜100	眠気, 悪心, 発疹, 肝障害
ゾニサミド (zonisamide)	○			○	○		200〜600	15〜40	食欲低下, 自発性低下, 脱力感, 幻覚妄想
クロナゼパム (clonazepam)		○	○	○			2〜6	0.02〜0.07	眠気, ふらつき
ジアゼパム (diazepam)						◎	5〜10		眠気, ふらつき

◎:第一選択, ○:第二選択

る. カルバマゼピンも精神機能への影響が少ない. 投与量は 4〜20 mg/kg/日で, 増量しても血中濃度が一定以上には上昇しないことがある. 投与開始時には, ふらつき, 眠気などを避けるために少量から漸増する. 全身の薬疹, 白血球・血小板減少症, マクロライド系抗生物質との併用で血中濃度の急上昇がときに起こる. フェニトインは広いスペクトラムをもつが血中濃度のコントロールが難しく, 細かな用量設定が必要なことがある. 約 30% の患者に眠気, 歯肉増殖, 粗毛症, 眼振, 小脳性運動失調が認められ, 長期では高度の小脳萎縮をきたす例もある. 認知機能障害などの問題もある. フェノバルビタールは古典的薬剤である. 1日1回投与でよい. 成人で 2 mg/kg/日程度である. 他の抗てんかん薬と併用すると他剤の血中濃度を低下させる. 長期投与では精神機能の全般的な緩徐化や, 特に小児では多動, 興奮, 集中力低下などが起こり, 学業不振の原因となりうる.

①抗てんかん薬による治療をいつ開始するか: てんかんの定義は「同様の発作を反復して繰り返す」ことである. したがって, 明らかにてんかんに進展するであろう初回の発作 (single seizure) の時点ではてんかんの診断を下すことはできず, 抗てんかん薬を使うべきではないという考えが一般的である. しかし single seizure と診断された患者は, 全体としてみるとその大部分が数年以内に2度目の発作を起こしている. そこで, single seizure の時点から「てんかん」として治療する方が安全とする考えもある.

②てんかんと妊娠・授乳: 妊娠第一期に抗てんかん薬を服用すると奇形頻度は 11.1% になる (一般集団では 4.8%) という統計がある. 催奇形性の強い順に並べると, トリメタジオン, プリミドン, バルプロ酸, フェニトイン, カルバマゼピン, フェノバルビタールとなる. 薬剤服用による催奇形性の問題と, 抗てんかん薬の休薬によって起こる可能性のある発作で胎児の脳が低酸素状態にさらされる危険とのバランスを考えると, 妊娠中の服用は原則的に継続してよいと考えられる. 妊娠 2〜4 カ月の時期が奇形発現に重要であるのでこの時期に薬の種類, 量をコントロールすべきである. 臍帯血中の薬物濃度は, 母体血中の約 1.5〜2 倍となるのででき

るだけ低濃度での維持を心がける．90％以上の出産で問題は起こらない．

③てんかんと車の運転：てんかん患者の事故発生率は非てんかん患者の約1.5～2.5倍である．てんかん発作が一定期間（最低3年間）完全に抑制されている患者については，車の運転を全面的に禁止する根拠はない．

b．頭　痛

【疫学】

一般人口における慢性頭痛患者の正確な統計は少ない．地域差，職業構成などによりばらつきが多いので，比較的限られた地域での調査結果がほとんどである．慢性頭痛有病率は6.7～35.7％，男女比は1：2.9～1：5.3と女性に多い．器質性頭痛を除外した慢性頭痛患者全体を100％とした場合，最も多いタイプは緊張型頭痛50.8～78.4％で，都市部で高頻度である．典型的片頭痛は3.4～6.8％，群発頭痛0～0.8％，その他の血管性頭痛13.5～22.3％である．これらのうち頭痛を主訴に医療機関を受診するのはわずか10％で，処置せず我慢したり（35％），薬局で薬を買う（55％），がほとんどである．しかし片頭痛の7割以上は日常生活に何らかの支障をきたしており，今後の対策が望まれる分野である．

【病因・病態】

片頭痛の病態生理としては，①血管説（vascular theory），②抑制伝播説（spreading depression theory），③セロトニン説，④三叉神経血管説（trigeminovascular theory），⑤ミトコンドリア機能異常説，⑥遺伝子異常，⑦マグネシウム欠乏説，などがある．

古くからあるvascular theoryは，頭痛の前兆が脳血管収縮による脳血流減少によって生じ，その後に引き続いて起こる内・外頸動脈系の反跳性拡張により頭痛が生じるとするものである．

セロトニン説では，片頭痛発作時には血小板セロトニン含有量は増加し，これが血中に放出されて脳血管収縮を引き起こし前兆が出現する．放出されたセロトニンは代謝され，発作時には逆に血小板セロトニン含有量と血中濃度が急速に低下し，脳血管に反跳性の拡張が起こる．放出されたセロトニンは毛細血管の透過性亢進と血漿成分の血管外漏出を引き起こし，遊離されたプラズマキニン，プロスタグランディンなどが発痛増強や血管性浮腫を惹起する．選択的脳血管セロトニン受容体アゴニストのトリプタン系薬が発作時の疼痛抑制に効果があることから，セロトニンの重要性が再び注目されている．

trigeminovascular theory（図1.11）は，現在最も有力な頭痛発症機序と考えられている．硬膜血管には三叉神経由来の無髄C線維が分布しており，三

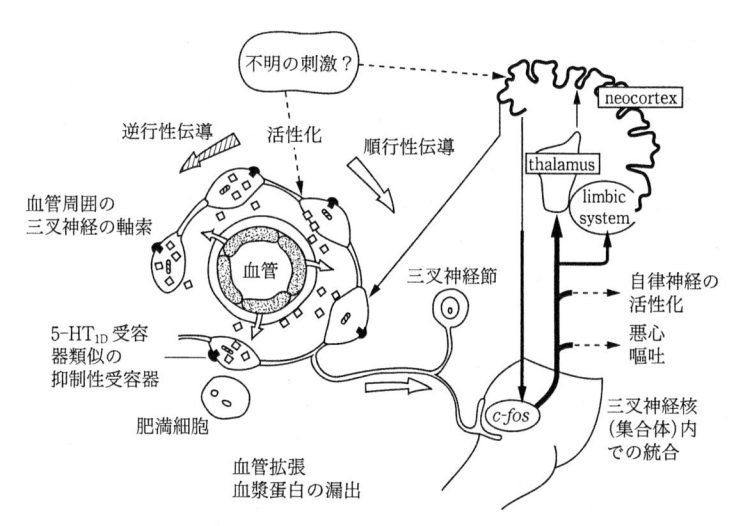

図 1.11　片頭痛のtrigeminovascular theory

（Moskowitz, M. A.：The neurobiology of vascular head pain．*Ann. Neurol.*, **16**：157, 1984.）

叉神経が電気的・化学的に刺激されるとサブスタンスPなどの神経ペプチドが放出され，硬膜には神経原性炎症（neurogenic inflammation）が生じる．これは血漿成分の血管外漏出，肥満細胞の脱顆粒を促し，さらに三叉神経には順行性・逆行性に興奮伝導が起こる．逆行性伝導は神経原性炎症を増強させる．順行性伝導は脳幹で三叉神経核に入り，そこでc-fosの産生を促し，悪心・嘔吐を引き起こし，視床を経て大脳皮質に至り頭痛を引き起こす．頭痛発作頓挫薬であるトリプタン系薬や発作予防薬の塩酸ロメリジンは，脳血管に対する直接作用だけでなく，この系の活性化を抑制することが知られている．

緊張型頭痛においては背景に筋緊張が存在するが，その原因が筋膜組織自体にあるのか，中枢に由来する二次的なものか，いまだ不明な点が多い．末梢性要素としては，頭蓋周囲筋の緊張による圧痛が緊張型頭痛では正常者より高く，圧痛の度合いが頭痛の頻度や強度と相関する．中枢性要素としては，種々のストレスによる持続性の筋収縮が起こりそのため筋虚血により発痛物質が生ずると考えられている．

【臨床症候・診断】

国際的な煩雑な分類があるが，臨床的には片頭痛，群発頭痛，緊張型頭痛について理解しておけば十分である．

前兆をともなわない片頭痛の診断基準を表1.9に示した．前兆をともなう頭痛では，頭痛に先立ち，視覚異常（閃輝性暗点など），失語，知覚障害，片麻痺などが出現する．群発頭痛は反復性頭痛の中でも最も激しい頭痛であり，男性に多い（男女比10：1）．1～2カ月間，痛みが毎日1～数回，夜明け方に起こる．片側の目の奥の激しい痛みで，同時に患側の流涙，球結膜充血，眼瞼下垂，縮瞳（Horner症候群），鼻閉などをともなう．発作の急性期に酸素吸入（100％酸素5～10 l/分，15～30分）にて症状が軽快することがある．

慢性緊張型頭痛の診断基準を表1.10に示す．

頭痛の診断に際して器質的脳内病変を除外するために，頭部CT/MRI，ときに脳血管撮影などが必要である．

表1.9 前兆をともなわない片頭痛の診断基準

A. 次のB～Dを満足する発作が5回以上ある
B. 頭痛発作が4～72時間持続する
C. 次のうち，少なくとも2項目を満たす
 1. 片側性頭痛
 2. 拍動性
 3. 中等～強度の痛み（日常生活が妨げられる）
 4. 階段の昇降など日常的な動作により頭痛が増悪する
D. 発作中，次のうち1項目を満たす
 1. 悪心あるいは嘔吐
 2. 光過敏あるいは音過敏
E. 次のうち1項目を満たす
 1. 臨床的に器質的疾患による頭痛を否定しうる
 2. 臨床的に器質的疾患が疑われても検査により否定できる
 3. 器質的疾患が存在しても，経過より片頭痛との関係が否定できる

表1.10 慢性緊張型頭痛の診断基準

A. 1カ月に15日以上の頭痛が6カ月以上あり，頭痛は次のB～Dを満たす
B. 頭痛の性状が次の2項目以上を満たす
 1. 圧迫あるいは締め付けるような（非拍動性）痛み
 2. 軽度～中等度の痛みで，日常生活に制約はあっても阻害することはない
 3. 両側性
 4. 階段の昇降など日常的な動作により頭痛は増悪しない
C. 次のうち2項目とも満たす
 1. 嘔吐をともなわない
 2. 次の症状が2項目以上随伴することはない
  悪心，光過敏，音過敏
D. 次のうち1項目を満たす
 1. 臨床的に器質的疾患による頭痛を否定しうる
 2. 臨床的に器質的疾患が疑われても検査により否定できる
 3. 器質的疾患が存在しても，経過より片頭痛との関係が否定できる

【治療】

1) **片頭痛（血管性頭痛）**（特に太字で示した薬が今後多用されると考えられる）

● 急性頭痛発作に対する頓挫療法

反復性の発作に対しては注射薬は現実的でない．以下はすべて経口可能な薬剤である．

①各種消炎鎮痛剤
②エルゴタミン製剤
③トリプタン系薬（**コハク酸スマトリプタン，ゾルミトリプタン**：5-$HT_{1B/1D}$受容体作動型製剤）

●慢性反復性頭痛に対する予防療法

誘因となる飲酒（特に赤ワイン），喫煙，コーヒー，チョコレート（phenylethylamine），チーズ（tyramine），中華料理（monosodium glutamate），柑橘類の摂取を避ける．睡眠不足，ストレス，月経，光や音も誘因となる．

①カルシウム拮抗薬（ジルチアゼム，ベラパミル，塩酸ロメリジン）
②β遮断薬（プロプラノロール，ナドロール，アテノロール，メトプロロール）
③抗うつ薬（アミトリプチリン）
④抗てんかん薬（バルプロ酸）
⑤抗セロトニン薬（ジメトチアジン，シプロヘプタジン）

V．脳血管障害

a．脳梗塞

【疫学】

現在でも脳卒中は，がん，心疾患と並んで日本人死因の第2，3位に位置する．1998年には約14万人が脳卒中で死亡している（死亡率110対人口10万人）．脳卒中による死亡の内訳をみると，1960年に死亡の大部分を占めていた脳出血による死亡（76.8％）は1998年には著明に減少し（23.2％），脳梗塞による死亡の割合は13.3％から62.3％に増加している．秋田県脳卒中登録調査によると脳梗塞62％，脳出血25％，くも膜下出血13％で，初回発作脳卒中患者の約20％がその後1年以内に死亡している．生存者の10％が寝たきり，介助を要する人が17％，自立しているが不自由のある人が36％で，不自由なく自立している人はわずか36％に過ぎない．1993年に「寝たきり老人」は，全国で約90万人と推定されその3～4割は脳卒中が原因と推測されている．高齢者福祉，国民医療費の観点からも，脳梗塞を中心とする脳卒中への対策がさらに必要になってきている．脳梗塞は，現在以下の3つの臨床病型に大別される．各病型について以下に概観する．

【病因・病態】

1) アテローム血栓性脳梗塞（atherothrombotic brain infarction）

頭蓋外や頭蓋内主幹動脈のアテローム（粥状）硬化性動脈病変（およびそれにともなう局所での血栓形成）をもとに生ずる脳梗塞である．脳梗塞全体の10～15％程度を占める．粥状硬化は，動脈内膜での脂質沈着と細胞増殖を主体とする病変で，内膜肥厚，血管内腔狭窄，さらには血栓形成をきたし，最終的には血管閉塞に至る．粥状硬化の好発部位は，頸動脈洞部，サイフォン部，ウイリス動脈輪と脳底動脈，および中大脳動脈起始部である．内頸動脈病変は，虚血性心疾患や閉塞性動脈硬化症と同様に高脂血症との関連が深く，これらを高率に合併する．一方，頭蓋内主幹動脈の粥状硬化の場合は，高血圧が強く関係する．実際に血管が閉塞するメカニズムは，図1.12に示すように3つ考えられている．①血栓性メカニズム，②血行力学的メカニズム，③塞

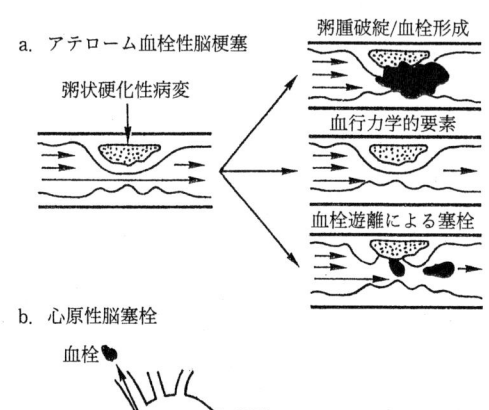

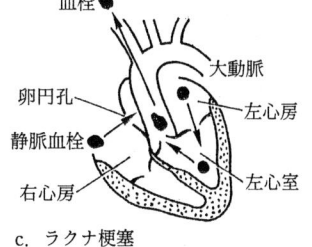

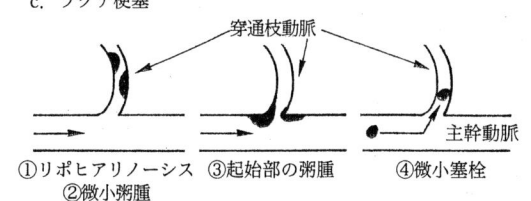

図1.12 脳梗塞の病型分類と発症機序
（池野幸一・峰松一夫：脳梗塞の診断と治療．現代医療，**33**（5）：512，2001）

栓性メカニズムである．

2) 心原性脳塞栓 (cardioembolic brain infarction)

心臓内（左心系）に形成された血栓による脳塞栓，あるいはシャント性心疾患による静脈・右心系の静脈血栓による奇異性脳塞栓である．脳梗塞全体の15〜25％を占める．塞栓の原因となる心疾患を見つけることが重要である．特に，非弁膜症性心房細動（non-valvular atrial fibrillation：NVAF）が最も多く，45％を占める．ほかの原因として急性心筋梗塞，左心室瘤，リウマチ性心疾患，心筋症などがある．卵円孔開存などのシャント性心疾患では，末梢深部静脈（特に下肢）に塞栓源があることが多い．

3) ラクナ梗塞 (lacunar infarction)

脳底部の主幹動脈から直接分岐し，大脳基底核，放線冠，視床，橋底部などを栄養する細動脈（穿通枝）の閉塞が原因で生じる脳梗塞であり，「単一の深部穿通枝の閉塞による小梗塞」と定義される．画像的には，穿通枝領域の径15 mm以下の小梗塞である．図1.12に示すような4種類の原因病変があげられる．特にリポヒアリノーシス（高血圧性病変）と微小粥腫（穿通枝自体のアテローム硬化類似動脈病変）によるものが多い．わが国では最も頻度の高い病型で全体の約50〜60％を占める．

【臨床症候】

1) アテローム血栓性脳梗塞

一過性脳虚血発作（transient ischemic attack：TIA）が前触れとして高率に起こる．症状は，ゆっくり段階的に進行することが多く，発症時の意識障害はあっても軽度である．片麻痺や半身の知覚障害のほかに，失語，失行，失認などの何らかの大脳皮質症状を合併することが多い．一方，粥腫破綻や動脈-動脈塞栓（artery-to-artery embolism）などによる急性閉塞は，発症が急であり，しばしば心原性脳塞栓と鑑別が困難である．

2) 心原性脳塞栓

前触れとしてのTIAは約10％と低く，突発完成型の発症様式が特徴である（80〜95％）．しばしば，発症時に意識障害をともなう．視野障害，失語症，無視症候群などの大脳皮質症状をともなうことが多い．重症広範脳梗塞のほとんどがこのタイプである．一方，急性期に劇的改善を示す（塞栓が再開通するため）例や，限局性の皮質症状（特にウェルニッケ失語）を示す分枝レベルの小梗塞の場合も少なくない．

3) ラクナ梗塞

片麻痺や半身の知覚障害などや，その組み合わせのことが多い．Fisherらは，表1.11に示す5つのラクナ症候群を提唱した．90％以上の症例は，いずれかの症候群を呈する．ただし，ラクナ梗塞以外の病型や小さな脳出血でも同様の症候群を呈することがあるので注意を要する．意識障害，大脳皮質症状は認めず，回復および生命予後は一般に良好である．

【診断】

1) アテローム血栓性脳梗塞

脳血管撮影，MRA，超音波診断などによる脳動脈の狭窄・閉塞性病変を証明することが必要条件である．しかし，発症機序の多様さから，こうした所見よりただちに本病型と診断することはできない．病巣は発症機序や側副血行との兼ね合いもあり多彩で，脳深部の比較的大きな梗塞や境界域梗塞のことが多く，大梗塞は少ない．

2) 心原性脳塞栓

病巣は閉塞動脈灌流域に一致し，境界明瞭な皮質梗塞を形成する．圧迫所見をともなう大梗塞を形成しやすい．中大脳動脈領域が好発部位で，異なる血管領域に多発すること（複数の塞栓子のため）もある．発症後数日以内に，閉塞血管の再開通による梗塞巣内への出血（出血性梗塞）が約4割にみられる．

表 1.11 ラクナ症候群

ラクナ症候	症候	主な責任病巣
pure motor hemiparesis	片麻痺のみ	対側の内包後脚，橋底部，放線冠
pure sensory stroke	半身感覚障害のみ	対側の視床（後腹側核）
ataxic hemiparesis	不全片麻痺と同側失調	対側の内包後脚，放線冠，橋底部
dysarthria-clumsy hand syndrome	構音障害と一側の巧緻運動障害	対側の橋底部背側，内包後脚，放線冠
sensori-motor stroke	半身の感覚障害と同側の片麻痺	対側の視床，内包後脚〜膝部，放線冠，橋

原因となる心疾患の検索のため，心電図，胸部X線検査，断層心エコー（可能なら経食道心エコー），長時間心電図記録などを行う．シャント性心疾患の奇異性脳塞栓を疑う場合は，動脈血液ガス分析に加え，肺血流シンチグラム，RI静脈造影法や下肢静脈エコー検査などを行い，肺塞栓や深部静脈血栓の検索を行う．

3) ラクナ梗塞

CT/MRI上，径15 mm以下の小梗塞（ラクナ）が特徴的で，基底核，放線冠，橋底部などの脳深部に分布する．CTでは検出できないことがある．ラクナの大部分は無症候性といわれ，他の臨床病型で偶発的に検出されることもまれではない．

【治療】

これまで述べてきたことから，脳梗塞は，その臨床病型，発症機序，原因疾患，さらにこれらの背景に潜む危険因子などから表1.12のように整理される．治療は，発症機序や原因疾患によって適切なものが決められるべきである．しかし，臨床病型との対応は，1：1ではないので，当然いくつかの治療を適宜組み合わせることになる．

1) 一般的な急性期治療

急性期の血圧管理は過度の降圧を行わないのが一般的である．前記各病型では，出血性梗塞などの危険性の高い塞栓症では，やや厳密な血圧管理が必要である（収縮期血圧200 mmHg以下，拡張期血圧110 mmHg以下では，多くの場合，降圧の必要はない）．これ以外の一般的な急性期の治療は，ベッド上安静，気道確保，酸素吸入，静脈ラインの確保・補液，導尿・尿道カテーテルの留置などである．点滴によって使われる一般的な薬剤は，脳浮腫・頭蓋内圧亢進に対するグリセオール，マンニトールなど，痙攣に対する抗痙攣薬などである．

2) 病態にあった急性期治療

脳梗塞のほとんどは病的に生じた血栓により脳動脈が閉塞され，その結果，脳動脈の灌流領域が虚血に陥った状態である．したがって，急性期脳梗塞に対しては，抗血栓療法が最も根本的な治療法である．血栓形成には，血小板，凝固系，線溶系が関与している．したがって治療も，①閉塞された脳血管

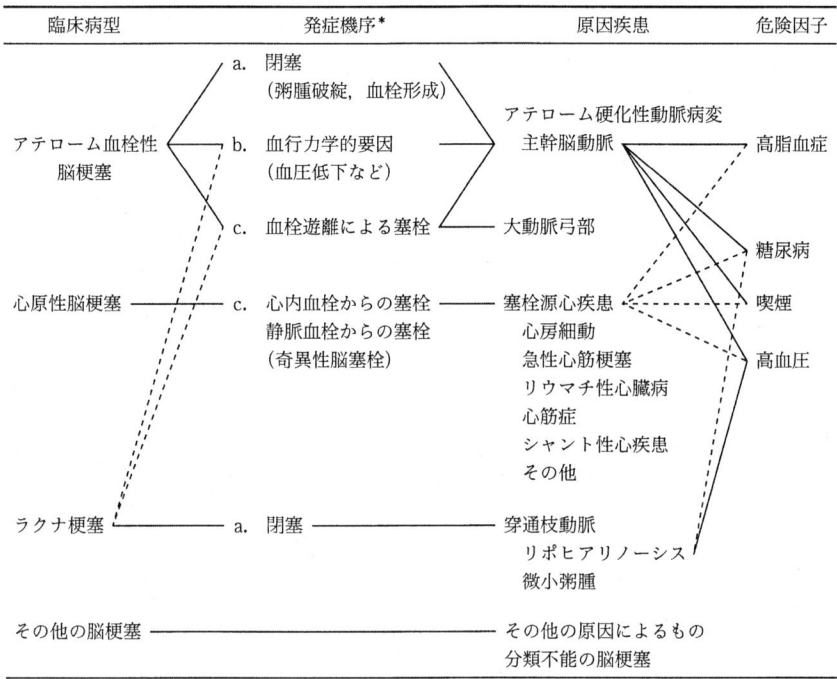

表1.12 脳梗塞の臨床病型と発症機序およびその原因疾患と危険因子

臨床病型	発症機序*	原因疾患	危険因子
アテローム血栓性脳梗塞	a. 閉塞（粥腫破綻，血栓形成） b. 血行力学的要因（血圧低下など） c. 血栓遊離による塞栓	アテローム硬化性動脈病変 主幹脳動脈 大動脈弓部	高脂血症 糖尿病 喫煙 高血圧
心原性脳梗塞	c. 心内血栓からの塞栓 静脈血栓からの塞栓（奇異性脳塞栓）	塞栓源心疾患 心房細動 急性心筋梗塞 リウマチ性心臓病 心筋症 シャント性心疾患 その他	
ラクナ梗塞	a. 閉塞	穿通枝動脈 リポヒアリノーシス 微小粥腫	
その他の脳梗塞		その他の原因によるもの 分類不能の脳梗塞	

―― 関係深い，---- ときに関係あり
＊脳梗塞発症機序
a：血栓性，b：血行力学性，c：塞栓性
(池野幸一・峰松一夫：脳梗塞の診断と治療．現代医療，**33** (5)：511, 2001)

を再開通させる血栓溶解療法，②血栓の進展・増大を阻止する抗凝固療法，③抗血小板療法に分かれる．

a. 血栓溶解療法（図1.13） 心原性脳塞栓が最もよい対象である．血液線溶系を亢進させるプラスミノゲンアクチベータ（PA）が使われる．第一世代のウロキナーゼ（UK）は流血中でプラスミノゲンをただちにプラスミンに活性化する．しかし，活性化されたプラスミンの大部分はそのインヒビターである α_2-PI によりただちに不活化され，失活を免れたわずかなプラスミンが血液中のフィブリノゲンを分解しつつ血栓に到達して，はじめて血栓溶解作用を発揮する．したがって第一世代PAは，フィブリン特異性がないため血栓溶解効率も低く，循環血液中の α_2-PI およびフィブリノゲンを消費し，全身性に線溶活性を亢進して出血傾向を招きやすい．したがって血栓部位の血管に直接投与するほうがよい．第二世代の組織プラスミノゲンアクチベータ（t-PA）は，血栓を構成するフィブリンに対して親和性があり，血栓上においてプラスミンを産生するため，第一世代のPAよりも効率よく血栓を溶解し，その上，出血傾向も抑制できると考えられる．血中半減期が数分間と短く，持続点滴静脈内投与がより効果的である．近年，従来のPAと比べて，(a) 血中半減期を延長させて総PA投与量を減らす，(b) PA活性を増強させて総投与量を減らす，(c) フィブリノゲン親和性を増強させて全身性に線溶亢進を抑制する，などの到達目標を掲げて第三世代の血栓溶解薬が開発されつつある．より選択的，効果的かつ安全な血栓溶解療法が実現しつつある．

b. 抗凝固療法（図1.14） 数日にわたり症状の進展がみられる漸次進行性脳血栓症と心原性脳塞栓の慢性期再発予防が適応である．(a) ヘパリンは分子量5,000～30,000のグリコサミノグリカン（glycosaminoglycan）の集合体で，未分化ヘパリンともいわれる．ヘパリンはAT-IIIと結合して抗凝固作用を発揮し，凝固因子のうち主にトロンビン（IIa）とXaの両者を阻害する．モニタリングとしてaPTTを用い，正常の1.5～2.5倍に保つ．(b) 低分子ヘパリンとヘパリノイドはいずれもヘパリンに比し，出血の副作用が少ないのが特徴である．両者はいずれもAT-III上で効果をもたらすが，ヘパリンに比べてトロンビンを抑制する作用が弱く，活性化Xa因子の不活性化作用が強い．モニタリングには抗Xaを用いる．(c) アルガトロバン（スロン

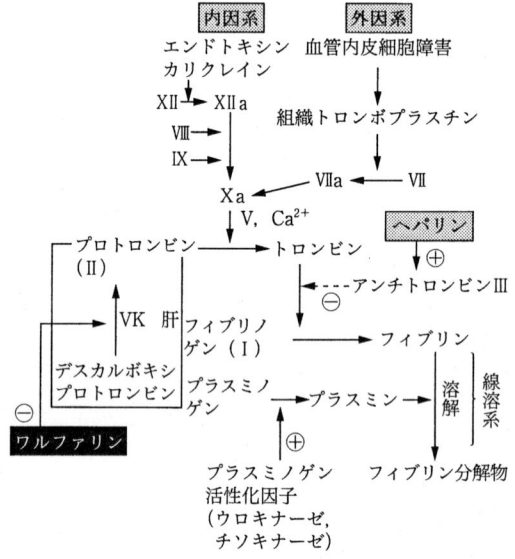

図1.14 血液凝固系および抗凝血薬の作用機序

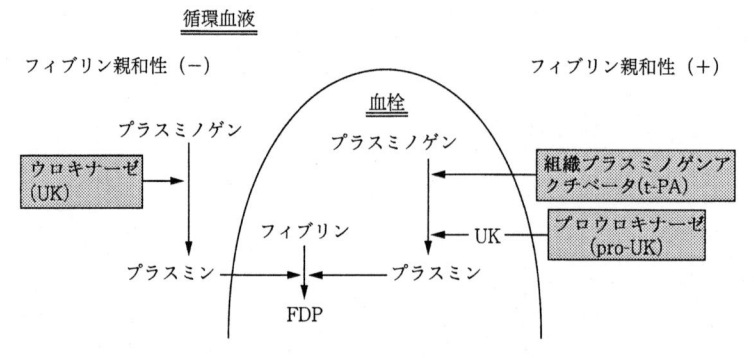

図1.13 UK，t-PA，pro-UKの作用部位

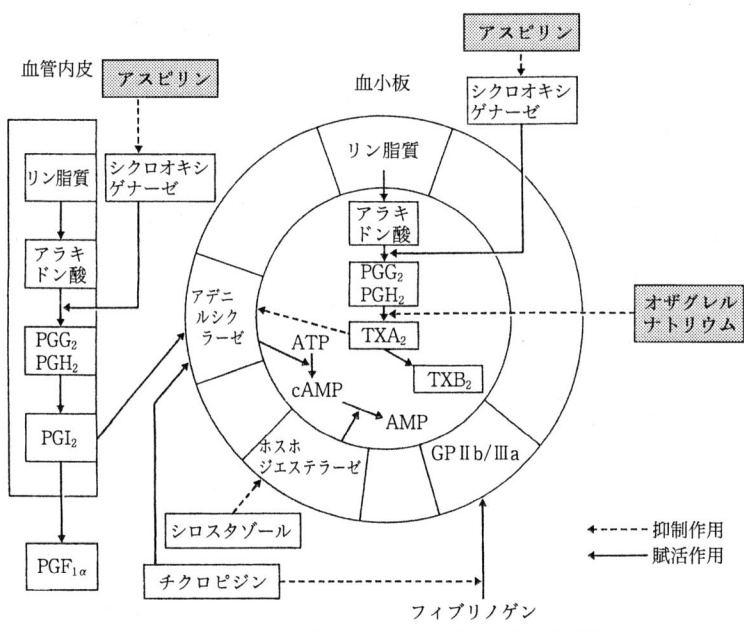

図 1.15 アラキドン酸カスケードと抗血小板薬の作用機序

ノン）はヘパリンと異なり AT-III に依存しない抗凝固作用を有する選択的抗トロンビン薬である．フィブリン血栓の形成の阻害作用，血小板凝集阻害作用，血管収縮抑制作用をもつ．固相のトロンビンにも作用して抗トロンビン作用を示し，この点でもヘパリンと異なる．発症後 48 時間以内の脳血栓症に適応で，その有効性が認められたのはアテローム血栓性脳梗塞である．(d) ワルファリンは，クマリン系薬物でビタミン K の拮抗薬として作用するため，肝臓で生合成されるビタミン K 依存性凝固因子（II，VII，IX，X 因子）が γ-カルボキシル化される反応を阻害し抗凝固作用を発揮する．作用発現までに時間がかかり，その作用消失までにも同様に時間を要するため出血傾向をきたしやすい．したがって，主に慢性期の治療として用い，厳密なモニタリングが必要である．トロンボテストやプロトロンビン時間にかわり INR (international normalized ratio) 表示が提唱されている．

c. **抗血小板療法**（図 1.15）　一過性脳虚血発作（TIA），アテローム血栓性脳梗塞，ラクナ梗塞が適応である．オザグレルナトリウム（カタクロット），アスピリン（バッファリン），チクロピジン（パナルジン）などが，急性期から慢性期にかけて点滴または経口で使用される．オザグレルナトリウムはトロンボキサン A_2（TXA_2）合成酵素を選択的に阻害し，TXA_2 とプロスタサイクリン（PGI_2）のバランスの異常を改善し，血小板機能亢進の抑制および血管収縮を抑制する．アスピリンの作用機序は，血小板と血管内皮のシクロオキシゲナーゼを阻害することで，それぞれ TXA_2 と PGI_2 の合成を阻害する．

b．脳　出　血

【病因・病態】

高血圧性脳出血が特発性脳出血の約 70% を占める．病理学的には，脳内小動脈（100～300 μm）の血管壊死（血漿性動脈壊死）ないしはフィブリノイド変性に起因した脳内小動脈瘤の破裂が原因である．好発部位は，被殻（38%），視床（37%），皮質下（8%），橋（8%），尾状核（4.2%），小脳（2.5%）などである．

【臨床症候】

TIA の既往を認めず，活動時に発症し，ときに激烈となる頭痛をともない，意識状態を含む神経症状に急速な変化がみられ，昏睡となることが多く，高血圧の既往があれば脳出血が強く疑われる．以下に部位別の臨床症状を示す．

①被殻出血：　半身の知覚障害に比し，片麻痺の程度が強い．出血が大きくなれば，病巣側を向く共

同偏視，同名半盲，失語・失認などがみられ，大出血では意識障害は強くなり，昏睡，死に至る．

②視床出血：　半身の知覚障害が片麻痺より目立つのが普通である．特に深部知覚障害が目立つ．鼻尖をにらむような内下方に向く共同偏視，縮瞳，対光反射消失などがみられる．優位半球出血では失語が，非優位半球出血では身体失認，（左側）無視を認めることがある．ヒペルパチー，自発痛，視床手などを呈する視床症候群や視床性痴呆などが慢性期に認められる．

③皮質下出血：　発症時に痙攣発作をみることもある．(a)後頭葉：同側の眼の周囲の激しい痛みや半盲．(b)左側頭葉：耳の中あるいは耳のすぐ前の軽い痛み，感覚性失語，不完全な半盲．(c)前頭葉：病巣反対側の上肢に強く，下肢，顔面に軽い片麻痺と前頭部痛．(d)頭頂葉：こめかみの痛みと半身の知覚障害．アミロイドアンギオパチーなどの異常血管や出血傾向が原因のこともある．

④橋出血：　頭痛，回転性めまい，意識障害で発症し，重症では四肢麻痺，昏睡，除脳硬直に至り，約60％が死亡する．軽症例では，水平性眼球運動障害，縮瞳がみられる．

⑤小脳出血：　突然の激しい回転性めまい，頭痛，反復する嘔吐で始まり，四肢に明らかな麻痺を認めないにもかかわらず平衡障害のため起立歩行ができなくなる．血腫が増大し脳幹を圧迫したり，脳室穿破や第四脳室の圧迫により水頭症をきたすと錯乱，興奮あるいは傾眠・意識障害をきたす．

【診断】
CTによる頭部断層撮影が最も鋭敏な診断法である．

【治療】
　一般的な急性期治療に加えて，大出血，脳室内穿破などの重症例では，血腫による圧迫や脳脊髄液の還流障害による水頭症に対して，外科的に血腫吸引や脳室内ドレナージが行われる．それ以外の大部分の症例では，床上安静，血圧管理など内科的な治療を試みる．止血剤投与は有効でない．

c．くも膜下出血

【病因・病態】
原因として最も多いのは脳動脈瘤破裂（51％）で，高血圧性・動脈硬化性出血（15％），動静脈奇形（6％）と次いでいる．

【臨床症候】
突然これまで経験したことのないような激しい頭痛で発症し，悪心・嘔吐をともなうことが多い．項部硬直，ケルニッヒ（Kernig）徴候などの髄膜刺激症状を認める．髄液は血性である．局所神経症状を欠くことが多い．意識障害は一過性か欠くことが多い．硝子体下（網膜前）出血を認めることがある．脳動脈瘤の好発部位は，内頸動脈海綿静脈洞部，内頸動脈・後交通動脈分岐部，中大脳動脈，前交通動脈，椎骨脳底動脈部などである．

【診断】
CTにてくも膜下腔が高吸収域として描出される．脳室内穿破や脳血腫をともなうこともある．

【治療】
大発作に先立って，小さな血液の漏出（warning leak）が約70％の症例に認められる．この時期に外科的治療を行うことが最近進められている．発作1〜2週後に15〜20％の症例で脳血管攣縮がみられ，脳梗塞をきたすことがある．CT上，脳底部の脳槽に高吸収域が多量にみられるものに血管攣縮が起こりやすい．Ca拮抗薬が有効である．開頭して脳底部の洗浄を行うことがある．発作1〜2日後か血管攣縮が消失する2〜3週後に意識障害が高度でない症例に対して外科的に動脈瘤のクリッピングあるいはコーティングの手術を行う．再発予防には，血圧の管理，トラネキサム酸などの抗線溶療法が用いられる．

2. 骨・関節疾患

Bone and Joint Diseases

I. 総　論

(1) 骨の構造と機能

骨の基本構造は，皮質骨（cortical bone）と海綿骨（trabecular bone）に分けられる（図2.1）．皮質骨は全骨量の80％を占め，大腿骨などの長管骨では骨幹部に多く分布する．ハバース管を中心に同心円状に層板骨が配列した構造を有し（骨単位：osteon），代謝回転は低い．海綿骨は，全骨量の20％を占めるのみであるが，表面積が大きく骨代謝を鋭敏に反映する．骨粗鬆症などで骨量が減少する際には，海綿骨が豊富な椎体の変化が大きく，圧迫骨折が生じやすい．

骨（骨量）は，骨塩と骨基質（有機成分）に分けられる．骨塩は，カルシウムとリン酸の結合（hydroxyapatite）により結晶構造をなし，ナトリウムやマグネシウムなどの炭酸塩が含まれている．骨基質は，3本のポリペプチド（α鎖）からなる三重ヘリックス構造のⅠ型コラーゲンやオステオカルシンなどの蛋白質が含まれている．骨は，生体内のカルシウムの恒常性を維持し，骨格形成による諸臓器の保護や運動器として生体の運動を可能にしている．

(2) 骨リモデリング——骨形成と骨吸収

骨リモデリングは，休止期・骨吸収相・骨形成相に分けられるが，破骨細胞による骨吸収と骨芽細胞による骨形成を一生涯繰り返している（図2.2）．骨リモデリングに関与している最も重要な細胞は，破骨細胞（osteoclast），骨芽細胞（osteoblast），骨細胞（osteocyte）である（表2.1）．

破骨細胞は多核細胞で，造血幹細胞から単球を経て分化したものである．破骨細胞は炭酸脱水素酵素の含有率が高く，酸性プロテアーゼにより骨基質を分解，吸収し，骨塩を溶解する（骨吸収）．骨芽細胞は，間葉系細胞由来である．骨芽細胞は，コラー

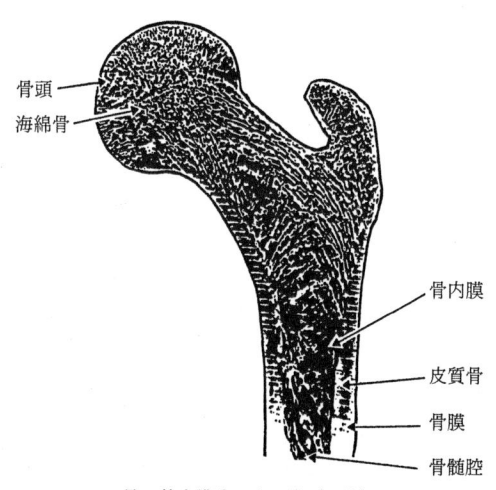

図 2.1 骨の基本構造：大腿骨（上端）の切断図

（骨頭／海綿骨／骨内膜／皮質骨／骨膜／骨髄腔）

表 2.1 骨細胞の種類と機能

	破骨細胞	骨芽細胞	骨細胞
由　　来	単球	間葉系細胞	骨芽細胞
形　　態	巨大・多核	扁平・小	多数の突起
存在部位	骨髄	骨表面	骨内
機　　能	骨溶解	骨基質分泌	骨溶解
		骨石灰化	骨内センサー？
分　　泌	酸・蛋白質分解酵素	コラーゲン	
		マトリックス・ベジクル	
		サイトカイン	
		プロスタグランディン	
		成長因子	

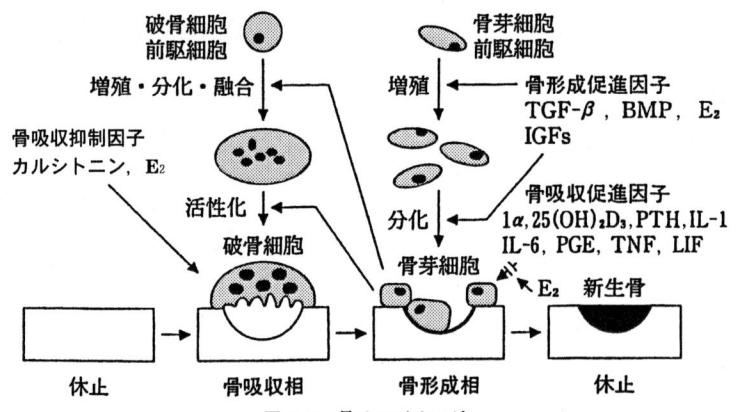

図 2.2 骨リモデリング

骨組織は形成（モデリング）が完了した後も，一生涯吸収と形成を繰り返している．これを骨のリモデリングと呼んでいる．

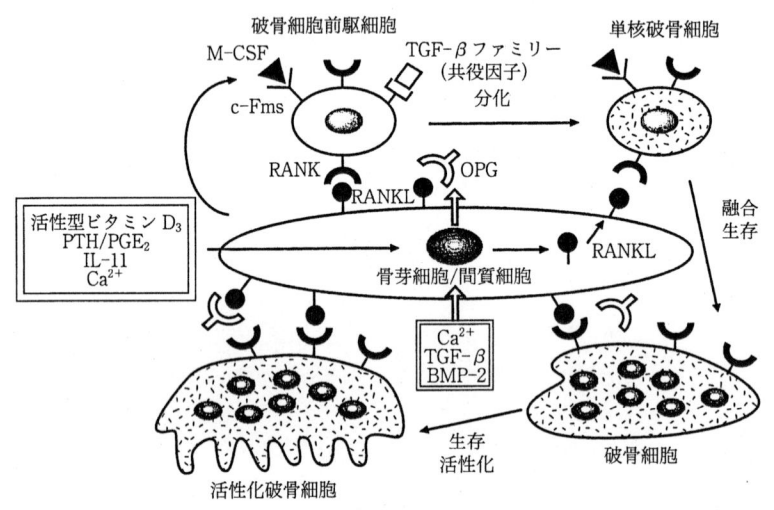

図 2.3 破骨細胞の分化・活性化機構

ゲンを分泌し類骨形成を行い，周囲に骨基質蛋白を分泌し石灰化する．石灰化した骨基質により取り囲まれた骨芽細胞は，成熟骨細胞となり骨細管中に突起を延ばし，ギャップ結合により骨構成細胞とネットワークを形成している．機械的刺激は，ずれ応力（shear stress）として骨細胞に伝達され，骨芽細胞・破骨細胞へ伝わる．

骨芽細胞や破骨細胞あるいは間葉系細胞や造血細胞は，種々のサイトカインや成長因子を分泌し，骨リモデリングを調節している（図 2.3）．

活性型ビタミン D_3，副甲状腺ホルモン（PTH），プロスタグランディン E_2 やインターロイキン-11 などの骨吸収因子やカルシウムイオンにより骨芽細胞上には RANKL（receptor activator of NF-κB ligand）が発現され，破骨細胞前駆細胞は RANK をもち，骨芽細胞の RANKL や分泌される M-CSF などの刺激により破骨細胞へ分化する．

骨吸収と骨形成に関与する一連の機能的な細胞群を BMU（basic multicellular unit）と呼ぶが，骨形成や骨吸収を各々特異的に表現する生化学マーカーにより骨代謝回転の状態を評価することが可能である（図 2.4）．

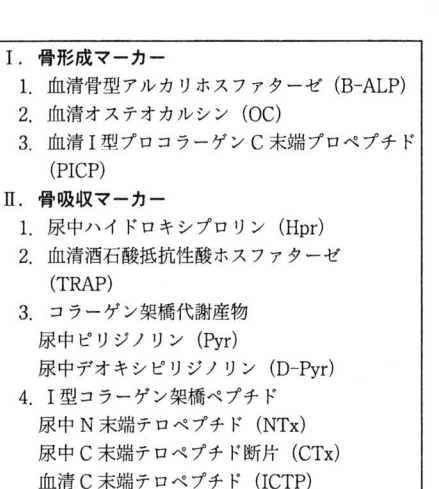

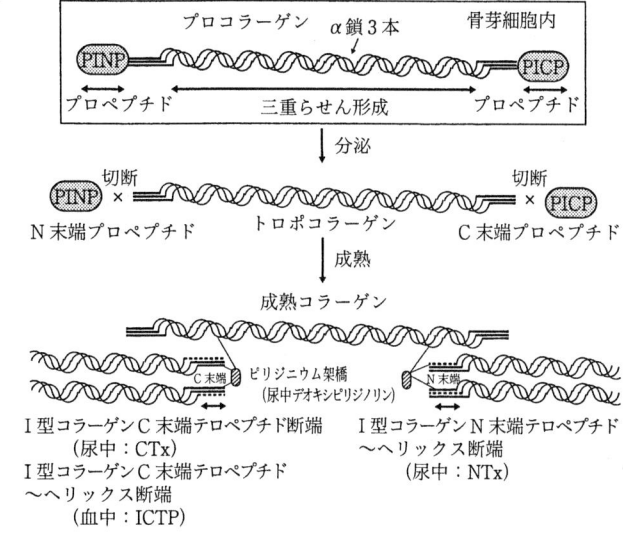

I. 骨形成マーカー
1. 血清骨型アルカリホスファターゼ（B-ALP）
2. 血清オステオカルシン（OC）
3. 血清I型プロコラーゲンC末端プロペプチド（PICP）

II. 骨吸収マーカー
1. 尿中ハイドロキシプロリン（Hpr）
2. 血清酒石酸抵抗性酸ホスファターゼ（TRAP）
3. コラーゲン架橋代謝産物
   尿中ピリジノリン（Pyr）
   尿中デオキシピリジノリン（D-Pyr）
4. I型コラーゲン架橋ペプチド
   尿中N末端テロペプチド（NTx）
   尿中C末端テロペプチド断片（CTx）
   血清C末端テロペプチド（ICTP）

図 2.4 骨代謝マーカーとコラーゲン代謝

（3） 関節の構造

関節は骨と骨とを連結している特殊な器官であり，解剖学的には線維性関節，軟骨関節，滑膜関節，機能的には不動関節，半可動関節，可動関節に分類される．滑膜関節は，関節包（内側の滑膜，外側の線維膜），硝子軟骨，関節腔と滑膜から分泌される滑液，半月板，靱帯などで構成される（図2.5）．主な機能は，運動を効率よく潤滑に行い，関節に加わる機械的ストレスを分散し接触圧を減少させることである．

滑膜組織は，数層の滑膜細胞と血管に富む結合組織からなり，軟骨以外の関節内面を覆う．正常滑液は，滑膜微小血管から漏出した血漿（総蛋白量20％，糖同濃度，細胞成分 200/mm³以下）に滑膜細胞（B型）で分泌されたヒアウロン酸が加わったもので，単黄色，透明で，粘稠度が高く，軟骨，滑膜，半月体などの関節内腔を覆っている．

（4） 関 節 炎

関節リウマチ（rheumatoid arthritis：RA）などでみられる関節炎（滑膜炎）は，腫脹，疼痛，熱感をともない，慢性，進行性である．滑膜炎は，滑膜組織に毛細血管の新生，増生，浮腫が生じ，好中球の遊走，さらにリンパ球の遊走，集簇により滑膜細

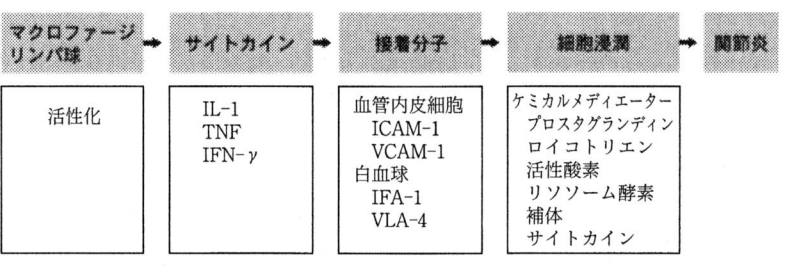

図 2.5 関節の構造

図 2.6 関節炎の発症機構

胞の増殖（パンヌス，pannus）が認められる．これらの滑膜肉芽組織により軟骨や骨の破壊が進行する．関節炎・骨破壊の機序として接着分子の発現異常やサイトカインの産生の重要性が注目されている（図2.6）．

何らかの抗原刺激により免疫担当細胞が活性化され，サイトカインの産生，血管内皮の接着分子の発現が生じる．滑膜内の血管の増殖や接着分子を介した白血球の血管外浸潤が生じ，各種メディエーター放出により関節炎が進行する．

II. 各 論

a．骨粗鬆症

【疾患概念】

骨粗鬆症（osteoporosis）は，骨基質と骨塩そのものの組成は正常で，単位体積あたりの骨量が減少し，骨梁の細小，粗造化や骨皮質の菲薄化した病態である．骨吸収と骨形成のバランスの崩れ（アンカップリング）により骨粗鬆症が生じる（図2.7）．

骨量は20歳代後半から30歳代前半で最大骨量（peak bone mass）に達し，以後加齢とともに減少していく．骨粗鬆症は骨形成と骨吸収のアンカップリングにより，骨量の低下や構造の異常をきたし，骨強度が減少し骨折の危険率が高まった状態である（図2.8）．

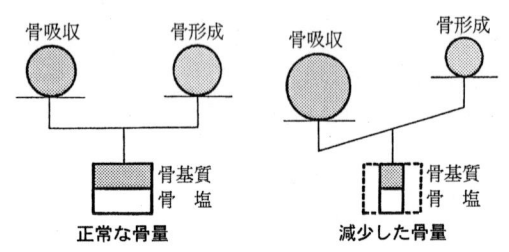

骨粗鬆症に関連のある骨折のなかで，脊椎骨折は最も頻度が高い．日本人女性の70〜75歳の25%，80〜85歳の43%が骨折を有し，70歳以降急激に増加する．男性の脊椎骨折の有病率は60歳代で約3%，70歳代で約8%である．

【病態生理】

原発性骨粗鬆症には，閉経期の急激な女性ホルモンの喪失を主因とする閉経後骨粗鬆症や，あるいはカルシウム調節ホルモンの不均衡を主因とする老人性骨粗鬆症がある．

骨代謝動態の面から高骨代謝回転型（I型）と低骨代謝回転型（II型）に分けられるが，前者は閉経後骨粗鬆症（主として海綿骨骨量の減少），後者は老人性骨粗鬆症（海綿骨，皮質骨骨量の減少）に対応する（表2.2）．

本疾患は，生理的老化を基盤とした上で，栄養面ではカルシウム摂取不足，腸管カルシウム吸収不全，ビタミンD不足が，内分泌面ではカルシトニン分泌低下，性腺機能低下，副甲状腺機能亢進，ビタミンD代謝障害などの多因子が関与する（表2.3）．

図2.7 原発性骨粗鬆症における骨代謝のアンカップリング

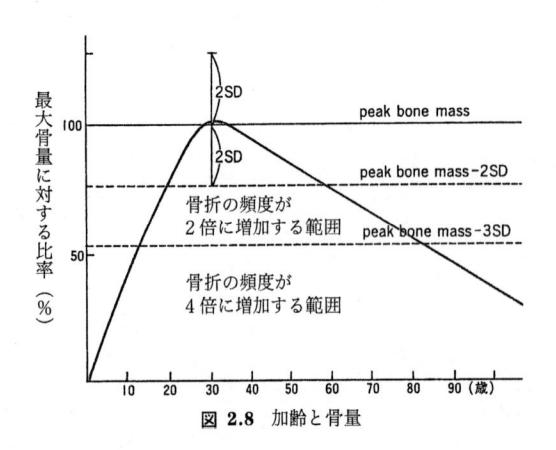

図2.8 加齢と骨量

表2.2 原発性骨粗鬆症の分類と特徴

	I型骨粗鬆症	II型骨粗鬆症
年齢	51〜75歳	70歳以上
男女比	1:6	1:2
骨減少の部位	主として海綿骨	海綿骨と皮質骨
骨減少率	亢進	正常
骨折部位	椎体（圧迫骨折）橈骨遠位端	椎体（多発性で楔状）大腿骨頸部骨折
副甲状腺機能	低下	亢進
カルシウム吸収	減少	減少
25(OH)Dから1,25(OH)$_2$Dへの代謝	二次的に低下	一次的に低下
主な原因	閉経に関連する諸因子	加齢に関連する諸因子

表 2.3 骨粗鬆症の危険因子

低骨量のリスク因子
　高年齢,女性,人種(アジア人,白人),家族歴,小体格,やせ,低栄養,運動不足(不動性),喫煙,過度のアルコール,カルシウム摂取不足,ビタミンD不足,ビタミンK不足,卵巣機能不全(遅発初経,各種無月経,早発閉経),無出産歴,副腎皮質ステロイドの服用,胃切除例,諸種疾患合併例(甲状腺機能亢進症,糖尿病,腎不全,肝不全など)

骨粗鬆症にともなう骨折のリスク因子
　低骨量,過去の骨折歴,高齢,やせ,高身長,痴呆や脳神経疾患の合併,運動機能障害や視力障害の合併,睡眠薬や血圧降下薬の服用,踵骨超音波指標の低値,骨吸収マーカーの高値

【臨床症状】

①慢性疼痛: 腰背部の重圧感,倦怠感,疼痛(起坐時の運動痛)などをみる.

②急性疼痛: 易骨折性となるため軽微な外傷により椎体圧迫骨折をきたす.橈骨遠位端,大腿骨近位部,上腕骨近位部などの骨折を起こすこともまれではない.

③脊柱変形: 円背,凹円背,亀背や身長短縮なども認められる.

【検査成績】

①X線検査: 骨量および構造の異常をみる.骨陰影濃度の低下,骨皮質の菲薄化がみられる.椎体(海綿骨)の骨梁構造が粗となる.横走する骨梁が減少し,縦走する骨梁が目立つようになる(Ⅰ度).次いで横走する骨梁はほとんど消失し(Ⅱ度),縦走する骨梁も不明(Ⅲ度)となってくる.

椎体は椎間板の圧迫による魚椎変形(主として腰椎に多発)や楔状椎や扁平椎(胸椎上1/3から腰椎上部に多発)を呈する.また,軽度の外力により圧迫骨折を起こす(図2.9).

②骨量の評価: MD法(microdensitometry,第二中手骨測定)やDEXA法(dual-energy X-ray absorptometry,椎骨や大腿骨近位端測定)などにより骨量計測する.

③血液・尿生化学検査: 血清カルシウム,リンなど一般血液,尿検査では異常を認めないことが多い.骨形成や骨吸収の骨代謝マーカーにより代謝動態を評価できる.

【診断】

原発性骨粗鬆症の診断マニュアルと診断基準を示した(図2.10,表2.4).腰背部痛や円背などの自・他覚症状のある有症者の骨折の有無(脊椎X線所見による)と骨量の評価(骨塩量測定による)により診断を進め,鑑別診断を行う.

図 2.9 骨粗鬆症における脊椎の変形と骨萎縮

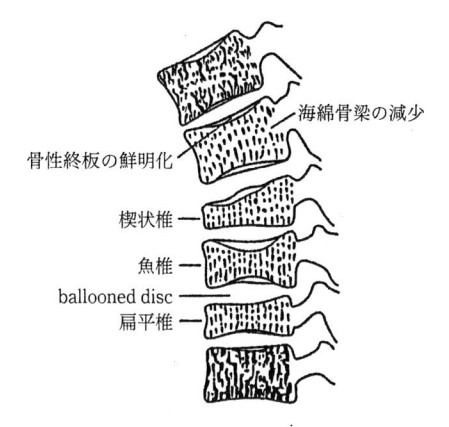

骨萎縮重症度	椎体X線像
初　期	全体の骨陰影濃度の低下と骨梁の細少化をみるもの
Ⅰ　度	横の骨梁は減少し,縦の骨梁が目立つもの
Ⅱ　度	横の骨梁はさらに減少し,縦の骨梁が粗になっているもの
Ⅲ　度	横の骨梁がほとんど消失し,縦の骨梁も不明瞭となり,全体にぼやけた感じを示すもの

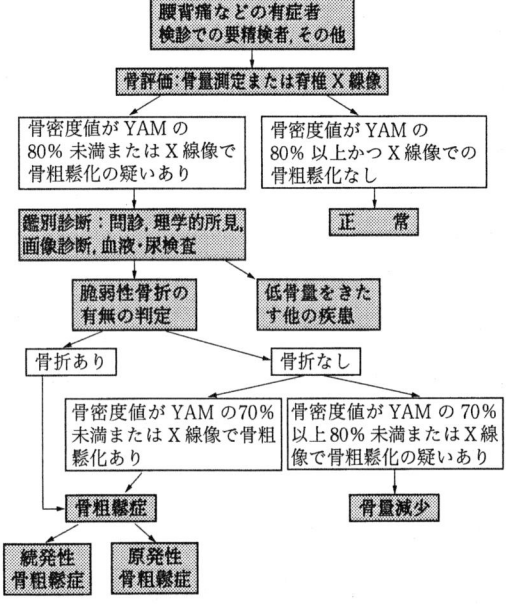

海綿骨梁の減少
骨性終板の鮮明化
楔状椎
魚椎
ballooned disc
扁平椎

図 2.10 原発性骨粗鬆症の診断マニュアル

表 2.4 原発性骨粗鬆症の診断基準（2000年度改訂版）

Ⅰ．脆弱性骨折*1) あり
Ⅱ．脆弱性骨折なし

	骨密度値*2)	脊椎X線像での骨粗鬆化*3)
正　常	YAMの80%以上	な　し
骨量減少	YAMの70%以上80%未満	疑いあり
骨粗鬆症	YAMの70%未満	あ　り

YAM：若年成人平均値（20～44歳）

*1) 脆弱性骨折：低骨量（骨密度がYAMの80%未満、あるいは脊椎X線像で骨粗鬆化がある場合）が原因で、軽微な外力によって発生した非外傷性骨折．骨折部位は脊椎、大腿骨頸部、橈骨遠位端、その他．
*2) 骨密度は原則として腰椎骨密度とする．ただし、高齢者において、脊椎変形などのために腰椎骨密度の測定が適当でないと判断される場合には大腿骨頸部骨密度とする．これらの測定が困難な場合は、橈骨、第二中手骨、踵骨の骨密度を用いる．
*3) 脊椎X線像での骨粗鬆化の評価は、従来の骨萎縮度判定基準を参考にして行う．

脊椎X線像での骨粗鬆化	従来の骨萎縮度判定基準
な　し	骨萎縮なし
疑いあり	骨萎縮度Ⅰ度
あ　り	骨萎縮度Ⅱ度以上

低骨量をきたす骨粗鬆症以外の疾患または続発性骨粗鬆症を認めず、骨評価の結果が上記の条件を満たす場合、原発性骨粗鬆症と診断する．

60歳以上の女性で腰痛があり、腰椎の変形があれば、まず骨粗鬆症と診断して差し支えない．

【治療】

1) 基礎療法

骨粗鬆症の治療の目標は、骨粗鬆症の進行（骨量の減少）や骨折を防止し、QOLを維持・向上させることである．食事療法や運動療法は、必要不可欠である．日本人のカルシウムの1日所要量は、600 mgとされているが、850～1,200 mg/日が推奨されており、他の蛋白質などもバランスよく摂取する必要がある．

また、運動療法は骨吸収を抑制し、骨量増加作用がある．一般的には1日30分、週3回以上のウォーキング（約10,000歩）などが推奨されるが、個人の運動能力に適した運動を継続させることが大切である．

骨量の減少が急速に進行している例や非外傷性骨折の家族歴などの低骨量、骨粗鬆症の危険因子をもつ例には、早期から予防に努める必要がある．また、55歳以前の早期低骨量者や年間3%以上の骨量減少者（急速骨量喪失者）、骨量減少をきたしやすい他の合併症を有するものには、積極的に薬物療法を考慮すべきである．

2) 薬物療法

骨粗鬆症に対する薬物療法は、疼痛に対する治療と骨量減少の抑制、骨量増加を目的とした治療に分けられる．

①骨粗鬆症の疼痛に対して：腰背痛がほとんどであり、非ステロイド系抗炎症薬やカルシトニン注射が有効である．カルシトニンは、骨吸収作用に加え、上行性セロトニン神経系の抑制やβ-エンドルフィンの増加作用を有する．また、急性期の激しい疼痛に対してはコルセットを装着させ、最も楽な姿勢で安臥させ疼痛の軽減を図る．疼痛が軽減したらなるべく早期に座位、立位、日常生活へと指導する．

②骨量の維持・増加に対して：カルシウム製剤を基礎治療薬とする．さらに、骨代謝の病態に応じて治療薬を選択する．骨吸収が亢進している場合には、骨吸収抑制薬（エストロゲン、カルシトニン、イプリフラボン、ビスホスフォネート製剤）が用いられ、骨形成が低下している場合には、骨形成促進薬（ビタミンD_3製剤、ビタミンK_2製剤、蛋白同化ホルモン）が主に用いられる．

エストロゲン欠乏に由来する骨吸収の亢進による高代謝回転型・閉経性骨粗鬆症には、エストロゲン（ホルモン補充療法）をはじめとする骨吸収抑制薬を選択する．

加齢による骨芽細胞の機能低下や活性型ビタミンD産生低下、腸管からのカルシウム吸収低下などによる低代謝回転型・老人性骨粗鬆症には、骨形成促進薬を第一選択薬とし、骨量減少や骨粗鬆化の進行防止を図る．

副甲状腺ホルモンの活性本体であるフラグメント（1-34）の間欠少量投与では、同化作用・骨形成作用が認められ、治療薬として期待がもたれている．

わが国では現在8種類の薬剤が使用可能であるが、薬剤の単独投与あるいは併用療法が行われる．多剤を連鎖的かつ間欠的に投与するADFR（activation-depression-free-repeat）同調療法は、活性型ビタミンD、カルシトニン、副甲状腺ホルモンなどを組み合わせ、骨代謝動態とリンクさせて薬剤の相乗・相加効果を狙ったものである．

治療効果を骨量で評価するためには、最も精密で

ある腰椎のDEXA法によっても6カ月以上の期間を要する.

b. 関節リウマチ

【疾患概念】

関節リウマチ（rheumatoid arthritis：RA）は，関節（滑膜炎）を主病変とする，全身性自己免疫疾患である．関節炎は，慢性，左右対称性であり，進行性に関節の破壊を生じる（破壊性関節炎）．

成因として，

①遺伝的要因：　家族内発生（対照の約4倍），一卵性双生児の両児の発症（34％），HLA-DR B1＊0405が高率（70％）

②内分泌的要因（性ホルモン）：　女性に多く妊娠すると症状が軽減，出産後増悪

③微生物感染：　マイコプラズマやレトロウイルス，EBウイルス，ヘルペスウイルスなどの感染などが考えられる．

わが国の患者数は約80万人（全人口の0.5～1.0％），女性に多く（男性の3～5倍），20～40歳代の発症が多い．

【病態生理】

滑膜は，マクロファージ様滑膜細胞（A型）と線維芽細胞様細胞（B型）からなっているが，関節リウマチでは血管周囲に抗原提示能を有する樹状細胞（D細胞）が出現し，微小血管の内皮活性化が起こり，好中球が浸潤してくる．滑膜細胞は増殖・多層化し，滑膜下にはリンパ球（CD$_4$陽性T細胞）の浸潤やリンパ濾胞が形成される．免疫グロブリン，リウマトイド因子や種々のサイトカインが産生され，滑膜細胞は増殖しパンヌス（pannus）を形成する．

インターロイキン-1（IL-1）は，滑膜細胞の増殖や骨破壊を起こし，T細胞を活性化させ，IL-6は，B細胞の分化を促進し，リウマチ因子などの抗体産生を高める（図2.11）．また，免疫複合体を貪食した好中球からは，プロテオグリカンやカテプシンDなどの蛋白分解酵素やスーパーオキサイドや過酸化水素が放出され，滑膜や軟骨が傷害される．滑膜細胞を直接傷害するT細胞やNK細胞も存在している．

【臨床症状】

1) 関節症状

初期には，手指・手関節のこわばり（朝のこわばり，morning stiffness：MS）がみられる．関節痛は，多発性で対称性に起こることが特徴で，手指・足趾に好発する（図2.12）．

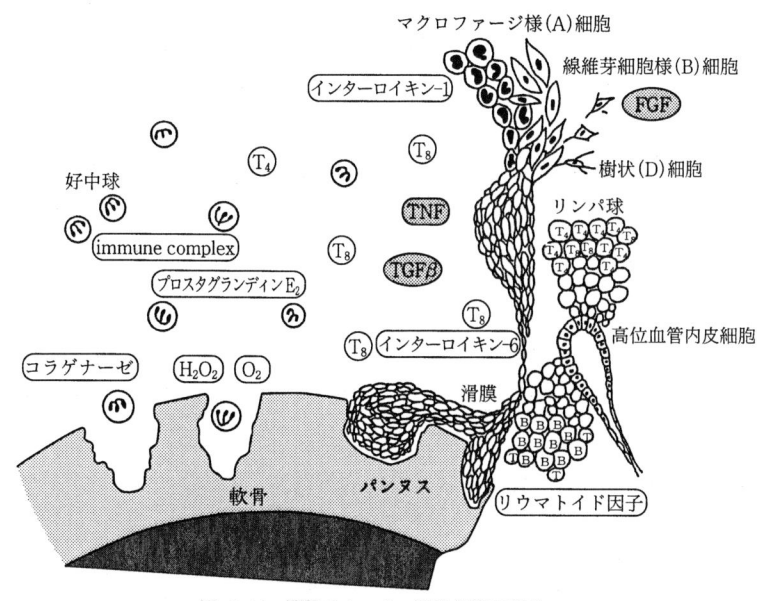

図2.11 関節リウマチの関節炎発症機序
TNF：tumor necrosis factor, FGF：fibroblast growth factor, TGFβ：transforming growth factor β

関節炎が長期に持続すると，関節の変形が起こる（図2.13）．主な手足の変形には，①白鳥の首変形（swan neck）：近位指節間関節（PIP関節）が過伸展し，遠位指節間関節（DIP関節）が屈曲する，②ボタン穴変形：PIP関節が屈曲し，DIP関節が過伸展する，③尺側偏位：第2～5指が中手指節間関節において尺側に偏位する，④外反母趾（hallux valgus）：母趾が外転する，などがある．関節近傍や脊椎骨に骨粗鬆症がみられる．

2）関節外症状

①全身症状：　全身倦怠感，食欲不振，微熱，貧血がみられる．

②筋症状：　罹患関節周囲の筋肉が萎縮し，筋力が低下する．

③神経症状：　末梢のしびれ感や知覚鈍麻がみられ，活動性が強い場合には末梢性の運動障害が起きる．手根部の腱鞘炎により正中神経障害が生じる（手根管症候群）．

頸椎の環軸関節亜脱臼（C1-2）により，後頭部痛，めまい，頸髄圧迫による四肢の運動障害・知覚低下，筋力低下なども起きる．

④皮膚症状：　皮膚は萎縮，紫斑や皮下出血が出やすい．

皮下結節（リウマトイド結節）は，約30％の患者に出現する．外から圧迫されやすい肘頭，手背や後頭部，仙骨・坐骨部にできやすい．リウマトイド因子陽性例や難治性関節炎，悪性関節リウマチなど疾患活動性の高い例にみられる．

⑤心症状：　心膜炎や心筋や弁膜，心膜にリウマトイド結節（肉芽腫）ができることがある．

⑥肺症状：　30～50％の患者に間質性肺炎，胸

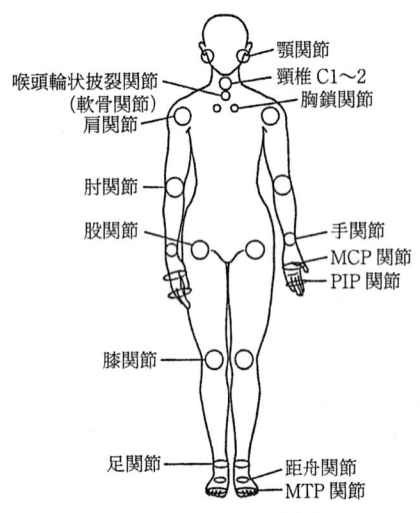

図2.12　関節炎の好発部位

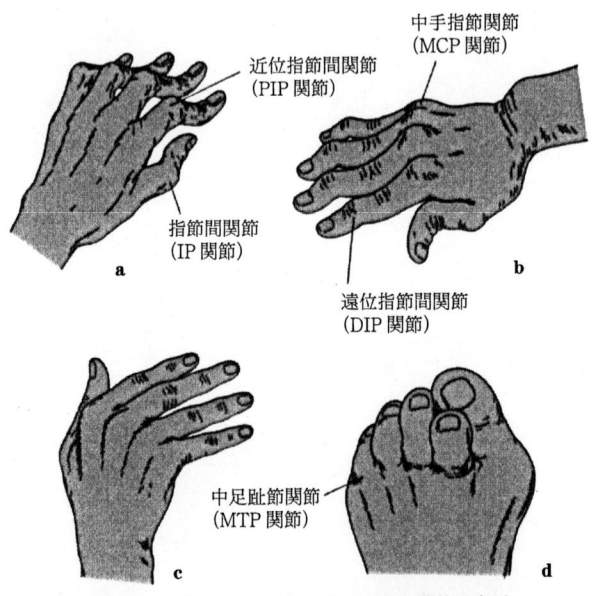

図2.13　関節リウマチにみられる主な関節の変形
a：第2～5指のボタン穴変形．
b：手関節の掌側亜脱臼，母指のZ変形，第2～5指のスワンネック変形．
c：第2～5指の尺側偏位．
d：外反母趾と第2～5趾の立ち趾変形．

膜炎がみられる.

閉塞性細気管支炎器質化肺炎（bronchiolitis obliterans organizing pneumonia : BOOP）は，多発性浸潤影としてみられる.

塵肺症と合併すると結節性陰影が生じる（Caplan症候群）.

⑦眼症状： 強膜炎や上強膜炎がみられる.

関節リウマチの約15％にシェーグレン症候群が合併し，角膜や結膜の乾燥症状が出現する.

⑧腎症状： 血尿（顕微鏡的）がみられることがある.

蛋白尿が陽性の場合には，アミロイドーシスの合併や薬剤性腎障害を鑑別する必要がある.

【検査所見】

①急性期炎症反応： ほとんど全例に赤沈値の亢進，血清CRP値の上昇がみられ，活動性と平行する.

②血液・生化学検査： 正色素性ないしは低色素性の貧血がみられ，血清鉄と鉄結合能が減少する.

白血球数には異常がない.

③血清学的検査： 70～80％でリウマトイド因子が陽性となる.

発症初期では陰性のことがあるが，IgM型リウマトイド因子が検出される．IgG型リウマトイド因子は血管炎の合併例に陽性になる.

抗核抗体は，間接蛍光抗体法で30～50％にみられる.

α_2-グロブリンの増加や多クローン性γ-グロブリンの増加が認められる.

血清補体値は正常か高値であり，血管炎を合併した例（悪性関節リウマチA）や滑液中の補体価は低い.

④X線学的検査： X線学的検査により骨・関節の変化（病期）を評価する．初期には明らかな骨変化はないが，進展すると関節傍骨粗鬆症，骨びらん（骨融解性変化），破壊，強直，変形などが認められる（表2.5）．手指関節（MCP関節，PIP関節），手関節，足趾関節（MTP関節）の変化が強い.

脊椎の環軸関節亜脱臼がみられることがあり，環椎前結節の後面と指状突起前面との距離が増大する（正常3 mm）.

⑤握力検査： 関節炎の活動性の判定に手指の筋力（握力）を検査する．関節リウマチ患者では，水銀血圧計のマンシェット（袋型，20 mmHg）を握らせた際の水銀柱の最高値を平均値で示す.

表 2.5 関節リウマチの病期の分類

ステージI 初期	1. X線写真上に骨破壊像はない 2. X線学的骨粗鬆症はあってもよい
ステージII （中等期）	1. X線学的に軽度の軟骨下骨のびらんがある骨粗鬆症がある 2. 関節運動は制限されていてもよいが，関節変形はない 3. 関節周辺の筋萎縮がある 4. 結節および腱鞘炎のような関節外軟部組織の病変はあってもよい
ステージIII （高度進行期）	1. X線学的に軟骨および骨の破壊がある 2. 亜脱臼，尺側偏位，および過伸展のような関節変形がある．線維性または骨性強直をともなわない 3. 強度の筋萎縮がある 4. 結節および腱鞘炎のような関節外軟部組織の病変はあってもよい
ステージIV （末期）	1. 線維性あるいは骨性強直がある 2. それ以外はステージIIIの基準を満たす

（Steinbrockerら，1949）

【診断】

中年女性で，複数の関節に対称性に疼痛と腫脹があり，数週間持続すれば，関節リウマチの診断が最も考えられる．朝のこわばりやリウマトイド因子も診断に有用である（表2.6）．診断基準（1987年改訂）では，手指の関節症状が重視されている.

完全寛解する例は少なく（10％），多くの例では進行性である．10～15年の経過により，関節病変の進行とともに日常生活動作（ADL）やQOLが障害される.

一般に男性例は女性例に比べ軽症である．リウマ

表 2.6 関節リウマチのアメリカリウマチ協会（現ACR）1987年改訂診断基準

1) 朝のこわばり1時間以上（6週以上続く）
2) 3関節領域以上の腫脹（6週以上続く）
3) 手首，中手指節（MCP），近位指節（PIP）関節の腫脹（6週以上続く）
4) 対称性腫脹
5) 手，指のX線写真像の変化
6) 皮下結節
7) リウマトイド因子

7項中4項陽性を関節リウマチとすると，感度は93％，特異度は90％となる.
全身性エリテマトーデス，乾癬性関節炎，混合性結合組織病が偽陽性と診断されることがある.

トイド因子高値例，関節外症状として血管炎合併例（悪性関節リウマチ）の予後は不良である．

死因として，感染症，間質性肺炎，消化管出血，腎障害が多い．

【疾患活動性の評価】

①機能状態の分類： 関節リウマチの身体機能障害については，クラス分類が用いられている（表2.7）．

②米国リウマチ学会（ACR）コアセットと改善基準： ACRでは，関節リウマチにおける疾患活動性指標として，圧痛関節数（全身68関節），腫脹関節数（66関節），患者の申告による疼痛評価や全般評価，医師の全般評価，運動機能評価，急性炎症反応などの検査成績，さらに長期試験ではX線検査での骨関節破壊の進行度の8つの項目を提唱している（表2.8）．コアセットの評価項目は，gold standardとなる運動機能障害，関節骨破壊（X線所見）や生命予後との関連を重視し，RAの疾患活動性の変化に対する感度を考慮し選択された．

運動機能はそれ自体がgold standardであると同時に生命予後とも関連し，QOLの最も大切な構成要素である．

【治療】

1） 基礎療法

炎症のある関節に対しては，体重による負荷や過度の運動を避ける．安静を保ち，休養と栄養をとる．

関節局所を保温し，可動範囲の維持と血行改善や筋肉萎縮防止のため，適度な関節の屈伸運動を行う．

2） 薬物療法

関節痛に対しては，非ステロイド系抗炎症薬やステロイド薬を用いる．免疫異常の是正のためには，特異的抗リウマチ作用を有する抗リウマチ薬もしくは免疫抑制薬を用いる．

①非ステロイド系抗炎症薬（NSAIDs）： シクロオキシゲナーゼ（COX）を抑え，プロスタグランディン（PGs）合成阻害作用を有し，抗炎症作用を示す．

胃腸障害や腎障害，気管支喘息の誘発など副作用がある．

NSAIDsによる消化管障害は，PGsの低下による消化管の血流減少，粘液産生の低下，胃酸産生の増強，括約筋緊張の低下などによる可能性が高く，PGs誘導体であるミソプロストール投与により消化管病変の発症を減少させることができる．

腎障害は，NSAIDsによる腎血流量・糸球体濾過率の低下，レニン遊離の抑制，抗利尿ホルモンの作用増強，尿細管でのNaCl再吸収の増強作用により生じる．

消化管吸収後に活性体に変換するプロドラッグやDDS（drug delivery system）や投与経路の工夫（坐薬など），最近では炎症巣に誘導されるCOX-2サブタイプに選択的に作用する薬剤（COX-2選択性NSAIDs）が開発されている．

②ステロイド薬： 単球やマクロファージの浸潤やサイトカイン分泌を抑制し，抗炎症および免疫抑

表 2.7 関節リウマチの機能状態の分類（クラス分類，改訂）

クラス1	日常生活動作を完全にこなせる（日常の自分の身の回りの世話，職場での機能性，趣味・スポーツなどの活動性）
クラス2	日常の自分の身の回りの世話および職場での機能性は果たされるが，趣味・スポーツなどの活動性は限定される
クラス3	日常の自分の身の回りの世話はできるが，職場での機能性および趣味・スポーツなどの活動性は限定される
クラス4	日常の自分の身の回りの世話，職場での機能性，趣味・スポーツなどの活動性が限定される

(Hochberg, M.C.ら, 1992)

表 2.8 ACRコアセットと改善基準

ACRコアセット
1. 圧痛関節数（68関節）
2. 腫脹関節数（66関節）
3. 患者による疼痛の評価（視覚アナログスケールVALS, Likertスケール）
4. 患者による全般的評価（AIMS, 視覚アナログスケールVALS, Likertスケール）
5. 医師による全般的評価（視覚アナログスケールVALS, Likertスケール）
6. 運動機能評価（AIMS, HAQ, QWA, MHIQ, MACTAR）
7. 急性期反応物質（赤沈値やCRP値）
   1年以上の治療期間，DMARDsとしての治療薬物の場合
8. 関節のX線検査または他の画像診断

ACRの改善基準
ACRコアセットの項目のうち，圧痛関節数の改善（≧20%）かつ腫脹関節数の改善（≧20%）に加え上記項目3～7のうち，改善項目（≧20%の改善）が3項目以上

制作用を示す．血管炎合併例や難治性関節炎症例では適応となるが，一般に短期効果は劇的であるものの減量や離脱が困難であり，骨粗鬆症や動脈硬化などの危険因子となるため長期予後は改善しない．NSAIDs などの副作用例や DMARDs の効果発現までの時期に併用される．

少量のステロイド療法は，QOL を改善し骨密度の減少などを予防する作用があるとの報告がある．

③抗リウマチ薬（疾患修飾性抗リウマチ薬, DMARDs）： 抗リウマチ薬は，金剤（金チオリンゴ酸 Na やオーラノフィン）や SH 基剤（ペニシラミンやブシラミンなど），免疫調節薬・抑制薬（サラゾスルファピリジン，メトトレキサート，ミゾリビンなど）に分けられる．

金剤は，マクロファージの貪食能を抑え，好中球のライソソーム酵素の遊離を抑制する．

SH 基剤は，IgM 型リウマトイド因子の解離や二次免疫反応の抑制（免疫グロブリンや免疫複合体の減少）やマイトゲンによるリンパ球増殖反応の抑制を示す．

サラゾスルファピリジンは，サルファピリジン（SP）とアミノサリチル酸（ASA）に分解され，キラー細胞の抑制（SP）や白血球の遊走を抑制する（ASA）．

メトトレキサートは，葉酸代謝拮抗薬で好中球の IL-1 活性を抑制し，ロイコトリエンや中性プロテアーゼ酵素を減少させる．

DMARDs は遅効性であり，非反応群（ノンレスポンダー）がはっきりしていることや数年後に効果が減弱すること（エスケープ現象），副作用が少なくないことから経過をみることが必要である．最近では，初期よりステロイド薬を投与し，DMARDs の併用により漸減投与する方法（step-down-bridge 法）や早期から DMARD 単剤や多剤併用する（saw-tooth 法）新たな治療戦略が提唱されている．

その他，シクロスポリンやタクロリムスなどの免疫抑制薬も難治性関節炎に試みられている．

④生物学的製剤： マクロファージや T 細胞，サイトカインに対する治療法が試みられている．特に，IL-1，IL-6 や TNF-α に対する抗体や可溶化レセプターの臨床効果は高く，開発が期待される．

3） 外科的治療

股関節，膝関節の破壊や変形が強く，関節機能が著しく損なわれた場合には，人工関節（置換術）の適応がある．

頸椎関節や股関節，足関節などに疼痛が強く，関節機能が著しく障害されている場合には，関節固定術を行う．

変形の矯正や関節機能の回復のため腱や靭帯の再建術を行う．

関 連──
● **悪性関節リウマチ**（malignant rheumatoid arthritis : MRA）

【疾患概念】

関節外症状として，血管炎による皮膚潰瘍，上強膜炎，胸膜炎，末梢神経炎などの症状を呈し，予後が不良である．血管炎の原因として，IgG リウマトイド因子や免疫複合体が考えられる．

関節リウマチ患者の 0.5～1.0% 存在し，男性にやや多く，40～60 歳の高齢者に多い．

MRA の血管病変は，血管壁にリウマトイド結節様病変がみられる壊死性血管炎（RA 型血管炎），フィブリノイド血管炎（PN 型血管炎），内膜の増殖により内腔狭小化する閉塞性動脈内膜炎（EA 型血管炎）などの病理学的変化がみられる．

予後は不良であり，診断確定 1 年後の予後は，死亡 34% である．死因として心不全や心筋梗塞などの心障害が多い．

関節リウマチに対する基本的な治療とともに，関節外症状に対する治療が必要である．

血管炎に対しては，大量のステロイド療法（プレドニゾロン 60 mg/日以上）および免疫抑制薬療法が行われる．

c． 変形性関節症

【疾患概念】

変形性関節症（osteoarthrosis : OA）は，関節軟骨の老化による退行性変化に力学的な過負荷が主体となり，骨軟骨の新生，増殖性変化をともなう疾患である．これに二次的に生じた滑膜炎をともなって関節機能の障害を生じる．多くは明らかな原因のない一次性関節症と外傷や代謝障害，炎症などの原

表 2.9　変形性関節症の分類

1. **一次性変形性関節症**
    A. 局所性
        ①手指（ヘバーデン結節，ブシャール結節など）
        ②足趾（外反母趾など）
        ③膝（内・外側コンパートメント，大腿膝蓋関節症）
        ④股（非脱臼性）
        ⑤脊椎（椎間関節関節症，びまん性脊椎肥厚症など）
        ⑥その他
    B. 全身性（全身性変形性関節症）
2. **二次性変形性関節症**
    A. 外傷性
    B. 先天性
        ①局所性（先天股脱，ペルテス病など）
        ②骨形成不全（骨端骨異形成など）
        ③その他
    C. 代謝性（軟骨石灰化症，オクロノーシスなど）
    D. 内分泌性（末端肥大症，糖尿病など）
    E. その他骨・関節疾患（骨壊死症，シャルコー関節）
    F. 原因不明疾患（カシン・ベック病など）

表 2.10　変形性関節症の病態

1. **組織学的変化**
    関節軟骨の線維化，亀裂（軟骨軟化）
    石灰沈着（石灰化症）
    免疫グロブリン沈着（関節炎の慢性化）
2. **生化学的変化**
    ケラタン硫酸/コンドロイチン硫酸↓ ）（易損傷性）
    湿重量/コラーゲン↑
    酵素活性の促進あるいは抑制（基質変性）
3. **生体力学的変化**
    荷重の不均等 ）（軟骨変性の進行）
    潤滑の障害

因を有する二次性関節症に分けられる（表2.9）．

中年期以降に発症し，年齢とともに増加する．膝，股，足，肘，手指などの種々の関節に発症するが，膝関節などの力学的負荷のかかる関節（荷重関節）に最も多い．

【病態生理】

老化変化に陥った関節軟骨に力学的ストレスが加わり，軟骨細胞さらに二次的に発生する滑膜炎の炎症細胞から産生されるプロテアーゼ（MMP），コラゲナーゼ，ヒアルロニダーゼなどの分解酵素により軟骨コラーゲンやプロテオグリカン類の破壊と軟骨細胞の機能低下・変性が生じ発症する（表2.10）．軟骨基質のスポンジ様弾性や粘性も減少する．

荷重部の関節軟骨には，線維化・亀裂が生じ，石灰化軟骨では血管が侵入し骨形成・骨硬化を示す．

加齢・老化にともなう力学的圧迫により生じるが，若年でも関節外傷や形態異常，代謝異常により引き起こされる．

【診断・検査成績】

変形性膝関節症では，膝関節の歩行痛や軋轢音を主訴とする．関節腫脹，関節可動の制限がみられ，動作の開始時の疼痛が特徴的で，安静により軽減する．中年以降発症し，女性の罹患率が高い（男女比1：4）．大腿四頭筋の萎縮を認めることが多い．関節面の磨耗が進行すると，歩行時に膝が側方に動揺

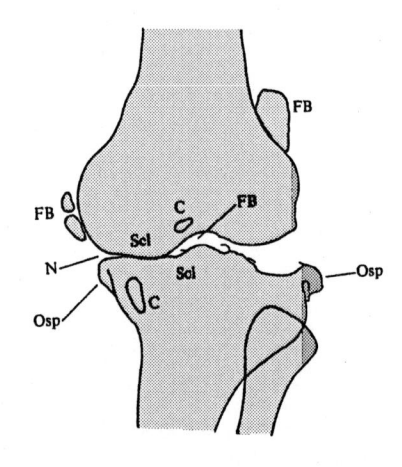

関節周辺骨	異常なし
関節裂隙 膝関節	狭小化 主として内側の狭小化
軟骨下骨層 骨嚢腫 骨侵食像	骨硬化（骨増殖像） あり（通常直径1.5 cm以下）：壁は骨硬化 なし
骨棘 　osteophyte 　enthesophyte	 あり：骨端．重力線と垂直方向に伸びる あり：腱靭帯付着部．張力方向に伸びる
関節内遊離体	あり：骨片，軟骨腫
主な初発罹患関節	膝，股，手指 　DIP（ヘバーデン結節） 　PIP（ブシャール結節）

図 2.14　変形性関節症のX線検査所見
Osp：変形性骨棘，FB：関節内遊離体，
Scl：骨硬化，N：関節裂隙狭小化．

して内反または外反変形が増強する（不安定膝）．関節水腫，血腫をきたすこともある．骨破壊が進行するとヘバーデン（Heberden）結節（DIP関節），ブシャール（Bouchard）結節（PIP関節），外反母趾などの変形を生じる．

単純X線検査（原則として正面，側面および膝蓋骨軸射の3方向撮影）では，軟骨の消失，関節裂隙の狭小化，骨棘形成，軟骨下骨硬化がみられる（図2.14）．

また，関節鏡検査では靭帯の弛緩や軟骨，半月の変性や軟部組織の変性が認められる．

【治療の原則】

理学療法として大腿四頭筋の萎縮を改善させるため，大腿四頭筋力強化訓練やサポーターを使用させる．肥満は本症を悪化させるので，関節に負担のかかる生活様式を避けるとともに，食事療法と運動療法で標準体重まで減量させる．また，膝装具や足底板などの装具療法を行う．

疼痛の程度により非ステロイド系抗炎症薬を対症療法として用いる．疼痛が強く日常生活に支障がある場合には，ヒアルロン酸やステロイドの関節内注入を行う．多量の関節貯留液が持続する例には，関節穿刺を行う．

保存療法により症状の寛解をみない場合には，手術療法も考慮する．

3. 免疫・アレルギー性疾患

Immune and Allergic Diseases

I. 総　論

(1) 免疫とは

病原微生物の侵入に対する生体防御系は，T細胞，B細胞，ナチュラルキラー（NK）細胞などのリンパ球，マクロファージや好中球などの食細胞，補体系から構成されている．抗原特異的免疫を担うT細胞，B細胞，マクロファージを狭義の免疫担当細胞と呼ぶが，免疫系のいずれかの機能欠損や機能低下を生じると免疫不全となる．

免疫不全症では，感染抵抗力の低下による易感染性を主な症状とするが，悪性腫瘍や自己免疫疾患の合併も高率である．

生体防御を担当するリンパ球やマクロファージは，骨髄の多分化能を有する造血幹細胞から分化する（図3.1）．

1) T細胞

a. T細胞の分化　T細胞は，骨髄の造血幹細胞，リンパ系幹細胞に由来するが，前胸腺細胞は胸腺に移住し胸腺細胞となる．胸腺細胞は，胸腺内で胸腺上皮細胞と接触し，液性因子などの微小環境の影響により分化増殖し，成熟T細胞となる．

T細胞は，胸腺内で分化成熟する過程で，CD3，CD4，CD8などの分化抗原や抗原特異的T細胞受容体を発現し，胸腺上皮細胞のもつHLA-クラスI，クラスIIおよび自己抗原（構成成分）に対して免疫学的寛容（トレランス）を獲得する．

CD3分子は，T細胞のすべてに発現し，抗原特異的T細胞受容体と結合する．成熟T細胞では，CD4またはCD8のいずれかの分子を発現し，CD4陽性T細胞はHLA-クラスII分子を認識し，CD8陽性T細胞はHLA-クラスI分子を認識する．

b. T細胞の抗原認識　T細胞が外来抗原を認識し反応する場合には，マクロファージや樹状細胞，ランゲルハンス細胞などの抗原提示細胞が，抗原（ペプチド）をクラスII分子に結合してT細胞に提示した際にはCD4陽性T細胞（ヘルパー細胞）が，クラスI分子に結合してT細胞に提示した際にはCD8陽性T細胞（キラー細胞）が反応する．T細胞が分化成熟した胸腺内で自己であると学習したHLA-クラスIまたはクラスII分子と抗原が提示された場合にのみT細胞は反応する（HLA拘束性）．

ヘルパーT細胞（Th）は，マクロファージやNK細胞が産生するIL-12やIFN-γによってTh1細胞へ分化する．Th1細胞は，IL-2やIFN-γを産生し，ウイルスや細菌などの感染に対する防御反応を担うとともにB細胞の抗体産生細胞（IgG_{2a}）へ

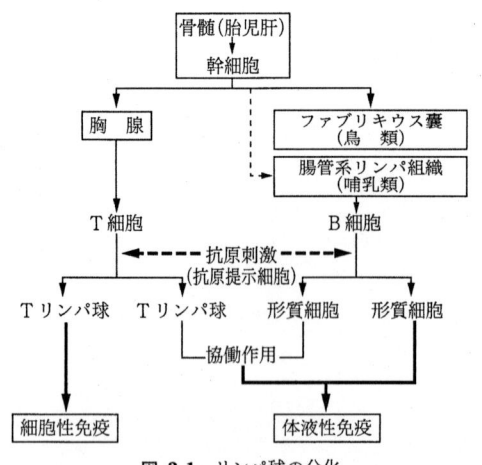

図 3.1 リンパ球の分化

I. 総論

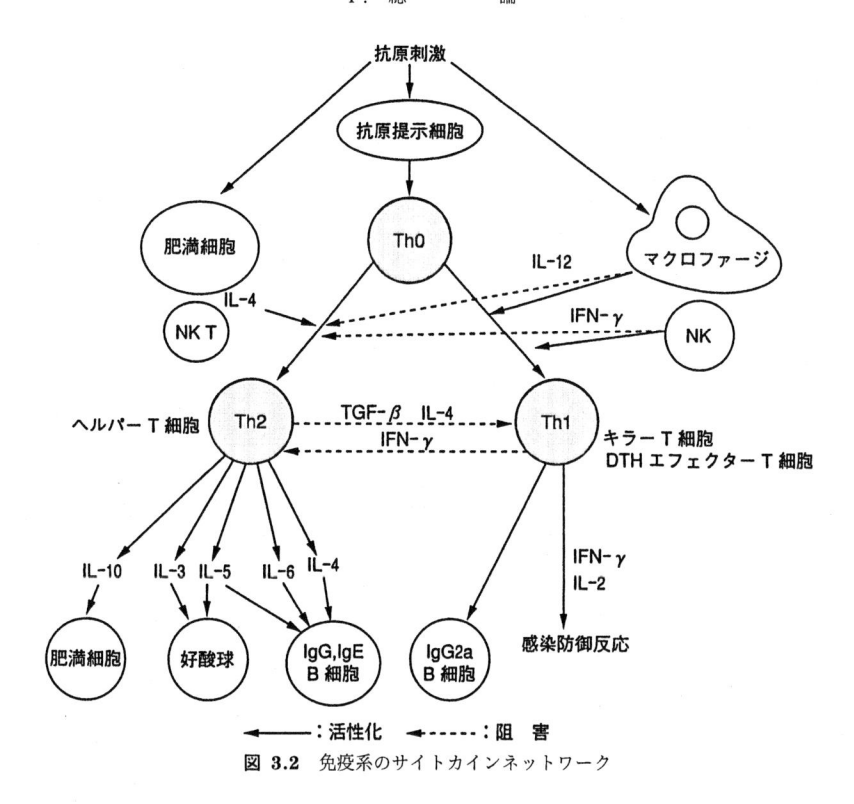

```
                    抗原刺激
                       ↓
                  抗原提示細胞
         ↙           ↓           ↘
      肥満細胞       Th0    IL-12    マクロファージ
         ↓ IL-4    ╱  ╲    ←------      ↑
        NKT       ╱    ╲    IFN-γ      NK
                 ╱      ╲   ←------
    ヘルパーT細胞 ↓      ↓  キラーT細胞
              Th2  TGF-β IL-4  Th1   DTHエフェクターT細胞
                   ←------→
                     IFN-γ
       ↙ ↙ ↓ ↓ ↘           ↓
   IL-10 IL-3 IL-5 IL-6 IL-4      IFN-γ
                                   IL-2
     ↓    ↓    ↓      ↓           ↓
   肥満細胞 好酸球 IgG,IgE  IgG2a    感染防御反応
                B細胞    B細胞
```

──→：活性化　 ◄-----：阻害

図 3.2 免疫系のサイトカインネットワーク

の分化を促す．一方，肥満細胞やNKT細胞が産生するIL-4によって分化したTh2細胞は，IL-4，IL-5，IL-10などを産生し，B細胞の抗体産生細胞（IgG_1，IgE）への分化を助ける（図3.2）．

T細胞の抗原特異的T細胞受容体は，$\alpha\beta$鎖からなるが，皮膚や肺臓，腸粘膜ではT細胞の一部は$\gamma\delta$鎖からなり，CD4やCD8をもたないNK細胞活性を有する$\gamma\delta$T細胞である．

2） B細胞

a. B細胞の分化と免疫グロブリン遺伝子の再構成

B細胞も骨髄の造血幹細胞，リンパ系幹細胞から分化するが，骨髄内で抗原と接触することなく，さらに末梢リンパ組織で抗原と接触することによって活性化され，抗体産生細胞へと分化していく．

B細胞への分化は，免疫グロブリン遺伝子の再構成から始まる．免疫グロブリンH鎖遺伝子のV領域は，複数のV,D,Jセグメントからなる．分化の段階で，DおよびJセグメントの1つずつが結合し，さらにVセグメントが結合しH鎖ができあがり，抗原決定部位を構成する．

これに定常域を構成するμなどのセグメントが結合しH鎖遺伝子が再構成される．次いで，免疫グロブリンL鎖遺伝子のV,Jセグメントの再構成が起こり，L鎖が合成され，細胞表面にIgMが発現する（図3.3）．

b. 免疫グロブリン遺伝子のクラス変換

H鎖遺伝子の定常部のクラス変換が行われると，IgG，IgA，IgEが産生され，それぞれのクラスの抗体を産生するB細胞が生じる．H鎖遺伝子のクラス変換には，B細胞表面のCD40分子と活性化T細胞表面のCD40リガンドとの細胞間相互作用が必要である．

その他，活性化B細胞のCD80分子やT細胞のCD28分子やCTLA-4分子との相互作用が細胞活性化の副シグナルとして重要である．

抗原刺激によりB細胞が活性化され抗体産生するためには，ヘルパーT細胞が産生するサイトカインが関与する．

c. 補体系

補体系は，肝臓やマクロファージで産生された血漿蛋白（約20種類）である．

補体系には，主に免疫複合体によって活性化される古典的経路（classical pathway）と異物の膜成分などによって活性化される副経路（alternative

(a) 免疫グロブリン（IgG）単量体

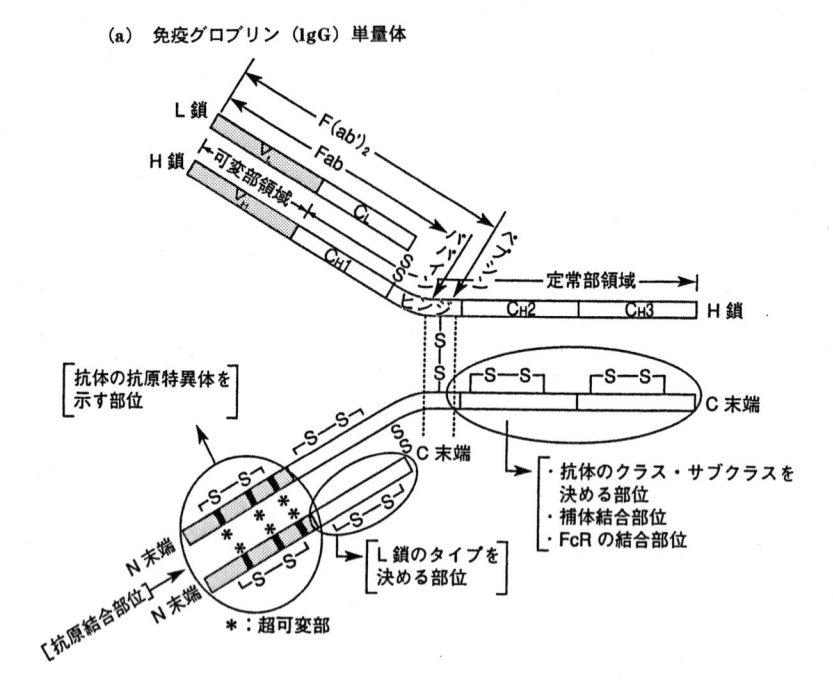

(b) 各種免疫グロブリンの性状

	IgG	IgA	IgM	IgD	IgE
分子量（×10^4）	15	16	90	18	20
半減期（日）	21	6	5	3	3
正常血清濃度（mg/dl）	900〜1,500	〜180	50〜120	5未満	0.05
胎盤通過性	＋	−	−	−	−
補体結合性	＋	−	＋	−	−
サブクラス	IgG$_1$ IgG$_2$ IgG$_3$ IgG$_4$	IgA$_1$ IgA$_2$	IgM$_1$ IgM$_2$		
結合する細胞	好中球 マクロファージ ナチュラルキラー細胞				肥満細胞 好塩基球

図 3.3 免疫グロブリンの基本構造と各クラスの性状

pathway）があり，これらを介してC3からC9が活性化される（図3.4）．

生体内の異物（病原体，免疫複合体，異種蛋白，腫瘍組織など）により活性化されると各成分から生物活性をもった分解産物が局所に放出され，炎症反応や膜傷害性複合体（membrane attack complex：MAC）を形成し異物を排除する．

補体の分解産物には，血管透過性や平滑筋収縮，白血球遊走作用などの生物活性があり，膜傷害性複合体（MAC）は膜に小孔を開け，溶菌や細胞融解を起こす．

補体系には，過剰な炎症反応を抑制・制御する機構があり，C$_1$ inhibitor（C$_{1INH}$）やC$_{3b}$/C$_{4b}$ inactivator（I）などは補体の活性化を制御している．

（2）アレルギーとは

イソギンチャク毒素を注射してあらかじめ感作したイヌに，数週後同じ毒素を注射すると呼吸困難や下痢・下血などを起こしショック症状で死ぬ（アナ

図 3.4 補体の活性化経路

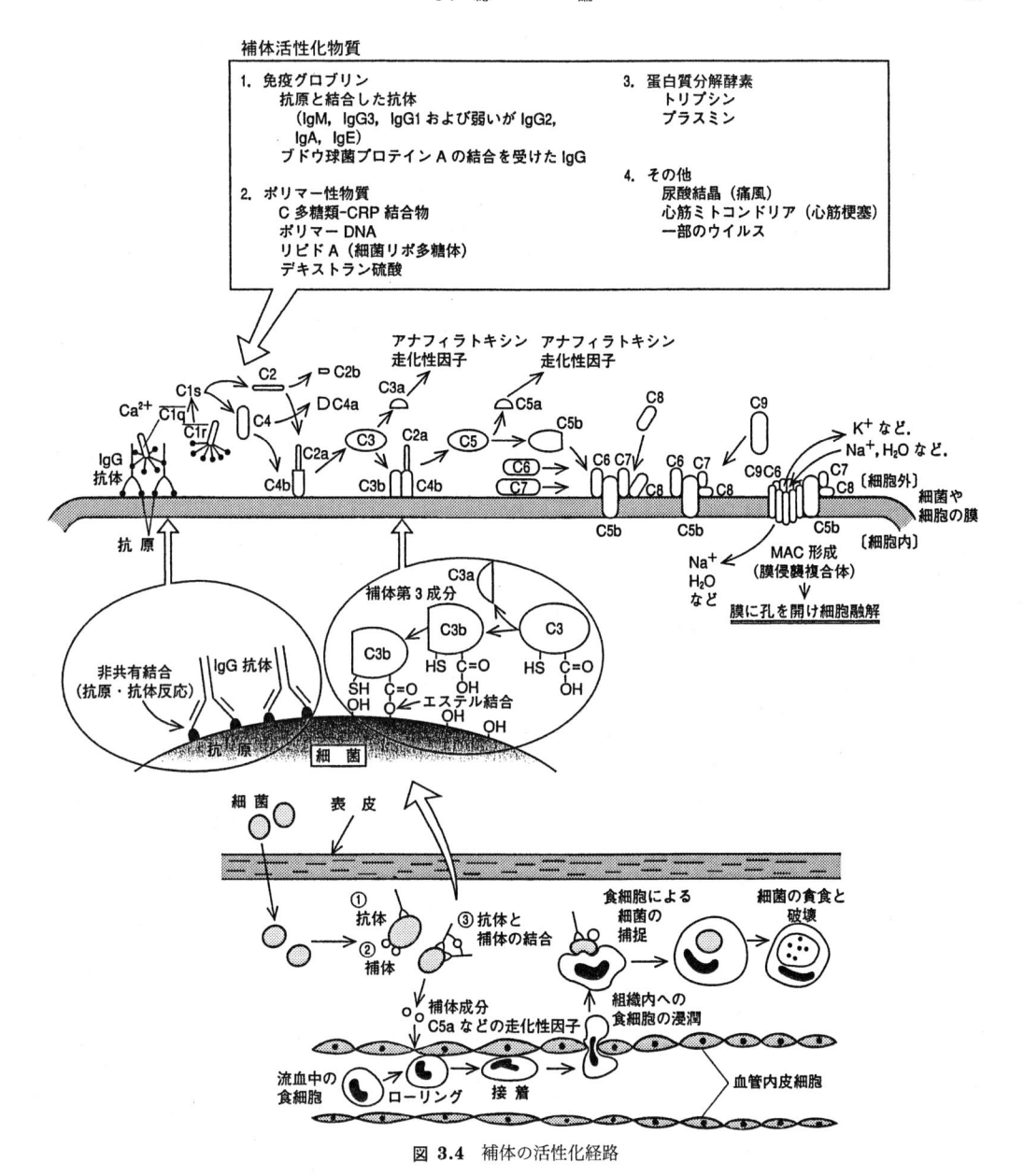

フィラキシーショック）．これらの現象は，生体がある物質と接触することにより過敏となり，一定期間後，同一の物質に接触することにより，はじめの反応とは異なった反応を示すようになったもので，「アレルギー」と総称される．アレルギー（allergy）は，ギリシャ語の allos（other, 変じた）と ergon（action, 作用・能力）とを組み合わせて作られた言葉で，「変じた反応能力」「変作動」を意味している．

ジフテリアや破傷風の抗毒素血清（抗血清）は，異種蛋白のため現在では血清病として知られているショックや蕁麻疹，発熱，関節痛，リンパ節腫脹，腎障害をもたらす．一方では生体に有益な免疫となるが，他方では有害なアレルギーになる．

また，気管支喘息や鼻アレルギーなど（アトピー性疾患）は，遺伝傾向があり，特定のヒトにのみ有害であることから，アトピー（atopy, ギリシャ語 strangeness）と名づけられた．患者血中（血清分画）には，レアギン（reagin）と呼ばれる免疫グロブリン，IgE が証明され，即時型アレルギー反応に

現在では，アレルギーとは，広義には抗原抗体反応のうち病的なものを指し，狭義にはIgE抗体の関与が大きいアトピー性疾患の意味で使用されていることが多い．

(3) アレルギーの分類

CoombsとGellは，アレルギーを4型に分類した．その後加わったⅤ型を含め，アレルギー疾患の発症を理解するために有意義なものである（図3.5，表3.1）．

1) Ⅰ型アレルギー（即時型アレルギー，immediate type allergy）

Ⅰ型アレルギーは，即時型あるいはIgE依存型アレルギーである．

Ⅰ型アレルギーには，アトピー性疾患，すなわちアトピー性喘息，アレルギー性鼻炎，花粉症，アナフィラキシー，食物アレルギー，蕁麻疹，アトピー性皮膚炎などが含まれる．

花粉やダニなどの抗原に対してつくられたIgE抗体は，好塩基球やマスト細胞（肥満細胞）に固着するが，その固着した抗体と抗原が再度反応すると細胞からヒスタミンやロイコトリエンC4, D4, E4などの化学物質が遊離される．これらの化学物質が血管透過性の亢進，粘液腺分泌の亢進，平滑筋の収縮などを惹起する．

このアレルギーは，抗原と接触してから症状が発現するまでの時間が短時間で，15～20分で最高に達し，1時間程度で消退する．

2) Ⅱ型アレルギー（細胞毒性または細胞融解型アレルギー，cytotoxic or cytolytic type allergy）

自己の生体組織（内因性抗原）に対する抗体（IgG, IgM）は，抗原抗体反応を起こし，さらに補体の作用により細胞を融解する．マクロファージは，細胞表面にIgG抗体のFc部分や活性補体第3成分に対する受容体を有しており，抗体や補体の結合した細胞を捕獲し消化する．

自己赤血球に対する抗体による自己免疫性溶血性貧血，肺胞や腎糸球体の基底膜に対する自己抗体が産生されるグッドパスチャー症候群（肝腎症候群）などがある．自己免疫性溶血性貧血では，高温で反応する温式抗体（IgG）と低温で反応する冷式抗体（IgGとIgM）が知られている．

慢性肝炎などでは，細胞に結合した抗体のFc部分にFc受容体をもつキラー細胞が結合して，リンパ球より細胞傷害物質が放出され，細胞が傷害される（antibody dependent cell mediated cytotoxocoty : ADCC）．

ペニシリン（薬剤）による溶血性貧血は，外因性抗原がハプテンとして作用し，赤血球膜が担体となり免疫応答が生じたものである．

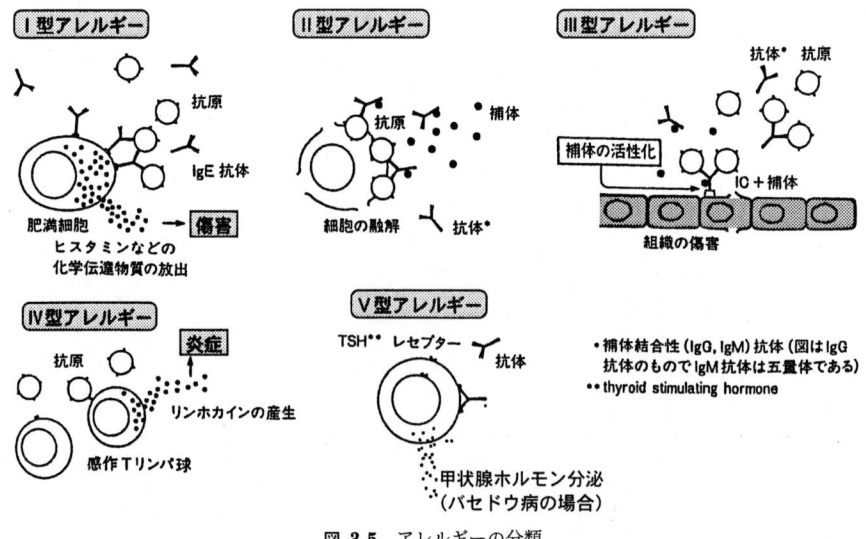

図 3.5 アレルギーの分類

表 3.1 アレルギー反応の5型とその特徴

	I型 アナフィラキシー型 (即時型, IgE依存型)	II型 細胞毒性型, 細胞融解型		III型 免疫複合体型 (Arthus型)	IV型 細胞免疫型 (遅延型)	V型 抗受容体抗体型
		補体結合性型	ADCC			
抗原	外因性	細胞表面		外因性または内因性	外因性または内因性	細胞表面受容体
抗原抗体反応に関与する抗体, リンパ球	細胞固着 IgE	IgG, IgM	IgG	IgG, IgM	Tリンパ球	IgG, IgM
補体の関与	(−)	(+)	(−)	(+)	(−)	II型の補体結合性型に準ずる
関与する細胞	肥満細胞（組織）, 好塩基球（末梢血）	(−)	キラー細胞	好中球, 血小板	単球, マクロファージ	
障害の起こる場所	平滑筋, 粘液腺, 毛細血管	抗原保有細胞		糸球体, 血管	感作T細胞の周囲	
皮膚反応	15〜20分で極大膨疹と発赤	(−)		3〜8時間で極大, 発赤と浮腫	24〜48時間で極大, 発赤と硬結	
組織像	肥満細胞の脱顆粒, 浮腫, 好酸球浸潤	(−)		急性炎症反応 (多形核細胞優位)	血管周囲および間質の炎症像 (単核球が優位)	
メディエーター	ヒスタミン, SRS-A	活性補体	?	リソソーム酵素, 活性酸素, 血管透過性因子	リンホカイン	
受身感作	血清により可能				Tリンパ球, transfer factor	
代表的疾患	アトピー性気管支喘息, 鼻アレルギー	グッドパスチャー症候群, 自己免疫性溶血性貧血, 新生児溶血性黄疸	慢性肝炎	血清病, ループス腎炎, 糸球体腎炎, ABPA*	接触性皮膚炎, 過敏性肺臓炎, 移植拒絶反応	バセドウ病, 重症筋無力症

* ABPA：allergic bronchopulmonary aspergillosis（アレルギー性気管支肺アスペルギルス症）．

3) III型アレルギー（免疫複合体型アレルギー, immune complex type allergy）

溶解性抗原と抗体の結合物である免疫複合体（immune complex）の組織沈着により補体が活性化され, 多核白血球がその沈着部位に集簇し, 組織が傷害される.

血清病の腎障害や関節炎, 臓器非特異的自己免疫疾患であるループス腎炎や血管炎, 肺疾患などがある.

アルサス（Arthus）反応（適当量の抗原を皮内や皮下に注射すると, 4〜12時間をピークとして発赤や浮腫, 出血を生じる）もIII型アレルギーによるものである.

過敏性肺臓炎では, 真菌抗原とそれに対するIgG抗体との免疫複合体（III型アレルギー）ないしは感作リンパ球との反応（IV型アレルギー）により起こる.

4) IV型アレルギー（細胞免疫型アレルギー, cell mediated type allergy, 遅延型）

遅延型アレルギーといわれ, 細胞性免疫が主として関与する.

T細胞（CD4陽性）表面のT細胞受容体（TCR）と抗原提示細胞によりMHC-クラスII分子とともに提示された抗原が反応し, T細胞は活性化される. サイトカイン（インターロイキン-2, インターフェロンγ, 腫瘍壊死因子など）が分泌され, さらに細胞傷害性T細胞（cytotoxic T cell：CTL）やマクロファージが, エフェクターとなって過敏症が引き起こされる.

ツベルクリン反応などの皮内反応や接触性皮膚炎, 臓器移植の拒絶反応などが含まれる.

5) V型アレルギー（抗受容体抗体型アレルギー, anti-receptor antibody）

V型アレルギーは, II型アレルギーから分けられ

抗体の作用により組織の機能が異常に亢進もしくは低下する状態を示すものである（臓器特異的自己免疫疾患）．

バセドウ病（甲状腺機能亢進症）では，甲状腺のTSH受容体に対する抗体が産生され，下垂体から分泌されるTSHと同様に甲状腺細胞を刺激し，甲状腺ホルモンの分泌を亢進させる．

また，重症筋無力症では，神経筋接合部のアセチルコリン受容体に対する自己抗体により受容体が破壊され，神経末端での刺激伝達が障害を受け筋肉収縮ができなくなる．

（4） アレルギー性疾患の診断
1） 問診

アレルギー疾患では，アレルゲン曝露により症状を発現するため，問診は診断において重要である．

①家族歴： アレルギー性疾患は遺伝性があるので，家族や近親者でのアレルギー疾患の有無を確認する．

②発症年齢（既往歴）： アレルギー性疾患は，小児期に発症することが多い．小児期アトピー性皮膚炎であった患者が成人後は気管支喘息や花粉症を示すこともある（アレルギーマーチ）．

③季節性： 鼻アレルギーでは，花粉による季節性アレルギーと室内粉塵などによる通年アレルギー（非季節性）がある．

④環境要因（住環境など）： 室内におけるダニやカビの吸入やイヌやネコ（ペット）の上皮や毛などがアレルゲンになることもある．

食物の摂取が症状発現と関連するどうか確認する．

⑤感染の有無： 感染によりアレルギー性疾患と紛らわしい症状を示すことがある．アレルギー性疾患では，一般に発熱はみられず，鼻汁や痰は膿性であることはまれである．

表 3.2　臨床症状と薬物との関係

症　状	薬　物
日焼け様紅斑	光毒性薬剤：クロロチアジド，ヒドロクロロチアジド，クロロプロマジン，トルブタミド，クロロプロパミド，テトラサイクリン，ソラレン，コールタール，フェオホルビド，ナリジクス酸，ピロキシカム
湿疹皮膚炎	光アレルギー性薬剤：サリチルアニリド，スルホンアミド，グリセオフルビン，プロメタジン，ジフェンヒドラミン，クロロチアジド，ヒドロクロロチアジド，トルブタミド，p-アミノ安息香酸，クロロプロマジン，フルオロウラシル（5-FU）
扁平苔癬様	光アレルギー性薬剤：クロロチアジド
光線性白斑黒皮症 (photoleucomelanoderma)	クロルフェナミド，ヒドロクロロチアジド，テトラサイクリン，メチクラン
色素沈着	クロロプロマジン，ソラレン
エリテマトーデス様	ジフェニルヒダントイン，グリセオフルビン，ヒドララジン，イソニコチン酸ヒドラジド，メチルドーパ，経口避妊薬，p-アミノサリチル酸，ペニシリン，ペニシラミン，フェノサイアジン，フェニルブタゾン，プロカインアミド，レセルピン，ストレプトマイシン，スルホンアミド，テトラサイクリン
ペラグラ様	イソニコチン酸ヒドラジド（INAH），メルカプトプリン（6-MP），フルオロウラシル（5-FU）
ポルフィリン症	アルコール，エストロゲン，経口避妊薬，ヘキサクロルベンゼン（HCB），ポリ塩化ビフェニール（PCB）
ポルフィリン症様 (pseudoporphyria)	テトラサイクリン，ナリジクス酸，フロセミド，ダプソーン，ピリドキシン，ナプロキセン
爪甲剥離症 (photo-onycholysis)	サリチルアニリド，テトラサイクリン，ソラレン
持続性光線過敏症 (persistent light reaction)	テトラクロロサリチルアニリド（TCSA），ピチオノール，トリブロモサリチルアニリド（TBS），クロロプロマジン，プロメタジン，スルファニルアミド
光線性類細網症 (actinic reticuloid)	キネドキシン，フェンチクロル，テトラクロロサリチルアニリド（TCSA），三臭化ザロール

2) 検査

①好酸球増多：アレルギー性疾患では，末梢血中の好酸球数が増加することが多い．鼻汁や喀痰中に好酸球が認められれば，アレルギー性疾患の可能性が高い．

②血清 IgE：アレルギー性疾患や寄生虫感染症などでは，血清 IgE 値が高値を示す．

気管支喘息では，IgE 高値であればアトピー型（外因性）である可能性が高い．

アトピー性皮膚炎では，一般的に IgE は高値を示す．

③アレルゲン検査：RAST（radioallergosorbent test）や MAST（multiple antigen simultaneous test）などアレルゲン特異 IgE 抗体を検査する．

皮膚反応としてプリックもしくはスクラッチ反応や皮内反応が用いられる．

プリックもしくはスクラッチ反応は，背部や前腕部にアレルゲン液を1滴ずつ滴下し，針で軽く刺す（プリック）もしくはひっかく（スクラッチ）．15～20分後に判定し，膨疹5 mm，紅斑15 mmで陽性と判断する．

皮内反応は，アレルゲン液を皮内に注射する．15～20分後に判定し，膨疹9 mm，紅斑20 mmで陽性と判断する（即時型反応）．抗原によっては，24～48時間後に発赤や硬結がみられる（IV型アレルギー反応）．

④誘発試験：アレルゲン特異 IgE 抗体検査や皮膚反応で同定されたアレルゲンが，実際に症状を引き起こすかどうか確認するために誘発試験が行われる．吸入誘発試験，鼻粘膜誘発試験，眼反応などがある．

その他，薬物アレルギーの診断にはパッチテストやリンパ球刺激（幼若化）検査などが行われる．

(5) アレルギー性疾患の治療の原則

アレルギー性疾患の治療には，①刺激（病因，誘因，増悪因子など）の除去ないしは回避，②生体反応（免疫アレルギー反応）のコントロールが重要である．

1) アレルゲンの回避

食物と薬物アレルゲンは，完全に回避することが可能である．

吸入アレルゲンは，ペットの戸外飼育や飼育断念，掃除，換気やマスクの使用などで減じることができるが，発症を防ぐことができないときには転居もやむをえない．

2) アレルギー特異的免疫療法

抗原を反復投与することにより，抗原に対するアレルギー反応を修飾する治療法である（減感作療法）．

即時型アレルギー反応および引き続き起こる遅延型アレルギー反応がともに減弱する．アトピー型気管支喘息やアレルギー性鼻炎で行われており，マスト細胞上の IgE 抗体と抗原の結合を阻害する遮断抗体を産生することが主な機序であるが，好酸球の増殖や活性化に関与する Th2 サイトカインを介する機序も想定される．

ハウスダストやスギ花粉などのアレルゲン抽出液を皮下注射し，アナフィラキシーを引き起こさないようにしながら維持量に達するまで漸増・継続する．

(6) 自己免疫疾患

本来ならば，外部から侵入してきた細菌などの非自己だけに反応する免疫系が，自己である自分自身に反応してしまうために生じる疾患が自己免疫疾患である．自己免疫疾患には，全身性エリテマトーデスなどのように全身の諸臓器が障害される全身性自己免疫疾患と自己免疫性甲状腺疾患などのように限局された臓器が障害される臓器特異的自己免疫疾患がある（表3.3）．

免疫機構においては，自己に対して免疫反応が起こらないように免疫学的寛容（イムノトレランス）の状態に保たれている．何らかの原因でトレランス状態が破綻し，自己の成分に対して免疫反応を起こした場合，自己抗体が産生され抗原抗体反応が起こり，さらに補体成分の関与により，II型あるいはIII型アレルギー反応が惹起され，臓器障害が起こる（図3.6）．

自己抗体の産生には，ポリクローナルなリンパ球の活性化やサプレッサーT細胞などの免疫抑制性の制御機構の破綻が関与している．健常者では自己抗原に反応するB細胞が存在するが，ヘルパーT細胞のトレランスなどにより自己抗体産生は起こらない．しかし，ウイルスや細菌感染により非特異的

表 3.3 代表的な自己免疫疾患と自己抗体の対応抗原

疾　患	自己抗体の対応抗原
全身性自己免疫疾患	
全身性エリテマトーデス	核物質（DNA, RNA, 核蛋白質）
	細胞（赤血球，リンパ球，好中球，血小板）
関節リウマチ	IgG，核物質
シェーグレン症候群	核物質（SS-A, SS-B），外分泌腺導管上皮
多発性筋炎，皮膚筋炎	核物質（アミノアシル-tRNA合成酵素）
強皮症	核物質（特に核小体関連物質）
混合性結合組織病	核物質（U1snRNP）
臓器特異的自己免疫疾患	
内分泌腺	
自己免疫性甲状腺疾患（橋本病，バセドウ病）	チログロブリン，ミクロソーム，濾胞上皮細胞，TSH受容体
アジソン病	ステロイド産生細胞
インスリン依存性糖尿病	膵島細胞
インスリン抵抗性糖尿病	インスリン受容体
自己免疫性睾丸炎	精子
自己免疫性卵巣炎	卵透明帯
血液	
自己免疫性溶血性貧血	赤血球
寒冷凝集素症	赤血球（I抗原）
発作性寒冷血色素尿症	赤血球（P抗原）
特発性血小板減少性紫斑病	血小板
悪性貧血	内因子 VB_{12} 結合部と非結合部，胃の壁細胞
消化管	
自己免疫性萎縮性胃炎	胃の壁細胞
潰瘍性大腸炎	大腸上皮リポ多糖体，リンパ球
肝臓	
ルポイド肝炎	ヒストン，他の核物質，平滑筋，ミクロソーム
原発性胆汁性肝硬変症	ミトコンドリア，平滑筋，細胆管上皮
腎臓	
グッドパスチャー症候群	基底膜（腎糸球体，肺胞）
尿細管間質性腎炎	腎尿細管基底膜
膜性腎炎	近位細管上皮の刷子縁抗原
神経筋肉	
重症筋無力症	神経筋接合部アセチルコリン受容体
多発性硬化症	ミエリン塩基性蛋白質，ガラクトセレブロシド
心筋	
リウマチ熱	心筋とA群溶連菌との共通抗原
心筋梗塞後症候群	心筋
皮膚・眼球	
尋常性天疱瘡	皮膚扁平上皮有棘細胞膜
交感性眼炎	ぶどう膜，網膜色素上皮
原田病	ぶどう膜色素，メラニン，ガングリオシド
水晶体性誘発性ぶどう膜炎	水晶体，α-クリスタリン

```
全身性自己免疫疾患         臓器特異的自己免疫疾患

自己抗体  自己抗原        自己抗体   細胞傷害性T細胞
    ↓                        ↓
  免疫複合体                細胞・組織への結合，攻撃
    ↓                        ↓
 臓器組織に沈着              Ⅱ型，Ⅲ型アレルギー
    ↓                        ↓
 Ⅲ型アレルギー              局所的な障害
    ↓
 全身性の組織障害
```

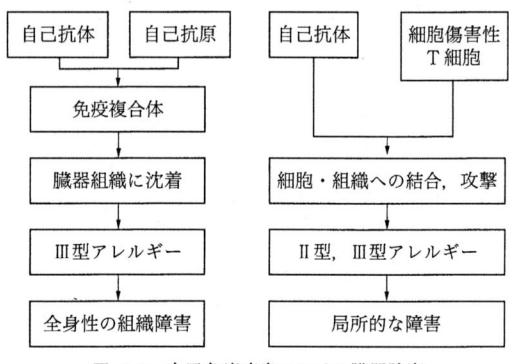

図 3.6 自己免疫疾患における臓器障害

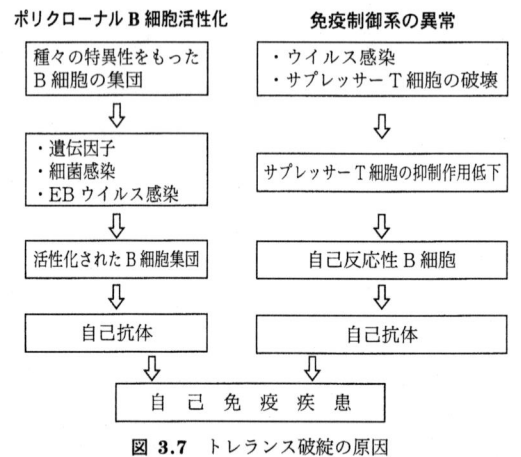

```
ポリクローナルB細胞活性化      免疫制御系の異常

種々の特異性をもった         ・ウイルス感染
B細胞の集団                  ・サプレッサーT細胞の破壊
    ↓                           ↓
・遺伝因子                   サプレッサーT細胞の抑制作用低下
・細菌感染                       ↓
・EBウイルス感染              自己反応性B細胞
    ↓                           ↓
活性化されたB細胞集団          自己抗体
    ↓                           ↓
自己抗体
    ↓
        自 己 免 疫 疾 患
```

図 3.7 トレランス破綻の原因

にBリンパ球が活性化され，自己抗体が産生され自己免疫疾患が起こる（図3.7）．

また，眼球や甲状腺抗原などの隔絶された抗原が組織傷害により免疫反応を起こすことや自己抗原の修飾や外来抗原との交差反応により自己抗原との反応が生じることがある．

II. 各　　論

a. 蕁麻疹

【疾患概念】

蕁麻疹（urticaria, nettle-rash, hives）は，皮膚の限局性発赤，瘙痒感をともなう一過性の限局性浮腫性変化による膨疹である．数分から数時間で痕跡なく消退する．

蕁麻疹は，その経過により急性（出没が1カ月以内）と慢性蕁麻疹（1カ月以上）に分けられる．蕁麻疹には，アレルギー性および非アレルギー性の機序が考えられているが，急性蕁麻疹では，I型アレルギー機序の関与が大きい．

一般に，男性よりも女性にわずかに多く，20～40歳代に多くみられる．15～20％のヒトは一生のうちで一度は経験する．

【病態生理】

蕁麻疹は，多くの因子により発症する（表3.4）．

大部分の蕁麻疹は，ヒスタミンの作用による局所の血管膨張と血管壁の透過性亢進による（図3.8）．ヒスタミンは，血中の好塩基球，組織の肥満細胞に含まれており，その遊離には，①I型アレルギー：肥満細胞に付着したIgE抗体と抗原との反応による（図3.9），②補体活性化を介する肥満細胞への刺激，③圧迫や機械的刺激などの非特異的刺激，④非ステロイド系抗炎症薬（ロイコトリエン産生増加による血管透過性の亢進）の投与などがある．ヒスタミンは，H_1受容体を介して皮膚の血管透過性を亢進させる．

皮疹，特に紅斑がまれに24時間以上持続する場合もあるが，血管周囲の浮腫とともに好酸球や好中球の細胞浸潤が認められ，ロイコトリエンや血小板活性化因子，キニンなどの関与も推測される．

【診断】

皮膚の発赤，瘙痒感が先行し，その中心部分に丘疹様膨疹が生じる．線状，円形，地図状に拡大し，粘膜部位にも生じることがある．

物理性蕁麻疹では，機械的刺激（200g程度の圧迫）や寒冷刺激（寒風，冷水），運動や精神的ストレスによるコリン作動性自律神経の刺激は，ヒスタミンを遊離し膨疹が出現する．

蕁麻疹の発症様式は多様であるが，問診や皮疹の性状，経過などから，病態を検索する（表3.5）．即時型アレルギー反応によるものは，即時型皮膚反応などで抗IgE抗体を確認する．

表3.4　蕁麻疹の発症因子と分類

I. **免疫グロブリンの関与する蕁麻疹**（主としてIgE）
　1. アトピー素因
　2. 特異抗原に対して過敏なもの（薬剤，花粉，食物，接触物質，昆虫毒素など）
　3. 物理性蕁麻疹（機械性蕁麻疹，寒冷蕁麻疹，日光蕁麻疹，コリン性蕁麻疹など）
　4. 抗IgE自己抗体

II. **補体の関与する蕁麻疹**
　1. 遺伝性血管性浮腫
　2. 後天性血管性浮腫
　3. 壊死性血管炎，膠原病
　4. 温熱蕁麻疹
　5. 血清病
　6. 血液製剤に対する反応

III. **非免疫性蕁麻疹**
　1. マスト細胞へ直接作用する物質
　　a. アヘン剤
　　b. 抗生物質
　　c. クラーレ
　　d. 造影剤
　　e. 化学接触物質
　2. イントレランス
　　a. アスピリン，非ステロイド系消炎剤
　　b. アゾ色素，安息香酸塩

IV. **マスト細胞症，色素性蕁麻疹**

V. **特発性蕁麻疹**

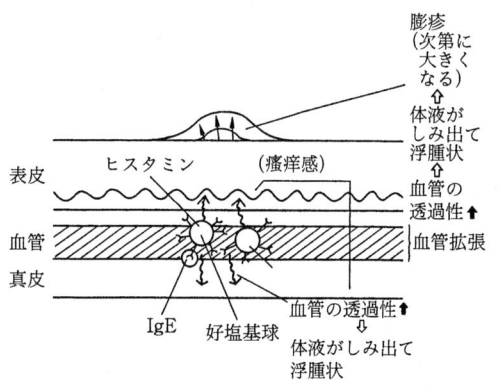

図3.8　蕁麻疹の病態

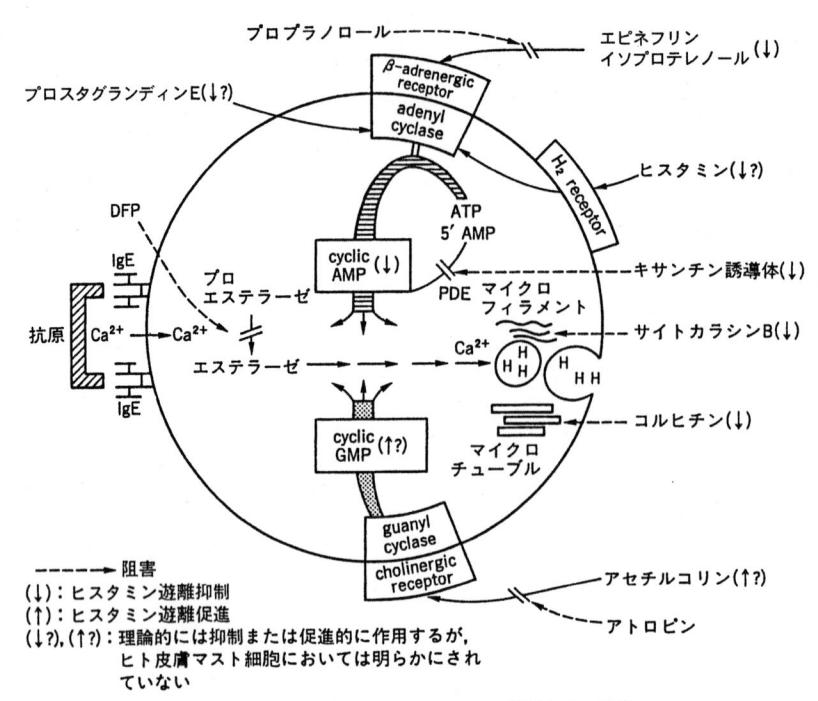

図 3.9 肥満細胞からのヒスタミンの遊離とその制御

表 3.5 蕁麻疹の原因検索

1. 問診
2. 一般診察
3. 臨床検査
   ① Ⅰ型アレルギー反応の関与が疑われる蕁麻疹
      皮内テスト，血清 IgE (RIST, RAST など)
      白血球からの抗原特異的ヒスタミン遊離試験
      病理組織・免疫病理組織検査（個疹が長く持続する場合）
   ② Ⅲ型アレルギー反応の関与が疑われる蕁麻疹
      赤沈，抗核抗体などの自己抗体，血清補体価
      病理組織・免疫病理組織検査
   ③ 機械性蕁麻疹（人工蕁麻疹）
      皮膚描記
   ④ 寒冷蕁麻疹
      寒冷負荷，クリオグロブリン，クリオフィブリノゲン，血清梅毒反応，寒冷溶血素
   ⑤ 温熱蕁麻疹
      温熱負荷
   ⑥ 日光蕁麻疹
      日光あるいは光線照射
   ⑦ コリン性蕁麻疹
      運動負荷などによる発汗テスト
      コリン作動性薬剤による皮内テスト
   ⑧ 接触蕁麻疹
      抗原貼布試験
   ⑨ その他
      基礎疾患の存在が疑われる場合は，それぞれに対する各種検査，食物，薬剤などの誘発・除去試験（食餌性，薬剤性蕁麻疹），性格テスト，環境調査（心因性蕁麻疹）

【治療】

1) 基礎療法

発症因子や原因を見つけだし，それを除去する．また，飲酒や温熱，ストレスなどの増悪因子を避ける．

原因を確定することが困難な場合には，薬物療法を主体とした対症療法を行う．

2) 薬物療法

①抗ヒスタミン薬： ヒスタミンは，主に H_1 受容体を介して皮膚の血管拡張を起こすため，H_1 遮断薬を使用する．

②副腎皮質ステロイド薬： 急性症状の激しい蕁麻疹に対して投与される．

関 連──

● 血管性浮腫 (angiodema), クインケ浮腫 (Quincke's edema)

【疾患概念】

蕁麻疹の一型と考えられ，発作性限局性浮腫で，四肢，顔面，咽喉頭，気管などに好発する．通常の蕁麻疹の発症機序によって起こるものと，補体第1成分阻害因子 (C_1 inhibitor: C_{1INH}) の異常によって起こるものがあり，C_{1INH} の先天的欠損によるも

のを遺伝性血管性浮腫という．

C_{1INH}欠損では，血清補体値の低下がみられ，外傷や手術，ストレスなどが誘因となり，瘙痒のない浮腫や，腹痛，気道閉塞症状を繰り返し，家族内発生をみることもある．治療として，新鮮凍結血漿を輸注する．

b．光線過敏症（日光過敏症）

【疾患概念】

光線過敏症（photosensitivity）は，光線の照射により発生もしくは増悪する皮膚疾患をいう．

光線過敏性皮膚炎（光線過敏性反応）は，遺伝や感染，代謝・栄養・酵素異常，免疫異常などの内的因子（内因性）や，薬剤や化学物質などの外的因子の存在（外因性）により発症する．

【病態生理】

光線（日光）中の特定の波長および波長域によって起こる．

内因性には，白皮（白児症），フェニルケトン尿症，色素性乾皮症，早老症候群など遺伝的疾患が多い．

外因性には，光接触皮膚炎や光過敏性薬疹があるが，体内に吸収された物質が皮膚細胞内に取り込まれ，光線刺激により毒性を示すことによるもの（光毒性反応）や光線のエネルギーにより形成されたある物質に対して即時型および遅延型免疫反応を起こし生じるものがある（光アレルギー性反応）（表3.6）．

【診断】

日光の照射部位に日焼け，湿疹，扁平苔癬などを生じる．

病歴や発生時の臨床所見から光線過敏症が疑われるときには，日光照射テスト，光パッチテストにより確認する．

一般に予後は良好であるが，まれに数年にわたって続く場合がある．

【治療の原則】

日光遮断薬，衣服や戸外活動の制限，光線防御を行う．外因性の場合には，原因となる薬剤や化学物質との接触を避ける．

抗ヒスタミン薬やステロイド薬などの対症療法を行う．

c．アトピー性皮膚炎

【疾患概念】

アトピー性皮膚炎（atopic dermatitis）は，アトピー素因を有し，種々の抗原に対してIgE抗体で対応しようとしている皮膚の炎症，湿疹である．

かつては子供の湿疹とみなされていたが，高年齢層における増加が目立ち，成人発症例も増加している．

【病態生理】

本症の発症機序はいまだ不明であるが，即時型および遅延型の両面にわたる免疫学的異常が認められ

表3.6 光毒性反応と光アレルギー性反応の比較

	光毒性	光アレルギー性
初回曝露の反応	有	無
潜伏期	無	有
光感作物質の化学変化	無	有
キャリア蛋白との共有結合	無	有
臨床症状	日焼け様紅斑	多様性
遠隔部位の再燃（flare）	無	有
持続性光線過敏症の発生	無	有
類似化合物との交差反応	少	多
反復光パッチテストによる交差反応拡大	無	可能
反応に要する薬物濃度	高	低
頻度	高（理論上100％）	低（理論上100％も可）
作用波長	通常吸収波長に同じ	通常吸収波長より長波長
受動伝達	無	可能
リンパ球幼若化現象	無	可能
マクロファージ遊走阻止試験	無	可能

ている（図3.10）．その抗原として食物抗原，環境抗原，特にハウスダスト，ダニ抗原（コナヒョウヒダニ）などが重要視されている．

皮膚や粘膜の透過性・バリア機能の障害などの非免疫学的異常は，食物抗原やダニ抗原，ハプテンの侵入に関連しており，侵入抗原に対する免疫学的異常は，アレルギー反応を増悪させる．

皮膚から侵入した抗原は，表皮のランゲルハンス細胞に捕らえられ，抗原情報はヘルパーT細胞に伝達され，エフェクターT細胞が産生されて感作が成立する．また，侵入抗原は真皮内の肥満細胞表面IgE抗体と直接反応し，ケミカルメディエーターなどを遊離させる．さらに，真皮内でTh2細胞への分化が誘導され，IL-4などの作用によりIgE産生やFcεRの発現を高めるものと考えられている．

【臨床症状】

①乳児期： 滲出傾向の強い鮮紅色斑が顔面や頭部に出現する．やがて，頸部や軀幹，そして四肢に拡大する．脂漏性の痂皮，落屑をともなう．

②幼小児期： 滲出・湿潤傾向は減少し，乾燥傾向を示す．上半身では，毛孔一致性の角化性丘疹，皮糠様落屑がみられる．頸部，関節部，間擦部などを中心にびまん性の紅斑，皮膚の肥厚，苔癬化傾向がみられる．重症例では，紅皮症様変化を示す．

③成人期： 多くは思春期頃までに軽快する．この時期の症状は重篤であり，全身や四肢の皮膚が乾燥や肥厚し，紅皮様状態になることも少なくない．

すべての時期に著明な瘙痒感があり，増悪と寛解を繰り返す．また，皮膚症状は，季節的消長を示すことが多い．

【診断】

特徴的な皮膚症状，自覚症状，アトピー素因などを考慮し診断される（表3.7）．

末梢血好酸球増多や高IgE血症，特異IgE抗体の存在が約70%の症例にみられる．

【治療】

1) 基礎療法

食物抗原の関与が明らかな症例には，当該食物の

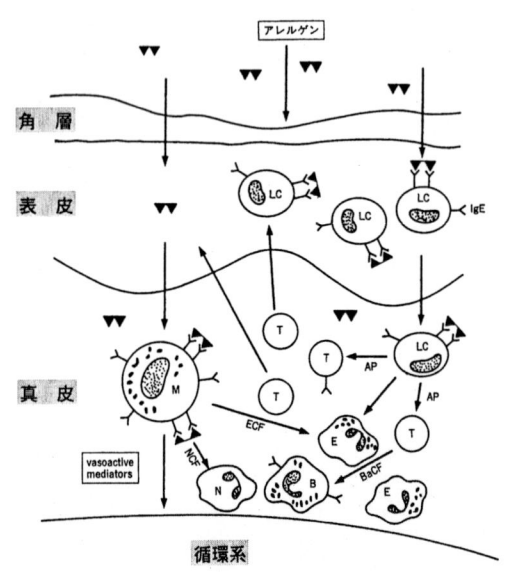

図3.10 アトピー性皮膚炎の発症機構（仮説）
- E：好酸球 AP：抗原提示
- B：好塩基球 ECF：好酸球走化性因子
- N：好中球 NCF：好中球走化性因子
- M：マスト細胞 BaCF：好塩基球走化性因子
- T：Tリンパ球 LC：ランゲルハンス細胞

表3.7 アトピー性皮膚炎の診断基準

I．以下の基本項目を3つ以上有すること
1. 瘙痒
2. 典型的な形態と分布
    a. 成人にあっては屈側の苔癬化
    b. 幼児，小児にあっては顔面および伸側の皮膚
3. 慢性あるいは慢性に再発する皮膚炎
4. アトピー（喘息，アレルギー性鼻炎，アトピー性皮膚炎）の既往歴または家族歴

II．さらに以下の小項目を3つ以上有すること
1. 乾皮症
2. 魚鱗癬，手掌の過度の皺襞，毛孔性角化
3. 即時型（I型）皮膚試験反応
4. 高血清IgE値
5. 年少時発症
6. 皮膚感染症（ことに，黄色ブドウ球菌，単純疱疹）の傾向，細胞性免疫の低下
7. 非特異的または足湿疹の傾向
8. 乳頭湿疹
9. 口唇炎
10. 再発性結膜炎
11. デニー・モルガン（Dennie-Morgan）下眼瞼皺襞
12. 円錐角膜
13. 前嚢下白内障
14. 眼瞼黒化
15. 顔面蒼白，顔面紅斑
16. 白色粃糠疹（ハタケ）
17. 前頸部皺襞
18. 発汗時瘙痒
19. 羊毛および油脂性溶媒に不耐
20. 毛囊周囲の顕著比
21. 食物に不耐
22. 環境，感情因子によって影響を受ける経過
23. 白色皮膚描記症，遅発蒼白反応

(Hanifin et al. 1980)

除去を図る．ダニ抗原などの感作が認められた場合には，寝具やじゅうたんの掃除など生活環境を調整する．

また，表皮のバリアー機能を保護するため，皮膚を清潔に保ち保湿剤や入浴によるスキンケアを行う．

2）薬物療法

すみやかに瘙痒を軽快させることを目的とし，掻爬などによる増悪や慢性化を阻止する．止痒薬として抗ヒスタミン薬（H_1遮断薬）を用いる．抗ヒスタミン作用を有する塩基性抗アレルギー薬は，速効性があり，有効である．

外用療法は，ステロイド薬が中心であり，非ステロイド系抗炎症薬も軽症の病巣には適応がある．

d．アレルギー性結膜炎

【疾患概念】

アレルギー性結膜炎（allergic conjunctivitis）は，眼球結膜および眼瞼結膜（結膜囊）を中心に惹起されたアレルギー症をいう．

花粉などを特異抗原とする即時型アレルギー（Ⅰ型）で発症する急性アレルギー性結膜炎や，ハウスダストや真菌などを抗原とする慢性アレルギー性結膜炎などがある．

点眼薬など薬剤の局所使用による接触性結膜炎は，遅延型アレルギー（Ⅳ型）による結膜炎である．

【病態生理】

結膜は，外界に直接面している唯一の粘膜であるが，涙液に覆われている．涙液中の免疫グロブリン（分泌型IgAなど）やリゾチームは，ウイルス中和作用や殺菌作用を有している．また，結膜は血管・リンパ組織に富み，上皮表層部には肥満細胞の分布も多い．結膜では外来抗原が付着しやすく，侵入した抗原と肥満細胞IgEとの結合により脱顆粒が起こり，アレルギー反応が生じる．

顆粒内のヒスタミンやロイコトリエン（C4/D4/E4）やプロスタグランディンなどのケミカルメディエーターが放出され，瘙痒感や毛細血管透過性を亢進させ，結膜充血や結膜浮腫，流涙が起こる．

接触型アレルギー性結膜炎では，点眼薬や化粧品などの低分子化学物質がハプテンと結合して抗原となり，Ⅳ型アレルギーを起こす．

【診断】

急性アレルギー性結膜炎（アトピー性結膜炎）は小児に多く，Ⅰ型アレルギーによる結膜炎であり，スギやカモガヤ，ブタクサなどの花粉（季節性）やハウスダストやダニ（通年性）がアレルゲンとなる．通年性の抗原では，慢性化しやすい．

軽症型では，結膜充血・浮腫，中等症では結膜分泌物の増加，瘙痒感，重症型では，結膜乳頭形成，角膜潰瘍などが起こる．

結膜分泌物中の好酸球の存在や血清IgE，血清特異的IgE（RAST）は，鑑別診断に有用である．また，接触性アレルギー性結膜炎では，使用薬物の皮膚パッチテストで区別可能である．

【治療】

抗原の回避や遮断（保護眼鏡）を行う．洗眼は，アレルゲンの除去や局所の冷却・止痒効果があり有効である．

対症療法には，抗ヒスタミン薬や抗アレルギー薬，ステロイド薬（点眼）を投与する．また，減感作療法を行うこともある．

e．鼻アレルギー，花粉症

【疾患概念】

鼻アレルギー（allergic rhinitis）は，鼻粘膜のⅠ型アレルギー（即時型アナフィラキシー反応）によるもので，発作性再発性のくしゃみ，水性鼻漏，鼻閉を特徴とする．

好発時期により通年性と季節性に分けられる．抗原は多彩であるが後者は大部分が花粉である．花粉を吸入したり接触することにより引き起こされるアレルギー性疾患を花粉症（pollinosis）あるいは枯草熱と総称する．主として鼻や眼に症状が出現するが，気管支に現れた場合，花粉喘息という．

【病態生理】

すでに感作されている（IgE抗体を有する）個体において抗原物質（アレルゲン）が鼻あるいは眼粘膜に付着・侵入すると，好塩基球や肥満細胞表面のIgE抗体と結合し，細胞からヒスタミンやロイコトリエンなどのケミカルメディエーターを遊離する（図3.11）．

ヒスタミンは，粘膜や皮膚の浮腫や神経終末を刺

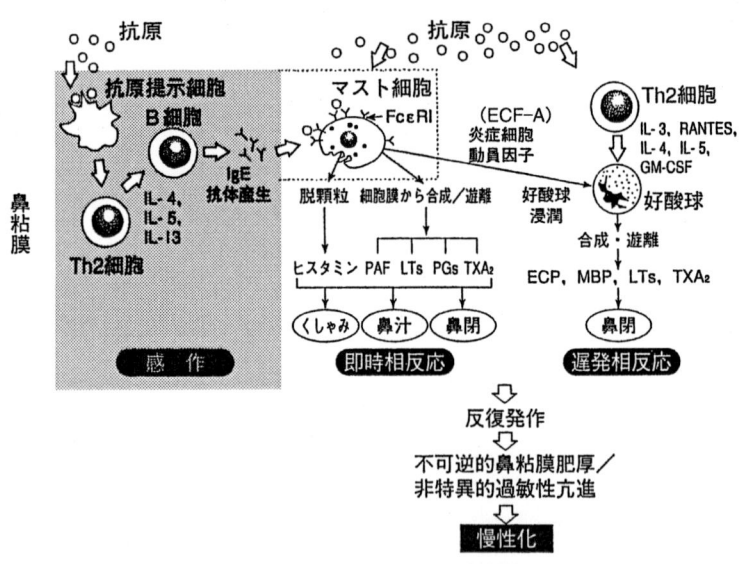

図 3.11 鼻アレルギーの発症機序
IL：インターロイキン
FcεRI：高親和性 IgE 受容体
RANTES：炎症前期サイトカイン
GM-CSF：顆粒球マクロファージコロニー刺激因子
ECP：好酸球陽イオン蛋白
MBP：主要塩基性蛋白

激し，くしゃみや痒みを起こす．

マスト細胞から放出される好酸球遊走因子(ECF-A)やロイコトリエン，血小板活性化因子(PAF)などにより血液や鼻粘膜での好酸球数が増加し，血清中の IgE 値も上昇する．

ハウスダスト（ヒョウヒダニ）やスギ花粉などの抗原の種類と量の増加に加え，気密な住宅構造やカーペットなどの生活様式の西欧化のため急増している．

【臨床症状】

花粉症では，鼻症状（発作性のくしゃみ，水様性鼻汁，鼻閉，鼻咽頭部痛）や眼症状（アレルギー性結膜炎，眼の痒み，異物感，充血，流涙）が主要な症状である．

①鼻症状： くしゃみは朝起床時が多く(morning attack)，夜間沈下した濃厚なハウスダストの吸入や自律神経緊張状態の変動によるものである．

②眼症状： 眼症状は，通年性のアレルギーでは成人より小児に多くみられる．

咳嗽や喘鳴，呼吸困難や胃腸症状，頭痛，倦怠感や寒けなどの全身症状をともなうこともある．

【検査所見】

①鼻鏡検査： 鼻粘膜は腫脹し，花粉症では発赤し浮腫状である．副鼻腔炎の合併が 1/3 にみられる．

②鼻汁好酸球検査： 鼻汁の好酸球増多がみられる（90％）．血液検査による好酸球増多より感度・特異性とも優れ，鼻粘膜内の好酸球とも相関している．

③血液・生化学検査： 末梢血，鼻汁，喀痰中の好酸球数は増加する．血清 IgE は，スギ花粉症の 5％ の例で高値を示す．アレルゲン特異的な IgE 抗体量を測定する（RAST）．

④皮膚テスト： 皮内テストまたはスクラッチテストによるアレルゲンテストがある．

⑤誘発試験： 鼻粘膜や眼粘膜に原因となるアレルゲンを曝露させる誘発試験も行われる．

【診断】

問診により症状，発作時期（季節性，非季節性），発症年齢，合併症など聴取することが重要である．

ハウスダストアレルギーの多くは，10 歳以下で発症することが多いが，花粉症の発症年齢は 20～30 歳代が多い．

花粉アレルゲンの種類と開花期を示したが，発症は周辺の植生に大きく左右されるので，発症季節から抗原の見当をつける（図 3.12）．

家族歴でアレルギー素因（アトピー性疾患）が濃く，気管支喘息，皮膚炎や薬物アレルギーなどを合併することが多い．

血管運動性鼻炎や非感染性非アレルギー性鼻炎との鑑別が必要である（表 3.8）．

花粉症では，花粉飛散時期以外にはほとんど症状がなく，予後は一般に良好である．

【治療】
1) 基礎療法

①抗原回避： アレルゲンの確認とその接触を可能な限り避ける努力が必要である．

花粉症では植生のない地域に開花期間中転地したり，マスクや眼鏡を着用する．また，過労や精神的なストレスを避け，休息を十分にとる．

②アレルゲン特異療法： 減感作療法は根本療法であるが，回避困難なアレルゲンに対して適応となる．

精製した抗原を反応閾値濃度を原則として持続的に注射し，体内に遮断抗体が産生されることにより減感作される．

2) 薬物療法

全身的な薬物療法と点眼薬や点鼻薬などの局所的な薬物療法がある．

①抗アレルギー薬： 肥満細胞や好塩基球の細胞膜安定化によりケミカルメディエーターの遊離を抑制する抗アレルギー薬（クロモグリク酸ナトリウム，トラニラストなど）や Th2 サイトカインの抑制薬などがある．

②局所療法（対症療法）： 抗ヒスタミン薬や抗コリン薬（点鼻薬），交感神経刺激薬（点鼻薬），副腎ステロイド薬が用いられる．

f. アナフィラキシー

【疾患概念】

イソギンチャクの毒素をイヌに注射した後，2～3週間後再度同じ毒素を注射すると，嘔吐や出血性下痢などのショック症状を示し死亡する．このような反応は，免疫とは反対の現象，すなわち防御反応 (-phylaxis) とは反対 (ana-) の現象という意味でアナフィラキシー (anaphylaxis) といわれる．最も重篤な状態がショックであることからアナフィラキシーショックと同義語として使われる．

臨床的には，特定の起因物質により惹起された全

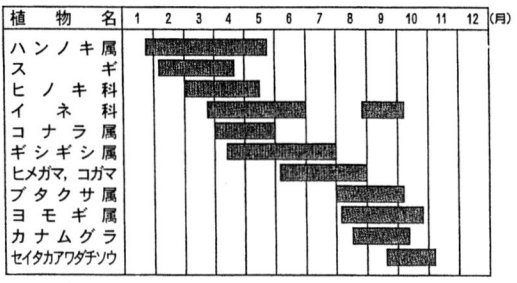

図 3.12 花粉症起因植物の開花期
イネ科植物は 3～11 月に及ぶ，長期にわたる花粉飛散期をもつが，臨床上重要な抗原．
イネ科植物は 5～6 月に集中して開花する．

表 3.8 アレルギー性鼻炎，急性鼻炎，血管運動性鼻炎の鑑別診断

	通年性アレルギー性鼻炎	季節性アレルギー性鼻炎	急性鼻炎	血管運動性鼻炎
好発年齢	なし	成人	なし	成人
好発季節	なし	あり	なし，または冬期に悪化	なし，または季節の変わり目に悪化
鼻，眼，口蓋のかゆみ	あり	あり	まれ	普通はない
咽頭痛	まれ	まれ	多い	まれ
発熱	なし	なし	多い	なし
アレルギーの既往	多い	多い	ときにあり（偶発的）	ときにあり（偶発的）
アレルギーの家族歴	多い	多い	ときにあり	まれ
眼結膜の発赤，浮腫	多い	多い	ときにあり	まれ
鼻粘膜の蒼白，浮腫	普通	普通	なし	ときにあり
鼻汁の好酸球増多	あり	あり	なし	なし
膿性鼻汁	なし	なし	多い	なし
即時型皮膚反応陽性	ほとんど常に	ほとんど常に	ときにあり（偶発的）	ときにあり（偶発的）
血清 IgE 値	上昇	やや上昇	正常	正常

（斎藤洋三：アレルギー性鼻炎の診療．臨床免疫，**20** (Suppl 13)：442-452, 1988）

身性のアレルギー反応を指す．主にⅠ型アレルギー反応（IgE抗体）を介するアナフィラキシー（狭義）とIgE抗体を介さず起炎物質が直接ケミカルメディエーターを遊離・活性化するアナフィラキシー様反応（広義）に分けられる（表3.9）．

ペニシリンに対する過敏反応は，1〜10％であり，1〜2回/10万回の死亡率が報告されている．蜂などの昆虫に対するアナフィラキシーは，0.4〜0.8％であり，1回/650万回の死亡例がある．

【病態生理】

アナフィラキシー反応では，抗原に対してIgE抗体が産生され，IgE抗体がマスト細胞や好塩基球に結合する．再度の抗原刺激によりマスト細胞は活性化され，ヒスタミン，ロイコトリエン（C4/D4/E4），プロスタグランジン，キニン，血小板活性化因子（PAF）などのケミカルメディエーターが遊離される．

アナフィラキシー様反応には，造影剤などによる直接マスト細胞を脱顆粒させる反応，非ステロイド系抗炎症薬などによるアラキドン酸代謝の異常（リポキシゲナーゼへの代謝のシフト）が関与する反応，γ-グロブリン製剤などによる免疫複合体形成や補体の活性化による反応がある．

【臨床症状】

アナフィラキシー反応では，特定の抗原に対して種々のケミカルメディエーターが遊離され，血管拡張，血管透過性の亢進，気道平滑筋の収縮，気道の浮腫と粘液分泌亢進，腸管蠕動亢進，心筋機能抑制，心伝導障害，白血球や血小板の活性化，凝固系の活性化などを起こす．

アナフィラキシー様反応では，起因物質がIgEを介さずに直接マスト細胞や補体系を活性化させ，ケミカルメディエーターを遊離し同様の症状を呈する（表3.10）．

①自覚症状： 口内異物感，口唇のしびれ感，喉頭部狭窄感，嚥下困難感，四肢末端のしびれ感・冷感，心悸亢進，悪心，耳鳴，めまい，胸部不快感，腹痛，尿意，便意などがみられる．

②他覚症状： くしゃみ，反射性咳反射，皮膚紅潮，蕁麻疹，血管運動性浮腫（眼瞼・口唇），急激な血圧降下・循環不全にともなう意識障害（ショック），気道狭窄による呼吸困難・チアノーゼなどがみられる．

【検査所見】

急激に発症し経過が短いことが多いため，系統的

表3.9 アナフィラキシーおよびアナフィラキシー様反応の原因物質

1. 抗生物質 　ペニシリン 　セファロスポリン 　テトラサイクリン 　ニトロフラントイン 　ストレプトマイシン 　カナマイシン 　クロラムフェニコール 　サルファ剤 　ポリミキシンB 　アムホテリシンB 2. 異種抗血清 　破傷風抗毒素 　ジフテリア抗毒素 　狂犬病抗毒素 　ヘビ毒抗体 3. ホルモン 　インスリン 　ACTH 　バソプレッシン 　副甲状腺ホルモン 　ステロイド剤 4. 非ステロイド系抗炎症薬 　アスピリン 　アミノピリン 　インドメタシン	5. 他の治療薬 　局所麻酔薬 　筋弛緩薬 　高張液（マンニトール） 　デキストラン製剤 　酵素製剤 6. 血液成分 　全血液 　血漿製剤 　γ-グロブリン製剤 7. 診断用薬剤 　造影剤（ヨード剤） 　BSP 8. ハチ毒，ヘビ毒 9. 吸入アレルゲン液（非経口投与） 　ハウスダスト 　ブタクサ 10. 食 物 　エビ，カニ 　卵 　魚 　牛乳 　ピーナッツ 　木の実 11. 運 動

表3.10 アナフィラキシーショックの症状一覧

	自覚症状	他覚症状
全身症状	熱感，不安感，無力感	冷汗
循環器症状	心悸亢進，胸内苦悶	血圧低下，脈拍微弱，脈拍頻数，チアノーゼ
呼吸器症状	鼻閉，喉頭狭窄感，胸部絞扼感	くしゃみ，咳発作，喘鳴，呼吸困難，チアノーゼ
消化器症状	悪心，腹痛，腹鳴，便意，尿意，口内異物感，異味感	嘔吐，下痢，糞便，尿失禁
粘膜・皮膚症状	皮膚瘙痒感	皮膚蒼白，皮膚の一過性潮紅，蕁麻疹，眼瞼浮腫，口腔粘膜浮腫
神経症状	口唇部しびれ感，四肢末端のしびれ感，耳鳴，めまい，眼の前が暗くなる	痙攣，意識喪失

な検査成績を得ることは難しい．ショック症状が遷延すれば，血液尿素窒素の上昇，血清酵素の上昇がみられる．

血漿ヒスタミン値上昇，第V/Ⅷ凝固因子・フィブリノゲンの減少，補体活性化などがみられる．

【診断】

アナフィラキシーの治療は一刻を争うため，臨床症状から診断する．

皮膚症状や鼻咽頭症状，薬物の注射や蜂の刺傷などの後での症状であれば，診断は容易である．異種蛋白や薬物などを非経口的（経静脈，経皮，経気道的）に摂取したときに生じることが多い．皮内テストや少量静注投与試験などにより万全の準備が必要である．

アナフィラキシーの出現時間は，個体の感作状態，アレルゲンまたは起因物質の量，投与経路によって異なるが，通常注射後5～10分以内に始まる．症状の発現が速い場合には重篤な傾向にある．

急性心筋梗塞や脳卒中，急性毒物中毒，出血性ショックなどとの鑑別が必要である．

【治療】

アナフィラキシーショックは発症が急激であり，喉頭浮腫，気道閉塞による酸素欠乏症や不整脈による心停止などにより発症1～2時間以内に死亡する例がある．

1） 気道確保と酸素吸入・血管確保

仰臥位にし，前頸部を引き上げ舌根沈下を防止する．

喉頭浮腫による上気道閉塞が強いときには気管内挿管により気道を確保する．

気道確保後はただちに酸素吸入を開始し，輸液および薬剤静注のためすみやかに血管確保を行う．

2） 薬物療法

血圧低下の管理のために点滴静注を開始し，エピネフリン注射（皮下注）を行う．

気道狭窄が認められれば，気管支拡張薬を点滴静注する．

全身瘙痒，蕁麻疹，喉頭浮腫には，抗ヒスタミン薬を点滴静注する．

g． 薬物アレルギー

【疾患概念】

薬物アレルギー（drug allergy）は，薬物の投与を受けた生体で発生した有害反応（adverse reaction）であり，その薬物またはその体内代謝物を抗原としたアレルギー反応である．

異常薬物反応は，常用量の薬物の投与の際に，その薬物の薬理作用あるいは投与量からは予測できない有害で目的としない反応であるが，その発生に主に免疫機序が関与するものをアレルギー性薬物反応（allergic drug reactions）ともいう．

異常薬物反応の中には，アスピリン喘息や造影剤によるアナフィラキシー様反応など免疫以外の機序で発生する場合がある．

薬疹の発生率は約2％（全身性麻疹様94％，蕁麻疹5％）である．原因としてアモキシシリンやアンピシリンなどのセフェム系抗生物質およびST合剤が上位を占めている．

【病態生理】

薬物アレルギーの発生には，薬物の抗原性とともに生体側の因子や投与経路などが関与する．

1） 薬物の抗原性

生体にとって異物である薬物は，生体に対して抗原性を有している．

分子量1,000以下の単純化学物質はハプテンとして作用する．ハプテンは蛋白質などの高分子化合物（担体）と結合し，生体の免疫機構を刺激して抗体の産生や細胞性免疫を誘導する．

多くの薬物は，体内の代謝過程で活性化され，体内蛋白と結合し完全抗原になると考えられる．また，化学構造の中に抗原決定基がある場合には，アレルギー惹起抗原として作用し，Ⅰ型アレルギーを起こすこともある．

ペニシリンアレルギーの場合には，ペニシリン系抗生物質が蛋白質と結合する際に形成されるペニシロイル基や，代謝物であるベンジルペニシロ酸などがアナフィラキシー反応のIgE抗体の主要な抗原となる（図3.13）．

アナフィラキシー反応（Ⅰ型）以外に，ハプテン－セル型溶血性貧血（Ⅱ型），蕁麻疹（Ⅰ型およびⅢ型），免疫複合体型溶血性貧血（Ⅲ型），アレルギー

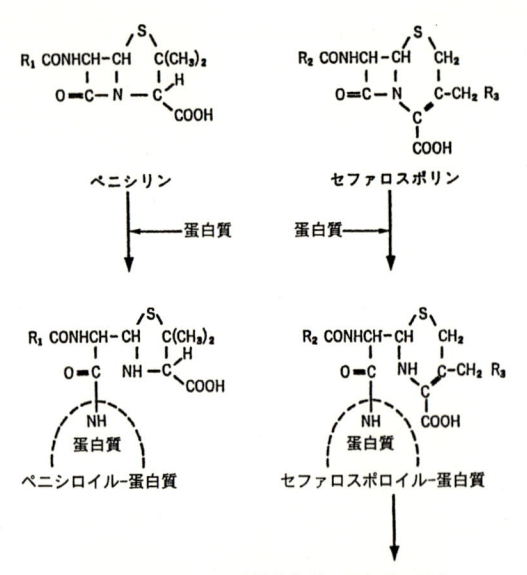

図 3.13 セフェム系抗生物質と蛋白質の結合

性接触皮膚炎（IV型）など多くの免疫機序が想定される．

2） 生体側の因子

薬物アレルギーは，男女ともいずれの年齢層にも起こり，薬物に対する感作状態は長期間続き，化学構造が異なる他の薬物にも感作されやすい傾向がある．

アトピー性疾患や特定のウイルス性疾患に薬物アレルギー発症が多いという事実は証明されていないが，プロカインアミドのアセチル化が遅い例（slow acetylator）では，アレルギーの発生率が高い．

ペニシリン系外用軟膏は，生体を感作しアレルギー性接触皮膚炎を起こしやすい．経皮的投与は，経口投与の場合に比べ免疫原性が高く，さらに体内滞留時間を長くする操作も生体を感作しやすい．

【臨床症状】

薬物アレルギーは，全身あるいは複数の臓器にわたる反応と特定の臓器に限定された反応がある．80％以上が皮膚に限定された反応であるが，薬物により症状は一様ではない（表3.11，表3.12）．

1） アナフィラキシー反応

IgE抗体を介したI型アレルギー反応である．多くは投与後10分以内の短時間で症状が起こる．アナフィラキシー反応により，気道閉塞や短時間内に高度の血圧低下が生じ，臓器が低酸素状態になるとしばしば致死的となる．

表 3.11 薬物アレルギーの症状

免疫反応の型	過敏症状	
	皮膚症状	全身症状
I型	蕁麻疹（血管浮腫）	アナフィラキシーショック アレルギー性気管支喘息 アレルギー性鼻炎
II型		溶血性貧血（ハプテン-セル型・自己免疫型） 血小板減少症？
III型	紫斑（過敏性血管炎型）	血清病型反応 薬剤熱 過敏性血管炎 アルサス現象 ループス様症候群 溶血性貧血（免疫複合体型） 血小板減少症 白血球減少症？
IV型	接触性皮膚炎	
免疫反応の型が判明していないもの，あるいは免疫以外の機序が想定されているもの	皮膚瘙痒症 播種状紅斑 多形滲出性紅斑型皮疹 結節性紅斑型皮疹 水疱症型皮疹 紫斑 固定薬疹 剝脱性皮膚炎型皮疹 中毒性表皮壊死症 扁平苔癬様皮疹 光線過敏症 湿疹型皮膚炎	レフレル症候群 PIE症候群 過敏性肝障害 アレルギー性腎障害（間質性腎炎） 好酸球増加症 汎血球減少症 類白血病反応 白血球減少症 血小板減少症 巨赤芽球性貧血 赤芽球癆 脳症 多発根神経炎 心筋炎

局所麻酔薬などでは，中枢神経刺激作用や循環系への抑制作用により全身痙攣や換気障害，心拍出量低下によるショックが多い．

2） 皮膚症状

皮膚を反応の場として生じるアレルギーで多彩な症状を示す．

①固定疹型薬疹： 比較特異的な症状で同一の部位（口唇，外陰部，指間，四肢伸側）に紅斑が生じる．ときに水疱を形成し，局所に色素沈着を残す．

②播種型紅斑型薬疹： 頻度が高く，発疹（圧迫により褪色する紅斑）は全身に拡大する場合がある．

表 3.12 薬物アレルギーを起こす主な原因薬[*1)]（太字は症状発現頻度が相対的に高い薬剤）

症　状	主な原因薬名	症　状	主な原因薬名
アナフィラキシー反応	**ペニシリン・セフェム系抗生物質**, ストレプトマイシン, **臓器・酵素・血液製剤**, **減感作用アレルゲンエキス**, チオペンタール, ビタミンB_1製剤, スキサメトニウム（末梢性筋弛緩薬）, クロルヘキシジン, プロタミン, ワクチン, ホルムアルデヒド, エチレンオキシド	アレルギー性接触皮膚炎	軟膏・クリーム（ネオマイシン, ベンゾカイン, ケトプロフェン, 抗ヒスタミン薬, パラベン含有薬など）, 洗剤, 化粧品
		天疱瘡型薬疹	ペニシラミン, サルファ薬, フロセミド, フェナセチン
アナフィラキシー様反応	ヨード造影剤, NSAIDs[*2)]	アスピリン喘息	アスピリン, **酸性NSAIDs**, パラベン, タートラジン
ショック	アナフィラキシー（様）反応の原因薬, プロカイン（局所麻酔薬）, ビタミンK製剤（ポリオキシ硬化ヒマシ油含有薬）, 麻薬性麻酔薬, インドシアングリーン, シプロフロキサシン, ヘパリン, フルオレセインナトリウム, 血漿増量薬	急性過敏性肺炎	ペニシリン, アンピシリン, セファレキシン, **サルファ薬**, **ニトロフラントイン**, **ヒダントイン系薬物**, PAS, カルバマゼピン, **メトトレキサート**, イソニアジド, イミプラミン, プロカルバジン, ヒドララジン, メトロニダゾール, テトラサイクリン, 金塩, ピロキシカム, その他のNSAIDs
全身痙攣	局所麻酔薬, ヨーグ造影剤, イミペネム, シプロフロキサシン	肺線維症	ブレオマイシン, メルファラン, シクロホスファミド, ニトロフラントイン, 金塩, ペニシラミン
血清病様反応	β-ラクタム系抗生物質, ストレプトマイシン, **サルファ薬**, チオウラシル, ヒダントイン系薬物	急性間質性腎炎	メチシリン, アンピシリン, リファンピシン, サルファ薬, アロプリノール, フェノプロフェン
薬物熱	**サルファ薬**, **PAS**, リファンピシン, α-メチルドーパ, β-ラクタム系抗生物質, カプトプリル	膜性腎症	**金塩**, **ペニシラミン**, カプトプリル, チオプロニン, ケトプロフェン
ループス症候群	**ヒドララジン**, **プロカインアミド**, **クロルプロマジン**, α-メチルドーパ, イソニアジド	過敏性肝障害	ハロタン, イソフルラン, 三環系・四環系抗うつ薬, フェノチアジン系薬物, フェニトイン, フェノバルビタール, イソニアジド, カルバマゼピン, シメチジン, ラニチジン, **エリスロマイシンエストレート**, シクロスポリン, カプトプリル, **チオプロニン**, メチルテストステロン, フルオキシメステロン
蕁麻疹（血管浮腫）型薬疹	β-ラクタム系抗生物質, サリチル酸系薬物, **減感作用アレルゲンエキス**, **臓器・酵素製剤**, ACE-I阻害薬		
播種状紅斑型薬疹	アンピシリン, アモキシシリン, **バルビタール系薬物**, **サルファ薬**, ピラゾロン系薬物, ヒダントイン系薬物, その他多くの化学物質		
剥脱性皮膚炎型薬疹（紅皮症型薬疹）	フェニルブタゾン, 金塩, フェニトイン, シメチジン, **カルバマゼピン**, カプトプリル, **サルファ薬**, バルビタール系薬物, シプロフロキサシン	汎血球減少	クロラムフェニコール, サルファ薬, ペニシラミン, 金塩, ピラゾロン系薬物, NSAIDs, チオウラシル, フェニトイン, クロルプロマジン
		顆粒球減少白血球減少	**チオウラシル**, **チアマゾール**, **サルファ薬**, **ペニシラミン**, ファモチジン, **ピラゾロン系薬物**, **NSAIDs**, プロプラノロール, チオプロニン, ベスナリノン
多形紅斑型薬疹	**サルファ薬**, **ヒダントイン系薬物**, クロルプロパミド, **バルビタール系薬物**, カルバマゼピン, 金塩, NSAIDs, シメチジン, ペニシリン, アロプリノール		
中毒性表皮壊死症型薬疹	**ピラゾロン系薬物**, NSAIDs, **サルファ薬**, ニトロフラントイン, バルビタール系薬物, 金塩, **カルバマゼピン**, チオプロニン, クロルメザノン, エノキサシン, ペンタミジン, アロプリノール	血小板減少	キニジン, ペニシラミン, **サルファ薬**, 金塩, フェニトイン, チオウラシル, シメチジン, ジクロフェナク, ピロキシカム, α-メチルドーパ, アロプリノール
		溶血性貧血	α-メチルドーパ, メフェナム酸, β-ラクタム系抗生物質, リファンピシン, クロルプロパミド, キニン, メトトレキサート
固定疹型薬疹	ピラゾロン系薬物, サルファ薬, バルビタール系薬物	過敏性血管炎	**サルファ薬**, **ヒダントイン系薬物**, チオウラシル, ペニシリン, フェニトイン, ヒドララジン
扁平苔癬型薬疹	**金塩**, キニン, キニジン, PAS, α-メチルドーパ, フロセミド, **ペニシラミン**, フェノチアジン系薬物	心筋炎	サルファ薬, ペニシリン, ヨード薬
		多発筋炎	ペニシラミン, シメチジン
		全身性進行性強皮症様症状	ブレオマイシン
湿疹型薬疹	**金塩**, フェンブフェン, ピロキシカム, カプトプリル, フェノバルビタール, チオプロニン	グッドパスチャー症候群	ペニシラミン
		重症筋無力症様症状	ペニシラミン
光線過敏症型薬疹	クロルプロマジン, デメチルクロルテトラサイクリン, サルファ薬, **チアジト系薬物**, ピロキシカム, エノキサシン, シプロフロキサシン, グリセオフルビン	後腹膜線維症	メチセルギド

[*1)] 一部非アレルギー性薬物反応を含む
[*2)] 非ステロイド性抗炎症薬

③多形紅斑型薬疹： 皮膚・粘膜移行部（眼，口，陰部）に紅斑や水疱を形成し，重症型では高熱，肺炎，腎障害などを合併する（スティーブン・ジョンソン［Stevens-Johnson］症候群）．

④剥脱性皮膚炎型，紅皮症型薬疹： 麻疹様の紅斑で始まり全身に発赤，浸潤が広がる．

⑤中毒性表皮壊死型薬疹： 最も重篤な薬疹であり，広範な紅斑と弛緩性水疱，びらんを呈する．水疱のない紅斑部も表皮剥離が起こる（ニコルスキー［Nicorsky］現象）．口腔粘膜や結膜，外陰部にびらんを生じる．

3）薬物熱

化学療法薬などの長期投与により発熱，リンパ節腫脹，発疹，関節炎などの血清病様の症状がみられる．発熱が薬物により誘発された場合，薬物熱（drug fever）といい，抗生物質やサルファ剤，パラアミノサリチル酸（PAS）などで生じる．

4）その他

比較的単一の臓器や組織に限られた症状として，過敏性肺炎，急性間質性腎炎，膜性腎症，胆汁うっ滞型肝障害，過敏性血管炎，汎血球減少症，溶血性貧血などがある．

また，自己免疫疾患に類似した症状が誘発されることがある．ヒドララジンやプロカインアミドによる全身性エリテマトーデス様症状，α-メチルドーパによる自己免疫性溶血性貧血，ペニシラミンによる重症筋無力症やグッドパスチャー（Goodpasture）症候群などが報告されている．

【検査所見】

薬物アレルギーには，多くの診断法がある（表3.13）．

①皮膚検査： 皮内テストやプリックテストは，重篤なⅠ型薬物アレルギーの診断に行われる．

アナフィラキシー消失直後では陰性を示すことも多い．

②アレルゲン特異検査： RASTは，血清IgE抗体の有力な検出法である．抗原構造の変化をきたさず固相結合させることが必要である．

リンパ球刺激試験は，Ⅱ型，Ⅲ型およびⅣ型薬物アレルギーを診断する方法である．

パッチテストは，細胞性免疫が関与する薬物アレルギーの診断に用いられるが，陽性率は低いがアレルギー性接触皮膚炎の診断には欠くことができない．

【診断】

問診は，最も大切な診断法である．

薬物負荷から症状発生までの潜伏時間，症状，経過，以前の薬物使用状況やアレルギーの既往などを確認することが必要である．

薬物アレルギーの症状は，原因薬の除去により早期に症状は消退傾向を示すが，アレルギー（反応性）は症状が消失した後にも残る．

表 3.13 薬物アレルギーの検査法

	手技	目的	有用性と問題点
in vivo テスト	皮内テスト，プリックテスト，粘膜負荷テスト	皮内（粘膜）局所におけるⅠ型アレルギー反応の惹起	最も普遍的なⅠ型薬物アレルギーの診断法．陽性であれば感作されている証明になる．蛋白などの高分子化合物に由来する薬物およびペニシリンによるⅠ型アレルギーの診断に特に有用．
	パッチテスト，光パッチテスト	皮膚におけるⅣ型アレルギー反応の惹起	アレルギー性接触性皮膚炎の診断に有用．その他の薬物アレルギーについては陽性であれば診断的価値が高い．
	小量経口負荷テスト	経口薬物によるすべての型のアレルギー反応の誘発テスト	経口薬によるすべての薬物アレルギーの確実な診断法．危険はともなう．
in vitro テスト	RAST	IgE抗体の検出	抗原構造を変化させずに薬物を固相に結合させる手技が完全には開発されていない．
	リンパ球刺激試験	薬物抗原による感作Tリンパ球の刺激	主にⅣ型薬物アレルギーの診断に用いられる．信頼性には問題がある．陰性の場合に薬物の関与を否定する根拠にならない．
	クームステスト，補体結合反応，血球凝集反応	血球膜面を場としたⅡ，Ⅲ型アレルギー反応の惹起	免疫性血球減少症の診断に有用．

症状がアレルギー性（免疫的機序）かその他の機序によるものか，同時に投与された複数の薬物間での相互作用による反応か，などを判断する．

【治療】

薬物アレルギーの治療の原則は，①疑わしい薬物の投与は中止する，②アレルギー症状の把握，重篤度により対症療法を行う，③予想される合併症，後遺症への対策を講じる，④原因薬を明らかにし回復後の安全な薬物を決める，ことである．

アナフィラキシー反応にともなって発生する重篤な反応として，ショック，急性気道閉塞，全身痙攣があり，救命処置が必要となる．

Ⅰ型以外のアレルギー症状に対しては，対症療法を適切に行う．多くの症状は，原因薬の中止により比較的早期に消退傾向を示す．

薬物アレルギーの発生や重症化を防ぐには，①免疫原性が低く，予想される副作用がほぼ判明しているもの，②併用する薬物は必要最小限にとどめる，など，薬物の選択が必要である．

薬物アレルギーの既往のある例では，原因薬と化学構造が類似しているものや交差反応が推定される薬物の使用は避ける．再び原因薬を使用せざるをえない場合には，漸増法による投与法や減感作療法も実施されている．

h. 全身性エリテマトーデス

【疾患概念】

全身性エリテマトーデス（systemic lupus erythematosus：SLE）は，原因不明の多臓器を障害する慢性の全身性炎症性疾患である．膠原病の代表的疾患であり，多彩な自己免疫現象を示す．細胞性，特にT細胞の機能異常によりB細胞機能が非特異的に活性化され，抗核抗体をはじめ多くの自己抗体が出現する．再燃と寛解を繰り返すが，診断法の向上や早期例の増加，治療法の進歩により，近年その生命予後は向上している．

わが国での有病者数は28,000～37,000人であり，男女比は1：9～10と圧倒的に女性に多く，20～40歳代に好発する．アジア人や黒人は，白人に比し発症率が高い．

【病態生理】

病因には，①遺伝的要因：一卵性双生児の発症一致率が25％，②内分泌・環境要因：妊娠可能年齢

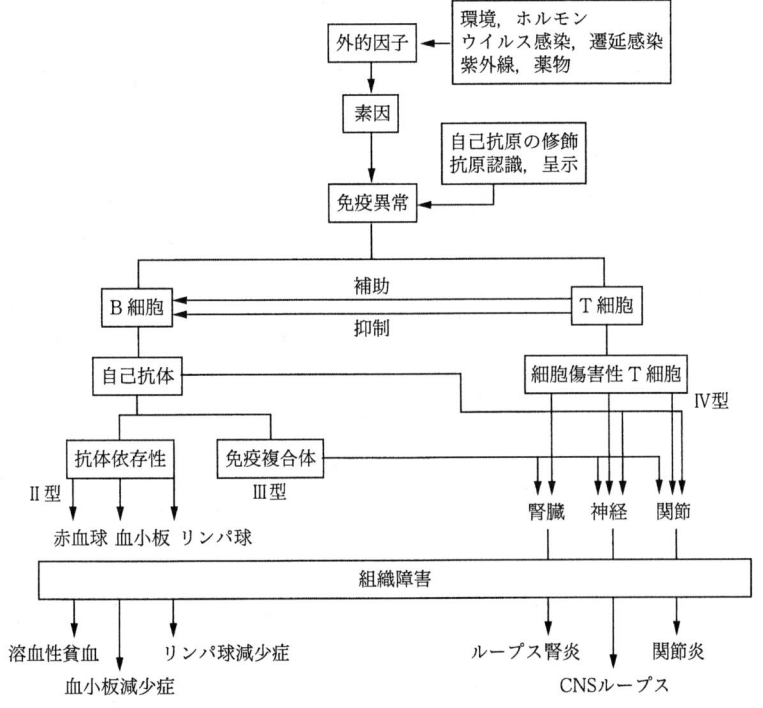

図 3.14 SLEの病態

層に好発すること，分娩後に増悪することが多いこと，クラインフェルター症候群（XXY染色体）の発症率が高い，③免疫学的要因：免疫複合体の除去機構，抑制性T細胞機能，アポトーシスなどの異常，などが関与している（図3.14）．

自己反応性T細胞は，胸腺の中でアポトーシスを起こして死滅するが，Fas抗原やサイトカイン，接着分子の異常により自己反応性T細胞が残存し，B細胞も活性化される．

SLEでは，さまざまな自己抗体が検出される．抗核抗体は，細胞内のDNAまたはRNAに結合した蛋白質，遺伝子の複製や転写・翻訳の酵素や調節因子が対応抗原である．臓器非特異的自己抗体の傷害機序としては，自己抗原抗体の免疫複合体の組織沈着と補体活性化によるⅢ型アレルギーの機序が考えられる．これらの核抗原は条件によっては細胞表面に表出されることから，抗核抗体が直接傷害作用を及ぼすと考えられる．

クームス抗体，抗リンパ球抗体，抗血小板抗体などの細胞表面抗原に対する抗体は，Ⅱ型アレルギーによる細胞傷害機序により血球減少の原因となる．

【臨床症状】

a．皮膚粘膜症状 蝶形紅斑（鼻梁から頬部に広がる，典型的には紅斑部が盛り上がる），ディスコイド疹（皮膚萎縮と落屑をともなう境界明瞭の紅斑，顔面，耳介，頭部に好発，瘢痕を残す），頭髪の脱毛，上下肢の網状青色皮斑，口腔鼻咽頭の潰瘍（無痛性），レイノー現象，爪周囲や指尖部の梗塞，脂肪織炎がみられる．

病理学的に基底細胞の液状変性，基底膜の肥厚と断裂などが認められ，蛍光抗体法で真皮表皮結合部に免疫グロブリンと補体が沈着している（ループスバンドテスト）．

長時間の日光・紫外線曝露（UV-B）により皮膚の水疱形成や全身症状の増悪などの光線過敏症がみられる．

SLEの亜型として，再発性環状紅斑を主徴とし，抗SS-A抗体や抗SS-B抗体との関連が認められる亜急性皮膚ループスエリテマトーデス（subacute cutaneous lupus erythematosus：SCLE）がある．

b．関節・筋症状 骨破壊をともなわない対称性の多発性関節炎が，手指，膝関節に好発する（約80％）．関節周囲の炎症のため，可逆性の変形を示す場合がある（ジャクー型関節炎）．

大腿骨頭壊死は，SLEの5～10％に発症するが，SLE固有の要因に加え，ステロイド大量投与や高脂血症が関与している．

筋痛や筋力低下が60％にみられる．

c．腎症状 約50％に腎障害（ループス腎炎）がみられ，予後を左右する重要な臓器障害である．持続性蛋白尿や顕微鏡的血尿や多彩な細胞性円柱尿（テレスコープ沈渣）が認められる．ネフローゼ症候群を経過して，腎不全へと進行する．

ループス腎炎の病理組織型と活動性は臨床経過が関連し，腎障害の評価と治療効果の判定，予後の推定に重要である（表3.14，表3.15）．

びまん性糸球体腎炎（Ⅳ型，40％）は，基底膜の肥厚と細胞増殖が糸球体全体に認められるもので，最も予後が不良で透析への移行が多い．膜性糸球体腎炎（Ⅴ型，15％）は，メサンギウムの変化はともなわず基底膜の均質な肥厚を認められるもので，ネフローゼ症候群を呈することが多い．腎病変の進行は緩徐であり，腎不全に至る例は少ない．

d．精神神経症状（中枢神経症状） 中枢神経

表3.14 ループス腎炎の組織学的分類（WHO）

Ⅰ．正常糸球体
  a）所見なし（すべての観察技術において）
  b）光顕は正常，電顕もしくは蛍光抗体法で沈着あり
Ⅱ．**メサンギウムのみの病変**（mesangiopathy）
  a）メサンギウムの拡大および/もしくは軽度の細胞増殖
  b）中等度の細胞増殖
Ⅲ．**A．巣状分節状糸球体腎炎**
  a）活動性壊死性病変
  b）活動性および硬化性病変
  B．巣状増殖性糸球体腎炎
  a）活動性壊死性病変
  b）活動性および硬化性病変
Ⅳ．**びまん性糸球体腎炎**
  a）分節状病変を欠く
  b）活動性壊死性病変をともなう
  c）活動性および硬化性病変をともなう
  d）硬化性病変をともなう
Ⅴ．**びまん性膜性糸球体腎炎**
  a）純粋な膜性糸球体腎炎
  b）Ⅱ型病変をともなう
  c）Ⅲ型病変をともなう
  d）Ⅳ型病変をともなう
Ⅵ．**進行した硬化性糸球体腎炎**

表 3.15 腎組織所見からの活動性の判定

	活動性指数 (activity index)	慢性化指数 (chronicity index)
糸球体病変	1) 細胞増殖 2) フィブリノイド壊死, 核崩壊 3) 細胞性半月体 4) 硝子血栓, ワイヤーループ 5) 白血球浸潤	1) 糸球体硬化 2) 線維性半月体
尿細管間質病変	1) 単核細胞浸潤	1) 間質線維化 2) 尿細管萎縮

症状（CNSループス）は，痙攣発作と精神症状が基本である（10〜30％）．昏睡をともなう痙攣発作は，ループスクライシスと呼ばれ，予後が悪い．

CNSループスでは，髄液中のインターフェロンαやインターロイキン-6が高値を示す．

その他に無菌性髄膜炎や横断性脊髄炎，抗リン脂質抗体症候群の合併による脳血管病変などがみられる．

e. 心肺症状 漿膜炎（胸膜炎，心外膜炎）が多くみられる（約20％）．胸水・心嚢液中にLE細胞が認められる．

間質性肺炎（急性型，ループス肺臓炎）では，発熱とともに乾性咳嗽，呼吸困難，板状無気肺を認められステロイドによく反応する．

急性肺胞出血は，喀血，進行する貧血，呼吸不全を呈し，予後不良である．

肺高血圧症は，レイノー現象をともない，抗U1-RNP抗体陽性例に多いが，有効な治療がなく，予後が不良である．

心内膜炎（リブマン・サックス［Libmann-Sacks］心内膜炎）は，弁膜に血栓性疣贅を形成するが，抗リン脂質抗体との関連が注目されている．

f. 消化器症状 肝障害（ルポイド肝炎）は，疾患活動性と相関し，ステロイド療法によく反応する．薬剤性肝障害やステロイドによる脂肪肝，ウイルス性肝炎の鑑別が必要である．

腹水貯留（ループス腹膜炎），腸間膜動脈閉塞症，蛋白漏出性胃腸症などの合併も報告されている．

g. 血液症状 白血球減少，リンパ球減少，血小板減少，溶血性貧血などがみられる．

白血球減少は，疾患活動性と相関し，顆粒球・リンパ球系ともに減少するが，特にT細胞の減少が著明である．

血小板減少では，抗血小板抗体が認められることも多く，出血傾向を示すこともある．まれに，血栓性血小板減少性紫斑病（TTP）が合併することがあり，血小板減少とともに奇形赤血球が出現する．

クームス抗体は，約20％に認められるが，その一部の症例で溶血性貧血がみられる．

抗リン脂質抗体や循環抗凝固因子（ループスアンチコアグラント）が存在すると，aPTTが延長するが，出血傾向ではなく血栓症状を起こしやすい．

【検査所見】
1） 自己抗体

SLEでは，免疫学的異常によりさまざまな自己抗体が認められる（表3.16）．

SLEのほぼ全例に抗核抗体が陽性となるが，LE

表 3.16 SLEに見いだされる自己抗体と関連する病態

抗 体	測定法*	出現率	関連する病態
SLEに特異性が高い抗体			
LE因子	LE細胞試験	30〜50％	活動期SLE
抗dsDNA抗体	RIA, EIA	40〜60％	ループス腎炎
抗Sm抗体	DID, IPP, EIA	15〜30％	中枢神経症状，腎炎
抗Ki抗体	DID	10％	乾燥症状，筋炎
抗リボソームP抗体	DID, IPP	10％	中枢神経症状
抗PCNA抗体	DID	<5％	血小板減少，腎炎
抗Ku抗体	DID		日本人では強皮症・筋炎重複症候群に特異的
SLE以外でも検出される抗体			
抗U1RNP抗体	DID, IPP, EIA	30〜50％	非腎症SLE，MCTD，レイノー現象
抗SSA/Ro抗体	DID, IPP, EIA	30〜50％	乾燥症状，新生児ループス，亜急性皮膚ループス
抗SSB/La抗体	DID, IPP, EIA	10％	乾燥症状，再発性環状紅斑
抗リン脂質抗体	EIA	10〜30％	動静脈血栓症，習慣性流産

＊ RIA: ラジオイムノアッセイ，DID: 二重免疫拡散法，IPP: 免疫沈降法，EIA: 酵素抗体法．

因子（DNA-ヒストン複合物に体する抗体），抗2本鎖DNA（dsDNA）抗体，抗Sm抗体は，疾患特異性が高い．

抗U1-RNP抗体，抗SSA/Ro抗体，抗SSB/La抗体は，SLE以外の疾患にも認められるものである．抗U1-RNP抗体陽性例では，腎症例が少なく，レイノー現象，手指硬化・腫脹など混合性結合組織病（MCTD）を疑わせるものが多く，抗SSA/Ro抗体，抗SSB/La抗体陽性例ではシェーグレン症候群の症状を呈する．

LE細胞は，試験管内で破壊された白血球の核に血清中のLE因子が結合し，補体により膨化したLE体を他の白血球が貪食したものである．

梅毒血清反応生物学的疑陽性（BFP，25％）は，リン脂質（カルジオリピン）に対する抗体があるために生じるが，ガラス板法では陽性，TPHA法では陰性を示す．抗リン脂質抗体陽性例（抗リン脂質抗体症候群）では，動静脈血栓症，習慣性流産，血小板減少症などを示すが，リン脂質に結合し抗血栓作用を示すβ_2-グリコプロテイン（β_2GPI）に対する自己抗体であることが重要とされている．

【診断】

SLEでは，全身性の多臓器障害を示すが，診断には米国リウマチ学会（ACR）の分類基準が用いられている（表3.17）．11項目からなる基準項目のうち，4項目以上を満たせばSLEと診断してよい．本基準の感度は95％，特異度は96％とされている．

1) 疾患活動性の評価

厚生労働省自己免疫疾患調査研究班では，SLEの臨床活動性を評価するために判定基準が提唱されている（表3.18）．これらの項目以外にも，腎症，漿膜炎，血小板減少，溶血性貧血，中枢神経症状，抗dsDNA抗体価なども活動性を示唆する項目である．

抗核抗体の抗体価は，疾患活動性の指標にはなりにくい．

血清CRP値は，漿膜炎や血管炎，中枢神経障害では上昇するが，一般にSLEの活動期には，赤沈値は亢進するものの血清CRP値は低値を示すことが多い．

2) 腎症活動性の評価

ループス腎炎は，SLEの予後を決める重要な病態であるが，尿蛋白量の増加，尿沈渣所見（血尿，円柱尿），血清クレアチニン値の上昇，クレアチニンクリアランスの低下，血清補体値の低下，抗dsDNA抗体価上昇は，腎症の活動性を示す所見である．

腎生検による組織検査は，活動性の判定や予後の推定に有用である．腎病理組織所見からの活動性の指標（活動性指数と慢性化指数）において慢性化指数が高い例では，治療反応性が不良であり予後が悪い．

SLEの5年生存率は，1970年代には75％であったが，1980年以降90％を超えるようになった．診断法の向上による軽症例や早期例の増加，治療法の進歩によるところが大きい．

死因としては，腎不全死が多かったが，血液透析療法の普及により，感染症死や心血管疾患による死亡例が増加している．ステロイド療法や免疫抑制薬療法にともなった易感染性，日和見感染症（サイトメガロウイルス，カリニ肺炎，真菌症）や結核などに注意を要する．最近では，肺高血圧症や肺胞出血などの難治性病態による死亡が重要な問題となっている．

【治療】

1) 基礎療法・生活指導

SLEは，寛解と増悪を繰り返す慢性の疾患であることなど患者教育を行う．

過労や感染，直射日光の曝露を避けるように指導する．レイノー現象などの血管病変がある場合には，寒冷を避け禁煙をさせる．

妊娠や出産を契機として増悪することが多いため，腎症例では妊娠を避けることが望ましい．

2) 薬物療法

①ステロイド療法：薬物治療の基本は，ステロイド療法である．病態や臓器障害，活動性を評価し，ステロイド投与量を決定する（表3.19）．

a) 軽症SLE：微熱，関節炎，発疹などの重要な臓器障害がない例では，少量ステロイド（プレドニゾロン20 mg/日以下）を投与する．

b) 中等度SLE：発熱，漿膜炎（胸膜炎，心外膜炎），持続性蛋白尿（腎組織型IV型以外）を認める例では中等量ステロイド（プレドニゾロン30〜40 mg/日）を投与する．

c) 重症SLE：腎症（腎組織型IV型）やネフローゼ症候群，急性進行性腎炎，中枢神経障害，血

II. 各 論

表 3.17 SLE の診断（分類基準）

診断基準	定 義
1. 頬部紅斑 (malar rash)	鼻唇溝を避けて，頬骨隆起部上の平坦あるいは隆起性の固定した紅斑．
2. 円板状紅斑 (discoid rash)	付着する角化性落屑および毛嚢栓塞をともなう隆起性紅斑：陳旧性病変では萎縮性瘢痕形成がみられることがある．
3. 光線過敏症 (photosensitivity)	患者の病歴あるいは医師の観察による日光に対する異常な反応の結果生じた皮疹．
4. 口腔内潰瘍 (oral ulcers)	医師の観察による口腔もしくは鼻咽腔潰瘍．通常は無痛性である．
5. 関節炎 (arthritis)	圧痛，腫脹あるいは関節液貯留により特徴づけられ，2つあるいはそれ以上の末梢関節をおかす非びらん性関節炎．
6. 漿膜炎 (serositis)	a) 胸膜炎―胸膜炎によると考えられる疼痛の，もしくは医師による摩擦音の聴取，もしくは胸水の所見．あるいは， b) 心膜炎―心電図，もしくは摩擦音，もしくは心嚢液貯留の所見により証明されたもの．
7. 腎障害 (renal disorder)	a) 0.5 g/日以上，もしくは定量しなかったときは3＋以上の持続性蛋白尿．あるいは， b) 細胞性円柱―赤血球，ヘモグロビン，顆粒，尿細管性円柱あるいはそれらの混合．
8. 神経障害 (neurologic disorder)	a) 痙攣―有害な薬物あるいは既知の代謝異常，たとえば尿毒症，ケトアシドーシスあるいは電解質不均衡などの存在しないこと．あるいは， b) 精神障害―有害な薬物あるいは既知の代謝異常，たとえば尿毒症，ケトアシドーシスもしくは電解質不均衡などの存在しないこと．
9. 血液学的異常 (hematologic disorder)	a) 溶血性貧血―網状赤血球増多をともなうもの．あるいは， b) 白血球減少症―2 回あるいはそれ以上の測定時に白血球数が 4,000/mm^3 未満であること．あるいは， c) リンパ球減少症―2 回あるいはそれ以上の測定時に 1,500/mm^3 未満であること． d) 血小板減少症―有害な薬物の投与なしに 10 万/mm^3 未満であること．
10. 免疫学的異常 (immunologic disorder)	a) 抗 DNA 抗体：native DNA に対する抗体の異常高値．あるいは， b) 抗 Sm 抗体：Sm 核抗原に対する抗体の存在．あるいは， c) 1) 抗カルジオリピン抗体 　　2) ループスアンチコアグラント 　　3) 梅毒反応偽陽性（少なくとも 6 カ月間陽性）
11. 抗核抗体 (antinuclear antibody)	免疫蛍光抗体法もしくはそれと等価の方法で，異常高値を示す抗核抗体を検出すること．経過中のどの時点でもよい．"薬剤誘発性ループス症候群 (drug-induced lupus syndrome)" と関連していることが知られている薬剤投与のないこと．

経時的に，あるいは同時に 11 項目のうちいずれかの 4 項目，あるいはそれ以上が存在するときに，その患者は全身性エリテマトーデスを有しているといえる．

小板減少症，溶血性貧血，急性間質性肺炎，全身性血管炎などの重要な臓器障害が認められる場合には，大量ステロイド（プレドニゾロン 60 mg/日以上）を投与する．

腎症では，重症度を判定しステロイド量を決定する（図 3.15）．腎病理組織型により予後が異なるため，可能な限り腎生検を行い治療法（ステロイド投与量を含め）を選択する．

初期投与量を 2～4 週間継続し，臨床症状の改善をみながら 1～2 週間ごとに 10％ ずつ漸減する．一般に，活動性が高い時期には，ステロイド量を増量し，活動性が低下すればステロイド量を漸減し，維持量を継続する．

さらに，経口投与では不十分の場合にはパルス療法（メチルプレドニゾロン 1,000 mg/日，3 日間 1 クール）を行い，後療法を継続する．

②免疫抑制薬： ステロイド療法が無効の場合や重篤な副作用のためにステロイド増量が困難な場合

表 3.18 SLE 活動性判定基準

1) 発熱
2) 関節痛
3) 紅斑（顔面以外も含む）
4) 口腔潰瘍または大量脱毛
5) 赤沈亢進（30 mm/時以上）
6) 低補体血症（C3<60 mg/dl, CH 50<20 単位）
7) 白血球減少症（4,000/μl 以下）
8) 低アルブミン血症（3.5 g/dl 以下）
9) LE 細胞または LE テスト陽性

上記 9 項目中 3 項目以上陽性ならば，活動性ありと判断する．

表 3.19 SLE の治療

一般的な治療
十分な安静とストレスの除去．光線過敏のある症例では，紫外線照射を減らす（サンスクリーンなど）．

軽 症
1) 発熱：随伴する臓器病変の治療（通常はステロイド薬）．発熱のみ → 非ステロイド性抗炎症薬（NSAIDs）
注意：イブプロフェンなど NSAIDs で，SLE 患者（特に抗 U1-RNP 抗体陽性例）に無菌性髄膜炎がみられることがあるため注意が必要である．
2) 皮疹：局所療法（ステロイド軟膏など）．
3) 関節炎：NSAIDs. 不応例 → 経口ステロイド（プレドニゾロン 5〜20 mg/日）
4) 漿膜炎：疼痛 → NSAIDs.
少量貯留 → 中等量ステロイド（プレドニゾロン 0.5 mg/kg）．

重 症
5) 漿膜炎：多量貯留 → 大量ステロイド（プレドニゾロン 1 mg/kg）．
6) 血液異常：
① 溶血性貧血：大量ステロイド（プレドニゾロン 0.75〜1.0 mg/kg）．
② 血小板減少症：プレドニゾロン 1 mg/kg. 不応例 → 免疫グロブリン大量療法，ビンカアルカロイド，シクロホスファミド
③ 白血球減少症：通常はリンパ球減少によるもので易感染性のリスクファクターとはならない．
7) 神経精神症状
急性期症状 → 向精神薬（抗精神病薬，抗痙攣薬）．
SLE の活動性 → ステロイド（症状に応じて中等〜大量〜パルス療法）．
不応例 → シクロホスファミドパルス療法．
8) 腎炎

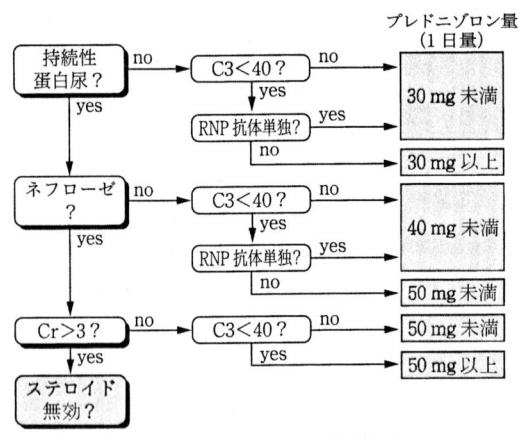

図 3.15 腎症における治療指針

に免疫抑制薬を併用する．

アザチオプリン，シクロホスファミド，ミゾリビンなどが免疫抑制薬として用いられる．最近では，シクロホスファミドのパルス療法（500〜1,000 mg/月，静注）が腎症（腎組織型IV型や慢性型）に有効とされており，副作用も少ない．

③非ステロイド系抗炎症薬： 微熱や関節炎，筋痛などの重要な臓器障害がない例に用いる．

3） アフェレーシス療法

血漿交換療法や免疫吸着療法，リンパ球除去療法が，ステロイド抵抗例や TTP などの難治例に有効であることもある．

関 連

●**新生児ループス**（neonatal lupus erythematosus）

【疾患概念】

SLE などの母親から生まれた新生児が，先天性心ブロックや皮膚紅斑，白血球減少，血小板減少，肝脾腫などの一過性の SLE 様症状を呈することがある．

母親由来の IgG 型自己抗体（抗 SS-A/Ro 抗体，抗 SS-B/La 抗体）が胎盤を通過して胎児に移行し，さまざまな症状を起こすと考えられている．

非可逆的な症状を除き，母親由来の IgG が血液から消失する生後 6 カ月までに臨床症状は消失する．

●**薬剤誘発性ループス**（drug-induced lupus erythematosus）

【疾患概念】

抗不整脈薬（プロカインアミドなど）や降圧薬（ヒドララジンなど）を服用中に，発熱，紅斑，関節炎，血球減少や抗核抗体陽性などの SLE 様症状を発現することがある．

抗ヒストン抗体が高率に陽性となる．

原因薬剤の中止により症状は軽快することが多い.

● **抗リン脂質抗体症候群**（anti-phospholipid syndrome：APS）

【疾患概念】

抗リン脂質抗体症候群は，血中にカルジオリピンなどの陰性荷電をもつリン脂質と反応する抗体（抗リン脂質抗体）が検出され，臨床的に繰り返す動静脈血栓症や習慣性流産，血小板減少などの血栓症状をきたす疾患である（表3.20）.

抗リン脂質抗体は，SLEをはじめとする膠原病に広く認められる．抗カルジオリピン抗体は，カルジオリピンと結合し構造変化したβ_2グリコプロテインI（GP-I）に対する抗体であり，ループスアンチコアグラントは，リン脂質依存性の血液凝固検査において凝固時間を延長させる免疫グロブリンである．生物学的疑陽性（BFP）もその一種である．

血栓症の既往がない場合には，治療を行わないのが原則であるが，喫煙，高血圧，高脂血症，経口避妊薬などの血栓症のリスクファクターは避ける．

動静脈血栓症の急性期には，ウロキナーゼなどの血栓溶解療法を行う．慢性期には，抗凝固薬（ワルファリン）や抗血小板薬（アスピリンなど）が使用される.

妊娠合併症管理には，ヘパリンと少量アスピリンの併用が行われる．

i. 後天性免疫不全症候群

【疾患概念】

後天性免疫不全症候群（エイズ，acquired immunodeficiency syndrome：AIDS）は，1981年にはじめて米国で発見されたものであり，ヒト免疫不全ウイルス（human immunodeficiency virus：HIV）感染により発症する疾患である．HIVの感染経路には，①血液，②性行為，③母子感染がある．エイズ感染者や患者の血液中にはHIVが含まれ，汚染された血液製剤や注射器の共用など薬物中毒者に感染がみられる．性行為による同性間・異性間感染がみられるが，女性から男性への感染は少ない．HIV感染の母体から生まれた新生児は，20～30%がエイズを発症する．

WHOによれば世界に500万人以上のエイズ患者と1,000万人以上のHIV感染者がいると推定されている．

【病態生理】

HIVは，レトロウイルス科のRNAウイルスである（図3.16）．リンパ球（CD4 T細胞，ヘルパーT細胞）に侵入すると，逆転写酵素（reverse transcriptase：RT）というポリメラーゼ酵素により自己のRNAを鋳型としてDNAを転写し，核内DNAに組み込まれる（プロウイルス）．

細胞分裂にともない細胞から細胞へと移行していくが，サイトカインなどの刺激によりウイルスの複製が活性化され，産生された新たなRNAウイルス粒子は，さらにT細胞（CD4 T細胞）に侵入する．HIV表面のgp 120は，CD4 T細胞の表面に存在するCD4を受容体として結合し，ケモカイン受容体（CCR 5，CXCR 4）を補受容体として細胞内に侵入する．CD4分子は，マクロファージなどの抗原提示細胞や脳グリア細胞にも存在している．

感染者体内のウイルスはさまざまに変異し，抗HIV免疫応答が有効に機能せず，感染は持続する．

【臨床症状】

a. 伝染性単核症様症候群　HIVが，血液や性行為などを介して体内に侵入すると，3～6週間

表 3.20　抗リン脂質抗体に関連した臨床症状

静脈系
- 四　肢：深部静脈血栓症，血栓性静脈炎
- 肝　　：バッド・キアリ（Budd-Chiari）症候群，肝腫大，血清酵素上昇
- 腎　　：腎静脈血栓症
- 副　腎：副腎機能低下症
- 肺　　：肺梗塞，肺高血圧症
- 皮　膚：網状皮斑，血管炎様皮疹，皮下結節
- 眼　　：網膜静脈血栓症

動脈系
- 四　肢：虚血，壊疽
- 脳血管：脳梗塞，多発性脳梗塞，一過性脳虚血性発作，スネドン（Sneddon）症候群
- 心　　：心筋梗塞，弁膜症，心筋症，血栓症，不整脈，徐脈
- 腎　　：腎動脈血栓症，腎微小血栓血管障害
- 肝　　：肝梗塞
- 大動脈：大動脈弓症候群，跛行
- 眼　　：網膜動脈血栓症

その他
- 習慣流産
- 血小板減少
- 劇症型抗リン脂質抗体症候群

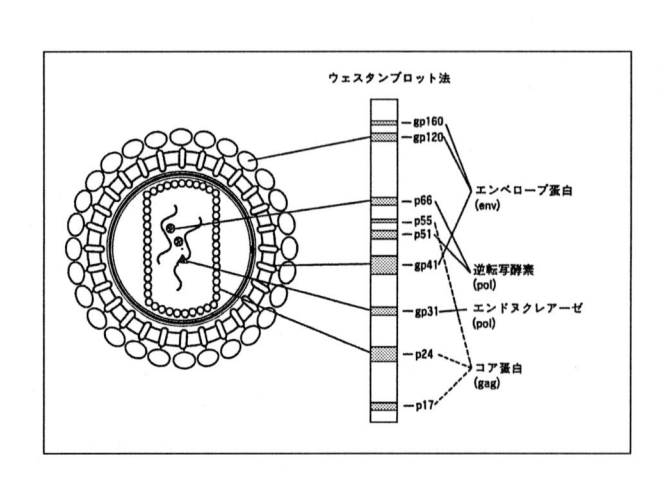

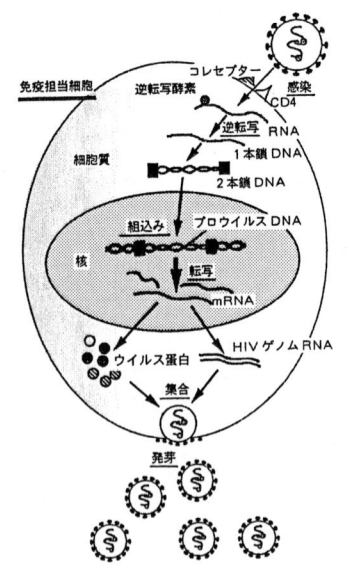

図 3.16 HIVの構造と感染

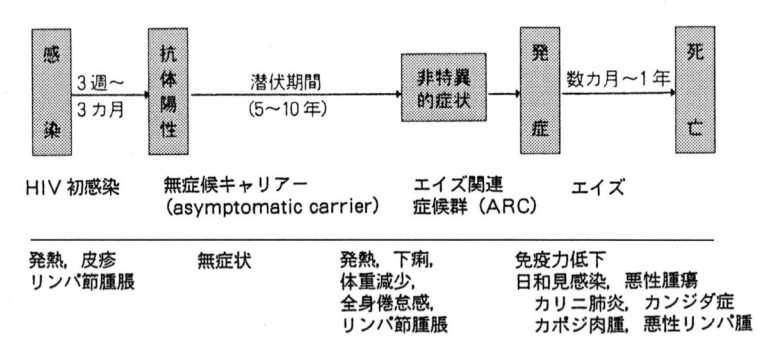

図 3.17 HIV感染症の臨床経過

後に伝染性単核症様症候群と呼ばれる，発熱，皮疹，関節痛，リンパ節腫脹などの感冒様症状を示す．

これらの症状は一過性で1～3週で消失する（図3.17）．

b. 無症候性キャリアー 感染者は，外見上症状のない無症候性キャリアーの時期に入るが，血液中にはウイルスが存在し，他人へ感染させる危険性が高い．

キャリアーの時期は非常に長く，平均10年で約50％が発病し，次の10年で残りの50％が発病する．

c. エイズ関連症候群（ARC），エイズ エイズを発病すると，著しい体重減少，連続する下痢，持続する発熱を認める（消耗性症候群，エイズ関連症候群）．

次第に，CD4 T細胞数の減少とともに免疫機能が低下する（エイズ）．

ニューモシスティス・カリニ肺炎や口腔，食道カンジダ症などの日和見感染，カポジ肉芽腫症や非ホジキンリンパ腫などの悪性腫瘍がみられる．その他，記銘力低下や痴呆，痙攣などエイズ痴呆症候群（エイズ脳症）がみられる．

日和見感染症の治療法の進歩により，患者の寿命は延長している．

【検査所見】

感染者のウイルス量やCD4陽性T細胞数は病勢と関連する．

①血液学的検査： 白血球数，リンパ球数，血小板数が減少する．

CD4陽性T細胞数が減少し，CD4/CD8細胞比が減少する．

②抗体検査： HIV感染症では，HIV抗体が陽

性となる．

スクリーニング検査として，酵素抗体法（EIA）または凝集法（PA）を行い，確認試験としてウエスタンブロット法（WB）や蛍光抗体法（IFA）を行う．

EIA法では，感染後6～8週で陽性になるが，この期間（ウインドウ期間）では陰性であっても1～3カ月後に再検しなければならない．

③抗原検査： HIVの抗原検索は，ウインドウ期間の感染者，新生児期の感染者の検索や感染者の予後を決定するために役立つ．標識HIV抗体を用いたコア蛋白の検索（p24）やPCRによるプロウイルスDNAの検出を行う．

【診断】

臨床症状とCD4陽性T細胞数を組み合わせ，診断ならびに病態を把握する（表3.21，3.22）．

HIV感染症では，ウイルスの半減期は6時間と短く，CD4陽性T細胞数も短い半減期で回転している．

無症候キャリアーの時期でもHIV-RNA量は発症の危険性を予知する上で有用である．HIVウイルス量が増加していれば抗ウイルス薬を開始する．

表 3.21　成人のHIV感染者の診断基準（1993年改訂版）

T4細胞数（/μl）	臨床カテゴリー		
	A 無症候性・急性期*2)	B 症状あり	C エイズ指標症状あり
500以上	A1	B1	C1
200～499	A2	B2	C2
200以下*1)	A3	B3	C3

*1)　A3，B3，C1～C3を拡大エイズ症例
*2)　進行性全身性リンパ節腫大を含む

表 3.22　エイズ指標症状

真菌感染症	原虫感染症
サルモネラ，化膿性細菌感染，反復性肺炎，活動性結核，非定型好酸菌症，カンジダ症，クリプトコックス症，コクシジオイデス症，ヒストプラズマ症，カリニ肺炎	トキソプラズマ脳症，クリストスポリジウム症，イソスポラ症，サイトメガロウイルス感染症，単純ヘルペスウイルス感染症，進行性多巣性白質脳症
悪性新生物	そ の 他
カポジ肉腫，原発性脳リンパ腫，非ホジキンリンパ腫，浸潤性子宮頸がん	HIV脳症，HIV消耗性症候群，リンパ性間質性肺炎

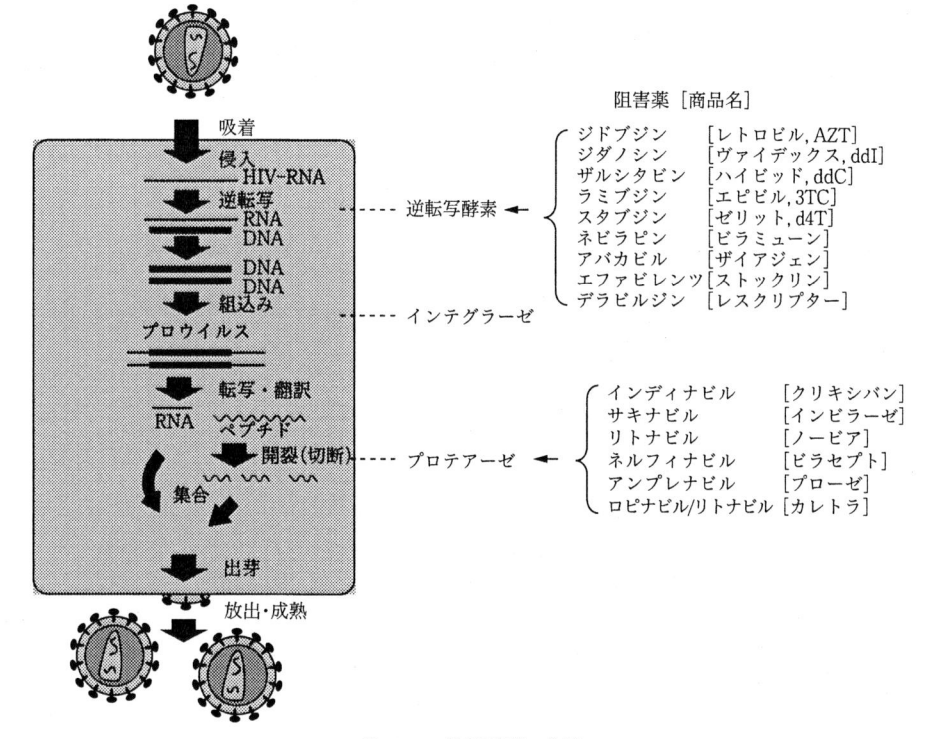

図 3.18　抗HIV薬の作用

CD4陽性T細胞数が500/μl以下では，日和見感染症を起こしやすく，注意が必要である．

【治療】

抗ウイルス療法と合併する日和見感染や悪性腫瘍に対する治療・予防を行う．

1) 抗HIV薬

HIVは，プロウイルスとして宿主のDNA中に存在し，絶えず変異を繰り返しているため，薬剤耐性のウイルスの発生など，エイズ治療法の開発は著しく困難である（p.222参照）．

①逆転写酵素阻害薬（図3.18）： HIVが自己のRNAを鋳型としてDNAを転写するのを阻害する．

ジドブジン（AZT），ラミブジン（3TC）などがある．

②プロテアーゼ阻害薬： HIVの自己の蛋白産生に関わるアスパラティルプロテアーゼを阻害する．

インデイナビル（IDV）などがある．

2) 感染症に対する治療

カリニ肺炎，トキソプラズマ脳炎，クリプトコックス髄膜炎，カンジダ症，非定形抗酸菌などの感染に注意する．

CD4陽性T細胞数が200/μl以下では，カリニ肺炎などの日和見感染症に対して予防を開始する．

3) ワクチン

HIV予防のためワクチンの開発が進められている．

HIVのgp120に対する抗体は中和抗体の作用があり，ワクチン産生が試みられている．

4. 心臓・血管系疾患

Cardiovascular Diseases

I. 心臓・血管系疾患

心臓機能は洞房結節に存在するペースメーカー細胞がつくりだす拍動リズムと非ペースメーカー細胞である心房や心室筋が収縮することによってつくりだされるポンプ作用の2つに大きく分けられる。拍動リズム発生の異常あるいは刺激伝導系の障害は不整脈となり，収縮力の低下によるポンプ機能の障害は心不全を発症する．また心筋へ酸素を供給する冠動脈の狭窄などによる障害は虚血性心疾患と呼ばれる狭心症や心筋梗塞を発症する（図4.1）．

a. 心 不 全

【概念・定義】

心臓のポンプ機能が低下し，全身に十分な血液を送ることができなくなった状態を心不全（heart failure）という（図4.2）．ポンプ機能の低下は心筋の収縮力の減少に起因する．心不全は疲労と呼吸困難によって特徴づけられる．心不全の結果として心拍出量の減少と静脈系に血液の貯留がともなう症候群を，特にうっ血性心不全（congestive heart failure）という．

【病因】（表4.1）

疫学的調査である Framingham Study（1975）

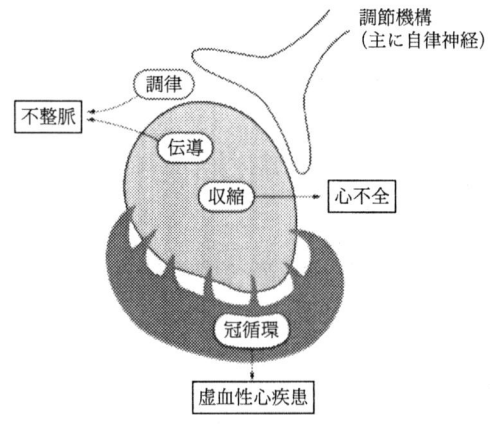

図 4.1　心臓機能と疾患の関係を表す模式図
（田中千賀子編：NEW 薬理学．p.375，南江堂，2002）

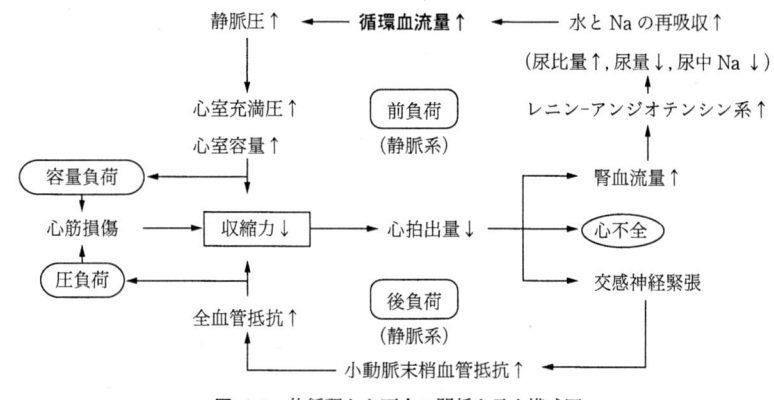

図 4.2　体循環と心不全の関係を示す模式図

表 4.1 心不全の病因

A. 収縮期機能不全
 EF 減少，LVEDV 増加，LVEDP 増加
 高血圧
 冠動脈疾患
 特発性
 弁疾患（たとえば僧帽弁閉鎖不全症，大動脈弁閉鎖不全症）
 薬物による誘発（たとえばドキソルビシン，エタノール）
B. 拡張期機能不全
 正常または EF 増加，LVEDP 増加，正常または LVEDV 減少
 高血圧
 冠動脈疾患
 拘束型心筋症（たとえばアミロイドーシス）
 弁状心疾患（たとえば大動脈弁狭窄症）
 肥大型心筋症（たとえば IHSS）

EF：駆出率，LVEDV：左室拡張末期容積，LVEDP：左室拡張期終期圧，IHSS：特発性肥大性動脈弁下狭窄症

はうっ血性心不全に先行してすべての症例の75%で高血圧症が発症し，54%で冠疾患を合併していることを報告している．高血圧症と冠疾患の両方を合併したうっ血性心不全患者は29%である．アンソラキノン系抗腫瘍薬であるドキソルビシンやブレオマイシン，あるいはコカインなどの薬剤はうっ血性心不全を誘発することが知られている．また大量のアルコールは特発性拡張型心筋症の原因である．

【分類・特徴】（表4.2）
心不全はその病態より次の3種類に大別される．
①左心不全： 肺循環系にうっ血が著明となる．
②右心不全： 体循環系にうっ血が著明となる．
 （右心不全の多くは左心不全に続発する）
③両心不全： 左心，右心の両方にうっ血がみられる．

左心不全は左心系に血液が戻れなくなり，戻ってこられない血液は肺にうっ血するので呼吸困難を起こす．しかし，心不全の初期には終始呼吸困難を起こすわけではなく，労作時呼吸困難の形をとる．そして病状が進行すると安静時にも呼吸困難を呈するようになる．また左心不全では発作性夜間呼吸困難（心臓喘息）を呈する．これは昼間なにも症状がない患者が就寝後2〜3時間して突然息苦しい発作を起こす．

この原因は交感神経系の緊張が高まり，肺胞に突然血漿成分が漏出するためであると説明されている．一方，右心不全のほとんどは左心不全に続いて起こる．

右心不全は右心系に血液が戻ってこられなくなり，末梢に血液がうっ血するので浮腫，静脈怒張，肝腫大を呈する．両心不全ではうっ血が両方にみられ，胸水が溜まるが，通常左側の肺の方が右側の肺より多く溜まってくる．

1) 低拍出性および高拍出性心不全
心拍出量が正常に比較して低下している状態を低拍出性心不全という．軽症では安静時に心拍出量は正常であるが，労作時に正常人ほど増加しない．重症では安静時の心拍出量は正常よりも低下している．これに対して心拍出量が正常もしくはそれ以上あるような心不全を高拍出性心不全という．

2) 慢性および急性心不全
うっ血性心不全は慢性心不全と同じ定義であり，発症は緩徐であり長い経過をたどり心拍出量の低下と静脈うっ血による症状が主である．急激な左室の機能不全が起こり，急激な拍出量低下と静脈うっ血，さらに肺水腫の状態をきたす状態を急性心不全という．

【診断・臨床検査値】
1) 問診による診断
自覚症状の有無が診断のポイントである．富山医科薬科大学第二内科の判定法を示す（表4.3）．

2) 心臓の聴診
中程度以上の左心不全では，肺うっ血・肺水腫が肺に生じ，"湿性ら音"が肺において聴取される（図4.3）．

3) 胸部 X 線像
急性心不全では明らかな拡大が認められないが，

表 4.2 NYHA 心機能分類

I 度	心疾患患者でなんら活動制限をきたさない．日常以上の活動でも不当な疲れ・動悸・呼吸困難・狭心発作を起こさない．
II 度	心疾患患者で軽度の身体活動制約をきたすもの．日常以上の活動では疲れ・動悸・呼吸困難または狭心発作を起こすもの．
III 度	心疾患患者で高度の活動制約をきたすもの．安静時にはなんともないが，日常のまたはそれ以上の活動で疲れ・動悸・呼吸困難・狭心発作を起こすもの．
IV 度	心疾患患者でちょっと動いても症状が出る．心不全または狭心症状が安静時にもある．ちょっと動いても症状が増悪する．

表 4.3 身体活動能指数（SAS）の判定法（富山医科薬科大学第二内科方式）

```
                                        身体活動能力質問表
                                        (Specific Activity Scale)
                                        富山医科薬科大学第2内科
                                        ●氏 名 山○か○子 ●年 齢 68
                                        ●記入日 平成 2年1月18日
```

●この1週間をふり返ってあなたの症状は主にどれですか．（○をつけてください）
　　(息苦しさ)，疲労感，動悸，その他（具体的に　　　　　　　　　　　）
●あなたの症状について下記の質問に答えて下さい．（少しつらい，とてもつらいはどちらも「つらい」に○をして
　ください，わからないものは「？」に○をしてください）

1. 夜，楽に眠れますか（1 Mets 以下） — (はい) つらい ？ Ⅳ
2. 横になっていると楽ですか（1 Mets 以下） — (はい) つらい ？ （〜1 Mets）
3. 一人で食事や洗面ができますか（1.6 Mets） — (はい) つらい ？
4. トイレは一人で楽にできますか（2 Mets） — (はい) つらい ？
5. 着替えが一人で楽にできますか（2 Mets） — (はい) つらい ？
6. 炊事や掃除ができますか（2〜3 Mets） — (はい) つらい ？
7. 自分でフトンを敷けますか（2〜3 Mets） — (はい) つらい ？ Ⅲ
8. ぞうきんがけはできますか（3〜4 Mets） — (はい) つらい ？
9. シャワーをあびても平気ですか（3〜4 Mets） — (はい) つらい ？ （2〜4 Mets）
10. ラジオ体操をしても平気ですか（3〜4 Mets） — (はい) つらい ？
11. 健康な人と同じ速度で平地を100〜200m歩いても平気ですか（3〜4 Mets） — はい (つらい) ？
12. 庭いじり（軽い草むしりなど）をしても平気ですか（4 Mets） — はい (つらい) ？
13. 一人で風呂に入れますか（4〜5 Mets） — (はい) つらい ？
14. 健康な人と同じ速度で2階まで昇っても平気ですか（5〜6 Mets） — はい (つらい) ？
15. 軽い農作業（庭掘りなど）はできますか（5〜7 Mets） — はい (つらい) ？ Ⅱ
16. 平地を急いで200m歩いても平気ですか（6〜7 Mets） — はい (つらい) ？
17. 雪かきはできますか（6〜7 Mets） — はい つらい (？) （5〜6 Mets）
18. テニス（又は卓球）をしても平気ですか（6〜7 Mets） — はい つらい (？)
19. ジョギング（時速8km程度）を300〜400mしても平気ですか（7〜8 Mets） — はい つらい (？) Ⅰ
20. 水泳をしても平気ですか（7〜8 Mets） — はい つらい ？ （7〜 Mets）
21. なわとびをしても平気ですか（8 Mets 以上） — はい つらい ？

症状が出現する最小運動量 3.5 Mets
Class ：Ⅳ Ⅲ Ⅱ Ⅰ
判定医 H. Asanoi

コメント：

慢性心不全では拡大が著明である．心筋収縮力低下により1回拍出量の減少を心内腔の拡張により補おうとする「Frank-Staringの法則」が働き，体液貯留の症状として心拡大が観察される．特に左心不全では肺うっ血が起こり，X線所見は肺うっ血所見である（図4.4）．

4）生化学的検査

BNC軽度上昇，血清アルブミン低下，GOT，GTPおよびビリルビンの軽度上昇を認める．

b．不整脈

【概念・定義】

不整脈（arrhythmia）は脈拍の不整のことであるが，具体的には心臓がつくりだすリズム生成や興奮伝導の異常をいう．心臓拍動は洞房結節で生成され房室結節に伝わり，さらにヒス（His）束，右脚・左脚，プルキンエ（Purkinje）線維へと伝導するが，不整脈は心臓の調律が乱れると定義される疾患である．不整脈の診断は心電図の波形によって行われるが，心電図が読めるようになるには長年の経

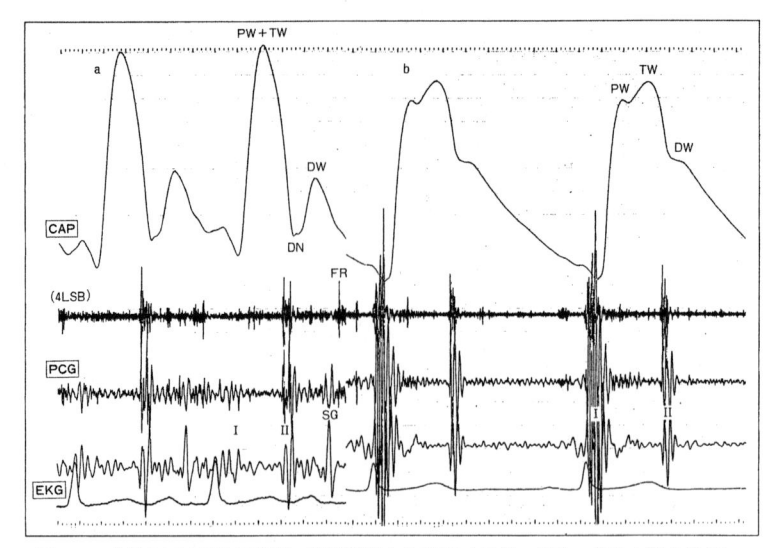

図 4.3 急性心不全時と回復後の頸動脈波と心音図（49歳　男性，急性心膜心筋炎）
（半田俊之介編：循環器 NOW No.1 心不全．p.90，南江堂，2002）

a. 発症3日後　頸動脈波は単峰性で，重複波の増高あり．心音では，I音の減弱，重合奔馬調律の亢進あり．心機能低下の所見がそろっている．
b. 発症3カ月　頸動脈波は年齢相応に正常化．心音では，I音がむしろ亢進気味にまで回復している．

CAP：頸動脈波　　4LSB：第4肋間胸骨左縁　　TW：汐浪波　　FR：心膜摩擦音
PCG：心音図　　　PW：衝撃波　　　　　　　DW：重複波　　SG：重合奔馬調律

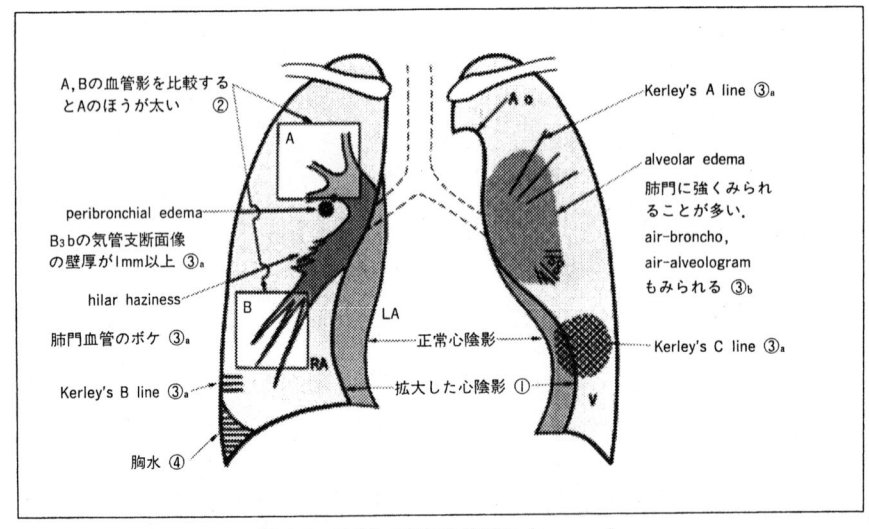

図 4.4 心不全の胸部X線写真（シェーマ）
（半田俊之介編：循環器 NOW No.1 心不全．p.91，南江堂，2002）

①心拡大
②肺うっ血（平均肺静脈圧 15〜20 mmHg 以上）
③肺浮腫
　a. 間質性浮腫（平均肺静脈圧 20〜30 mmHg 以上）
　b. 肺胞性浮腫（平均肺静脈圧 30 mmHg 以上）
④胸水

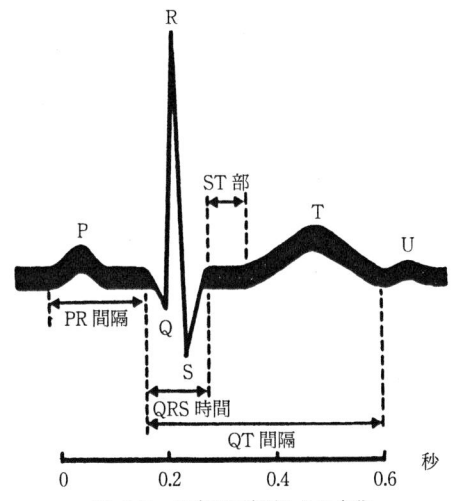

図 4.5 心電図の波形とその名称
P波：心房の興奮，QRS：心室の興奮，
T波：心室興奮の消失

験が必要である（図4.5）．
　頻脈は1分間に100回以上，徐脈は1分間に60回以下をいう．心拍数からみた不整脈の分類として頻拍性不整脈と徐脈性不整脈がある（図4.6）．

1）頻拍性不整脈（表4.4）

　頻拍性不整脈の発生機序の一つとしてリエントリー（再侵入）がある（図4.7）．
　①洞性頻拍（sinus tachycardia）：心拍は1分間に100回以上を示す．
　病因としては甲状腺機能亢進症，発熱，貧血などによる．甲状腺機能亢進症による洞性頻拍ではβ

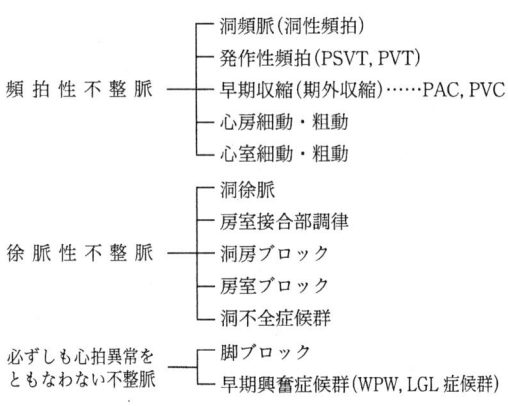

図 4.6 心拍数からみた不整脈の分類

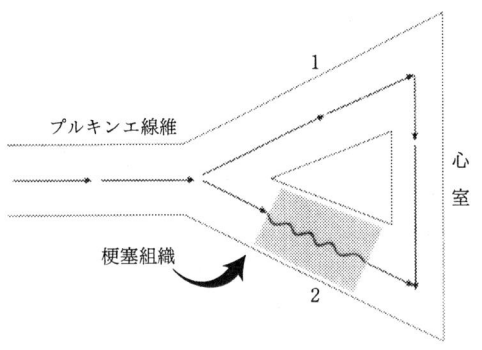

頻拍性不整脈
- 洞頻脈（洞性頻拍）
- 発作性頻拍（PSVT, PVT）
- 早期収縮（期外収縮）……PAC, PVC
- 心房細動・粗動
- 心室細動・粗動

徐脈性不整脈
- 洞徐脈
- 房室接合部調律
- 洞房ブロック
- 房室ブロック
- 洞不全症候群

必ずしも心拍異常をともなわない不整脈
- 脚ブロック
- 早期興奮症候群（WPW, LGL症候群）

図 4.7 リエントリー

　伝導線維は線維1と線維2に分岐し心室組織を刺激する．正常の伝導の型では，線維1と線維2を経由して同じ速度で伝わる．この図では線維2には梗塞があり，これが反射性細胞でブロックされないかぎり，伝導を遅くする．線維1に沿ってはインパルスは妨害されない．線維2は心室筋細胞を横切るインパルスによって活性化される．
　逆向性インパルスは，再分極している線維2に出会い，遅い速度でこれを横切る．この回路は繰り返されるか，あるいは線維1が脱分極すると終息する．

表 4.4 主な頻拍性不整脈の鑑別

	P 波	QRS	RR間隔	ECG
洞性頻拍（ST）	洞性	幅狭い	整	
上室性頻拍（PSVT）	上室性	幅狭い	整	
心室性頻拍（PVT）	不明	幅広い	整	
心房粗動（AF）	F波（鋸歯状）	幅狭い	整あるいは不整	
心房細動（Af）	f波（不規則な基線の揺れ，P波がはっきりしない）	幅狭い	不整	
心室細動（Vf）	幅・形とも全く不定（メチャクチャ）			

遮断薬を用いる．

②上室性頻拍（paroxysmal supraventricular tachycardia）： 心電図上では変形したP波をともなう心室波が140〜220/分の頻度で出現する．

病因としてはジギタリス中毒，低K血症，虚血性心疾患が上室性頻拍をきたす．

③心室性頻拍（paroxysmal ventricular tachycardia）： 心室に生じる異所興奮性刺激が突然連続して出現し頻脈を呈し，心室細動に移行しやすく，緊急処置が必要である．心電図上QRSは幅が広い特徴をもつ．

病因としては低K血症，遺伝性QT延長症候群，心筋障害（急性心筋梗塞），ジギタリス中毒，房室ブロックなどの徐脈性不整脈などが原因としてあげられる．意識がある場合はリドカインの静注，意識がなくショック状態では電気ショックを与える．

④期外収縮（extrasystol）： 期外収縮は，洞房結節よりも早く早期に起こる心筋の異常興奮をいう．期外収縮には心房性期外収縮，房室接合部性期外収縮，心室性期外収縮がある．

病因としてはアルコール，カフェイン，インターフェロンの副作用で起こる．治療はリドカイン投与を行う．

⑤心房粗動（atrial flutter）： 心拍は1分間に200回以上の心房筋の規則的頻脈が出現する．

病因としては虚血性心疾患，高血圧，リウマチ性心疾患，甲状腺機能亢進症，心筋炎，先天性心疾患による．治療は急速ジギタリス化を行い，房室伝導を抑え徐脈化する．その後，プロカインアミドやキニジンで洞性調律化する．

⑥心房細動（atrial fibrillation）： 心房の無秩序の電気的興奮により，心房の細かな興奮が心室へ不規則に伝導するため，心室のリズムも不規則になる状態をいう．

病因としては甲状腺機能亢進症，虚血性心疾患，拡張型心疾患による．治療はジギタリスで徐脈化した後，Ca拮抗薬，キニジン，β遮断薬を用いて洞性調律化する．

⑦心室粗動（ventricular flutter），心室細動（ventricular fibrillation）： 心室筋が無秩序に収縮し，心拍出量はゼロとなり，ただちに電気ショックなどの適切な蘇生を施さなければ死に至る．粗動，細動は同意義であるが，心電図上の違いは粗動の方が細動に比べて波形の波の振幅が大きく，幅も長い特徴をもつ．

病因としては急性心筋梗塞，QT延長症候群，Stokes-Adams症候群，低酸素血症，窒息，低体温による．直流通電による電気ショックを行い除細動する．再発予防にはリドカイン点滴静注をする．

2) 徐脈性不整脈

①洞不全症候群（sick sinus syndrome）： 洞房結節の機能低下または消失が主な原因と考えられる調律異常を示し，心不全，易疲労感，Stokes-Adams発作等が慢性的に出現する症状を呈する．しばしば洞性徐脈が起こり，ときには洞停止が起こる．

病因は突発性が多いが，二次的なものとして副交感神経の緊張，虚血性心疾患，黄疸，甲状腺機能低下症，薬剤（レセルピン，β遮断薬，ジギタリス，キニジン，モルヒネ）などによっても発現する．検査は24時間モニターするホルター心電図により診断する．健常成人の24時間の総心拍数は約10万拍前後である．治療は人工ペースメーカーを装着する．その基準は，症状がなくても心拍数が30以下または心電図上RR間隔が5秒以上のとき，症状があって心拍数が35以下または心電図上RR間隔が3秒以上のとき人工ペースメーカーを入れる．

②房室ブロック（atrio-ventricular block）： 心房-心室間の興奮伝導障害を房室ブロックという．

病因は迷走神経の過剰な刺激，甲状腺機能低下症，先天性心疾患，感染症（ジフテリア），薬剤（ジギタリス，β遮断薬）による．

3) その他の不整脈

心拍数の変化をともなわない不整脈．

①脚ブロック（bundle branch block）： 左心室，右心室の刺激伝導系の一部である左脚・右脚のいずれかが障害され伝導されなくなった状態をいう．

病因は虚血性心疾患，高血圧，心筋症，心不全などによる．

②WPW症候群（Wolff-Parkinson-White syndrome）： 心房と心室とを直接連結する副伝導路（ケント（Kent）束）が存在するもので，心室の早期興奮が生じる（図4.8）．

原因は先天的なものが多いが，遺伝性はない．甲状腺中毒症により合併することがある．発作性上室

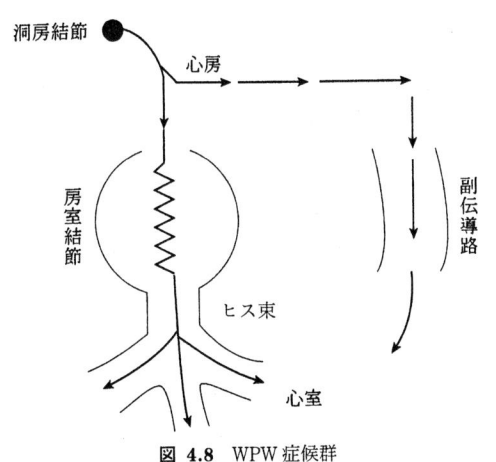

図 4.8 WPW 症候群
洞リズム．インパルスは房室結節―ヒス束-プルキンエ線維系を経て心室へと到達する．それは副伝導路を経て同時予備活性化をともなう．

性頻拍を合併すると動悸や胸痛を生じる．発作性心房細動を合併すると症状は重くなり，血圧低下やときに意識障害を起こし急死することがある．治療は外科的に副伝導路遮断術，または心腔内カテーテルによる副伝導路の焼灼（カテーテルアブレーション）を行う．発作を繰り返す場合は β 遮断薬，プロカインアミド，ジソピラミドを予防的に投与する．

c. 虚血性心疾患

【概念・定義】

虚血性心疾患（ischemic heart disease）は心筋を滋養する血液（酸素）が不足して発症する疾患である．狭心症と心筋梗塞をいうが，狭心症の虚血は一過性であるのに対して（可逆性），心筋梗塞の虚血は一定時間持続するので，心筋は壊死に陥る（不可逆性）．心筋虚血誘発因子は次の2つにまとめられる（図4.9）．虚血性心疾患は胸痛をともなうが，約15％は無痛性心筋虚血（silent myocardial ischemia）である．無痛性心筋虚血をきたしやすい要因としては，糖尿病，高齢者，陳旧性心筋梗塞に新たに心筋梗塞が加わったときに起こりやすい．

1） 心筋の酸素消費量の増加

心拍数の増加（頻脈），心収縮力の増大（収縮期血圧の増大，左心室容量増加），甲状腺機能亢進症，心筋肥大

2） 心筋への酸素供給量の減少（一般にはこちらの方が多い）

冠動脈硬化，・冠攣縮，心不全，血栓，解離性大動脈瘤

【危険因子】

高血圧，高脂血症，喫煙，糖尿病，肥満，運動不足，高尿酸血症，加齢，ストレス

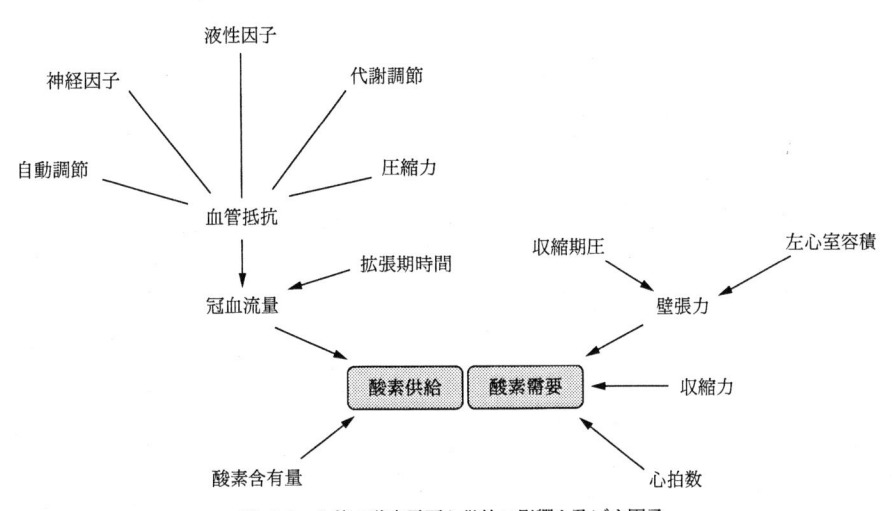

図 4.9 心筋の酸素需要と供給に影響を及ぼす因子
心筋の酸素需要を規定する主要な因子として，心拍数，収縮および壁張力の3因子があり，供給を規定する因子として，冠血流量と血液酸素含有量の2因子がある．この需要と供給のバランスが崩れると，心筋虚血が生じる．

(1) 狭心症 (angina pectoris)

一過性の心筋虚血により，胸骨後方に狭心痛を起こす疾患である．

1) 発作発現様式からの分類
①労作性狭心症： 労作時に起こる．
②安静時狭心症： 安静時に起こる．

2) 臨床経過からの分類
①安定狭心症： 発作・症状が，最近3週間以上安定している状態．発作は数分から10分以内である．ニトログリセリンが著効であり胸痛が除去できる．
②不安定狭心症： 心筋梗塞へ移行しやすい状態の狭心症，発作の頻度・程度が増悪してくる狭心症．発作は30分以内である．胸痛の処置にはニトログリセリンの多量投与が必要であり，効果が不安定である．

3) 発症機序からの分類
①器質性狭心症： 主に動脈硬化により冠動脈の器質的狭窄が起こる．心電図上STの下降がみられる．
②冠攣縮性狭心症（異型狭心症）： 冠動脈の攣縮 (spasm) により起こる．心電図上STの上昇がみられる．
③冠血栓性狭心症： 一過性の冠動脈の血栓形成により起こる．

4) 薬物治療
労作性狭心症は，β遮断薬を食前投与して心拍数を下げ，心筋の酸素消費量を減少させる．冠動脈拡張と心筋収縮力の減少のためCa拮抗薬を投与する．異型狭心症は，冠攣縮を防ぐためCa拮抗薬を就寝前に予防的に服用する．β遮断薬は冠攣縮を誘発するために禁忌である．

(2) 心筋梗塞 (myocardial infarction)

冠動脈の閉塞・狭窄あるいは急激な血流減少により，心筋壊死に陥った病態をいう．胸痛に対してニトログリセリンは無効であるが，モルヒネで軽減させることができる．胸痛の軽減にモルヒネしか効果がないことは，逆に心筋梗塞の診断上重要な所見となる．診断は病歴，心電図，心原性酵素（CK，GOT，LDH）の上昇について行う．合併症は90％で不整脈がみられ，発症直後の突然死の原因として重要である．しかしながら心筋梗塞の初期の段階では心電図は正常なことがあるので，心筋梗塞を100％否定することはできない．心筋の壊死によって放出される血清酵素を測定することで心筋壊死の発症と大きさを知ることができる．

II．血圧の異常

(1) 血圧とは

1) 収縮期血圧と拡張期血圧

血圧とは通常は収縮期血圧と拡張期血圧の双方をいう．前者を最大血圧，後者を最小血圧ということもある．なぜ2つの血圧が存在するかというと，血液が脈を打って血管内を流れているからである．川の流れのように一定の速度で，いつも一定の量で流れていれば，このようなことは起こらない．手を切って，たまたま動脈を切ったときを思い出してみよう．ドクと噴き出して少し休み，またドクと噴き出す．これの繰り返しで出血する．すなわち動脈の中の血液の流れは，いつも一定量流れていないために，2つの血圧が発生する．

図4.10は大動脈圧と左心室圧の変化を示したもので，大動脈弁の開放から閉鎖までの間に，血液が左心室から大動脈へ拍出される．図4.11で示すように，大動脈へ拍出された血液は1つの塊となって大動脈壁を圧迫する．圧迫された大動脈壁は押し返す．このようにして血液は，末梢まで到達する．すなわち収縮期血圧とは，心臓が収縮して血液を拍出

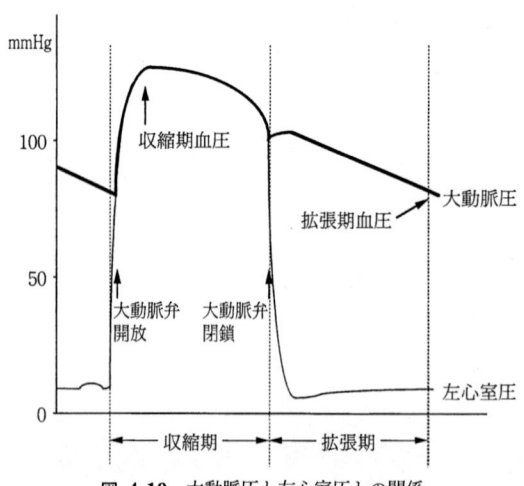

図 4.10 大動脈圧と左心室圧との関係

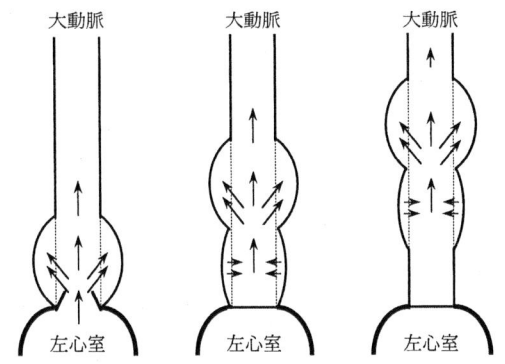

図 4.11　大動脈における血流の流れ方

し，大動脈に圧が最大にかかったときの圧力をいう．拡張期血圧とは，心臓が拡張して大動脈にかかる圧が最も小さくなったときの圧力をいう．

2） 血圧測定法

血圧を測定するのに，動脈内にカテーテルを挿入して圧を測る方法を直接法という．これは正確に圧を測れるが，簡易に測ることができず，特別な場合を除いて日常的には用いない．現在広く日常的に行われる測定方法は，間接法（カフ法）といわれる方法である．図 4.12 にその方法を示した．上腕にマンシェットまたはカフといわれる，ゴム製の中空の帯を巻く．マンシェット内に空気を送り込み，マンシェットを膨らまし，上腕を圧迫する．この圧迫により上腕内にある上腕動脈を圧迫する（図左）．上腕動脈の血圧以上に腕を圧迫すると，上腕動脈の血流は途絶する．徐々にマンシェット内の空気を抜き，上腕の圧迫を弱める．弱めることにより，上腕動脈の圧とマンシェットによる圧迫の圧が同じになる点がある（図中）．この点で血流が再開し，聴診器でその流れによる音を聞くことができる．コルトコフの第 1 音といい，収縮期血圧と同等になる腕の圧迫圧である．さらにマンシェットの空気を抜いていくと，上腕動脈を圧迫しなくなる点がある（図右）．このときコルトコフの第 4 音といい，聴診器によって聞いていたコルトコフ音が急に小さく聞こえる点で，拡張期血圧と同等な腕の圧迫圧になったことを示している．

3） 血圧の単位

血圧が 120/80 と表現されたときは，収縮期血圧が 120 mmHg，拡張期血圧が 80 mmHg という意味である．Hg は水銀を意味するから，120 mmHg とは水銀柱で 120 mm の圧力があるということである．

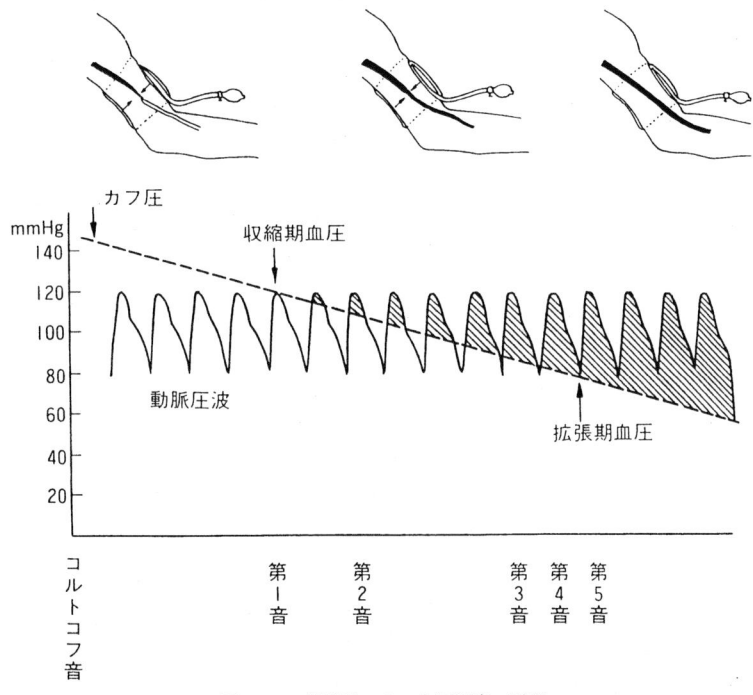

図 4.12　間接法による血圧測定の原理

a．高血圧

なぜ治療が必要か

心血管系の疾病はさまざまな要因が重なって発病する．それらのなかで特に大きな役割を演じているものを，危険因子という．高血圧，喫煙，高コレステロール血症，糖尿病，高齢，心血管病の家族歴などは代表的な心血管病の危険因子である．血圧を高いままに放置しておくと，表4.5に示すようにさまざまな臓器に障害をもたらし，生命予後を短くする．その程度は血圧が高いほど短い．眼底の血管はヒトにおいて直接みることができる唯一の血管であり，体内の血管の状況をみるのに用いられる．これを分類したのがシャイエ（Scheie）分類で，表4.6に示した．それぞれの数字が高いほど高血圧または動脈硬化の影響が強いことを示す．有効に降圧がなされ血圧のコントロールが継続されれば，高血圧によるリスクが軽減される．またこれらの危険因子は相乗的に作用するので，降圧療法のほかに，コントロールが可能な喫煙・高コレステロール血症・糖尿病などの十分な治療を併せて必要とする．

【定義・分類】

血圧値と心血管系の疾病の発病リスクには正相関

表4.5　高血圧と臓器障害

心臓	心肥大・狭心症・心筋梗塞・心不全
脳	脳出血・脳梗塞・一過性脳虚血発作
腎臓	蛋白尿・腎機能障害・腎不全
血管	動脈硬化の促進・大動脈解離・閉塞性動脈疾患
眼	高血圧性網膜症

表4.6　シャイエの眼底重症度分類

1. 高血圧による変化
    H1：動脈径の狭細化（随伴静脈の1/2以下）
    H2：著明な動脈径の狭細化（随伴静脈の1/3以下）と局所的な口径不同
    H3：H2の所見が高度になりさらに網膜出血や網膜滲出物をともなう．
    H4：H3の所見に乳頭浮腫が加わったもの
2. 動脈硬化による変化
    S1：動脈壁の軽度反射亢進と動静脈交叉部の軽度圧迫像
    S2：S1が著明になり交叉部静脈の狭細化のあるもの
    S3：動脈壁の反射亢進が進み銅線動脈化し交叉部静脈の一部欠損がみられる
    S4：動脈壁の反射亢進がさらに進み銀線動脈化し動静脈交叉部の高度圧迫像

表4.7　血圧分類（成人）

	収縮期血圧 (mmHg)		拡張期血圧 (mmHg)
至適血圧	<120	かつ	<80
正常血圧	<130	かつ	<85
正常高値血圧	130～139	または	85～89
軽症高血圧	140～159	または	90～99
中等症高血圧	160～179	または	100～109
重症高血圧	≧180	または	≧110
収縮期高血圧	≧140	かつ	<90

がある．血圧値は集団では連続的な分布をするので，高血圧の定義はあくまでも人為的なものである．しかし収縮期血圧140 mmHg以上または拡張期血圧90 mmHg以上で心血管系の疾病による死亡や総死亡が増加する．成人における血圧分類は表4.7に示すように，正常血圧は収縮期血圧130 mmHg以下かつ拡張期血圧85 mmHg以下をいう．高血圧は収縮期血圧140 mmHg以上または拡張期血圧90 mmHg以上であり，どちらか一方を満足すればよい．初回の血圧測定値が高いときは，間隔をおいて少なくとも2回以上測定して，基準を満たしたなら高血圧と診断する．

【頻度】

先進国では人口の20～25％が高血圧症であるといわれている．これから高齢化社会を迎える国々ではこの数値は上昇すると思われる．現在わが国において死亡の3割は，心疾患・脳血管疾患による．これらの対策のためにも降圧療法の十分な普及が望まれる．

【分類】

高血圧は本態性高血圧症と二次性高血圧症に分類される．各々の比較を表4.8に示した．

表4.8　高血圧の分類

	本態性高血圧症	二次性高血圧症
頻度	95％以上	5％以下
成因	不明	ある疾患の一症状として高血圧
治療	主に薬物療法	外科治療または薬物療法

（1）本態性高血圧症

【成因】

二次性高血圧症と異なり，今の学問水準では原因不明なものをいう．ただし現在推測されている血圧上昇の機序は，遺伝的要因50％と環境的要因50％によりそれぞれが影響しあって発症すると考えられ

ている．遺伝的要因としては，中枢神経・自律神経系の異常，腎臓の異常，心臓・血管系の異常，内分泌の異常が，環境的要因としては，食塩の取りすぎ，アルコールの取りすぎ，肥満，運動不足，喫煙，カリウム摂取不足，ストレスなどが考えられている．

血圧は下記の式で規定される．

　　　　血圧＝心拍出量×末梢血管抵抗

したがって血圧の上昇は心拍出量か末梢血管抵抗のいずれか，あるいは，双方が増加した結果である．前述の要因がさまざまに絡み合い，心拍出量か末梢血管抵抗を増加させ，さらにそれらが相加的・相乗的効果により血圧上昇をもたらすと考えられている．したがって個々の患者での病態は一様でなく，さまざまな病態が考えられる．

【自覚症状】

頭痛・肩こり・倦怠感などがよくいわれているが，無症状の人が多数である．偶然の機会の血圧測定により発見されることが多い．したがって中年以降は，定期的な血圧測定が必要である．

【治療】

高血圧では本症である確率が95％と高いため，本症として治療が進められることが多い．本態性高血圧症の治療法は表4.9に示すように，生活習慣の改善を行い，なおかつ高血圧状態が続けば薬物療法を始める．第一選択薬としてCa拮抗薬，アンジオテンシン変換酵素阻害薬，アンジオテンシンⅡ受容体拮抗薬，利尿薬，β遮断薬，α_1遮断薬などが用

表4.9 本態性高血圧症に対する治療法

1. 生活習慣の修正
  食塩制限7g/日
  適正体重の維持：標準体重（22×[身長(m)]²）の20％を超えない．
  アルコール制限：エタノールで男20～30g/日以下，女10～20g/日以下．
  コレステロールや飽和脂肪酸の摂取を控える
  運動療法
  禁煙
2. 薬物療法　　降圧薬1つを選択，降圧不十分のときは併用．
  カルシウム拮抗薬
  アンジオテンシン変換酵素阻害薬
  アンジオテンシンⅡ受容体拮抗薬
  利尿薬
  β遮断薬
  （α_1遮断薬）

表4.10 降圧薬と副作用

降圧薬	副作用
カルシウム拮抗薬	頭痛，めまい，末梢浮腫，歯肉増殖
アンジオテンシン変換酵素阻害薬	咳，発疹，神経血管性浮腫，高カリウム血症
アンジオテンシンⅡ受容体拮抗薬	検討不十分．高カリウム血症？
利尿薬	低カリウム血症，低マグネシウム血症，高尿酸血症，耐糖能の低下，高コレステロール血症，高トリグリセリド血症，インポテンツ
β遮断薬	気管支痙攣，末梢動脈循環不全の悪化，疲労感，不眠，低血糖症状の遮蔽，高トリグリセリド血症，低HDL血症，運動耐用能の低下
（α_1遮断薬）	起立性低血圧，めまい，意識消失，動悸

いられるが，α_1遮断薬については疑問が投げかけられている．表4.10にはそれぞれの降圧薬の主な副作用を示した．以下の場合，二次性高血圧症のこともあるので特に注意を要する．

①降圧薬を投与しても降圧程度が少ない

②血圧がコントロールされていたにもかかわらず，上昇し始めた

③悪性高血圧

④急に高血圧が発症した

（2）二次性高血圧症

【成因・分類】

さまざまな疾患の一症状として血圧上昇が発症した高血圧症．代表的な二次性高血圧症を以下に示す．

a. 腎性　　腎臓は水代謝に関与し循環血液量に影響を与えるばかりでなく，レニン-アンジオテンシン系を通じて血管抵抗に影響を及ぼし，血圧を上昇させる．

①腎血管性：　レニン-アンジオテンシン系が刺激され昇圧．BUNや血中クレアチニンは必ずしも上昇していない．

　例）　腎動脈狭窄症（動脈硬化性，線維筋性過形成）

②腎実質性：　ネフロンの障害によりBUNや血中クレアチニンは上昇し，クレアチニンクリアランスも低下してくる．

　例）　糸球体腎炎，慢性腎盂腎炎，嚢胞腎，腎不全，糖尿病，膠原病

③腎周囲性: 腎臓周囲の炎症などの波及の結果.
　例) 腎周囲炎, 腎周囲血腫
④尿路性: 尿路の閉塞などにより逆行性に影響を受ける.
　例) 尿管閉塞, 腫瘍

b. 内分泌性　内分泌臓器の機能障害による.
①巨人症, 末端肥大症: 成長ホルモンの分泌過剰による. 身長が高いなど, 特異な容姿に注意.
②甲状腺機能亢進症および低下症: 甲状腺ホルモンの分泌亢進または低下による. 機能亢進症で甲状腺腫, 頻脈, 眼球突出などが若年者ではみられるが, 高齢者でははっきりしないことがあり注意.
③副甲状腺機能亢進症: 甲状腺の背面にある副甲状腺から, 副甲状腺ホルモンが過剰に分泌された状態. 多飲・多尿・筋力低下の症状あり.
④原発性アルドステロン症: 副腎皮質からアルドステロンの過剰分泌による高血圧. 腺腫によることが多い. 低レニン. 糖質ステロイドおよび性ステロイド分泌は正常. 血中・尿中アルドステロン増加, 尿中 17-OHCS, 17-KS が正常. 立位(+フロセミド)負荷試験時のレニン活性が低下したままとなることで診断する. 外科治療を基本とする. 術前投薬としてスピロノラクトンを用いる.
⑤クッシング症候群: 副腎皮質の腺腫または過形成からの糖質ステロイドの過剰分泌による. 満月様顔貌・体幹部の著明な肥満などの症状あり.
⑥副腎皮質酵素欠損症: 副腎皮質ホルモンの先天的な合成障害により 11β-ヒドロキシラーゼ欠損症, 17α-ヒドロキシラーゼ欠損症等がある.
⑦褐色細胞腫: 副腎髄質または神経節のクロム親和性細胞から発生する腫瘍で, ノルアドレナリン, アドレナリン, ドーパミンを分泌する. これらカテコールアミンが血中・尿中に高いことを確認すること. 高血圧の型より発作型と持続型に分けられる. 10% 病ともいわれ, 副腎外・悪性・小児・家族内発症・両側副腎発症・多発例が全体の 10% である. 外科手術が基本であるが, 手術前および手術不能例には α_1 遮断薬を用いる.

c. 血管性　血管雑音に注意. 血管造影で確定診断.
　例) 大動脈炎症候群, 大動脈縮窄症, 結節性動脈周囲炎

d. 中枢神経性　嘔吐など脳圧亢進状態の臨床症状に注意.
　例) 脳腫瘍, 脳外傷, 脳脊髄膜炎

e. 妊娠中毒症およびその後遺症

f. 薬　物　服用薬物の検討.
　例) 副腎皮質ホルモン, 経口避妊薬, グリチルリチン, シクロスポリン, エリスロポエチン, MAO 阻害薬

【自覚症状】
それぞれの疾患の症状が前面に出現するあまり, 高血圧を見落とすことがあり注意を要する.

【予後】
それぞれの疾患に由来するが, 血圧の上昇が続けば血管病変が起こり予後を悪くするので, 十分な降圧療法が必要である.

【治療】
二次性高血圧症の治療はそれぞれの疾患への対処が基本である. それぞれの疾患の治療とともに, 必要があれば降圧療法を追加する. 外科的処理による降圧治療もあり, 十分な検討を要する.

b. 低 血 圧

【定義】
低血圧とは収縮期血圧が 100 mmHg 以下をいい, 自・他覚症状のあるものを低血圧症という. 症状がない場合は意義は少ない.

表 4.11　起立性低血圧症の分類

1. 自律神経異常
　シャイ・ドレーガー症候群, 糖尿病, アミロイドーシス
2. 循環血液量の低下
　失血, 透析時の過剰除水
3. 内分泌異常
　褐色細胞腫, アジソン病
4. 血管機能異常
　静脈瘤
5. 血管拡張物質
　過剰なヒスタミン
6. 発作性意識消失
　排尿後意識消失
7. その他
　薬物, 僧帽弁逸脱症

【成因・分類】

1) 本態性低血圧症
症状は必ずしもあるとは限らない．原因は不明．

2) 起立性低血圧症
臥位から立位に体位変換した際に血圧低下が起こり症状が出現する．ヒトには体位を変換した際に，心拍出量や末梢血管抵抗を調節して血圧を一定に保つ働きがある．循環血液量減少による心拍出量の減少，または起立時の神経性の循環調節反射の障害により心拍出量や末梢血管抵抗が減少し血圧低下が起こる．表4.11に代表的な疾患を示した．

3) 症候性低血圧症
急性一過性（心拍出量の減少，末梢循環不全）のものはショックとしてさまざまな原因で起こる．慢性のものは感染症，心血管系疾患，内分泌疾患，神経系疾患などで，随伴症状として出現する．

【自覚症状】
中枢神経灌流圧低下によりもたらされるめまい，立ちくらみ，倦怠感以外にも，さまざまな愁訴として肩こりや朝起きの困難などを訴える．

【予後】
本態性低血圧症では収縮期血圧と死亡率との間に相関がみられ，血圧が低い方が予後はよい．起立性低血圧症と症候性低血圧症は原疾患によって決まる．

【治療】
本態性低血圧症では一般療法として，適度な運動，十分な睡眠，規則的な食事，立ちくらみのある患者にはゆっくりとした体位変換などを指導する．薬物療法としてはミドドリンやアメジニウムを使用する．起立性低血圧症と症候性低血圧症は原疾患に対する治療をする．

5. 腎・泌尿生殖器疾患

Disorders of the Kidney and Genitourinary System

a．急性糸球体腎炎

【概念】

急性糸球体腎炎（acute glomerulonephritis：AGN）は，上気道感染などの先行感染のあと一定の潜伏期を経て血尿，蛋白尿，浮腫，高血圧，腎機能の低下などをともなって急激に発症する．A群β溶血性連鎖球菌感染後に発症する溶連菌感染後急性糸球体腎炎（post-streptococcal acute glomerulonephritis：PSAGN）が代表的疾患であるが，このような症候は他の疾患でもみられることから臨床的には急性糸球体腎炎症候群としてとらえることができる（表5.1）．

「糸球体腎炎」というのは，形態的には糸球体のメサンギウム細胞および基質の増加をきたす疾患と定義されるが，広義に「糸球体腎炎」といわれる原発性糸球体疾患は，形態的には表5.2のように，また臨床的には表5.3のように分類される．

表 5.1 急性糸球体腎炎症候群を呈する疾患

原発性	続発性，その他
溶連菌感染後急性糸球体腎炎	ループス腎炎
	紫斑病性腎炎
非溶連菌性急性糸球体腎炎	溶血性尿毒症症候群
	感染性心内膜炎
急速進行性糸球体腎炎	ヴェーゲナー（Wegener）肉芽腫症
メサンギウム増殖性糸球体腎炎	結節性多発動脈炎
IgA腎症	グッドパスチャー症候群
	抗好中球細胞質抗体（ANCA）関連腎炎
非IgA糸球体腎炎	急性間質性腎炎
膜性増殖性糸球体腎炎	腎盂腎炎
	遺伝性腎炎

【成因】

A群β溶連菌をはじめとしたさまざまな病原微生物の感染により産生された菌体成分に対する抗体が，流血中，あるいは糸球体毛細血管の基底膜局所で免疫複合体（immune complex：IC）を形成して

表 5.2 原発性糸球体疾患の形態分類（WHO，1995）

A. 微小変化型
B. 局所性分節病変
C. びまん性糸球体腎炎
　a．膜性糸球体腎炎（膜性腎症）
　b．増殖性糸球体腎炎
　　1）メサンギウム増殖性糸球体腎炎
　　2）管内性増殖性糸球体腎炎
　　3）膜性増殖性糸球体腎炎
　　4）半月体形成性糸球体腎炎
　c．硬化性糸球体腎炎
D. 分類不能の糸球体腎炎

表 5.3 原発性糸球体疾患の臨床症候分類（WHO，1995）

1. **急性腎炎症候群**
   発症が明らかで，血尿，蛋白尿，高血圧，糸球体濾過量の減少，Naと水の貯留（浮腫）が急激に出現するもの
2. **急速進行性腎炎症候群**
   血尿，蛋白尿，貧血，急速に進行する腎不全が急性にあるいは潜行性に発症するもの
3. **反復性あるいは持続性血尿症候群**（無症候性血尿・蛋白尿）
   蛋白尿はわずかあるいはほとんど認めないが，肉眼的または顕微鏡的血尿が潜行性あるいは急激に出現するもの
4. **慢性腎炎症候群**
   蛋白尿，血尿，高血圧が認められ，徐々に腎不全に陥るもの
5. **ネフローゼ症候群**
   大量の蛋白尿，低アルブミン血症と，しばしば浮腫，高コレステロール血症をともなう症候群

基底膜に沈着し，白血球の浸潤，補体の活性化，さまざまな生理活性物質の放出をきたす．そのため糸球体は腫大し，毛細管腔は狭小化して糸球体障害が生じる．急性糸球体腎炎の80〜90％はA群β溶連菌感染（扁桃炎，咽頭炎，皮膚膿痂疹など）後のPSAGNであるが，その他の細菌（肺炎球菌，肺炎桿菌，ブドウ球菌，髄膜炎菌など），ウイルス（水痘，麻疹，ムンプス，サイトメガロウイルス，EBウイルスなど）の感染症でも急性腎炎が発症する．溶連菌感染患者の15％が腎炎を発症するといわれる．ICの減少にともない腎炎は終息する．

【病態生理】

糸球体が傷害されることにより血尿，蛋白尿が出現し，同時にGFRが急速に低下して水・Naの貯留をきたすため，浮腫，高血圧を生じる．利尿により体液量が正常化されると浮腫，高血圧は消失する．

【臨床所見】

①あらゆる年齢層にみられるが，特に2〜12歳の小児期に多い．

②乏尿期，利尿期，回復期，治癒期の4期の臨床病期に分けられる．

③感染後1〜3週の潜伏期の後に全身倦怠感，食欲不振，腎部鈍痛などの症状で発症し，典型例では血尿，浮腫，高血圧の3主徴が急性に出現する．血尿は必発で，約1/3では肉眼的血尿を呈する．蛋白尿もほぼ全例に認められるが，多くは軽度である．浮腫は顔面，特に眼瞼部のみのものから全身にわたるものまで程度はさまざまで，高血圧は多くは一過性で利尿とともに消失する．

④典型例では，1週間前後の乏尿期を経て利尿期に至り，治癒過程に入る．

⑤重篤な場合には肺水腫（呼吸困難，チアノーゼ），うっ血性心不全，尿毒症，高血圧性脳症などをきたすこともある．

【検査所見】

①尿異常： 乏尿，血尿（肉眼的あるいは顕微鏡的血尿），蛋白尿を認める．蛋白尿，血尿は数日以内に消失するものから年余にわたるものまでさまざまであるが，通常，蛋白尿は3カ月，血尿は6カ月程度で消失する．

②腎機能： GFRは軽度に低下し，血清クレアチニン，BUNは上昇する．Naの排泄は減少する．

③特徴的な血液検査成績：

a) 溶連菌感染では，抗ストレプトリジンO（ASO），抗ストレプトキナーゼ（ASK）などの菌体外産物に対する抗体価が感染後1〜3週で上昇して3〜5週で最高値に達するが，6カ月後には半数が正常化する．

b) 血清補体値（C_3，CH_{50}）は発症2週以内に低下し，8週後には回復する．

c) 循環血中のICが陽性．

【診断】

典型的なPSAGNではその病歴，臨床所見，検査所見から診断が可能であるが，確定診断には腎生検による組織診断が必要である．

PSAGNでは内皮細胞，メサンギウム細胞の増殖，好中球，単球などの遊走細胞の浸潤が認められ，糸球体はびまん性に腫大し，毛細血管腔は狭小化する（管内増殖性糸球体腎炎）．蛍光抗体法では糸球体係蹄壁に沿ってC_3，IgGの顆粒状沈着が認められる．電顕で上皮下に認められる沈着物（electron dense deposit）はhump（瘤）と呼ばれて診断的価値が高い．

【治療と予後】

PSAGNの治療は対症療法が中心となる．

1) 一般療法

①安　静： 急性期には入院あるいは自宅での安静が必要である．尿所見の改善を確認して徐々に安静を解除する．

②食事療法： 蛋白制限，食塩制限，水分制限が行われる．

2) 薬物療法

①抗菌薬： 病巣感染が持続していると思われる病初期には溶連菌に有効なペニシリン系，セフェム系抗菌薬を使用する．

②利尿薬： 浮腫，乏尿に対してループ利尿薬を投与する．

③降圧薬： 腎血流を低下させないCa拮抗薬，中枢性交感神経抑制薬，血管拡張薬などが用いられる．

3) 扁桃摘除　扁桃炎を繰り返す例では安定した時期に扁桃摘除を行うこともある．

本症は自然治癒傾向が強いため副腎皮質ステロイド薬，免疫抑制薬は通常使われない．

小児では約9割が自然治癒する予後良好な疾患とされているが，成人では1/3程度が慢性化する可能性があるため，少なくとも1年間は注意深く経過を観察する必要がある．1年以上の蛋白尿の持続は慢性腎炎への移行と考える．

関　連――
● **急速進行性糸球体腎炎**（rapidly progressive glomerulonephritis：RPGN）

血尿，蛋白尿，円柱尿を認め，数週から数カ月の経過で急速に末期腎不全に進行する最も重篤なタイプの糸球体腎炎をいう．組織的には大多数の症例で糸球体に半月体がみられ（半月体形成性糸球体腎炎），治療しなければ急速に荒廃腎に陥る．どの年齢にも発症するが中高齢者に多く，最近では急速に発症する中高齢者の腎障害として注目されている病態である．さまざまな一次性腎疾患に続発するもの，膠原病，感染症，悪性腫瘍，薬剤による二次性腎疾患に続発するものなど，原疾患は多彩である．

病因により，抗好中球細胞質抗体（ANCA）関連型，抗糸球体基底膜抗体（anti-GBM）関連型，免疫複合体（IC）関連型に分類される．

治療には，副腎皮質ステロイド薬（持続漸減法，ステロイドパルス療法），免疫抑制薬，抗凝固薬，抗血小板薬などの多剤併用療法，血漿交換療法が行われる．

RPGNの予後は不良であるが，早期よりステロイド療法や免疫抑制療法などが行われた場合には腎不全の改善が可能である．

b．慢性糸球体腎炎

【概念】

急性腎炎の発症から，あるいは偶然の血尿，蛋白尿の発見から少なくとも1年以上にわたって異常尿所見（血尿，蛋白尿，円柱尿）または高血圧が持続しているものを慢性糸球体腎炎（chronic glomerulonephritis：CGN）といい，数年から数十年の経過で徐々に腎機能障害が進行して腎不全に陥る．このような症候を呈するものは臨床的には慢性腎炎症候群と総称され（表5.3），その原因疾患としてさまざまな疾患があげられる（表5.4）．

表 5.4　慢性腎炎症候群の原因疾患

原発性糸球体疾患	続発性糸球体疾患
メサンギウム増殖性糸球体腎炎（IgA腎症を含む） 膜性腎症 膜性増殖性糸球体腎炎 巣状糸球体硬化症	ループス腎炎 糖尿病性糸球体硬化症 腎アミロイドーシス 遺伝性腎炎 びまん性メサンギウム硬化症 原線維性糸球体腎炎 血栓性微小血管症

【病因】

慢性糸球体腎炎はいくつかの組織型に分類され，病因も単一ではないと考えられるが，メサンギウムや基底膜に免疫グロブリンや補体を証明できることなどから，何らかの抗原刺激とそれに対する抗体産生に基づく免疫機序が発症に関与していると考えられる．抗原抗体複合物（IC）が流血中で，あるいは糸球体内の局所で形成され糸球体に沈着する液性免疫が主要な機序であるが，ある種の病型ではT細胞の機能異常によるサイトカインの関与も想定され，細胞性免疫も重視されている．

ひとたび発症した糸球体腎炎が徐々に進展していく過程には，免疫機序に加え，糸球体固有細胞，白血球，血小板などから放出される増殖因子，蛋白分解酵素，活性酸素の影響や糸球体内の血行力学的変化（糸球体高血圧（glomerular hypertension），過剰濾過（hyperfiltration））などの非免疫機序が関与しており，最後にはメサンギウム細胞および基質の増加，糸球体内凝固などを経て，終末像である糸球体硬化（glomerular sclerosis）に至る．

【病型】

慢性糸球体腎炎の症候，治療，予後などは組織型により少しずつ異なるため，可能な限り腎生検により組織診断を行うことが望ましい（表5.5）．わが

表 5.5　慢性糸球体腎炎の組織型

微小変化型	光顕ではほぼ正常像
巣状糸球体硬化症	一部の糸球体に分節性の硬化病変
膜性腎症	糸球体基底膜のびまん性肥厚
メサンギウム増殖性糸球体腎炎（IgA腎症を含む）	メサンギウム細胞および基質の増加（主としてIgAがメサンギウム領域に沈着）
膜性増殖性糸球体腎炎	メサンギウム細胞，基質の増加と基底膜の肥厚
硬化性糸球体腎炎	ほとんどの糸球体が硝子化（原疾患の鑑別困難）

国では IgA 腎症を含むメサンギウム増殖性糸球体腎炎と膜性腎症が多い．

【病態生理】

①腎機能低下： 糸球体障害の進展にともない機能ネフロン数が減少して腎機能は次第に低下する．

②血尿： 毛細管基底膜の菲薄化や断裂により赤血球が漏出する．

③蛋白尿： 糸球体には内皮，基底膜，上皮からなる選択的な濾過障壁が存在する．ある一定の大きさ以上の粒子を通過させないサイズ選択的障壁 (size selective barrier) と，陰性に荷電した粒子を通過させにくい荷電選択的障壁 (charge selective barrier) で，大きな蛋白分子はこれを通過することはできないが，一部の通過できた蛋白質も尿細管で再吸収されるため，尿中に蛋白質は現れない．ところが糸球体障害により孔の拡大や荷電の喪失が起こると尿中へ蛋白質が漏出する．

④高血圧： 腎機能障害の進行とともに高血圧の合併頻度は増加する．主な成因として，GFR 低下による水・Na 貯留 (volume dependent hypertension) や血流障害によるレニン-アンジオテンシン系の賦活 (renin dependent hypertension) があげられる．

【症状・検査所見】

①血尿（肉眼的あるいは顕微鏡的血尿）と蛋白尿が主症候とした尿異常を認める．蛋白尿の程度としては 1.0 g/日以上であることが多い．

②腎機能が正常な時期には自覚症状はなく，高血圧も少ないが，腎機能障害の早期には尿の濃縮障害や夜間頻尿が出現する．

③進行期の血液所見としては，血清クレアチニン上昇，高窒素血症，高 K 血症，高 P 血症，低 Ca 血症，代謝性アシドーシス，貧血などがみられ，終末期には，多臓器障害による尿毒症症状を呈する．

④尿蛋白排泄が多い症例，高度の高血圧を合併する症例は予後不良である．

⑤腎機能検査： 血清クレアチニン値，血中尿中 β_2-ミクログロブリン $(\beta_2 M)$，尿中 N-アセチルグルコサミニダーゼ (NAG)，クレアチニンクリアランス (Ccr) などの測定が行われる．PSP 排泄試験やフィッシュバーグ濃縮試験は最近ではあまり行われない．

⑥組織型や障害の程度を明らかにすることが治療の決定，予後の判定に欠かせないため，可能な限り腎生検を実施する．

【診断】

持続性の血尿，蛋白尿があれば診断は容易であるが，診断の確定，予後判定，治療方針の決定のためには腎生検が必要である．

【治療】

1) 一般療法

病期，病態に応じた生活規制を行う．

2) 食事療法

腎機能に応じた蛋白質，食塩制限を行う．腎不全期には水，K，P の制限も加えられる．

3) 薬物療法

さまざまな病態に対する対症療法と発症・進展因子に対する薬物治療が行われ，尿蛋白の減少と腎機能の保持が図られる．

①利尿薬： 尿量の減少と浮腫に対してループ利尿薬（特に Ccr 30 ml/min 以下）が用いられる．

②降圧薬： 高血圧は腎障害進展にとって重大な因子であるため，ACE 阻害薬，Ca 拮抗薬，α 遮断薬などにより 130/85 mmHg（尿蛋白 1.0 g/日以上では 125/75 mmHg）を目標に降圧を図る．

③副腎皮質ステロイド薬

④免疫抑制薬： アザチオプリン，シクロホスファミド，シクロスポリン，クロラムブチルなど．

⑤抗血小板薬： ジピリダモール，塩酸ジラゼプ，アスピリン，チクロピジン，トリメタチジンなど．

⑥抗凝固薬： ヘパリン，ワルファリン．

⑦ACE 阻害薬

● 慢性糸球体腎炎の各病型の特徴

1) IgA 腎症

①原発性糸球体腎炎のなかで，蛍光抗体法によりメサンギウム領域へ IgA 優位の沈着を認めるメサンギウム増殖性糸球体腎炎 (MPGN) をいい，わが国における原発性糸球体腎炎のなかで出現頻度が最も高い．

②IgA 主体の免疫複合体が糸球体に沈着することによって発症する IC 関連腎炎と考えられているが詳細はいまだ明確ではない．抗原として細菌，ウイルス，食物蛋白が推測されているが，確定的なものは不明である．

③20歳代に発症のピークがあり，健康診断などで行う検尿で偶然に発見される「チャンス蛋白尿および/または血尿」が60～70%である．

④尿異常として持続的な顕微鏡的血尿は必発で，ときに肉眼的血尿も認められる．持続的または間欠的な蛋白尿をともなう．

⑤50%の患者で血清IgAが高値である．

⑥薬物療法としては一般に抗血小板薬が用いられているが確立したものはなく，最近では抗凝固薬，ステロイド薬，免疫抑制薬，ACE阻害薬なども試みられている．

⑦扁桃摘除術が有効であることがある．

2) 巣状糸球体硬化症 (FGS)

①高度の蛋白尿と顕微鏡的血尿を呈する．

②多くはネフローゼ症候群で発症し，治療に抵抗して進行性で早期に腎不全に陥る．

③組織的には一部の糸球体に巣状かつ分節性に硝子様沈着と硬化を認める．

④病因として糸球体過剰濾過，糸球体肥大など非免疫学的機序やT細胞の機能異常による基底膜の透過性亢進などが想定されているが，明確ではない．

⑤高頻度に高血圧を合併する．

⑥ネフローゼ症候群を呈する場合には抗血小板薬，抗凝固薬，ステロイド薬，免疫抑制薬の併用療法が行われるが，ステロイド薬の効果は不良で，70～80%は治療抵抗性である．

3) 膜性腎症(炎) (MN)

①糸球体係蹄壁のびまん性の肥厚を特徴とする糸球体腎炎である．

②ICが糸球体基底膜に沈着するIC関連腎炎と考えられ，蛍光抗体法で係蹄壁に沿ってIgG，C3が顆粒状に染色される．

③多くは原因抗原が不明で原発性と考えられるが，悪性腫瘍，感染症（B型肝炎など），膠原病（SLE，慢性関節リウマチなど），薬剤（金製剤，ペニシラミン，カプトプリルなど）に続発する膜性腎症がある．

④蛋白尿は高度で，70～80%がネフローゼ症候群を呈する．血尿はないか，あっても軽度である．

⑤一般に進行は緩徐で，予後は比較的良好である．

⑥高齢者の膜性腎症では悪性腫瘍の検索が必要である．

4) 膜性増殖性糸球体腎炎 (MPGN)

①糸球体基底膜の肥厚，二重化構造とメサンギウム細胞の増殖，メサンギウム基質の増加を示す糸球体腎炎をいう．

②IC関連腎炎と考えられているが，詳細は不明である．

③蛋白尿の程度はさまざまであるが，ネフローゼ症候群を呈するものが多い．

④持続性の血清補体価（主にC3）の低下が特徴である．

⑤本症は予後不良で，10年後には50%が腎死に至る．

c. ネフローゼ症候群

【概念】

糸球体毛細管係蹄壁の蛋白透過性亢進による大量の蛋白尿と，尿中への蛋白喪失に起因する低蛋白血症，浮腫，高脂血症を呈する病態をネフローゼ症候群（nephrotic syndrome：NS）と呼ぶ．多くは原発性糸球体疾患に由来するが，さまざまな疾患からも続発性のネフローゼ症候群を発症する．

【分類】

原発性と続発性（二次性）ネフローゼ症候群に分類される（表5.6）．

すべての一次性糸球体疾患がネフローゼ症候群を呈しうるが，微小変化型ネフローゼ症候群，巣状糸球体硬化症，膜性腎症，メサンギウム増殖性糸球体腎炎，膜性増殖性糸球体腎炎が代表的な病型であ

表5.6 ネフローゼ症候群の原因疾患

原発性	続発性
微小変化型ネフローゼ症候群	全身性疾患：糖尿病，アミロイドーシス，SLE
巣状糸球体硬化症	感染症　：ウイルス性肝炎，マラリア，梅毒
メサンギウム増殖性糸球体腎炎	循環器疾患：うっ血性心不全
膜性腎症	過敏症　：ヘビ毒，ハチ毒，花粉
膜性増殖性糸球体腎炎	悪性腫瘍　：固形がん，悪性リンパ腫，多発性骨髄腫
	遺伝性疾患：アルポート症候群，ファブリー病
	薬　剤　：金製剤，水銀製剤，ペニシラミン，ヘロイン
	その他　：妊娠中毒症

る．小児では微小変化型ネフローゼ症候群が圧倒的に多く，中高年では膜性腎症と微小変化型ネフローゼ症候群が大多数を占める．

続発性ネフローゼ症候群の原因としては，全身性疾患にともなうもの（全身性エリテマトーデス，糖尿病，アミロイドーシスなど），感染症にともなうもの，薬物によるもの（金製剤，ペニシラミンなど），悪性腫瘍に合併するものなどがあげられる．

【病因】主病因は糸球体毛細血管係蹄壁の蛋白透過性亢進で，免疫複合体やT細胞の機能異常により活性化された補体，血小板，マクロファージや多数のサイトカインによる基底膜の傷害によるものと考えられる．

【病態生理】
a．蛋白尿　正常では糸球体毛細管基底膜にはサイズ・バリアーとチャージ・バリアーによる選択的な非透過性があり，これにより陰性に荷電した巨大分子である血漿中の蛋白質は濾過を免れ血管内に保持されている．ネフローゼ症候群を特徴づける高蛋白尿はこの選択的透過性の喪失により生ずる．濾過障壁の破壊は，IV型コラーゲンを中心にラミニン，フィブロネクチンの糖蛋白やヘパラン硫酸プロテオグリカンにより構成された基底膜の網目構造の破壊や陰性荷電物質の減少・消失によるもので，尿中に失われる蛋白質の大部分はアルブミンである．特にチャージ・バリアーのみの傷害では比較的低分子のアルブミン（分子量約 69,000）が漏出するが，サイズ・バリアーまで破壊されると巨大な蛋白質まで排泄されるようになる．通常，臨床的には巨大分子蛋白として IgG（分子量約 160,000），小分子蛋白としてトランスフェリン（分子量約 90,000）の尿中排泄からその各々のクリアランスを測定し，C_{IgG}/C_{tf} をもって蛋白質の選択指数（selectivity index）と呼んで蛋白漏出の選択性の指標としている．0.25 以上のものは低選択性でサイズ，チャージ両バリアーの傷害が強いと考えられるが，0.25 未満のものは高選択性と呼ばれステロイド薬の効果が期待できる．

b．低蛋白血症　尿中へ多量のアルブミンが排泄されるために肝では通常の 3～4 倍にアルブミン合成が亢進しているが，喪失量を補いきれずに低アルブミン血症による低蛋白血症となる．

c．高脂血症　肝でのアルブミン合成の亢進にともないリポ蛋白の合成が増加し，また尿中への脂質分解酵素の喪失により，コレステロール，中性脂肪，リン脂質が増加して高脂血症をきたす．

d．浮腫　ネフローゼ症候群での浮腫の成因として2つの機序が考えられている（図5.1）．
①循環血漿量の低下を主体とする考え（underfilling 説）

低アルブミン血症により血漿膠質浸透圧が低下し，組織間へ体液が移行することにより発生する．同時に，循環血液量の減少がレニン-アンジオテンシン-アルドステロン系を刺激するため尿細管での水・Na 再吸収が亢進し，さらに血漿膠質浸透圧が低下して間質への水分移行が増強する．

②循環血漿量の増大を原因とする考え（over flow 説）

腎での Na 再吸収の亢進が一義的に存在していて（ANP に対する尿細管細胞の抵抗性か？），循環血液量の増加による静水圧の亢進と膠質浸透圧の低下が浮腫を形成する．

e．血液凝固能亢進　凝固阻止因子（アンチトロンビンIII）の尿中への喪失や血小板凝集能の亢進，凝固因子の増加（フィブリノゲン，その他）などにより血液凝固能が亢進し，血栓症を起こしやす

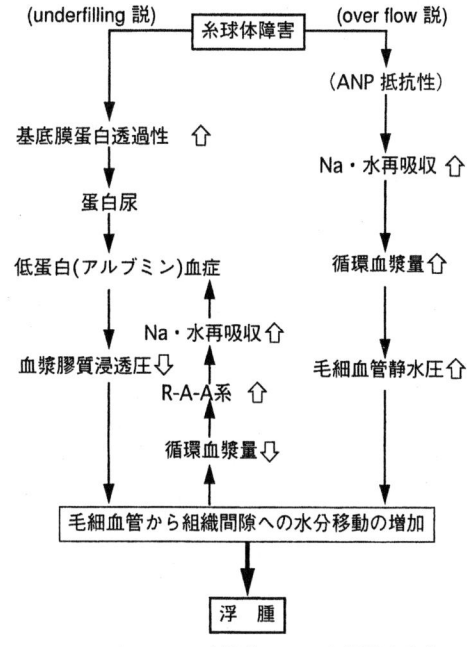

図 5.1 ネフローゼ症候群における浮腫発生機序

い．腎静脈血栓症が最も多くみられる．

【症候】

①浮腫ではじめて異常に気づかれることが多い．顔面や下腿の浮腫（pretibial pitting edema）にとどまらず，大量の血管外への漏出により全身性浮腫（anasarca），胸水や腹水として現れることもある．消化管に浮腫が生じると食欲不振や下痢が出現する．循環血漿量が急激に減少すると急性腎不全の原因にもなる．

②尿中に凝固阻止因子の一つであるアンチトロンビンIIIが失われたり，凝固因子の生成亢進，血小板凝集能の亢進などにより血栓症を起こしやすい．

③総コレステロールやLDLコレステロールの増加をともない，動脈硬化性合併症を起こすリスクが高い．

【診断】

診断基準（表5.7）により臨床診断は容易であるが，確定診断のためには腎生検が必要である．

【治療】

1) 一般療法

①安静： 尿量の増加，尿蛋白の減少，浮腫の軽減に役立つ．

②食事療法： 従来は高蛋白食が処方されたが，それによりアルブミン合成は増加しても尿中へのアルブミン排泄も増加するため窒素平衡を正にすることはできなかった．また最近では糸球体，尿細管への蛋白質の負荷がかえって糸球体硬化を促進させてしまう可能性のあることが指摘され，現在ではむしろ低蛋白食（0.5～0.8 g/kg/日）が基本とされている．総カロリーは35 kcal/kg/日，食塩は病態に応じて3～7 g/日以下に制限する．

2) 薬物療法　　原因となる糸球体病変に対する治療と合併する諸症状に対する対策が行われる．

表 5.7　成人ネフローゼ症候群の診断基準
（厚生省特定疾患ネフローゼ症候群調査研究班）

1) 蛋白尿：3.5 g/日 以上を持続する
2) 低蛋白血症：血清総蛋白 6.0 g/dl 以下，あるいは血清アルブミン 3.0 g/dl 以下
3) 高脂血症：血清総コレステロール 250 mg/dl 以上
4) 浮腫

（注）・1), 2) が必須条件
　　　・高脂血症，浮腫は診断のための必須条件ではない．
　　　・尿沈渣中，多数の卵円型脂肪体，重屈折脂肪体の検出は診断の参考になる．

①副腎皮質ステロイド薬： ネフローゼ症候群治療の根幹となる薬剤である．初期療法としてプレドニゾロン40～60 mg/日を4～8週連日投与し，寛解が得られたら漸減する．蛋白尿が完全に消失するものを完全寛解といい，微小変化型ネフローゼ症候群ではステロイドにより約9割は完全寛解するが，再発も多い．糖尿病性腎症やアミロイドーシスでは効果が認められないため使用されない．メチルプレドニゾロン500～1,000 mg/日の静注を3日間行い（ステロイドパルス療法），その後30～40 mg/日の経口ステロイド薬に変更する方法も行われる．投与が長期にわたるため糖尿病，骨粗鬆症，大腿骨頭壊死，精神障害，消化性潰瘍，感染症などの副作用が現れやすいことに十分留意する必要がある．

②免疫抑制薬： ステロイド抵抗性やステロイド依存性のある症例には免疫抑制薬の併用が行われる．シクロホスファミド50～100 mg/日を4～8週，アザチオプリン50～100 mg/日を4～8週，シクロスポリン3 mg/kg/日を6カ月間，ミゾリビン150 mg/日を6カ月間などの投与が一般的である．シクロホスファミドは腎機能障害時には投与量の減量が必要で，副作用として短期的には出血性膀胱炎，長期的には悪性腫瘍の誘発が問題となる．アザチオプリンの副作用としては骨髄抑制，肝障害があり，アロプリノールとの併用時には投与量の減量が必要である．シクロスポリンでは腎障害，高血圧に注意し，血中トラフ値で50～200 ng/mlに保つように投与量を加減する．

③抗凝固薬，抗血小板薬： ネフローゼ症候群では凝固能の亢進が認められ，糸球体障害の進展や血栓症をきたしやすいため，その予防として抗凝固療法が行われる．ヘパリンは凝固因子の不活化により抗凝固作用を現すが，血管壁の陰性荷電の保護作用などの多彩な作用も加わって腎を保護することが期待される．5,000～20,000 U/日を持続注入する．ワルファリンはトロンボテスト20～30%を指標にして用量を調節する．血小板の凝集や血小板からのさまざまなメディエーターの放出を防止するために抗血小板薬（ジピリダモール300 mg/日，ジラゼプ300 mg/日）も使用される．

④高脂血症対策： 高脂血症の持続により，動脈硬化の進展にとどまらず糸球体硬化，間質の線維化などが促進されると考えられるため，低コレステ

ール食と同時に高脂血症治療薬（HMG-CoA還元酵素阻害薬，プロブコール）が投与される．ステロイド抵抗性の巣状糸球体硬化症では透析によりLDL吸着を行うことにより（LDL-apheresis）尿蛋白減少効果を認めることが報告されている．

⑤浮腫の管理：　ネフローゼ症候群では浮腫が高度の場合には全身性の浮腫や胸水，腹水などにより患者に著しい苦痛を与えるため，その管理は臨床的に非常に重要である．まず7g/日以下の食塩制限が必須で，高度の場合には2～3g/日くらいまでの制限を行う．利尿薬としてはループ利尿薬（フロセミド）やスピロノラクトンが用いられるが，フロセミド単独で効果の悪い場合にはサイアザイドの併用も試みられる．アルブミン製剤の輸注により循環血漿量を増加させ同時にフロセミドを投与すると利尿効果が増強されるが，糸球体への負荷を増やすマイナスの作用を考慮して短期間におさえるのがよい．難治性の浮腫では血液濾過法による水分除去なども行われる．

d．急性腎不全

【概念】

急性腎不全（acute renal failure：ARF）は，急速な腎機能の低下により体液の恒常性が維持できなくなった状態をいう．400 ml/日以下の乏尿ないしは無尿をともなうことが多いが，尿量が保たれた非乏尿性急性腎不全もある．腎機能低下の程度について明確な数値的基準はないが，一般的には，次の場合を急性腎不全と呼んでいる．

①血清クレアチニン値が2.0～2.5 mg/dl以上に急激に上昇したもの．

②基礎に腎機能障害を有する場合には血清クレアチニン値が前値の50％以上上昇したもの．

③血清クレアチニンが1日で0.5 mg/dl以上上昇したもの．

【病型】

腎不全の原因が腎自体にあるのか，腎以前（腎血流量の減少）あるいは腎以後（尿路の通過障害）にあるのかによって，

①腎前性，②腎性，③腎後性

に分類し，また尿量の減少をともなうかどうかによって，

①乏尿性/無尿性（400 ml/日以下），②非乏尿性

に分類される．

【原因】

腎前性急性腎不全が最も多く，次いで急性尿細管壊死の頻度が高い．主な原因を表5.8に示す．術後に起こるもの，抗悪性腫瘍薬，抗菌薬，造影剤などの腎毒性の薬物使用によるもの，感染症によるものなどの発症が多い．

表5.8　急性腎不全の原因

I．**腎前性**
1. 体液量減少　　　　　：下痢，嘔吐，出血，火傷，利尿薬
2. 循環血漿量減少　　　：肝硬変，ネフローゼ症候群，膵炎，低栄養
3. 心拍出量減少　　　　：心筋梗塞，不整脈，心不全，心タンポナーデ
4. 末梢血管拡張　　　　：敗血症，アナフィラキシー
5. 腎血管収縮　　　　　：肝腎症候群，非ステロイド系消炎薬
6. 腎血管機械的閉塞　　：外傷，血栓，コレステロール栓塞

II．**腎性**
1. 糸球体病変・血管炎：急性糸球体腎炎，急速進行性糸球体腎炎，結節性多発動脈炎，ループス腎炎，強皮症，紫斑病性腎炎，溶血性尿毒症症候群，悪性高血圧，播種性血管内凝固症候群
2. 間質性腎炎　　　　：薬剤性（抗菌薬，非ステロイド系消炎薬など），急性腎盂腎炎，高カルシウム血症
3. 急性尿細管壊死（狭義の急性腎不全）
　①腎虚血：出血，ショック，火傷，外傷後
　②腎毒物質：抗菌薬，抗悪性腫瘍薬，重金属，造影剤
　③ミオグロビン尿症（横紋筋融解症）

III．**腎後性**
1. 腎盂・尿管の病変　　：腫瘍，結石，凝血塊
2. 尿路外部の病変　　　：後腹膜線維症，骨盤内腫瘍
3. 膀胱・尿道の病変　　：結石，神経因性膀胱，前立腺肥大，前立腺がん

【病態生理】

最も主要な症候である乏尿や高窒素血症が生じる機序は原因によって異なる．

腎前性急性腎不全では血圧の低下や循環血漿量の減少により腎血流量が減少し，その結果，糸球体濾過量の減少が生じることが乏尿や高窒素血症をきたす主な理由であるが，カテコールアミン，アンジオテンシン，バソプレッシンなどの生理活性物質の関与も大きいとされている．

腎後性急性腎不全では尿路の狭窄・閉塞による尿流障害が尿細管内圧を上昇させて糸球体濾過を低下させるために尿量の低下や高窒素血症をきたす．

一方，腎性急性腎不全のなかで狭義の急性腎不全といわれる急性尿細管壊死は尿細管細胞，特に近位尿細管細胞の壊死による急激な腎機能の低下で，腎虚血や腎毒性物質によって生じた尿細管壊死と血管作動性物質の増加が，①腎血流量の減少，②糸球体毛細血管透過性の低下，③円柱による尿細管閉塞，④尿細管液の逆拡散，をきたして乏尿，高窒素血症をきたすとされている．

【症状・検査所見】

①乏尿～無尿：急激な尿量の減少は本症の特徴である．

②高窒素血症：BUN，Crの上昇は必発である．

③電解質，酸塩基平衡障害：高K血症，高P血症，低Ca血症，代謝性アシドーシス．高K血症による不整脈は生命に関わる電解質異常で，すばやい対応が必要である．

④心・肺症状：水・Naの貯溜により全身性の浮腫，心不全，心外膜炎，肺水腫，高血圧などをきたす．

⑤消化器症状：食思不振，嘔気・嘔吐，腹痛，消化管出血などがみられる．

⑥神経・筋症状：全身倦怠感，昏睡，筋痙攣などをともなう．

⑦貧血，出血傾向：エリスロポエチンの産生低下や溶血，出血により貧血をきたす．

⑧感染症：感染機会の増加や抵抗力の低下のため敗血症，肺炎などを起こしやすい．

⑨多臓器不全の一部として出現する場合にはさらにさまざまな症候が現れる．

⑩急性腎不全の多くは可逆性であり，1～数週で

表 5.9 尿所見による急性腎不全の鑑別

尿所見	腎前性急性腎不全	腎性急性腎不全
	軽微	蛋白，血尿，円柱（＋）
尿浸透圧（mOsm/kg H_2O）	>500	<350
尿中 Na（mEq/l）	<20	>40
Na 排泄率（FENa，%）	<1	>3
（尿/血清）クレアチニン比	>40	<20
（尿/血清）尿素窒素比	>20	<20

FENa：尿中排泄 Na 量/濾過 Na 量×100

自然回復が期待できる．乏尿性急性腎不全では数日から数週の乏尿の後，一日数リットルにも及ぶ利尿期を経て回復に向かうが，乏尿期が数カ月も続いたりそのまま慢性腎不全に移行することもある．

【診断】

急激な尿量の減少や高窒素血症の出現により急性腎不全と診断されるが，非乏尿性の急性腎不全が30～50％にみられることに注意を要する．原因により治療法や予後が変わるため，以下の事項を参考に鑑別診断を行う．

①病歴と身体所見

②最近の治療の経過と使用薬剤

③尿の分析：表5.9に示した尿所見や尿中 β_2-ミクログロブリン，NAG

④血液生化学，電解質所見

⑤腎の画像診断(CT，ECHO，Gaシンチなど)：急性腎不全では腎のサイズは腫大していることが多い．

⑥腎生検

【治療】

発症の予防

脱水，感染，手術，薬剤などの急性腎不全の原因となる病態や医療行為に十分に注意する．たとえば，下痢，発熱などの脱水時には利尿薬の使用を避けて適正な補液を行うことで，また抗がん薬や造影剤による腎障害も十分な補液で予防可能である．

急性腎不全の管理

1) 食事・輸液の管理

乏尿期には体液異常への対応が重要である．特に水分の出納をチェックして水分過剰（overhydration）を起こさせないことを中心に，高K血症の予防と治療（陽イオン交換樹脂），アシドーシスの是正（重炭酸ナトリウム）を行う．食事ではカロリ

ーは十分に補給しながら（35〜40 kcal/kg/日）蛋白質の制限（0.5 g/kg/日）を行うことが大切である．体液量減少による腎前性急性腎不全では生理食塩水，ブドウ糖液などの補液により腎機能が回復する可能性が大きい．利尿期に入ると強制的に水分，電解質などが大量に失われて脱水による事故を起こしやすいので，水・Naを十分に補給し，また微量元素の補給も忘れずに細やかな体液の管理が重要となる．

2）薬物療法（合併症への対応）

①水・Naの貯留による体液量の増加により浮腫，心不全，高血圧などが出現するので，ループ利尿薬，降圧薬を投与する．

②高K血症を放置すると心停止の危険があるため，5.5 mEq/l 以上になったらKイオン交換樹脂の投与や透析療法が必要である．

③易感染性や消化管出血をきたしやすいので，感染症への注意，H_2遮断薬の投与などの対策を念頭においておく．

④血漿重炭酸濃度が 15 mEq/l 以下のアシドーシスには重炭酸ナトリウムを投与する．

3）透析療法

上記の保存療法で管理できない場合には血液浄化療法を導入する．特に著しい高K血症，肺水腫，心外膜炎，著明な消化器症状，中枢神経症状，著しい出血傾向などが出現した場合にはただちに透析療法を開始する．

【予後】

急性腎不全の予後は原因や基礎疾患の有無などにより異なり，特に合併する機能不全の臓器数が多いほど死亡率は高くなる．全体としては急性腎不全の死亡率は約50％で，完全に腎機能が回復するものは15％程度といわれる．

e．慢性腎不全

【概念】

慢性腎不全（chronic renal failure：CRF）は，さまざまな原因により慢性の経過で進行性に糸球体濾過量が減少し，生体の恒常性維持に異常を生じた状態をいう．腎機能の低下は月・年の単位で徐々に進行し，不可逆的である．腎のもつさまざまな機能の不全状態から末期腎不全では多彩な病態を呈する．

【原因疾患】

ほとんどすべての腎疾患が慢性腎不全の原因となりうる（表5.10）．透析の導入に至る慢性腎不全の原疾患としては従来は慢性糸球体腎炎が圧倒的に多数であったが，1998年以降糖尿病性腎症が第1位となり，3主要原疾患の比率は1999年末には糖尿病性腎症36.2％，慢性糸球体腎炎33.6％，腎硬化症7.0％であった．

【病期分類】

慢性腎不全は腎機能の障害程度によって第Ⅰ期から第Ⅳ期に分類され，病態の把握と治療方針の決定のために利用される（表5.11）．第Ⅰ期は腎のもつ予備能が次第に減少する時期で，腎機能障害は存在するが機能的に代償されて血清クレアチニンは正常値上限レベルにとどまり，臨床的には無症状である．第Ⅱ期は腎機能が50％以下に低下し，最大の代償が行われてはいるが血清クレアチニンの上昇が始まり，貧血，夜間尿などが出現する．第Ⅲ期は非代償性の腎不全期で，残存ネフロンではもはや代償は困難となり，高度の高窒素血症，高度の貧血，Ca・P代謝障害（高P，低Ca血症），代謝性アシドーシス，高K血症が認められる．第Ⅳ期は尿毒症期と呼ばれ，腎不全の病態がさらに進行して肺水腫，心不全，消化器症状，出血傾向，意識障害など多彩な尿毒症症状が出現する．

【病態生理】

①糸球体，尿細管の障害は形態的には多彩であるが，機能的には正常機能をもった残存ネフロン数の

表 5.10 慢性腎不全の原因疾患

糸球体疾患	糸球体腎炎，遺伝性腎炎
尿細管疾患	尿細管性アシドーシス，ファンコニー症候群
間質疾患	間質性腎炎
血管疾患	本態性高血圧症，悪性高血圧
膠原病	全身性エリテマトーデス，結節性多発動脈炎，全身性強皮症，慢性関節リウマチ
代謝性疾患	糖尿病，痛風，アミロイドーシス
血液疾患	多発性骨髄腫，溶血性尿毒症症候群，DIC
感染症	腎盂腎炎，腎結核，AIDS
中毒・薬剤	抗がん薬，抗菌薬，NSAIDs，金属（金，カドミウム），農薬
先天性腎疾患	多発性囊胞腎，腎形成不全
尿路閉塞	腫瘍，結石，前立腺肥大
その他	放射線腎炎

表 5.11 慢性腎不全の病期分類

第Ⅰ期（腎予備能減少期）
　腎機能は軽度低下するが，GFRの低下が正常の50％までの時期．血清クレアチニンは正常上限．自覚症状なし．

第Ⅱ期（腎機能不全期）
　GFRは50〜30％．
　軽度の高窒素血症，貧血を認める．尿濃縮能低下，夜間尿をみる．

第Ⅲ期（腎不全期）
　GFRは30〜10％．
　高度の高窒素血症，高度貧血，Ca・P代謝障害（高P，低Ca血症），代謝性アシドーシス，高K血症が認められる．
　倦怠感，ときに浮腫，高血圧の合併を認める．

第Ⅳ期（尿毒症期）
　GFRは10％以下．
　腎不全期における病態がさらに進展し，尿毒症症状を認める（溢水による心不全，肺浮腫，消化器症状，意識障害，出血傾向，乏尿など）．

減少と理解される（intact nephron 仮説）．残存ネフロン数とその代償能力の程度により無症候性から尿毒症に至るさまざまな病態が出現する．

②尿毒症とは，蛋白質の終末代謝産物の蓄積や水・電解質の恒常性の破綻により全身臓器の機能に異常を生じてさまざまな症候が出現した状態をいう．尿毒症を発現させる原因物質は尿毒素（uremic toxin）と呼ばれ，中分子量物質，メチルグアニジン，グアニジノコハク酸，β_2-ミクログロブリンなどの候補物質があげられているが，本体は不明である．

③腎の内分泌機能の異常としてレニン-アンジオテンシン系の亢進，エリスロポエチンの産生低下，ビタミンD活性化障害などが認められ，それにより高血圧，貧血，骨疾患などが発症する．

　a）腎性貧血：　腎障害に併発する貧血で，主因は腎で産生・分泌されるエリスロポエチンの相対的欠乏にあるが，赤血球寿命の短縮，造血機能の抑制なども付随的原因となる．正球性・正色素性貧血で網赤血球数の反応性増多を欠き，貧血にもかかわらず血漿エリスロポエチン濃度は正常域内にとどまる．

　b）腎性骨異栄養症：　慢性腎不全でみられるCa・P代謝異常，ビタミンD代謝異常，すなわち腎機能の低下によるPの排泄障害と腎のビタミンD活性化障害に基づいた二次性副甲状腺機能亢進症（PTHの著明な上昇）によって引き起こされた骨病変をいう．臨床的には骨痛，骨折，骨変形を呈し，X線検査で骨吸収像，異所性石灰沈着が認められる．

④慢性腎不全は脱水，腎毒性物質，血圧の変化，さまざまなストレス，などにより容易に急性増悪するが，早期の適切な処置によりもとの状態まで回復することが可能である．しかし多くの場合は緩徐に進行して末期腎不全に至り，その進展機序には，糸球体高血圧，糸球体肥大，二次性副甲状腺機能亢進症などが関与している．

⑤糸球体高血圧は残存ネフロンに過剰な濾過を強いることにより糸球体障害を進展させると考えられており，ACE阻害薬による糸球体高血圧の是正が腎不全進行の抑制に効果的であることが明らかにされている．

⑥Pの摂取を制限することにより腎機能の悪化を抑制できることが示されており，早期から血清Ca，Pのレベルを調整して二次性副甲状腺機能亢進症の発症を遅らせることが大切である（trade off 仮説）．

【症候】

各種の代謝異常（水・電解質代謝，内分泌代謝，糖・蛋白質・脂質代謝，免疫系その他）をもとにさまざまな臨床症状，検査異常が出現する（表5.12）．

【検査所見】

主な検査成績の異常は以下のとおりである．

①RBC，Hct，Hbの低下（正球性正色素性貧血）．出血時間，凝固時間延長．

②血液生化学検査で，BUN，Cr上昇，尿酸上昇，K上昇，Ca低下・P上昇，Mg上昇．

③血液ガスで，代謝性アシドーシス（pH，HCO_3^- 低下）．

④内分泌検査で，PTH上昇，ガストリン上昇，T_3，T_4 低下．

⑤腎機能で，Ccrの低下，等張尿（尿比重が1,010前後に固定）．

【診断】

慢性かつ進行性の血清クレアチニン値の上昇があれば慢性腎不全が疑われ，画像により腎サイズの縮小を認める．末期には原疾患の鑑別が困難なことが多いが，可能な限り鑑別を行い，腎機能が可逆的か

表 5.12　慢性腎不全の臨床症状

一般症状	全身倦怠感，集中力の低下，頭痛，眠気，不眠，不安感，口渇，浮腫，皮膚の乾燥・掻痒，貧血，皮下出血斑，など
消化器症状	食思低下，味覚異常，体重減少，悪心・嘔吐，吐血，下血，下痢，便秘，腹痛，口腔内出血，アンモニア臭，など
心・肺症状	呼吸困難，起坐呼吸，胸痛，動悸，全身浮腫，高血圧，心不全，心膜炎，肺水腫，胸水，腹水，など
血液異常	腎性貧血，出血傾向，など
神経・筋症状	下肢知覚異常，筋痙攣，腱反射異常，意識障害，など
泌尿器症状	多尿，乏尿，性欲低下，など
眼症状	red-eye，眼底出血，浮腫，網膜剝離，眼圧亢進，など

表 5.13　慢性腎不全の増悪因子とその対処法

高血圧	130/85 mmHg 未満を目標とした降圧薬療法（1.0 g/日 以上の蛋白尿がある場合には 125/75 mmHg）．ACE 阻害薬，AT 1 受容体拮抗薬が第一選択
高蛋白食	0.6〜0.8 g/kg/日 の低蛋白食（総エネルギーは 25〜35 kcal/kg/日 を確保）
ナトリウム負荷	5〜7 g/日 の食塩制限
水過剰	食事以外の水分を 600〜800 ml/日 に制限．ループ利尿薬
脱水	浮腫の出現に注意して 1,000 ml/日 以上の水分摂取
高脂血症	総コレステロール 200 mg/dl 未満を目標に HMG-CoA 還元酵素阻害薬．難治性では LDL アフェレーシス
高尿酸血症	尿酸産生阻害薬（アロプリノール）．腎機能に応じて減量
尿毒素の体内蓄積	経口吸着薬（クレメジン）
低カルシウム血症	炭酸カルシウム，活性型ビタミン D
高リン血症	低リン食，リン吸着薬（炭酸カルシウム）
貧血	鉄，葉酸の補充，エリスロポエチン投与
感染症	副腎皮質ステロイド薬，免疫抑制薬の可能な限りの減量

不可逆的かの評価を行う．

【治療】

慢性腎不全の治療目的は，①原疾患の治療，②増悪・進展因子の排除（残存腎機能の保持），③失われた腎の代謝機能，調節機能の補助，④QOL の改善，⑤合併症対策，⑥透析導入への準備，であり，食事や薬物による保存療法や血液浄化療法，腎移植が行われる．

1) 増悪因子の排除

高血圧，高尿酸血症，高脂血症，尿流障害，薬剤（鎮痛薬，造影剤，抗菌薬など），脱水，感染，心不全，出血，妊娠，手術などにより容易に急性増悪するため，これらの因子の排除に十分留意する（表 5.13）．

2) 進展因子の排除

糸球体硬化や間質線維化を促進する因子として，全身性高血圧，糸球体高血圧，蛋白尿，アンジオテンシン II などがあげられ，その抑制により腎保護効果が期待できる．

3) 食事療法

蛋白制限（0.6〜0.8 g/kg/日），塩分制限（7 g/日以下），K 制限（40〜60 mEq/日），P 制限（700 mg/日以下），水分制限を行う．低蛋白食にしながら糖質と脂質で十分なカロリー（35 kcal/kg/日）を補うのが基本である．第 I 期から第 II 期では日常生活の管理，食事療法のもとに適切な薬物療法を加えることにより容易に改善が得られる．

4) 薬物療法

薬物療法は第 III 期，第 IV 期には必須で，病態に合わせて降圧薬，利尿薬，アルカリ化薬，Ca・P 調製薬，エリスロポエチン，吸着薬などが用いられる．

①アシドーシスの是正：　重炭酸ナトリウム，炭酸カルシウム，乳酸カルシウム．

②高 K 血症の是正：　陽イオン交換樹脂，ループ利尿薬．

③Na の排泄：　ループ利尿薬．

④Ca・P 代謝の調整：　炭酸カルシウムによる Ca の補充と P の吸着除去，活性型ビタミン D 製剤の投与．

⑤腎性貧血：　エリスロポエチンの補充（Hct 30％，Hb 10 g/dl を目標）．

⑥経口吸着薬：　尿毒素の吸着除去により症状の改善，透析導入時期の延長を図る．

⑦高血圧：　血圧管理の重要性が再認識され，130/85 mmHg 未満，ただし尿蛋白が 1 g/日以上では 125/75 mmHg 未満を目標に降圧薬療法を行うことが勧められている．ACE 阻害薬（AT 1 受容体拮抗薬），Ca 拮抗薬が有効で，特に ACE 阻害薬は輸出細動脈を拡張して糸球体高血圧を改善するため腎機能保護に役立つことが知られている．ただし III 期以降の使用に際してはクレアチニンや K の上昇

に十分注意をはらう必要がある．その他，ループ利尿薬が頻用され，α遮断薬，αβ遮断薬，メチルドーパ，クロニジンなども用いられる．

⑧蛋白尿： 尿蛋白が尿細管間質障害をもたらすことが知られ，蛋白尿を減少させることが治療目標となった．現在最も有効な薬剤はACE阻害薬とAT1受容体拮抗薬とされている．

⑨高脂血症： 高コレステロール血症が腎障害を悪化させる可能性が指摘されて，コレステロール低下作用に加え抗炎症，抗酸化作用をもつHMG-CoA還元酵素阻害薬が使われる．

5) 透析療法

第IV期には保存的療法が困難となり透析療法，腎移植により腎機能を代替する治療が必要となる．適当な時期から患者の教育，シャントの作成を行い，最も適切な時期に透析へ導入する（慢性透析療法の適応基準，表5.14）．

6) 腎移植

末期腎不全の根治的療法となる．生体腎移植と死体腎移植が行われるが，わが国では生体腎移植が多い．移植後，免疫抑制療法が不可欠である．

f. 尿路感染症

【概念】

腎から腎盂，尿管，膀胱，尿道に至る尿路の感染症を尿路感染症（urinary tract infection：UTI）と総称し，感染の部位から腎盂腎炎のような上部尿路感染症と，膀胱炎，尿道炎などの下部尿路感染症に大別される．また，基礎疾患の有無により単純性および複雑性尿路感染症に分ける．

【成因】

尿路内に細菌が侵入すると，尿流による洗浄作用，尿管の蠕動運動，感染上皮の脱落などにより排菌されたり，白血球による貪食や粘膜からの抗体の分泌により殺菌されて，少数の細菌ではその感染防御機構により排除される．したがって正常では膀胱尿は無菌である．しかし尿道口周囲の細菌を尿道内に吸引することにより上行性に感染が成立したり，他部位の感染から生じた菌血症により細菌が血行性に尿路に到達して感染が成立する．特に女性では解剖学的に尿道が短いために細菌が侵入しやすく，表

表5.14 慢性腎不全の慢性透析療法適応基準

I．腎機能
　血清クレアチニン　　　　　　　　　（クレアチニンクリアランス）
　　・8 mg/dl 以上　　　　　　　　　（　　10 ml/分 未満）　　　　30点
　　・5〜8 mg/dl 未満　　　　　　　　（10〜20 ml/分 未満）　　　　20点
　　・3〜5 mg/dl 未満　　　　　　　　（20〜30 ml/分 未満）　　　　10点

II．臨床症状
　1．体液貯留（全身浮腫，高度の低蛋白血症，肺水腫）
　2．体液異常（管理不能の電解質・酸塩基平衡異常）
　3．消化器症状（悪心，嘔吐，食思不振，下痢など）
　4．循環器症状（重篤な高血圧，心不全，心包炎）
　5．神経症状（中枢・末梢神経障害，精神障害）
　6．血液異常（高度の貧血，出血傾向）
　7．視力障害（尿毒症性網膜症，糖尿病性網膜症）
　これら1〜7小項目のうち
　　・3項目以上のものを高度　　　　　　　　　　　　　　　　　　30点
　　・2項目を中等度　　　　　　　　　　　　　　　　　　　　　　20点
　　・1項目を軽度　　　　　　　　　　　　　　　　　　　　　　　10点

III．日常生活障害度
　　・尿毒症症状のため起床できないものを高度　　　　　　　　　　30点
　　・日常生活が著しく制限されるものを中等度　　　　　　　　　　20点
　　・通勤，通学あるいは家庭内労働が困難となった場合を軽度　　　10点

　ただし，年少者（10歳以下），高齢者（65歳以上）あるいは高度な全身性血管障害を合併する場合，全身状態が著しく障害された場合などはそれぞれ10点加算する．

以上のI〜III項目の合計点数が原則として60点以上になったときに長期透析療法への導入適応とする

5.15にあげたような状況がある場合には一層感染が起こりやすい．

尿路感染症の原因微生物は細菌が最も多いが，ウイルス，真菌，クラミジア，原虫類も原因となる．起炎菌ではグラム陰性桿菌である大腸菌が約80%を占め，他にグラム陽性球菌（ブドウ球菌，連鎖球菌）もみられる．特に単純性尿路感染症では大腸菌による女性の急性膀胱炎が多数を占める．複雑性尿路感染症では大腸菌以外に，クレブシエラ，プロテウス，緑膿菌，セラチアなどのグラム陰性菌やブドウ球菌などのグラム陽性球菌，カンジダなどの真菌もみられる．

幼小児，女性，老年男性（前立腺疾患を主とする通過障害による）に好発し，女性では無症候性細菌尿（asymptomatic pyuria）をしばしば認める．

【症状】
急性の発症では，排尿時の疼痛，残尿感，頻尿，血尿，腰背部痛，発熱などの症状がみられるが，感染部位により症状は異なる．

【診断】
一般検尿により沈渣中に多数の白血球を認める（膿尿）ことから間接的に感染の存在を知ることができるが，直接的には尿中に病原体を証明することによって確定診断される．結核やクラミジアの感染では膿尿を認めても通常の尿培養では陰性となるため，無菌性膿尿（aseptic pyuria）といわれる．病原体を証明するためには尿道からの汚染を除くために中間尿を採取することが大切で，定量培養により細菌数 $>10^5$/ml であることが有意の細菌尿とされる．

【治療】
安静にして多量の水分を摂取することにより改善するが，根治するためには抗菌薬が投与される．尿培養による細菌の同定と抗菌薬感受性試験の結果に従い，尿中濃度が高く腎集中性の高い薬剤を選択することが基本であるが，経験的治療（empiric therapy）として感受性試験の結果を得る前にペニシリン系，セフェム系，ニューキノロン系の抗菌薬を投与して臨床症状の改善を図るのが一般的である．メチシリン耐性黄色ブドウ球菌（MRSA）感染にはバンコマイシンが効果的である．

1）急性腎盂腎炎（acute pyelonephritis）

①腎実質および腎盂・腎杯の急性細菌感染症をいう．

②原因菌は，単純性のものでは90%以上がグラム陰性桿菌で，特にその90%は大腸菌によるものである．しかし，再発例や複雑性のものでは大腸菌以外のグラム陰性桿菌が高頻度にみられ，クレブシエラ，プロテウス，緑膿菌，セラチアなどの感染率が増える．

③大部分は上行性に細菌が侵入するが，特に膀胱尿管逆流現象（vesicoureteral reflux：VUR）があると上行性感染を起こしやすい．

④悪寒・戦慄をともなう高熱を発し，罹患腎側の肋骨・脊椎角部に特徴的な叩打痛（CVA tenderness）を認める．

⑤尿中細菌定量培養法により 10^5/ml 以上の細菌を証明できれば起因菌と考える．

⑥経験的に大腸菌を目標として広域スペクトルのセフェム系またはペニシリン系の抗菌薬を投与し，薬剤感受性テストの結果により必要があれば変更する．細菌尿は数日で陰性化し，症状も消失する．

2）慢性腎盂腎炎（chronic pyelonephritis）

①炎症の反復と修復機転の繰り返しによってもたらされた腎実質の破壊，瘢痕化を示す慢性感染症で，尿細管の拡張・萎縮，間質の線維化などをきたす．VURによる場合を逆流性腎症（reflux nephropathy）という．

②原因菌としては急性腎盂腎炎に比較して大腸菌の頻度は減少し，それ以外のグラム陰性桿菌（プロテウス，クレブシエラ，緑膿菌など）が増加するが，細菌尿を確認できないものもある．

③多くは明確な臨床症状を欠き，微熱，全身倦怠感，易疲労感，腰痛，食欲不振などの不定愁訴を訴える．

表 5.15 尿路感染症を起こしやすい状態

尿路の通過障害	合併疾患
尿路結石	糖尿病
尿道，尿管狭窄	嚢胞腎
前立腺肥大・腫瘍	悪性腫瘍
膀胱尿管逆流現象	免疫不全状態
神経因性膀胱	薬剤（ステロイド，免疫抑制薬，抗がん薬）
尿路内カテーテル留置	
導尿	妊娠
膀胱鏡	

④最初に尿細管機能障害，特に尿濃縮能の低下，次いで糸球体障害が現れる．

⑤尿流障害がある場合には外科的に修正し，腎・尿路への移行性が優れ，腎毒性の少ないことにも配慮して第三世代セフェム系，カルバペネム系，ニューキノロン系抗菌薬が使用される．

3) 膀胱炎 (cystitis)

①ほとんどが細菌，特に大腸菌の尿道からの上行性感染による．カテーテルの留置などがある場合には緑膿菌，クレブシエラ，プロテウスなどの感染が増える．

②排尿時痛，頻尿，尿混濁が3大症状で，全身症状は軽度である．

4) 尿路結核

①主に肺結核病巣から血行性に尿路に感染したもので，慢性の経過をとる．

②微熱，寝汗，食思不振，易疲労感，倦怠感，腰痛などの非特異的な症状を示す．

③米のとぎ汁様の乳白色の膿尿が特徴的で，一般細菌培養では菌が証明されない（無菌性膿尿）．

④尿中結核菌の証明が確定診断となる．

5) 性感染症 (sexually transmitted disease : STD)

①古典的な性病といわれた梅毒，淋病，軟性下疳，鼠径リンパ肉芽腫の4疾患に加え，最近では性行為により伝搬される疾患であるクラミジア，トリコモナス，カンジダ，性器ヘルペス，尖圭コンジローム，陰部伝染性軟属腫，ウイルス肝炎，後天性免疫不全症候群（AIDS）なども含めてSTDと呼ばれ，尿路感染症を起こすものが多い．これらの中でクラミジアの感染が最も多い．

②淋菌，クラミジアは尿道炎のみならず，男性では精巣上体炎，前立腺炎，女性では子宮頸管炎，卵管炎を起こし，不妊症の原因となる．

③尿道炎では排尿時痛と尿道分泌物が認められる．

g. 尿路結石

【概念】

尿路結石（urolithiasis）は，尿中に排泄された成分が尿路内で結石を形成したもので，結石の部位によって腎結石，尿管結石，膀胱結石，尿道結石と呼ばれる．上部尿路結石の生涯罹患率は約4％といわれ，頻度の高い疾患である．

【成因】

結石成分が何らかの理由で過飽和状態になると晶質として析出する．尿中に存在していて結晶の成長・凝集を防ぐ抑制因子（ピロリン酸，クエン酸，Mg^{2+}，ネフロカルシン，タム-ホースフォール（Tamm-Horsfall）糖蛋白など）の作用が十分でなく，また結晶の生育を促進する因子が存在してはじめて腎乳頭の上皮に付着した結晶が成長することができる．過飽和を生じる原因としては結石成分の排泄増加，尿の停滞，濃縮，pH低下による溶解度低下などがあげられる．

シュウ酸Caを含む結石が大多数で，これにリン酸Ca結石を加えると全体の約90％を占める．その他にリン酸マグネシウム結石，尿酸結石，シスチン結石などがある．

【原因疾患】

尿中にCa排泄が増加する疾患をはじめとして，表5.16に示したようなさまざまな病態で尿路結石の合併がみられる．

【症状】

①結石が尿路内を移動するときに生じる激しい疼痛を腎疝痛という．尿管から膀胱内に落ちれば疼痛は消失し，結石は尿道を経て体外に排石される．

②疝痛にともない血尿を生じ，ときに尿閉をきたす．

③尿流の障害は罹患側腎に水腎症を起こし，長期にわたると不可逆性の腎障害に至る．

【検査所見と診断】

①尿沈渣で赤血球を認める．

②リン酸Ca結石，シュウ酸Ca結石はX線透過性が低いため（シスチン結石はやや放射線非透過

表 5.16 尿路結石の主な原因

- 高Ca血症，高Ca尿症
  原発性副甲状腺機能亢進症，甲状腺機能亢進症，クッシング症候群，サルコイドーシス，悪性腫瘍，ビタミンD過剰摂取，不動
- 特発性高Ca尿症
- 尿細管性アシドーシス
- 高シュウ酸尿症
- 高尿酸血症
- キサンチン尿症
- シスチン尿症

性）単純X線で陰影を証明できるが，尿酸結石は放射線透過性であるため結石を証明できず，腎盂造影，CT，ECHOなどの画像検査が必要である．

③血中・尿中のCa，尿酸，シスチンなどの測定は原因となる疾患の鑑別に必要である．

【治療】

1) 保存的療法

1 cm以下の結石は自然排石される可能性が高いので，鎮痙薬で尿管の緊張をとりながら，多量の水分摂取や利尿薬，輸液で尿流を多めに保ち排出を促す．疼痛発作時には鎮痛薬，鎮痙薬を投与する．

2) 体外衝撃波療法（extracorporeal shock wave lithotripsy：ESWL）

最近では衝撃波により結石を破砕し尿流により排出する方法が行われる．

h．前立腺肥大症

【概念】

前立腺は腺組織と間質からなり，尿道起始部で尿道を取り囲んで存在する．その形態と機能は男性ホルモンにより調節され，血中テストステロン濃度が上昇すると大きさを増し分泌が増える．腺組織は外腺と内腺（尿道周囲腺）からなり，間質には弾性線維，平滑筋が存在する．前立腺肥大症（benign prostate hypertrophy：BPH）は男性の加齢にともなってみられる最も日常的な非腫瘍性疾患で，40歳代後半頃から尿道を囲む内腺に良性の肥大が生じ，著しいものでは下部尿路の閉塞をきたす．加齢にともなう男性ホルモンの代謝異常が関与しているとされている．

【病因・病態生理】

テストステロンは前立腺内で5α-reductaseにより5α-ジヒドロテストステロンに変換され細胞核内の受容体と結合して前立腺を増殖させる．過剰なジヒドロテストステロン作用が前立腺の過形成をきたすと考えられている．腫大した内腺は尿道を圧迫して排尿障害を生じるが，機械的な通過障害に加えα_1受容体を介した平滑筋の機能的な緊張も排尿障害を助長する．

【症状】

剖検例の検討から，前立腺の肥大はすでに40歳代でも約20％に認められ，50歳代で約40％，60歳代以上の男性では約70～80％に認められるという．

臨床症状には刺激性症状と閉塞性症状があり（表5.17），通常3つの臨床病期に分けられる（表5.18）．夜間頻尿や残尿感などの膀胱刺激症状から始まり，尿道の狭窄により排尿開始の遅延，排尿時間の延長，尿線の細小化が生じ，次第に残尿が増加してついには膀胱に尿が貯留しているにもかかわらず自ら排尿できない尿閉に至る．膀胱内に充満した尿が少しずつオーバーフローして排尿される状態を奇異性尿失禁という．

残尿が増加すると夜間の排尿回数が頻回となり睡眠障害をきたす．

【検査・診断】

①排尿状態について詳しく問診する．

②肛門からの直腸内指診により表面平滑で弾性の肥大した前立腺を触れる．

③超音波検査や尿道膀胱撮影により前立腺の腫大を証明し，尿流検査，膀胱内圧検査にて膀胱，尿道の機能を検討する．

④排尿障害が長期にわたると水腎症をきたし，二次的に腎機能が低下（腎後性の腎不全）して血清クレアチニンが上昇する．

【治療】

良性疾患でしかも多くが高齢者であることを考えるとできるだけ侵襲の少ない方法による治療を選ぶ

表5.17 前立腺肥大症の症状

刺激症状	閉塞症状（排尿困難）
尿意切迫感 残尿感 頻尿，夜間頻尿 切迫性尿失禁	排尿開始の遅延 排尿時間の延長 尿線の細小化 尿線の途絶 尿閉 奇異性尿失禁 終末時滴下

表5.18 前立腺肥大症の臨床病期

第Ⅰ期（刺激期）	夜間頻尿，排尿時不快感などの刺激症状と遷延性排尿などの軽度の閉塞症状．
第Ⅱ期（残尿発生期）	排尿困難が増強し，残尿が出現する．尿意切迫感，切迫性尿失禁などの刺激症状．
第Ⅲ期（完全尿閉期）	残尿が増加し，尿閉が慢性化して水腎症．奇異性尿失禁，腎機能障害．

のがよい．薬物療法，手術療法，その他の保存療法（尿道ステント，前立腺の加温）が行われる．

1) 薬物療法

①ホルモン療法（抗アンドロゲン薬）： 抗アンドロゲン薬は血中テストステロン濃度を低下させ，また，テストステロンが前立腺のアンドロゲン受容体へ結合するのを妨げることにより前立腺を縮小させる．抗アンドロゲン薬として合成黄体ホルモン製剤（酢酸クロルマジノン，アリルエストレノールなど）が用いられる．血中テストステロン低下作用によりインポテンスをきたす恐れがあるため，50～60歳の患者には慎重に投与する．

②α_1受容体遮断薬： 膀胱頸部，尿道，前立腺の平滑筋はα_1受容体に富み，前立腺肥大では機械的な閉塞に加えこの部の過剰収縮が排尿を一層困難にしている．α_1受容体遮断薬（塩酸プラゾシン，塩酸タムスロシンなど）には前立腺縮小作用はないが，平滑筋を弛緩させることにより尿道抵抗を弱めて排尿を助ける．α_1遮断薬には降圧作用があるため血圧低下に注意を要する．

③5α-リダクターゼ阻害薬： テストステロンを活性型の5α-ジヒドロテストステロンに変換する5α-リダクターゼの阻害薬（フィナステライド）に前立腺縮小効果が認められる．

④漢方製剤： 抗炎症作用，抗粘膜浮腫作用などにより自覚症状の改善効果が認められるが，前立腺を縮小させることはない．

2) 手術療法

①経尿道的前立腺切除術（transurethral resection：TUR）

経尿道的に切除鏡を挿入し腺腫を切除する方法で，最も一般的に行われている．

②経腹式前立腺切除術．
③経尿道的レーザー照射術．
④温熱療法．

i. 微弱陣痛

【概念】

分娩の進行に大きな影響を与える娩出力は陣痛と腹圧により規定される．陣痛の発来には子宮頸部神経節の圧迫，子宮筋のオキシトシン感受性の変化，プロスタグランディンの筋収縮作用などが関与していると考えられているが，十分には解明されてはいない．

陣痛とは不随意に，周期的に反復して起こる子宮体部筋の収縮で，その強さ，持続時間，回数などが陣痛の性質を決定する．したがってもし分娩時に子

表 5.19 微弱陣痛の診断

I. 子宮内圧

子宮口開大度	4～6 cm	7～8 cm	9 cm～第2期
平均	40 mmHg	45 mmHg	50 mmHg
過強	70 mmHg 以上	80 mmHg 以上	55 mmHg 以上
微弱	10 mmHg 以下	10 mmHg 以下	40 mmHg 以下

II. 周期

子宮口開大度	4～6 cm	7～8 cm	9～10 cm	第2期
平均	3分	2分30秒	2分	2分
過強	1分30秒以内	1分以内	1分以内	1分以内
微弱	6分30秒以上	6分以上	4分以上	4分以上（初産） 3分30秒以上（経産）

III. 持続時間

a) 内測法（10 mmHg 時間による）
　子宮口の開大とは関係なく，平均50秒，過強1分30秒以上，微弱30秒以内
b) 外測法（1/5 振幅時間による）

子宮口開大度	4～8 cm	9 cm～第2期
平均	1分10秒	1分
過強	2分以上	1分30秒以上
微弱	40秒以内	30秒以内

宮の，①収縮力が弱い，②収縮の持続時間が短い，③収縮の回数が少ない，の3条件の1つあるいは2つ，または全部が正常に達しない場合には分娩の進行に重大な支障を起こす可能性があり，これを微弱陣痛という．その結果として分娩が遷延し，胎児仮死のリスクが増大し，母体には弛緩出血，子宮内感染の危険をもたらす．

【分類】

①原発性微弱陣痛：分娩開始当初から陣痛が微弱で，分娩の進行しないもの．

②続発性微弱陣痛：はじめは正常であった陣痛が分娩経過中に微弱になるもの．

【成因】

微弱陣痛の明確な原因は不明であるが，以下のような因子が関係している．

①子宮の発育不全，奇形，筋腫など子宮自体の異常．

②多胎，羊水過多症による子宮過伸展．

③狭骨盤，前置胎盤，骨盤位，膀胱直腸充満など産科的因子．

④分娩に対する強い不安，恐怖感や高度の精神感動．

⑤消耗性疾患の合併．

⑥貧血，不眠，栄養不良，肥満など．

⑦疲労．

【診断】

陣痛の強さは子宮内圧（正常：40〜50 mmHg）によって表現されるが，臨床的には陣痛発作を観察してその周期（正常：2〜3分）と持続時間（正常：60〜70秒）により評価される．分娩の時期により異なるが，内圧10 mmHg以下，周期4〜6分以上，持続時間30〜40秒以内を微弱陣痛と判定する（表5.19）．

【治療】

治療の原則は誘因の除去で，同時に微弱な陣痛を正常に戻す促進法が行われる．誘因を除去しえないことが明らかである場合には帝王切開を考慮し，陣痛が回復すれば経膣分娩が可能であると判断される場合には陣痛促進法を行う．

①機械的促進法：ブジー挿入法，ラミナリア桿挿入法などがあるが，感染の機会を増やすため慎重に用いられる．

②陣痛促進薬：オキシトシン，プロスタグランディンの点滴静注．

6. 呼吸器疾患
Respiratory Disease

I. 総　　論

(1) 肺の構造

肺は組織呼吸に必要な酸素（O_2）を取り入れ、二酸化炭素（CO_2）を排出する外呼吸器官である。そのために、外気に直接に接し、塵埃、粉塵など各種の抗原物質にさらされる構造になっている。肺の前部は胸壁で、後部は背柱により囲まれた胸郭内に存在し、外気は上気道である鼻腔、口腔から吸い込まれ、咽頭、喉頭を経て気管に入り、気管支、細気管支から肺胞に至る。右肺は上・中・下の3葉に、左肺は上・下の2葉に分かれ、胸郭中央には心臓が位置する。細気管支は直径約2 mmの終末細気管支と呼吸細気管支が区別され、後者は肺胞とともにガス交換機能をもち、移行部と呼ばれる。この移行部には気道軟骨がなく、壁の弾性線維、平滑筋も少なく、気道閉塞を起こしやすい。閉塞性肺疾患の初発場所である。また、ガス交換のためには、血液が肺胞壁を取り囲み循環する必要がある。肺循環は右心室から肺動脈を経て肺に入り、肺毛細管でガス交換を行い、肺静脈を経て左心房に入る。肺循環系は低圧系であり、肺動脈圧は25～10 mmHg程度、毛細管圧は9～6 mmHgで、体循環に比較すると非常に低い。肺血管系に常に存在する血液量は約1 lあり、毛細管には75～100 ml含まれる。それが総面積約60 m²の広い肺血管床をつくる（図6.1）。

(2) 肺胞における換気

1個の肺胞はほぼ球形で直径約200～300 μm、総数は両肺で3～5億個、肺胞総面積は呼気時30～50 m²、深吸気時には増加して100 m²になる。肺胞は本来弾性線維により縮小する傾向にあるが、換気に際して胸郭がこれを膨張・縮小させるポンプのように働く。吸気時には横隔膜、外肋間筋などの吸気筋が収縮すると、胸郭の容積が増大して胸腔内陰圧が増加し、肺胞が拡大して肺が広がる。通常の呼気終末では胸腔内圧は－2 cmH_2O、吸気時には－5 cmH_2O となる。1回の吸気量（1回換気量）は300～500 mlである。肺胞上皮細胞にはI型とII型があり、I型はガス交換を行い、II型は表面活性物質を分泌して表面張力を下げ、ガス交換を助ける。終末細気管支まではガス交換は行われず解剖学的死腔となる。これは成人男子で約150 mlである。また、血流を欠く肺胞では換気はなく肺胞死腔となる。両方をあわせて生理学的死腔という。健常者の安静時では肺胞死腔は非常に少ない。

注1 呼吸生理で使用される記号

呼吸生理の分野で使用される記号は、1次記号と添字の2次記号がある。2次記号は、気相に関するものと血液相に関するもの、および化学物質の種類に関するものがある。

1次記号としてガス容量、ガス濃度、圧などがあり、アルファベットの大文字を用いる。記号の上に「・」（ドット）をつけると単位時間の変化量（たとえば、$\dot{V}$ は単位時間のガスの変化量）を表す。また記号の上に「－」（バー）をつけると、平均値（たとえば、$\bar{P}$ は平均圧）を表す。

V：ガス容量、$\dot{V}$：単位時間あたりのガス容量の変化、P：圧、$\bar{P}$：平均圧、C：血中ガス濃度、F：乾燥ガス中のガス分画、Q：血液量、$\dot{Q}$：単位時間あたりの血流量、S：飽和度、R：ガス交換率

気相に関する2次記号には大文字の添字が用いられ、1次記号に続けて記入する。たとえば、V_T

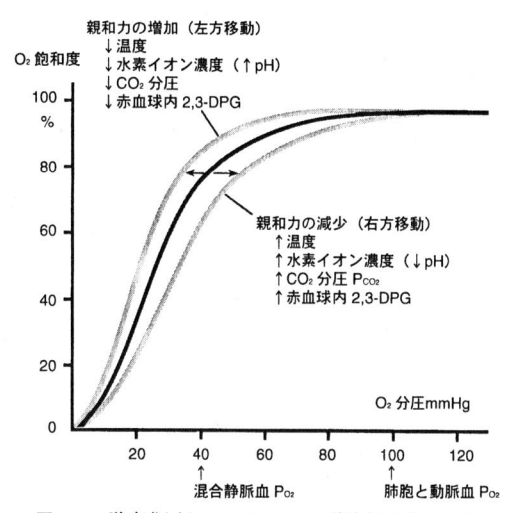

図 6.2 酸素分圧とヘモグロビンの酸素飽和度との関係およびそれに影響を及ぼす因子

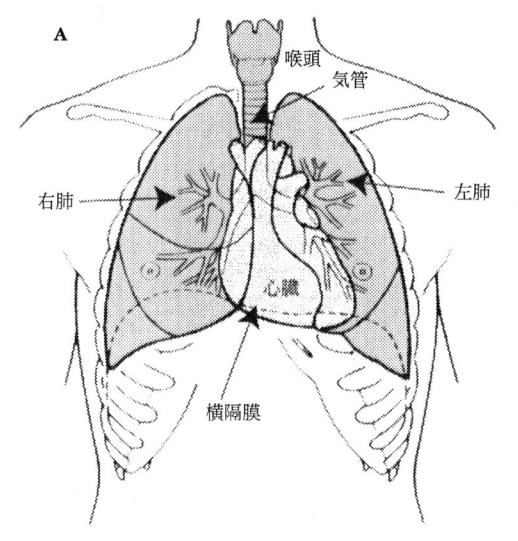

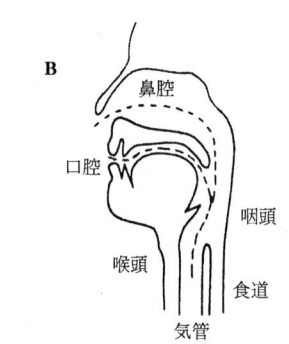

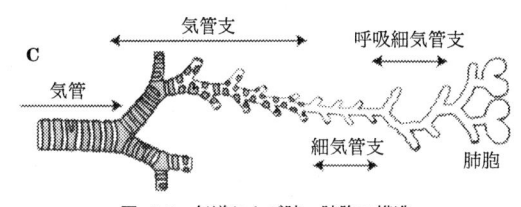

図 6.1 気道および肺,肺胞の構造
A:胸郭内における肺の位置.
B:上部気道.
C:気管の分岐の様子.グレーは気管支軟骨.

(1回換気量), $\dot{V}_E$(分時換気量)などと表す.

 A:肺胞気, B:大気, D:死腔, E:呼気, I:吸気, T:1回換気

 血液相に関する2次記号には小文字の添字が用いられ,1次記号に続けて記入する.たとえば,P_a(動脈血中の圧),$C_{\bar{v}}$(混合静脈血中の濃度)などと表す.

 a:動脈血, v:静脈血, $\bar{v}$:混合静脈血,
 c:毛細管, csf:脳脊髄液

 化学物質の種類に対する2次記号は1次記号に続けて,大文字の添字で示す.以上の組み合わせの例として,P_{ACO_2}(肺胞CO_2分圧),$C_{\bar{v}O_2}$(混合静脈血O_2濃度)などがある.

(3) 動脈血ガス分圧の変動とその影響

 P_{aO_2}, P_{aCO_2}, pH はガス交換器としての肺の呼吸機能を評価する重要な指標であり,異常があれば生命にも関わる直接の影響があるので,適切な処置をとるためにも大切である.pHは腎臓で調節される重炭酸イオン(HCO_3^-)濃度と,呼吸で調節される動脈血CO_2分圧 P_{aCO_2} との両方に関連して変動し,ヘンダーソン-ハッセルバルヒ(Henderson-Hasselbalch)の式によると,pH=6.10+log$([HCO_3^-]/(0.03×P_{aCO_2}))$となる.ここで,$[HCO_3^-]$は腎臓で調節される.酸素分圧 P_{aO_2} が増大すると血中酸素の赤血球ヘモグロビンへの結合は増大する.ヘモグロビンの酸素飽和度は S_{aO_2}(%)=100×Hb_{O_2}/(Hb+Hb_{O_2})で表され,P_{aO_2} が約 60 mmHgになると急に低下して,末梢組織に多量の酸素が放出される.加えて,末梢の毛細血管では組織からの影響で低pH,高P_{aCO_2},高温度状態となり,ボーア(Bohr)効果により酸素解離曲線が右方シフトしてヘモグロビンの酸素親和性が低下し,酸素を放出しやすくなる(図6.2).肺毛細血管では逆の関係になる.P_{aCO_2} には呼吸調節作用もあり,軽度の上昇では呼吸を促進し,換気を亢進する.非常に高値になると中枢神経が抑制され,意識障害や呼吸抑制を引き起こす.動脈血ガス分圧に影

響を与える因子としては，吸気O_2濃度，肺胞低換気，拡散障害，肺内シャント，換気・血流不均等分布があげられる．吸気O_2濃度は$P_{IO_2}=(PB-47)\times F_{IO_2}$で大気圧（PB），47 mmHgの飽和水蒸気圧，吸入気のO_2濃度（F_{IO_2}大気中では21%）が関係する．肺胞低換気においては，CO_2産生量$\dot{V}_{CO_2}$と肺胞換気量$\dot{V}_A$から動脈血CO_2分圧P_{aCO_2}，$=K(\dot{V}_{CO_2}/\dot{V}_A)$（$K$は定数）となり，換気が半減すると$P_{aCO_2}$が2倍になる．低酸素障害を起こす肺胞のガス拡散障害は肺水腫，肺線維症で起こる．換気血流比（$\dot{V}_A/\dot{Q}$）は正常肺でも一様でなく肺尖部で高く肺基部で低い．疾患ではさらにバランスが崩れ，換気血流不均等分布は低酸素血の原因となる．

(4) 呼吸調節

呼吸中枢は脳幹の橋，延髄などに存在し，CO_2分圧の上昇とpHの低下を中枢で感知して換気量を増加する．O_2分圧の低下は末梢の頸動脈小体，大動脈小体を刺激し，その求心性入力で換気量を増大する．ヘリング・ブロイエル（Herring-Breuer）反射（肺組織の伸展が迷走神経を介して吸気を止める），咳・くしゃみ反射のように神経性調節もある．過換気症候群とは上位中枢に異常に強い呼吸刺激が加わりCO_2の産生以上に換気が増加した状態で，呼吸性アルカローシスの症状を呈する．心因性の原因によるもので，過換気による症状で不安になり，さらに症状を悪化することが多い．治療としては不安を除き，呼気再呼吸法などを行う．

(5) 呼吸器疾患の一般症状

咳と痰は最も一般的なもので，本来は肺や気道を守る防御反応であるが，過剰になると呼吸障害を生ずる．咳を起こす受容体のうち機械的刺激に対応するものは咽頭から気管支までの部分にあり，化学的刺激に対応するものは細気管支にある．咳中枢は延髄背側の呼吸中枢に隣接し，正常呼吸を中断して咳呼吸を起こす．咳は特殊な呼吸で，急速に浅く吸気を行い，声門を閉めて胸腔内圧を高め，一気に声門を開放し激しい呼気の流れをつくる．乾性咳と痰をともなう湿性咳に分けられる．

痰は気道分泌物が主成分で，これに炎症やうっ血などの滲出物，外気から吸入した細菌，塵埃などからなる．主な構成成分はムコ多糖類で，健常者では気管支分泌物は日に約100 mlで，絶えず気管支上皮の線毛運動により上気道に送り出され，意識されないうちに食道に飲み込まれる．気道分泌物が正常値を超え過分泌になると咳反射により痰として喀出される．このときは湿性咳である．慢性気管支炎では，感染がなければ白色粘液性または漿液性痰であるが，感染が加わると膿性になる．炎症が強く気管支毛細管の破綻をきたすと膿性血性になる．肺炎・肺結核では膿性痰が多い．肺がんはごく初期は乾性咳であるがやがて湿性咳になる．肺線維症では乾性咳が特徴である．喀痰検査は塗抹標本により抗酸菌，真菌，一般細菌の検査を行い，必要に応じて培養も行う．さらに近年はDNAプローブ，PCR法を用いて原因菌の迅速診断を行うこともできる．痰の細胞診は気管支に発生した肺がんの診断に用いる．咳は本来防御反応であるが，過剰になるとエネルギーを消耗するので，鎮咳薬を投与する．これには，非麻薬性の中枢性鎮咳薬とコデインのような麻薬性鎮咳薬がある．他に，気管支拡張薬，去痰薬も用いる．

呼吸不全については1978年に発足した厚生省の呼吸不全調査研究班により次の提言が行われた．すなわち，動脈血O_2分圧P_{aO_2}が60 Torr（mmHg）以下になる呼吸障害，またはそれに相当する呼吸障害を示す異常状態を呼吸不全と診断する．さらに，呼吸不全をP_{aCO_2}が45 Torrを超えて異常な高値を呈するII型と，そうでないI型に分類する．またP_{aO_2}が61～70 Torrの場合を準呼吸不全として取り扱う．

I型の呼吸不全はII型の約2倍の頻度で生じ，I型の基礎疾患としては肺がん（24.5%），気管支喘息（12.7%），間質性肺炎（10.1%），肺炎（8.3%）であり，II型の基礎疾患としては肺気腫（20.1%），慢性気管支炎（13.8%），気管支喘息（13.3%）などが上位を占める．一般に呼吸不全の型は疾患に固定したものではなく，初期～中期の肺気腫，間質性肺炎はI型であるが進行するとII型になり，気管支喘息でも軽～中発作ではI型でも重症発作ではII型になる例がある．低酸素血症の治療は原疾患の治療とともに酸素投与である．酸素投与のみで改善されないときは，人工呼吸器で補助する．慢性呼吸不全では在宅酸素療法の対象となることがある．

胸痛は肋間筋，肋骨，乳腺の異常による胸壁の痛

みの場合もあるが，肺疾患としては胸膜痛がほとんどである．痛みを感じるのは壁側胸膜で，ここに悪性腫瘍，感染，膠原病などの病変が起こると胸痛を感じる．胸水は大量に貯留すると痛みはむしろ和らぐ．胸部の内臓の痛みとして，食道炎，心筋梗塞，大動脈解離など呼吸器疾患以外の重大な疾患で胸痛が起こる．呼吸器では痛覚を有するのは気管，気管支と肺血管である．肺胞と末梢気管支には痛覚はない．原発性の肺高血圧症では胸骨後部痛が発現する．

(6) 呼吸器疾患の診断

視診において患者の姿勢，歩行，呼吸の仕方などは，すべて大事な観察である．特に，慢性の低酸素血症による手指末端の肥厚であるばち指，肺気腫の樽状胸は特徴的である．触診では頸部，鎖骨上か，腋下のリンパ腺肥大は重要な所見である．打診は空気含量が多いと静音になるが水分含量が多いと濁音になり，音質の変化から気胸，胸水，無気肺などが診断できる．聴診では呼吸音の変化，各種のラッセル音の聴取が診断に役立つ．ラッセル音には気管支の狭窄時に聴かれる笛声音，太い気管支が狭窄したときのいびき音，細気管支分泌物中を空気が通過する捻髪音などがある．

(7) 呼吸器疾患検査
1) 胸部X線検査

胸部X線検査は呼吸器疾患には必須の検査手段であり，近年導入されたコンピュータ断層撮影（CT）が普及してその重要性はさらに増している．

CTはこれまでの単純X線撮影と異なり任意の高さでの水平断面上の肺野のみならず，縦隔，胸腔，胸壁上の病変の広がりの解析が可能となった．肺胞・気管支は基本的に空気の含有率が高く，X線減弱能が低い．ここに浸潤，無気肺，腫瘍が存在すると水によりX線減弱能が高くなり，正常な領域とコントラストができることが画像の原理である（図6.3）．胸部X線像の異常は，①正常に存在しない種々の浸潤像，腫瘤像の出現，②正常では可視化可能な肺野の陰影，肺・胸郭内部構造の輪郭が不鮮明になること，③逆に正常では不可視な構造物の可視化（たとえば浸潤した肺胞の中では空気の入った末梢気管支がよく見える．エアー・ブロンコグラム），④正常構成物の肥大，位置の偏倚などから診断される．①は肺炎，滲出期の肺水腫，肺がんなどがあり，③は間質性肺炎でみられるスリガラス陰影，④は無気肺，胸水，気胸，腫瘤性病変などでみられる．

2) MRI

MRIは磁気共鳴映像法で組織におけるプロトンの縦緩和，横緩和時間の差，プロトン密度の差を利用した画像診断法である．肺は水分含量が低いので，プロトン密度が低く，空間分解能はCTより劣る．しかし，撮影方向の自由度が大きく，さらに血流自体を映像化することもできる．

3) 気管支鏡検査

気管支を気管支鏡検査で直接診断することも可能である．気管支ファイバースコープの直径は3〜6 mmであり，細気管支は観察できない．ファイバースコープの先端には光源，レンズ，吸引口があり組

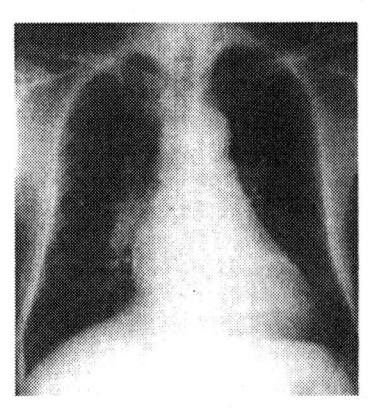

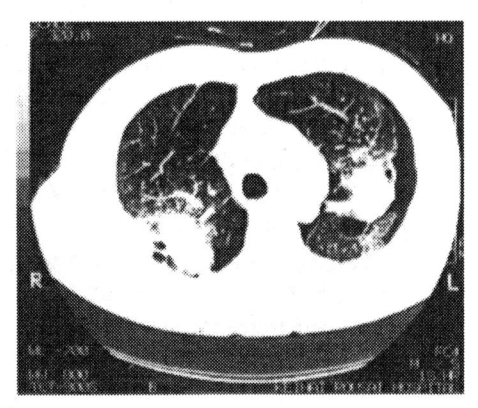

図 6.3 左：慢性気管支炎の胸部X線像（正面），右：塵肺症（珪肺症）の胸部CT（横断像）
（内科学第5版Ⅱ．朝倉書店，図18.53および図18.65より）

織の一部を切除吸引することもできる．最近はファイバーではなく，先端に CCD カメラを取り付け電気信号として気管支内画像をモニターに送り，観察するものもある．

4) 右心カテーテル検査

右心カテーテル検査は経静脈的にカテーテルを冠静脈，右心房，右心室，肺血管に挿入し，右心系の心および血管の形態的，機能的分析を行う方法である．肺循環系の血管は壁が薄く伸展性が高い．したがって体循環に比べて血管抵抗は 1/10 程度で，血圧も低圧である．この肺循環の血圧が異常になるのは，肺容量を減少させるような胸郭異常，肺胞性・肺間質性の疾患，肺血管自体の障害がある．心拍出量はスワンガンツカテーテルを用い，熱希釈法で測る．成人の正常値は 2.5〜3.5 l/分/m² BSA (体表面積，body surface area (BSA))．

5) 肺機能検査

肺疾患の診断にあたっては，スパイロメトリーにより分時換気量，肺活量，1秒量を求め，肺拡散能を測って肺機能の解析を行う．肺気量分画としては1回換気量，予備呼気量，予備吸気量，残気量の4つを基本量として，肺活量 (VC)，機能的残気量，全肺気量，最大吸気量の分画を測定できる．残気量はスパイロメトリーでは求められず，ガス希釈法などにより求める．肺活量は実測値のみでは異常を判断できず，性別，身長，年齢による予測正常値と比較してその何%であるかが大事である．また，最大吸気位から，できるだけ早く一気に呼出させた量を努力肺活量 (forced vital capacity：FVC) と呼ぶ．これは時間要素を含むもので，特に最初の1秒間の呼出量 (1秒量 $FEV_{1.0}$) は静的な肺活量と組み合わせると拘束性肺疾患と閉塞性肺疾患を鑑別診断することができる (図 6.4 D)．肺活量が正常肺活量に対して 80% 以下のものは拘束性で肺線維症にみられ，$FEV_{1.0}$ が 70% 以下のものは閉塞性で肺気腫，慢性気管支炎などでみられる．両者の混合性

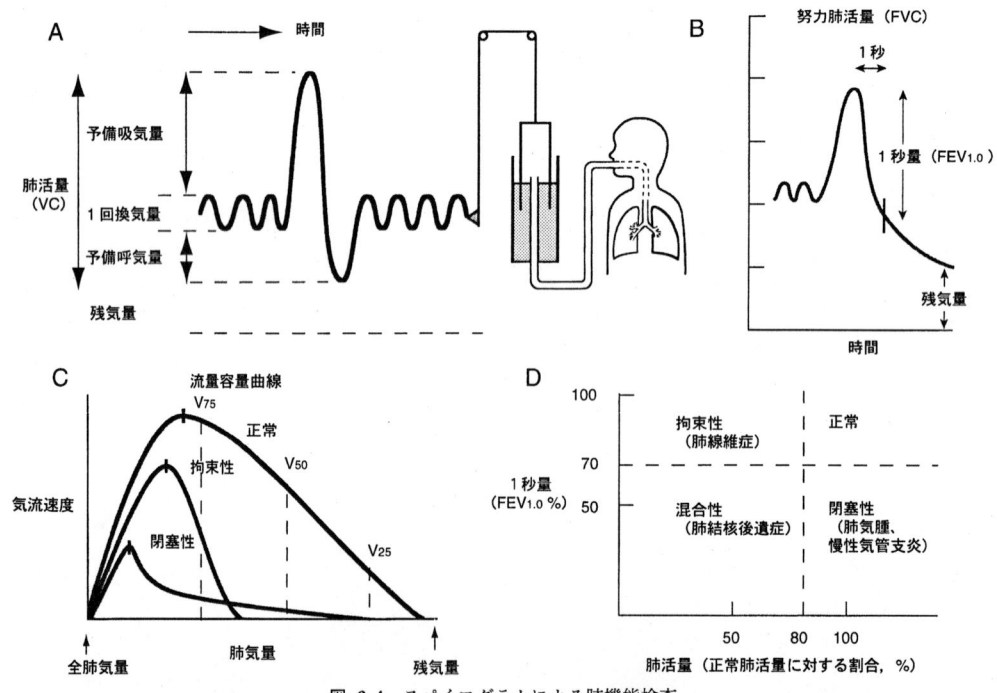

図 6.4 スパイログラムによる肺機能検査
A：スパイログラムによる肺活量，1回換気量の測定．最大吸気位における肺気量を全肺気量といい，最大呼気位における肺気量を残気量という．予備呼気量と残気量をあわせて機能的残気量ということもある．
B：最大呼気位からできるだけはやく一気に吐き出したときの肺活量を努力肺活量という．特に最初の1秒間に吐き出した量を1秒量という．
C：このとき呼出する流量とそのときの肺気量の関係をグラフにしたのが流量容量曲線である．この曲線において最大流量の著明な減少がみられるのが，閉塞性疾患の特徴で，拘束性疾患では最大流量はあまり減少しないが，肺気量の減少とともに急速に流量が減るのが特徴である．
D：肺活量と1秒量の関係をプロットすると，閉塞性か拘束性かの診断に役立つ．

の障害は肺結核後遺症にみられることが多い．機能的残気量，残気量はスパイログラムだけでは測れない．一定量のヘリウムをタンクに加えて残気容量への拡散後に希釈度を測る方法，通常の吸気を100% O_2 に代えた後の N_2 の洗い出し速度から推定する方法がある．各種の放射性同位体を用いてその希釈や洗い出しから求める場合もある．流量容量曲線（flow volume curve）は横軸にその時点での肺気量をとり縦軸に気流速度をプロットしたもので，気流速度の最大ピーク値，努力肺活量の75%値，50%値，25%値になる時点での気流速度を求める（図6.4 C）．これらのピーク値の減少は末梢気道の閉塞を示す有用なパラメータである．肺拡散能は正常には存在しない低濃度の一酸化炭素を用いて測定する．一酸化炭素はヘモグロビンとの結合が強く，血液中の分圧は0である．したがって，肺胞から血液への拡散能 DL_{CO} は1分間に肺毛細血管膜を通過する $\dot{V}_{CO}$ を肺胞内CO分圧 P_{ACO} で割った値（$\dot{V}_{CO}/P_{ACO}$）になる．一般に肺拡散能が障害されると，低酸素血症が起こる．この障害は肺線維症，肺炎，ベリリウム中毒，慢性肺うっ血などの肺胞肺毛細管ブロック症候群のように肺胞膜の障害による一次的な場合と，慢性肺気腫のように高度の換気障害，肺内ガス分布異常による二次的な拡散障害がある．

II. 各　　論

a．感染性呼吸器疾患

上気道感染であるかぜ症候群はさまざまな病因で起こる上気道のカタル性（分泌性）炎症である．この症候自体の自覚・他覚症状は重大でないことが多いが，他の慢性呼吸器疾患に併発すると急性増悪因子となることがある．

急性気管支炎はウイルス，細菌，物理的・化学的刺激による気管支の急性炎症である．気管支粘膜の充血，腫脹，浮腫，分泌増加，上皮細胞の剥離，粘膜下への白血球浸潤が認められる．ウイルスによることが多いが，インフルエンザ菌，肺炎球菌などの細菌の二次感染がみられる．急性細気管支炎は気管支炎よりさらに末梢の細気管支での炎症である．小児に多く，RSウイルスが原因のことが多い．

細菌性肺炎は細菌感染によって引き起こされた肺実質の炎症性疾患である．病原菌は肺炎球菌，クレブシエラ（肺炎桿菌）などであり，一般社会で生活中に発症する市中肺炎，基礎疾患治療のための入院中に感染する院内肺炎がある．後者は抗がん剤，免疫抑制剤，放射線治療を受けている患者などで，緑膿菌，クレブシエラ，大腸菌などのグラム陰性桿菌，メチシリン耐性黄色ブドウ球菌，真菌，ニューモシスティス・カリニ，サイトメガロウイルスなどが起炎菌である．重篤な免疫不全患者では，健常者には病原性を示さない弱毒菌が日和見感染を起こす．また，炎症の広がりにより1つの肺葉全体に広がる大葉性肺炎，経気道的に起炎菌が侵入し，細気管支領域から肺胞を含む小葉単位に広がる気管支肺炎を区別する．前者は肺炎球菌，クレブシエラ（肺炎桿菌）によることが多く，後者はインフルエンザ菌，黄色ブドウ球菌，その他多くの細菌感染による．その他，年齢により重症化しやすい老人肺炎，新生児肺炎と特殊化して呼ばれる場合もある．また高齢者，脳卒中患者における誤嚥，誤吸引による嚥下性肺炎も特徴があり，口腔常在菌，嫌気性菌が起炎菌である．また肺がんなどで気管支が閉塞した末梢部に起こるものを閉塞性肺炎という．

病理所見としては，肺胞腔内に好中球，フィブリン，マクロファージなどの炎症滲出物があり，肺胞壁の壊死，出血，浮腫，壊死性血管炎などがみられる．診断は血液生化学的所見ではCRP陽性，赤沈値増加，好中球増加があり，胸部X線では細菌性肺炎の場合肺胞性炎症の形をとり比較的一様に広がる浸潤性の像がみられる．気管支影がエア・ブロンコグラムとしてみられる．しかし，最近は肺胞壁の間質の炎症によるスリガラス様陰影，綿状・索状の影など間質性肺炎像も示す混合型も多い．起炎菌の分離・同定が重要で，マイコプラズマ，レジオネラ，クラミジア，ウイルスなどの肺炎では血中抗体価，免疫学的抗原検出，遺伝子診断も必要となる．レジオネラ菌は易感染者での発病が多いが，健常者でも空調器などを介して集団的に感染する場合があ

り，集団発生の最初の報告から在郷軍人肺炎と呼ばれる．肺炎の治療は抗菌化学療法が主体であり，必要に応じて対症療法，補助療法を行う．細菌性の場合は抗菌薬の適切な選択が重要であり，成功すれば予後は良好である．院内肺炎は基礎疾患の重症度で左右される．

肺化膿症は肺膿瘍とも呼ばれ，肺実質の壊死から膿瘍や空洞を形成する．この病因として最も重要なのは，嚥下性肺炎である．これは誤嚥物に含まれる好気性菌および嫌気性菌など複数の起炎菌が考えられるが，発症には嫌気性菌の関与が大きい．

マイコプラズマ肺炎は Myocoplasma pneumoniae による肺炎である．菌はグラム陰性多形極小型の細菌で一般細菌と異なり細胞壁がない．世界中に分布し，学童期から青年期に経気道的に感染する．マイコプラズマ肺炎は流行期によって異なるが，市中肺炎の 10〜20% で，肺炎球菌肺炎，インフルエンザ肺炎に次ぐ頻度である．病理的には直接的な気道上皮細胞障害，免疫反応による組織障害であり，気道粘膜，気管支周囲にリンパ球，単球，マクロファージ，形質細胞の浸潤がみられる．臨床症状は下気道障害で咳が強く，頑固で遷延する．上気道症状は少ない．肺炎は直接的障害のほかに細胞性免疫が関与する．全身的にも自己抗体（赤血球寒冷凝集素，抗脳抗体，抗肝抗体，抗心抗体）がみられる．X 線像はスリガラス様の間質性炎症もみられるが，多くは肺胞性の浸潤像で，気管支肺炎型である．血液生化学的には白血球増加はないが，CRP 陽性，赤沈値亢進の炎症症状がみられ，赤血球寒冷凝集反応が 60% で陽性に出る．GOT，GPT が一過性に上昇することがある．また感染初期にツベルクリン反応が陰性化することも知られている．確定診断は病原体の分離，血清学的診断，遺伝子診断による．治療は抗菌薬テトラサイクリン，マクロライド薬が有効で，一部のニューキノロン薬も有効，ただし細胞壁がないため細胞壁合成阻害薬の β-ラクタム系薬は無効である．

インフルエンザウイルスなど呼吸器系ウイルスによる肺炎では，ウイルスは上気道感染より増殖，気道を下降して肺胞系に達する．一般には自然治癒が期待できるが，小児・老人で免疫能低下状態では重症化する．全身に系統的に感染するヘルペスウイルス，麻疹ウイルス等によるものは，宿主免疫能が低下した AIDS あるいは成人 T 細胞白血病などの患者において潜伏していたウイルスが活性化する日和見感染症で，重篤な転帰となる．治療としてはインフルエンザウイルスに対するアマンタジンの有効性は認められている．予防はワクチン，細菌の混合感染のために抗菌薬を用いる．系統ウイルス肺炎では γ-グロブリン製剤，抗ウイルス薬ガンシクロビル，ビダラビン（サイトメガロウイルス，ヘルペスウイルス），アシクロビルがある．

その他，クラミジアによるオウム病，クラミジア・ニューモニエ肺炎がある．前者は鳥類を介し，後者は人が宿主である．治療はテトラサイクリンが第一選択で，マクロライド系薬，ニューキノロン薬も有効である．

抗酸菌感染症の中では，結核菌感染による肺の慢性肉芽腫性疾患である肺結核が重要である．結核菌は，通常，飛沫感染あるいは塵埃感染により経気道的に肺内に侵入する．侵入した結核菌は肺胞マクロファージにより貪食される．初感染者では免疫をもたないので生体防御機能として胸膜直下に初感染原発巣を形成する．さらに結核菌がリンパ流により所属の肺門リンパ腺に到達して増殖する．これらをあわせて初期変化群といい，通常はこの段階で治癒する．しかし，菌量や毒力，生体側の条件によりさらに病変が進み，発病する場合がある．一次結核症とは初期変化群から引き続き増悪して全身に血行性に散布された粟粒結核，原発巣の空洞化，結核性胸膜炎などを起こす場合であり，二次結核症とは初感染からある期間たったのち発病するもので，現在のわが国の肺結核の大部分はこれである．結核菌は Koch により発見された抗酸性桿菌で石炭酸フクシンの加温染色で赤色に染まる．また細胞壁には多量の脂質が蛋白質・多糖類に結合し，これが細胞性免疫を強く誘発し，ツベルクリン反応を陽性化する．病理的には活性化されたマクロファージであるラングハンス型多核巨細胞，リンパ球などが出現する滲出性病変，マクロファージ，好中球からの蛋白分解酵素による乾酪壊死，空洞形成，類上皮細胞，ラングハンス型巨細胞をともなう肉芽組織などが特徴的である．症状は発熱，寝汗，食欲減退，呼吸器症状としては咳，痰，血痰，胸痛，重症化すれば呼吸困難が起こる．特異的症状は少ない．確定診断は塗抹・培養検査による結核菌の検出，迅速診断のため

にはPCR法により少菌量で診断できる．ツベルクリン反応もある．胸部X線像は新旧の病変が混合した多彩な浸潤像で，CTによる病巣診断も優れている．菌が確認できず鑑別困難のときは気管支鏡検査が有用である．治療は化学療法でイソニコチン酸ヒドラジドとリファンピシンの2剤併用，あるいはさらにストレプトマイシンあるいはエタンブトールを加えて6カ月など長期多剤併用が基本である．

わが国における肺真菌症は肺アスペルギルス症，肺クリプトコックス症，肺ムコール症，トリコスポロン症である．真菌は本来弱病原性であるが，血液悪性腫瘍，副腎皮質ステロイドや抗がん剤の投与，糖尿病などの免疫不全患者では日和見感染症を引き起こす．クリプトコックスは健常者で発症する原発性肺クリプトコックス症もある．また，アスペルギルスではアトピー素因の患者にアレルギー性気管支肺症による喘息発作がみられる．真菌症の確定診断は原因菌の分離培養，PAS染色による病理組織診断，検出困難のときは血清診断法も有用である．抗真菌薬はアンホテリシンB，さらに副作用の少ないアゾール系抗真菌薬が用いられる．

肺の寄生虫としてはニューモシスティス・カリニがある．健常者では潜伏感染のみだが，AIDSなどの免疫不全患者ではカリニ肺炎を起こす．症状は発熱，呼吸困難，乾性咳．胸部X線はびまん（瀰漫）性浸潤像．治療はST合剤（スルファメトキサゾール・トリメトプリム）経口投与が第一選択，ペンタミジン，SP合剤（スルファドキシン・ピリメタミン）も有効である．

b．閉塞性肺疾患

気道のいずれかの部分に狭窄や閉塞があると，肺機能として1秒量の低下，最大呼気流量の低下，呼吸抵抗の増加が起こる．気道閉塞は急性あるいは慢性炎症による分泌物の増加，異物，腫瘍など気道内病変による場合と，気管支平滑筋の収縮，壁の肥厚，気管周囲の腫瘤による気管外病変による場合がある．急性閉塞を起こす疾患としては気管支喘息発作が，慢性閉塞としては慢性閉塞性疾患COPD（肺気腫/慢性気管支炎）と，気管支喘息，びまん性細気管支炎DPBなどがある．

気管支喘息は可逆的かつ広範な肺内気道の閉塞的変化により発作性の呼吸困難，喘鳴を反復し，気道が種々の刺激に対して反応性が亢進した状態と定義されている．しかし，実際には発作を繰り返すと慢性型となり，発作の可逆性が少なくなり，気道壁は炎症像を示す（図6.5）．特に軽症でも気道炎症の存在が確認され，好酸球，T型リンパ細胞，肥満細胞を含む細胞浸潤が特徴的である．また，この炎症そのものが気道過敏性を生んでいると考えられる．病理像は気管支上皮の剥離，好酸球を中心とした細胞浸潤，粘膜・粘膜下浮腫のような可逆性変化と平滑筋の肥厚，基底膜へのコラーゲンの沈着，分泌腺の杯細胞の過形成，血管新生などの不可逆変化からなる好酸球気道炎症である．CD4 Tリンパ球はインターロイキン（IL）-5を産生，好酸球を遊走させ，活性化し，寿命を延長する．肥満細胞は特異抗原刺激，非特異刺激により化学伝達物質を遊離して気道を収縮する．特にアトピー性体質ではありふれた環境アレルゲンで好酸球が活性化されると主要塩基性蛋白，好酸球陽イオン蛋白など傷害性物質を放出，気道炎症の進行に主要な役割を演ずる．気道上皮細胞は単なるバリアーではなくサイトカインや化学伝達物質を放出して好酸球炎症に積極的に関与する．気管支平滑筋は試験管内では健常者と比較して差がないが，肥厚・過形成により生体内では収縮

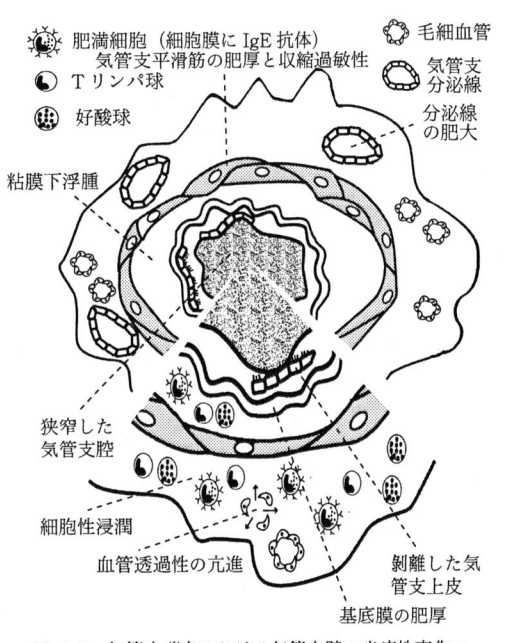

図6.5 気管支喘息における気管支壁の炎症性変化の模式図

物質に対して数百倍過敏に反応する．多量の気道内粘液は粘液下腺や杯細胞の肥大・過形成による．化学伝達物質の生物学的活性は平滑筋収縮，気道反応性の亢進，毛細管透過性の亢進，分泌亢進，白血球遊走などである．気道過敏性とは非特異的刺激でも容易に平滑筋が収縮する状態で，ヒスタミン，アセチルコリン，メサコリンを低濃度から吸入させ1秒量が20%減少する閾値を求め，過敏性を評価する．過敏性の原因は遺伝素因によるとの報告もあるが，後天的には気道炎症に浸潤した細胞からのプロスタグランディン（PG），血小板活性化因子（PAF）等の作用，傷害気管支上皮からの刺激物質によるC線維末端（求心性神経線維）の刺激，気管支拡張因子の産生低下などが原因となる．さらに，気道の器質的変化により肥厚・過形成が起これば亢進する．浮腫などによる気道壁の肥厚はさらに狭窄度を亢進する．喘息増悪因子はウイルス感染，運動，飲酒，心因性の変化，気候の変化，生理・妊娠などホルモンの変化があげられる．ウイルス感染（細菌感染に比較して）では上皮細胞が傷害され迷走神経終末を刺激する．感染上皮細胞からサイトカイン，ケモカインが産生される．そして細胞浸潤が起こり気道炎症を悪化する．運動による気道からの熱喪失，水分喪失，化学伝達物質の遊離などが発作の誘因になる．飲酒によるアセトアルデヒドの産生も原因と考えられ，これには抗ヒスタミン薬が有効である．アスピリンおよびアスピリン様薬効のある酸性非ステロイド系消炎薬ではシクロオキシゲナーゼ活性が阻害され，平滑筋拡張作用のあるプロスタグランディン（PG）が喪失し，かわりにリポキシゲナーゼ系のロイコトリエン類LTC4，LTD4，LTE4などが増加，気道収縮が誘発される．これはアスピリン喘息と呼ばれ，成人喘息の約10%に認められ，2:1で女性に多い．実際，ロイコトリエン（LT）受容体拮抗薬で抑制される．また，喘息患者では明け方に増悪する夜間喘息という症例がよくみられる．これは明け方副交感神経優位となり，血中コルチゾールやカテコールアミンが低下するため気道が閉塞し，さらに気道炎症も悪化するためと考えられている．特定の職業において特有の物質が原因となる喘息を職業性喘息という．これには抗原特異的IgEを介したアレルギー性のものと直接物質が気管支収縮物質である場合がある．喘息の検査所見としては，末梢血液中の好酸球増加，気道感染を合併すればCRP陽性，赤沈値の亢進がみられる．喀痰には好酸球の増加，上皮細胞塊，シャルコー・ライデン結晶（蛋白分解酵素），クルシュマンらせん体がみられる．呼吸機能では発作時には1秒量の減少，最大呼気流量の減少がある．血液ガス分析でP_{aO_2} 60 Torr以下 P_{aCO_2} 45 Torr以上であれば高度の閉塞の存在が示唆される．皮膚反応で特異的IgE抗体を検出するために，スクラッチテスト，皮内反応を行う．また，RIA（放射性免疫抗体法）を利用して総IgE量，特異的IgE抗体を測定する．先に述べた気道過敏試験，抗原吸入誘発試験，患者好塩基球からのヒスタミン遊離試験も抗原同定に有用である．治療としては喘息が好酸球性気道炎症に起因することから，吸入ステロイド薬は中心的な役割をもつ．副作用を軽減するためにスペーサーを用いる．吸入後うがいをすることが重要である．経口ステロイドは急性増悪期に短期に用いる．β_2刺激薬は強力な気管支拡張作用があり，発作時，発作予防にも用いる．テオフィリンは拡張薬として古くから用いられ，非特異的PDE（ホスホジエステラーゼ）の阻害により細胞内cAMPを増加し，収縮を抑制する．また好酸球，T細胞への抗炎症作用も多少報告がある．治療域が狭いので血中濃度のモニターが必要である．抗アレルギー薬には化学伝達物質遊離抑制薬，ヒスタミンH_1拮抗薬，ロイコトリエン拮抗薬，トロンボキサンA_2阻害・拮抗薬がある．ロイコトリエン拮抗薬は運動誘発喘息，アスピリン喘息に有効であり，軽症では本剤のみでもコントロール可能である．しかし，週2回以上の発作にみられる持続型では吸入ステロイド薬の補助薬として用いることが望ましい．

慢性閉塞性肺疾患（COPD）とは呼気閉塞が数カ月以上の長期にわたってみられる疾患で，喘息，気管支拡張症，線維性嚢胞症などの特異的病変によるものを除外したものを指す．これに属するものはATS（アメリカ胸部学会）によると肺気腫，慢性気管支炎，末梢気道疾患の3つがあげられている．

肺気腫は気腔の拡大と気腔を構成する肺胞壁の破壊として病理形態学的に規定される疾患である．喫煙者に多くみられ，呼吸細気管支を中心に肺構築の破壊が起こる小葉（細葉）中心型と，細葉全体に破壊が及ぶ汎細葉型がある（図6.6A）．後者のなか

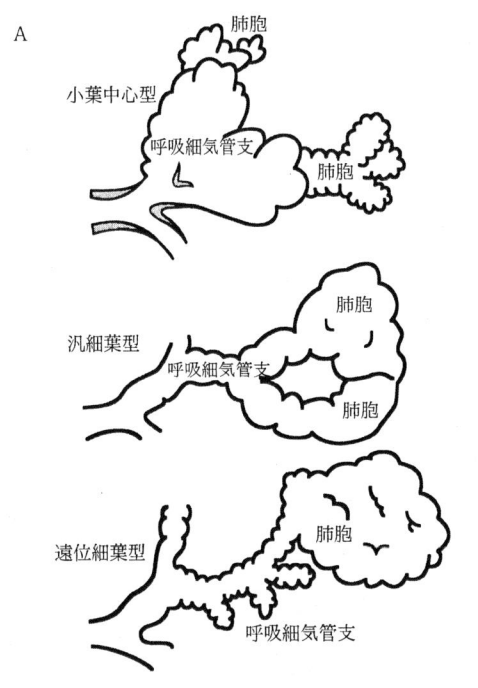

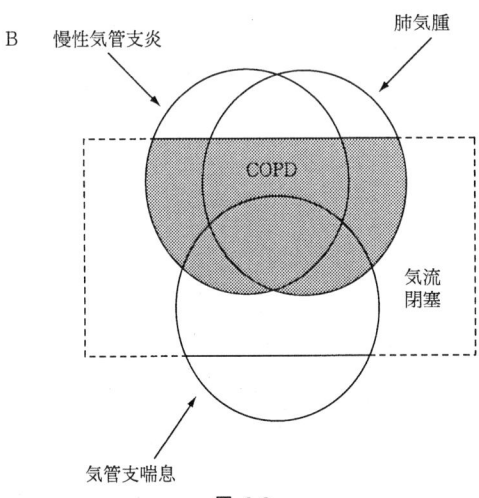

透過性の亢進がみられる．肺機能検査では肺弾力性収縮力低下により呼気閉塞が起こり，最大呼気流速度が減少する．呼吸閉塞が高度になると残気量が増し，肺活量が減少する．動脈血ガス分析では，進行期になると換気-血流比の不均等分布と拡散障害により P_{aO_2} 低下がみられる．治療は吸入気管支拡張薬として β_2 刺激薬，抗コリン作動薬を用いる．経口テオフィリンは拡張作用は弱いが，徐放剤を用いれば1～2回/日ですむ．ステロイド薬の役割については確定していないが，著効がみられる場合がある．肺気腫は常にCOPDに属する疾患と思われがちであるが，肺気腫の進行と1秒量の減少は必ずしも並行せず，高度の肺気腫でも1/3は気道閉塞がみられないことに注意すべきである（図6.6参照）．

慢性気管支炎はFletcherにより1959年に肺気管支の限局性病変や心疾患によらずに起きる慢性または持続性の喀痰をともなう咳として定義された．その持続は少なくとも2冬連続し，3カ月のあいだほとんど毎日とすることと提唱された．本症はCOPDに属するものと歴史的に考えられていたが，現在では気道粘液の分泌過多の状態を特徴とし，必ずしも気道閉塞をともなうものではないと理解されている．この病因としては喫煙が第一で，大気汚染関連物質，職場での傷害性ガスへの曝露も指摘されている．慢性化する機序は不明であるが，刺激物質による傷害で遊走してきた好中球のエステラーゼが重要との見方がある．病変が中枢気管支に限局する場合は，肺機能検査では異常はなく，一方，病変が細気管支に及べばCOPDの範疇に入る閉塞性換気障害を示す．また，中枢気道に貯留した分泌液による一過性の気道閉塞も考えられる．厳重な禁煙が必要で，治療は去痰薬を用いる．咳が主症状ならば鎮咳薬を，気道過敏症があれば気管支拡張薬も用いる．マクロライド系（エリスロマイシン）抗菌薬の少量長期投与が著効をもたらすことが多い．これは抗菌作用とは別の効果も考えられている．

COPDに属する慢性気管支炎では末梢気道（細気管支）の変形狭窄，破壊，気道壁の細胞浸潤，肥厚，杯細胞異形成がみられ，これが気道閉塞をもたらす原因として肺気腫に次いで重要である．気道内腔の分泌貯留も閉塞だけでなく，気道虚脱を防ぐサーファクタントを流失させることも考えられる．

肺閉塞性疾患としてはわが国で疾患概念が確立さ

図 6.6
A：肺気腫の分類．B：慢性閉塞性肺疾患（COPD）の概念を模式的にグレーの領域で表示．慢性気管支炎あるいは肺気腫でもすべてが閉塞性ではない．また，気管支喘息でもいつも可逆的ではなく，進行すると慢性的に閉塞症状が出ることがある．

には肺胞壁の弾性線維のエラスターゼによる分解を抑制する α_1-アンチトリプシンの欠損症によるものが含まれる．これはわが国ではまれであるが，白人では一般的な遺伝子異常である．小葉周囲に病変のある遠位細葉型もある．臨床所見は運動時呼吸困難が特徴的症状で，呼吸促迫時に口すぼめ呼吸がみられる．胸郭は膨張して樽状胸となる．胸部X線は

れ，山中・本間らにより報告された，びまん（瀰漫）性汎細気管支炎（DPB）がある．病変が肺内で広範に及び，小葉中心性に黄色調の急性あるいは慢性の細胞浸潤をともなう炎症性結節がみられる．これらの細気管支病変の中枢側は一般に拡張する．治療は細菌検査により有効な抗菌薬を選ぶ．マクロライド系の少量長期投与が有効である．

c. その他の炎症性肺疾患

特発性間質性肺炎（IIP）とは労作時息切れに始まる呼吸困難と胸部X線像でのびまん性陰影が主症状で，病理的には肺胞間質（肺胞壁）の線維化を含む炎症を特徴する原因不明の間質性肺炎である．臨床経過としては急性型，亜急性型，慢性型があり，慢性型では急性悪化がある．機能的には拘束性換気障害・拡散障害を示す．治療はステロイド剤が有効なときもあるが，多くの症例で無効である．歴史的には1935年におけるハンマン・リッチ（Hamman-Rich）症候群が間質性肺炎の最初の報告で，これは急性型である．亜急性型には，比較的予後良好でステロイドが有効な閉塞性細気管支炎（BOOP）がある．特発性肺線維症は慢性型で症例が最も多い．ステロイドが標準療法であるが，効果はあまり期待できない．急性悪化を起こす．鑑別診断はサルコイドーシス，膠原病など原因の明確な肺胞間質病変を除外する．

その他の間質性肺炎では，薬剤性間質性肺炎が，ある種の薬剤，すなわち非ステロイド性抗炎症薬，抗生物質，抗がん剤（ブレオマイシンなど），免疫強化薬（IFN-α），抗悪性腫瘍薬（ブスルファン，シクロホスファミド），抗リウマチ薬（メトトレキサート，ペニシラミン），降圧薬（ヒドララジン），金製剤などの投与で発症することがある．この間質性肺炎については，早期に発見して原因薬剤の投与の中止とステロイド治療を行う．職業性呼吸疾患としてのじん肺は歴史も古く，よく知られている．じん肺は職場などで無機物質の粉塵を吸入して肺胞間質の線維性増殖変化を起こしたものである．機能的には閉塞性と拘束性の混合性換気障害を示す．

肺の免疫反応性疾患とは肺が外界から吸入された空気により運ばれる外来抗原にさらされると同時に，血流による内的外的な抗原にも曝露されやすいという特質からくるものである．吸入抗原に対する防御機構としては，上気道における咳・くしゃみによる排出，気道上皮からのIgA抗体の分泌，気管支随伴リンパ組織における捕捉，処理，免疫反応の誘導があげられる．上気道から中枢気管支で働く免疫グロブリンはほとんどIgAであり，IgGは僅かで，IgEはアレルギー性鼻炎，アトピー性疾患などでの上昇に限られる．肺胞領域ではIgGが主要な免疫グロブリンである．

ここで過敏性免疫反応による肺疾患をあげるとGellとCoombsによるI型からIV型のすべての組織傷害が含まれる．I型にはアレルギー性の鼻炎，気管支喘息（即時型）が含まれ，II型の組織傷害型としては糸球体腎炎と肺出血を特徴とするグッドパスチャー（Goodpasture）症候群，III型の免疫複合体によるものには過敏性肺臓炎，気管支喘息（遅発型），アレルギー性気管支肺アスペルギルス症があげられる．IV型の遅延型反応は肺結核，肉芽腫形成性肺疾患にみられる細胞性免疫反応である．その他，特に好酸球はさまざまな寄生虫疾患やアレルギー疾患で増加し，その細胞膜受容体を介するサイトカイン，免疫グロブリン，補体，PAFなどの刺激でさらに化学伝達物質あるいはサイトカインを放出する．これにより，好酸球は生体防御作用だけでなく組織傷害的にも働く．

免疫機序によるアトピー喘息では抗原提示細胞のマクロファージなどによりヘルパーT細胞が活性化される．IgE抗体はB細胞で産生され，成熟した肥満細胞に伝達される．その後，再び抗原に曝露されると，肥満細胞膜のIgE受容体が刺激され化学伝達物質が遊離される．これから好酸球などの活性化や気道過敏性が起こる．ここで特に重要な物質はロイコトリエンである．またアトピー型喘息の50％の患者では数時間後に，好酸球遊走などによる遅発型反応がみられ，平滑筋収縮，気道粘膜浮腫，分泌物貯留がみられる．さらにその後数日にわたり好酸球性気道炎症が続き，上皮細胞の傷害，気道過敏性を持続する（後遅発型反応，図6.7）．非アトピー性喘息の場合でもヘルパーT細胞の活性化と好酸球性気道炎症は発症に中心的な役割がある．ほかに，農夫肺，夏型肺臓炎などの過敏性肺臓炎は原因抗原（干し草，空調装置などについたカビ）の感作を受けたのち，抗原が吸入されて起こ

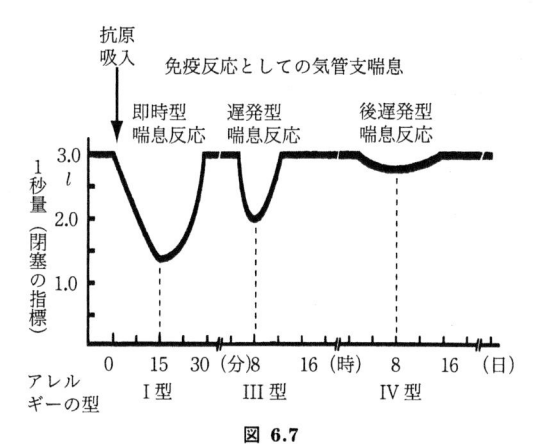

図 6.7
免疫反応としての喘息症状の時間経過．努力肺活量における1秒量の減少は気管閉塞の指標となる．

る．III型の免疫複合体反応とIV型の細胞性免疫がともに関与している．

d. 肺の血管性疾患

肺動脈平均圧の正常値は$13+/-4$ mmHgで, 体血圧に比べてかなり低い値である. 肺血管の伸展性のために, 運動時にもあまり変化はない. しかし, これが種々の心肺疾患で正常値を超えると肺高血圧という. 一般に肺高血圧は肺実質障害, 換気障害にともなう換気障害型肺高血圧と肺血管の閉塞に起因した肺血管型肺高血圧症がある. 前者は肺気腫, 慢性気管支炎など閉塞性肺疾患にともなうものであるが, わが国では肺結核後遺症としても起こる. 肺血管型肺高血圧の代表的疾患として原発性肺高血圧症があるが, 原因不明の前毛細血管性肺高血圧である. 女性に多くみられ, 20〜40歳の若年者に多い. 成因については明確なものがなく, 診断も原因の明確なものを除く除外診断である. 肺動脈圧が20 mmHg以上あれば肺高血圧と考え, 肺高血圧症が続けば, 右心後負荷の増大から, 肺性心から右心不全を起こし, 予後に重大な影響が及ぶ. 治療は, 原発性のものの進行を阻止し回復させるものはない. 一般的治療として, 長期酸素吸入, 二次的な血栓阻止のため抗凝固療法を行う. 右心不全が進行すれば安静, 塩分制限, 利尿剤の投与, さらに強心薬投与を行う.

肺塞栓症は静脈系で形成された血栓等の塞栓子が血流によって肺動脈を閉塞する場合と, 肺動脈に一時的に血栓が形成された場合があるが, あわせて肺血栓塞栓症とも呼ぶ. 性差は少なく40歳代以降の中高年者に多い. 症状は閉塞部位の範囲によるが, 急激な肺動脈圧の上昇がみられる. 一般には40 mmHgが右心駆出圧の限界と考えられ, この限界を超えた閉塞が起こると急性右心不全となり, ショック状態になる.

7. 消化器系疾患
Digestive Diseases

　消化器官は口腔，咽頭，食道，胃，十二指腸，小腸，大腸，肛門に至る一連の管と消化液を分泌する付属器官，すなわち唾液腺，膵臓，肝臓および胆嚢からなっている．その主な機能は食物を消化・吸収し，老廃物を排泄することであり，そのために消化酵素の分泌，腸内容物の混和，輸送のための運動，および栄養物を吸収する機能などを有している．これらの消化管の機能が異常に低下または亢進した場合，ストレスが生体に加わった場合，あるいは刺激性の薬物を摂取した場合などに，食欲減退，消化不良，胃炎，潰瘍，下痢および便秘などが発生する．原因は不明であるが，免疫系の異常による大腸病変や悪性腫瘍も消化器官には多発する．

a．食道炎・食道潰瘍

【概要・定義】

　食道炎（esophagitis）と食道潰瘍（esophageal ulcer）の多くは，その原因を同じくし，前者は粘膜層に欠損が存在し，後者は欠損が粘膜下層以上に及ぶものであり，通常両者は混在する．食道炎は本来病理組織学的診断名で一般に急性および慢性食道炎に大別され，食道に発赤，びらん，潰瘍，瘢痕および狭窄などの変化がみられる．

【病因・病態】

　食道炎の原因はさまざまであるが，大別すると細菌性（カンジダ症），化学的刺激（腐食性物質，逆流性食道炎），物理的因子（放射線），薬剤起因性，食道内容停滞（食道がん，アカラシア），静脈うっ滞（心不全，肝硬変），膠原病（強皮症）などである．なかでも，食道炎の原因として最も頻度が高く重要なものは逆流性食道炎（reflux esophagitis）であり，食道粘膜が胃内容物の食道逆流液中の酸，ペプシン，胆汁酸，膵酵素などの攻撃因子によって傷害されることによって発生する．食道粘膜の防御機構として重要なものは下部食道括約筋（lower esophageal sphincter：LES）圧，食道内圧による胃への排出（酸クリアランス）である．

　臨床症状として最も多いのは胸やけであり，ほぼ毎日周期的に出現し，制酸薬の服用ですみやかに消失する．胃内容の口内への逆流，げっぷ，嚥下困難，胸痛，出血などもみられる．

【診断・臨床検査値】

　X線および内視鏡，ならびに食道機能検査によって診断される．X線診断により潰瘍，瘢痕・狭窄，食道裂孔ヘルニアは容易に認められ，また臥位での造影剤の食道内逆流では逆流性食道炎が疑われる．軽度の食道炎はX線で描出困難なことが多いが，内視鏡では容易に診断でき，この場合，食道疾患研究会の診断基準（①色調変化型，②びらん・潰瘍型，③隆起肥厚型の3型に分類）と，サヴァリーとミラー（Savary-Miller）の診断基準（表7.1）が広く用いられている．一方，食道機能検査としては食道内圧マノメトリー（LES圧を中心に測定），食道内pH測定，酸逆流試験，酸排出試験，食道内酸灌流試験（Bernstein試験）などがある．

【治療】

　保存的治療として，就寝時上体を高くして胃液の

表 7.1　Savary-Millerの内視鏡的診断基準（1978）

ステージⅠ	発赤・滲出液（白苔）をともなった単発・孤立性の斑状・線状びらん
ステージⅡ	非全周性のびらん・潰瘍性病変
ステージⅢ	全周性・非狭窄性病変（びらん・潰瘍）
ステージⅣ	壁の線維化・狭窄，短食道または食道円柱上皮をともなった慢性病変・潰瘍

表 7.2 消化器疾患の診療に用いられる臨床化学検査（正常値）
(井上圭三監修：医療薬学Ⅱ 病態と薬物治療2. 東京化学同人, 2000)

検査の種類と項目	正常値	単位	備考	
1. 消化管疾患の診療に用いられる臨床化学検査				
a. 萎縮性胃炎・胃がんに関連した検査				
ペプシノーゲンⅠ	70〜	μg/l	}萎縮性胃炎・胃がんで低値	
ペプシノーゲンⅠ/Ⅱ	3〜			
抗ヘリコバクター・ピロリ抗体検査	陰性		慢性胃炎・潰瘍と関連	
2. 肝胆膵疾患の診療に用いられる臨床化学検査				IU：国際単位
a. 生化学的検査				AST：アスパラギン酸アミノトランスフェラーゼ
AST (GOT)	5〜40	IU/l	逸脱酵素	GOT：グルタミン酸-オキサロ酢酸トランスアミナーゼ
ALT (GPT)	5〜40	IU/l	肝細胞変性・壊死で上昇	ALT：アラニンアミノトランスフェラーゼ
LDH（乳酸脱水素酵素）	200〜400	IU/l		GPT：グルタミン酸-ピルビン酸トランスアミナーゼ
ALP（アルカリホスファターゼ）	90〜250	IU/l		γ-GTP：γ-グルタミルトランスペプチダーゼ
γ-GTP	〜50	IU/l	}胆道酵素 胆汁うっ滞で上昇	KU：クンケル単位
LAP（ロイシンアミノペプチダーゼ）	35〜100	IU/l		ICG 15分値：インドシアニングリーンの15分停滞率
総ビリルビン	0.2〜1.2	mg/dl	}黄疸で上昇	
直接ビリルビン	〜0.4	mg/dl		
総蛋白質	6.8〜8.5	g/dl	}蛋白質合成能と関連	
アルブミン	3.7〜4.9	g/dl		
ChE（コリンエステラーゼ）	300〜720	IU/l		
総コレステロール	150〜230	mg/dl	脂質合成と関連	
ZTT（硫酸亜鉛混濁試験）	4〜12	KU	}主として慢性炎症と関連	
TTT（チモール混濁試験）	0〜5	KU		
ICG 15分値	〜10	%	肝細胞機能と肝血流量を反映	
アンモニア	25〜94	μg/dl	肝性脳症で上昇	
アミラーゼ	50〜160	IU/l	}急性・慢性膵炎で上昇	
リパーゼ	36〜161	IU/l		
トリプシン	57〜415	ng/ml		
エラスターゼ1	100〜410	ng/ml		
b. 肝線維化マーカー				
PⅢP	0.3〜0.8	U/l	}肝線維増生を反映	
Ⅳ型コラーゲン（EIA）	〜150	ng/ml		
Ⅳ型コラーゲン・7S	〜6	ng/ml		
ヒアルロン酸	〜50	ng/ml	肝線維沈着程度を反映	
c. 血球数・血液凝固因子・線溶因子				
白血球数	4,000〜9,000	/mm³	肝硬変・脾腫で減少	
赤血球数	男 440〜560	万/mm³		
	女 380〜520	万/mm³		
血色素量（ヘモグロビン）	男 14〜18	g/dl		
	女 12〜16	g/dl		
血小板数	15〜40	万/mm³	肝硬変で減少	
プロトロンビン時間	11〜13	秒		
	80〜120	%		
ヘパプラスチンテスト	70〜130	%	}蛋白質合成能を敏感に反映	
トロンボテスト	70〜130	%		
アンチトロンビンⅢ	80〜120	%		
安定化フィブリン分解物（D-ダイマー）	〜150	ng/ml		
フィブリン分解産物（FDP）	〜10	μg/ml		
d. 免疫系検査				
IgG	650〜1,600	mg/dl		
IgA	40〜350	mg/dl	アルコール性肝疾患で上昇	
IgM	50〜300	mg/dl		
抗核抗体	〜40	倍	自己免疫性肝炎の診断	CEA：がん胎児性抗原
抗ミトコンドリア抗体	〜20	倍	}原発性胆汁性肝硬変の診断	RIA：ラジオイムノアッセイ
抗ミトコンドリア抗体（M2）	〜20	U/ml		EIA：エンザイムイムノアッセイ
3. 腫瘍マーカー				AFP：α-フェトプロテイン
CEA（RIA）	〜2.5	ng/ml	}胃がん・大腸がんなどで上昇	PIVKA-Ⅱ：protein induced in vitamin K absence
CEA（EIA）	〜5	ng/ml		ECLIA：electro-chemiluminescence immunoassay
CA 19-9	7〜25	U/ml	肝膵系腫瘍で上昇	AU：mili-arbitrary unit（ミリ任意単位）
AFP	〜20	ng/ml	}肝細胞がんで上昇	
AFPレクチン・L3分画	〜15	%		
PIVKA-Ⅱ（ECLIA）	〜28	mAU/ml		

逆流を防ぎ，制酸薬，H$_2$受容体拮抗薬，プロトンポンプ阻害薬の投与，LES圧を上昇させるメトクロプラミド，ベタネコール系薬剤の投与が行われる．高度の場合には外科的治療が行われる．狭窄に対してはブジー拡張も行われる．逆流性食道炎ではしばしば下部食道のバレット上皮化生がみられる．バレット上皮内に発生した潰瘍は極めて難治性であり，またバレット上皮はがん化の頻度が高いので注意が必要である．

b．胃　炎

胃炎（gastritis）とは何らかの原因で胃の粘膜に炎症が起き，限定された範囲内にびまん性のただれが生じた状態をいう．胃炎は急性胃炎と慢性胃炎に大別される．

（1）急性胃炎（acute gastritis）
【概要・定義】
胃粘膜の急性炎症あるいは傷害で，急性の腹部症状をともない，数日ないし数週の経過で治癒するものを意味する．日常の臨床で最も多くみられる消化器疾患である．急性胃炎は，アルコール，薬物などが原因となって起こる急性外因性胃炎と，ストレスなどが原因となって起こる急性内因性胃炎に分類される．

【病因・病態】
原因として最も一般的なものはアルコールの過量摂取，各種薬剤の摂取（消炎鎮痛薬，抗生物質など），暴飲暴食などであり，その他，食中毒，腐食性薬剤（塩酸，苛性ソーダ，ホルマリンなど）の誤嚥（腐食性胃炎），急性感染症にともなうものなどがある（表7.3）．一般に粘膜の変化は軽微であるが，腐食性胃炎では極めて重度の病変を示し，潰瘍，粘膜の壊死，穿孔などもみられる．急性胃炎の発生機序は，本質的には消化性潰瘍とほぼ同様に考えられており，胃粘膜に対する攻撃因子と防御因子の均衡破綻が引き金となって，胃粘膜に炎症を起こす．急性胃炎では，消化性潰瘍と同様の症状を訴え，短時間内に心窩部痛，悪心，嘔吐，胸やけ，食欲不振が出現する．これらの症状は数時間〜数日続き，原因が除去されれば自然に消退する．ただし，腐食性胃炎では症状は極めて激烈である．

表 7.3　急性胃炎の原因

1.	食事性	過食，香辛料
2.	アルコール性	
3.	薬剤性	NSAIDs，副腎皮質ホルモン，抗生物質，制がん剤，降圧薬
4.	腐食性	強酸，強アルカリ
5.	感染性	細菌性（食中毒），ウイルス性，真菌性，寄生虫性
6.	アレルギー性	食物アレルギー
7.	全身性疾患	脳疾患（外傷，腫瘍），心疾患（心不全），肝疾患（肝硬変），腎疾患（尿毒症），敗血症
8.	放射線性	
9.	ストレス性	
10.	その他	

【診断・臨床検査値】
大部分は問診で診断がつく．内視鏡検査で発赤，浮腫，びらん，出血などをみる．感染症では基底部に基礎疾患の症状がある．アレルギー性胃炎では皮膚反応，酵素免疫測定法（enzyme-linked immunosorbent assay：ELISA），放射性アレルゲン吸着試験（radioallergosorbent test：RAST）で診断する．

【治療】
治療の基本はまず発症原因を突き止め，排除することが肝心である．胃洗浄，絶食，補液，胃酸分泌抑制薬（ファモチジン，ラニチジン，シメチジンなど），粘膜防御因子増強薬（アルジオキサ，エカベトナトリウム，テプレノンなど）などの処置が行われる．細菌性胃炎が疑われる場合には抗生物質，嘔吐がある場合には制吐薬（メトクロプラミドなど），また精神的ストレスの寄与が大きい場合には向精神薬（スルピリドなど）を処方する．

（2）薬剤性胃粘膜病変（acute gastric mucosal lesion）
【概要・定義】
AGML（acute gastric mucosal lesion）という言葉が最近用いられている．これはある因子により生じた急性出血性胃炎，出血性びらん，急性潰瘍を包括したもので，これらの病変が同一胃に混在するところから，よりよく病変を把握する用語として使用されている．一般的な急性胃炎との間に明確な区別はないが，AGMLと呼ばれるものはより強い変化を示すものと理解しておけばよい．腐食性薬剤の誤嚥などによる胃病変がよい例である．

【病因・病態】

AGML の原因としては各種のストレス，熱傷，腐食性薬物の摂取などがあげられるが，約半数は薬剤起因性のものであり，そのなかでも約 7 割が非ステロイド系抗炎症薬（non-steroidal antiinflammatory drug：NSAID）によるものである．NSAID の薬理作用は抗炎症作用および解熱・鎮痛作用であり，慢性関節リウマチをはじめとする炎症性疾患や神経痛，風邪などにも広く使用されているが，これらの薬剤を経口投与すると，胃粘膜に対する直接的な刺激により傷害を起こす．NSAID によるプロスタグランディンの生合成阻害が AGML の主因であり，結果的に胃粘膜の防御能を低下させるものと考えられている．臨床症状は急性胃炎とほぼ同じである．

【診断・臨床検査値】

急性胃炎とほぼ同様に考えてよい．

【治療】

AGML の治療では，原因の除去とともに症状・病変の治療が重要である．消化性潰瘍の治療に準じて，薬物療法面ではヒスタミン H_2 拮抗薬などの酸分泌抑制薬を主体に行われる．なお，NSAID 起因性胃病変の予防としては，防御因子増強薬との併用が一般的に行われる．特に，NSAID はプロスタグランディンの生合成を阻害するため，NSAID による胃病変の防止にはプロスタグランディン製剤が有用である．

（3） 慢性胃炎 (chronic gastritis)

【概要・定義】

急性胃炎が慢性的に続くという意味ではなく，長い間に繰り返された胃粘膜のびらんとその修復の結果，表層性胃炎を経て，胃粘膜・胃腺の萎縮，腸上皮化生などの慢性的変化がある病態をいう．慢性胃炎における胃粘膜の萎縮性変化は通常加齢とともに増加し，老人ではほぼ全例，程度の差はあれ，認められる．

【病因・病態】

病因については十分解明されていない．従来より内的要因（胃液による自己消化，胆汁逆流，自己免疫，栄養障害，内分泌異常，血流障害，ストレスなど）と外的要因（喫煙，アルコール，香辛料，食物，薬剤など）の関与が想定されている．これに加えて，近年ヘリコバクター・ピロリ（*Helicobacter pylori*：Hp）* 感染が慢性炎症の重要な病因のひとつとして注目されている．Hp 感染は慢性胃炎の中でも一般的によくみられる幽門前底部に始まる萎縮性胃炎に特に関係が深いと考えられている．一方，胃底腺領域（胃体部）で起こる萎縮性胃炎の原因は，主に壁細胞に対する自己免疫学的機序による．

  * ヘリコバクター・ピロリは強いウレアーゼ活性を有するグラム陰性のらせん状短桿菌である．このらせん桿菌と慢性活動胃炎および胃・十二指腸潰瘍，さらには胃がんとの関連性が注目されている（図 7.1）．しかし，Hp による病変の発

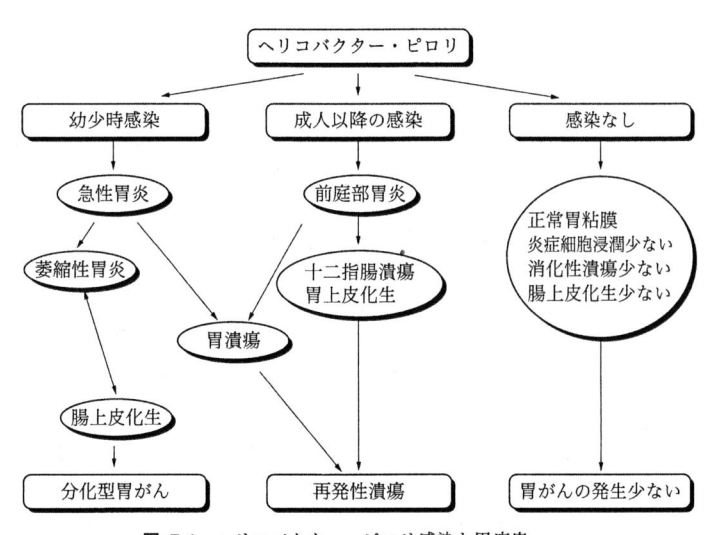

図 7.1 ヘリコバクター・ピロリ感染と胃疾患
(Asaka: *G. I. Research*, **2**：7-15, 1994)

生機序や感染経路などについてはよくわかっていない．

【診断・臨床検査値】

慢性胃炎はその特徴である胃粘膜の変色，血管透見，菲薄化（萎縮性胃炎）を確認でき，これに加えて疣状の小隆起（疣状胃炎），米粒状の小隆起（化生性胃炎），粘膜の凹凸不整（過形成性胃炎）を内視鏡検査で確認できれば診断は容易であるが，組織検査を必要とすることもある．その他，上部消化管X線造影，胃液検査（低値を示す），糞便検査などによっても診断がなされる．また Hp 診断のためには，内視鏡検査時の迅速ウレアーゼテスト（rapid urease test: RUT）やギムザ染色・培養のための組織採取が必要である．

【治療】

患者の訴える症状に応じて，急性胃炎の治療の場合と同様に対処する．慢性胃炎では胸やけ，食欲不振，吐気，胃部膨満感などの不定愁訴がみられることがある．このような場合，胃運動の低下が推測されるので胃運動異常を改善する目的で消化管運動調整薬（シサプリド，マレイン酸トリメブチンなど）が用いられる．なお，Hp 除菌により一部の慢性胃炎が根治する可能性が生まれている．こうした薬物療法は現在治験中であり，慢性胃炎の薬物療法は将来大きく変わる可能性がある．

c．消化性潰瘍

【概要・定義】

消化性潰瘍（peptic ulcer）とは胃液と接触する消化管に発生する組織欠損の病変であり，胃潰瘍と十二指腸潰瘍がこの疾病の代表である．欠損は粘膜深部に達し，急性胃炎が表在性の上皮損傷であるのに対し，消化性潰瘍は粘膜筋板を超える損傷である．胃潰瘍が 30〜50 歳代に多いのに対し，十二指腸潰瘍は 20〜30 歳代に多い．また，いずれの疾病も女性より男性において発生率が高い．

【病因・病態】

消化性潰瘍の発生は攻撃因子と防御因子の均衡破綻によるものと考えられている．攻撃因子とは酸，ペプシンなどで，防御因子とは粘膜の防御力を高める粘膜血流，粘液，重炭酸イオン分泌，プロスタグランディンなどである．これらの攻撃因子と防御因子は通常均衡を保っているが，ストレスなどにより均衡破綻が生じると，攻撃因子が相対的に強まることにより潰瘍が形成される（図 7.2）．最近，Hp も消化性潰瘍の発生要因であることが示唆されているが，"酸のないところに潰瘍なし（No Acid, No Ulcer）"といわれるように，潰瘍の発生には胃酸が最も重要な因子として働いている．一般に，胃潰瘍患者は正酸ないし低酸を示すことが多い．特に高齢者の胃潰瘍では胃粘膜が萎縮しているため低酸を示すが，防御因子としての粘液分泌や粘膜血流の低下が顕著であり，相対的に攻撃因子が優位となり潰瘍が発生する．一方，十二指腸潰瘍では胃粘膜の萎縮はみられず，胃酸分泌が亢進することにより攻撃・防御の均衡が破綻し，潰瘍が発生するものと考えられている．一般的に，このような攻撃・防御因子の均衡破綻を引き起こす要因としてストレスがある．脳からの異常刺激（ストレス）が自律神経を興奮させることにより，迷走神経を介する胃酸分泌の促進，交感神経興奮による粘膜血流の低下，あるいは副腎皮質ホルモンの影響による粘膜代謝回転の抑制などが生じる．

臨床症状としては空腹痛が特徴であり，その他，胸やけやげっぷなどの酸症状，あるいは嘔吐，吐血，下血など，病状の程度によりさまざまである．

【診断・臨床検査値】

潰瘍の診断は，変形，短縮，伸展不良，湾入，ニッシェ（niche），憩室様隆起（タッシェ）などのX線検査所見に加えて，白苔をともなう粘膜欠損が内視鏡検査で確認できれば比較的容易であるが，胃潰瘍については悪性腫瘍との鑑別が重要である．良悪

防御因子
①粘液・重炭酸イオン分泌
②粘膜血流
③粘膜上皮細胞回転
④プロスタグランディン
⑤一酸化窒素
⑥カプサイシン感受性知覚神経

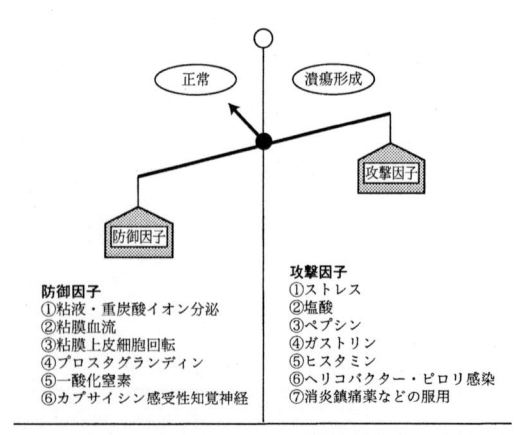

攻撃因子
①ストレス
②塩酸
③ペプシン
④ガストリン
⑤ヒスタミン
⑥ヘリコバクター・ピロリ感染
⑦消炎鎮痛薬などの服用

図 7.2 Shay and Sun のバランス説（攻撃因子と防御因子）

性の判断は，①潰瘍の形，②辺縁の状況，③周辺粘膜および集中する皺壁の性状から行う．島状粘膜残存，不整形潰瘍，白苔のはみ出し，皺壁の中断，癒合，虫食い像，先端肥大，やせなどの所見があれば悪性を疑い，確定診断のための生検を行う．Hpの診断は，内視鏡検査時の迅速ウレアーゼテストや組織のギムザ染色・培養により行われる．しかし除菌後のHpの経過観察には，[^{13}C]尿素呼気テストやHp IgG抗体検査が行われる．

【治療】

治療の目標は，①症状の改善と消失，②治癒の促進，③再発防止である．大多数の消化性潰瘍は，心身の安静，食事療法，薬物療法で治癒するが，難治性の潰瘍，合併症をともなう潰瘍，がんが疑われる潰瘍は外科的手術が適応となる．薬物療法では攻撃因子抑制薬として制酸薬（炭酸水素ナトリウム，乾燥水酸化アルミニウムゲルなど），H$_2$受容体拮抗薬（シメチジン，ラニチジン，ファモチジン，ロキサチジン，ラフチジンなど），プロトンポンプ阻害薬（オメプラゾール，ランソプラゾール，ラベプラゾール）があり，防御因子増強薬としてプロスタグランディン製剤（オルノプロスチル，エンプロスチル），粘膜保護薬（テプレノン，プロウノトール，レバミピド，エカベトなど），粘膜血流改善薬（セトラキサート，ソファルコンなど）などがある．Hp陽性潰瘍，特に難治性，再発再燃性潰瘍に対しては，プロトンポンプ阻害薬と抗生物質（クラリスロマイシン，アモキシシリン）の併用によるHp除菌療法が必要である．

d．肝　　炎

肝炎（hepatitis）はさまざまな原因により肝細胞に対するアレルギー反応が起こり，そのため肝細胞が壊死を起こしたり，アルコールや毒性の強い工業薬剤などにより，アレルギー反応を介さずに直接細胞が傷害を受けたりしたときに生じるびまん性の炎症性疾患である．一般的に，肝炎は急性肝炎，劇症肝炎および慢性肝炎に分けられる．急性肝炎の多くはウイルス性肝炎である．

（1）急性ウイルス性肝炎（acute viral hepatitis）

【概要・定義】

肝炎ウイルスによって起こる肝炎で，従来流行性肝炎と血清肝炎に分けられていたが，現在では肝炎ウイルスの種類により，A型肝炎（流行性肝炎），B型肝炎（血清肝炎），C型肝炎（非A非B型肝炎），D型肝炎，E型肝炎に分類されている．しかしこれに分類されない不明のものも多い（表7.4）．なおわが国ではA～C型肝炎のみがみられる．肝炎ウイルス自体の肝細胞傷害性は低く，肝炎の機序はむしろ生体側のウイルスに対する免疫反応の表れである．ウイルスが感染した肝細胞表面にウイルス抗原が提示されると，これを目標として肝細胞の周囲にリンパ球などの免疫細胞が集合し，免疫的な攻撃を行うために肝細胞は空胞化と壊死を起こす．

【病因・病態】

肝炎ウイルスが体内に侵入してから肝細胞で増殖し臨床症状が発症するまでの潜伏期は，ウイルス間で1～6カ月とかなり差がみられる．自覚症状としては，まず食欲不振と全身倦怠感が現れる．A型肝炎では発熱，咽頭痛などの感冒症状が生じることもある．また，吐気，嘔吐などの消化器症状が出現することもある．血清中のビリルビン値が3 g/dl以上になると皮膚や眼球の黄染（黄疸）やビリルビン尿による尿の濃染がみられる．肝は炎症のために腫大し，右肋骨弓から下方にせり出し下縁が触知されるようになる．黄疸が出現する頃から，消化器・感冒様症状は軽快し，劇症化しない．A型およびB型急性肝炎では約1カ月で黄疸は消失し，ほとんど数カ月で肝酵素も正常化する．一方，C型肝炎では60％以上の患者で慢性肝炎へと移行する．

【診断・臨床検査値】

ウイルス性肝炎の型別診断は核酸の検出や抗原検索，特異抗体の検出による．A型肝炎では血清のIgM HA抗体が陽性を示す．B型肝炎ではIgM HBc抗体が陽性で，HBs抗原，HBe抗原は病初期は陽性である．C型急性肝炎ではHCV抗体が陽性となるが，病初期は陰性を示すことが多い．HCV RNAを検出できることがある．D型急性肝炎ではIgM HD抗体が陽性となる．E型急性肝炎ではHE抗体が陽性となる．しかし，ウイルスマーカーのみから型別診断が困難な症例も多く，感染の動機と潜伏期との関係（A型肝炎：約1カ月前の生カキの摂取，B型急性肝炎：1～6カ月前の性交渉，C型肝炎：数週～6カ月前の輸血，入れ墨，麻薬の回し打ちなど）や前駆症状の問診および他覚

表 7.4 肝炎ウイルスの種類と特徴

	A型肝炎	B型肝炎	C型肝炎	D型肝炎	E型肝炎
ウイルス	HAV	HBV	HCV	HDV（δウイルス）	HEV
分類	RNAウイルス ピコルナウイルス属	DNAウイルス ヘパドナウイルス属	RNAウイルス	不完全なRNAウイルスでHBVウイルスとの共存下で増殖	?ウイルス
発生様式	流行例多い，人口密集地，公衆衛生状態の悪い地域に多い．	散発性	散発性	散発性	流行性
散発性肝炎に占める割合	20%	30%	50%	日本ではまれ（イタリアなど）	わが国では報告なし（インド，中国など）
感染様式	経口感染（発症初期に便排泄++），食品（魚介類?），飲料水など	血液感染［献血者のHBAg抗体の検査導入（'72）で激減，HBc抗体検査導入（'89）で事実上皆無となった］，母子感染，性交渉，薬物自己注射，ハリ，刺青，不明の経路	血液感染［献血者のHCV抗体検査導入（'89）で激減］，薬物自己注射，性交渉?，ハリ?，刺青?	HBVと同時感染かHBVキャリアーに感染すると重症化または激症化する．	経口感染
慢性化	極めてまれ	免疫能正常の成人初感染ではまれだが，母子感染や小児期の感染では慢性化多い．	70%	?	極めてまれ
潜伏期	15～40日	40～180日	27～50日		35～42日
血清診断	IgM型HA抗体(+)	初感染ではIgM型HBc抗体(+)，HBsAg(+)，持続感染ではHBsAg(+)，HBcAg高力価	HCV抗体(+)：HCV-RNA検出	IgM型HD抗体(+)	糞便の電顕所見 HE抗体(+)
劇症化率	まれ (0.1%)	やや多い (1.6%)	ある (0.6%)	多い	妊娠後期では21～25%
特徴	抗体陽性率は年齢とともに増加し50歳では80%に達する（不顕性感染多い），罹患後生涯免疫を獲得する．	5歳以下の幼年期（乳幼児を含む）に感染するとキャリアー化率高い．HBe抗原陽性者は感染性高い（母子感染率90%，HBe抗原陰性者では10～15%），キャリアーの頻度は欧米で0.1～0.5%，わが国で1～2%，東南アジアで5～20%	血液以外の不明な感染経路がある．極めて慢性化しやすい．		

的所見や生化学検査成績（A型肝炎は発熱の頻度が高くチモール混濁反応（TTT）が高値を示す）などを参照して総合的に診断する．さらに，自己免疫性肝炎も急性肝炎様に発症することがあり，その他，EBウイルス（Epstein-Barr virus）感染，サイトメガロウイルス感染，薬物性肝障害，胆道閉塞などを鑑別する必要がある．

ウイルス肝炎は臨床症状が類似しており，臨床症状のみでは原因ウイルスを鑑別することはできない．ウイルス型の確定診断は血清診断またはウイル

スの同定による．各肝炎ウイルスの本体粒子自体に関係する抗原（B型肝炎ウイルス：HBVではHBs抗原，HBe抗原）や，ウイルス構成蛋白に対してヒトが産生する免疫抗体（HBs抗体，HBe抗体，HCV抗体など）の出現を検出する方法が主体である．初感染時には特にこれらの抗体のIgM分画が増加するのが特徴である．

HBVではウイルスの増殖活性をDNAポリメラーゼ活性とHBe抗原力価で評価する．C型肝炎ウイルス（HCV）はRNAウイルスであるので，血清中のウイルス特異的なRNAを逆転写ポリメラーゼ連鎖反応（RT-PCR）法で増幅検出する方法や，スクリーニング目的でウイルスに対する血清抗体（HCV抗体）を検出する方法などがある．

急性ウイルス性肝炎ではAST（aspartate aminotransferase），ALT（alanine aminotransferase）の上昇がみられ，そのピークより遅れて血清ビリルビンのピークがみられる．胆汁うっ滞型を除き，ALP（alkaline phosphatase）およびγ-GTP（γ-glutamyl transpeptidase）などの胆道系酵素の上昇は，AST，ALTの上昇に比べ軽度である．尿中には黄疸が出る前にビリルビンが出現し，ウロビリノーゲンも増加する．重症度は肝細胞由来酵素（ALTやAST）の値と肝細胞で合成される蛋白質である血液凝固因子の活性（プロトロンビン時間），肝性脳症の有無などで評価する．血清ビリルビン値の上昇は時間的に肝由来酵素の上昇より遅れて出現する．患者が病院を受診する時期はほとんどが肝酵素上昇期であり，入院後ビリルビンの極値をみることが多い．回復期にはALT/ASTが血清ビリルビンよりも先行して下降する（図7.3）．なお，アルコール性肝炎では通常γ-GTPが高値を示し，AST，ALT，ビリルビンの上昇，白血球の増加を認める．

【予防・治療】

急性肝炎の予後は劇症化さえしなければ良好であるので，治療の目的は，重症化の防止と治癒過程の促進である．通常肝炎患者は全身倦怠感と食欲不振があるため，身体活動を制限し，床上安静とする．また，吐気などのために食事を摂取できない時期には短期間の経静脈的栄養療法を行う．ウイルス肝炎では治療とともに予防も重要である．

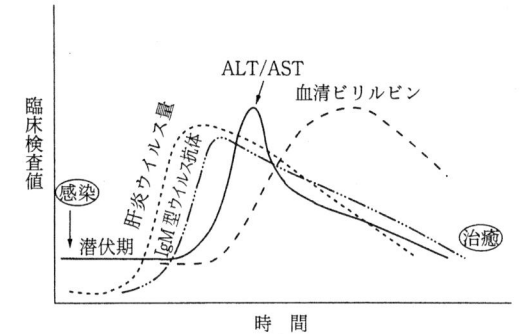

図7.3 (a) 典型的な急性ウイルス肝炎の感染から発症機序まで
肝炎ウイルスの増殖，血清肝酵素（ALT/AST），血清ビリルビン値の推移が時間的に異なることに注意．IgM型ウイルス抗体はA型およびB型肝炎の初感染診断に重要である．

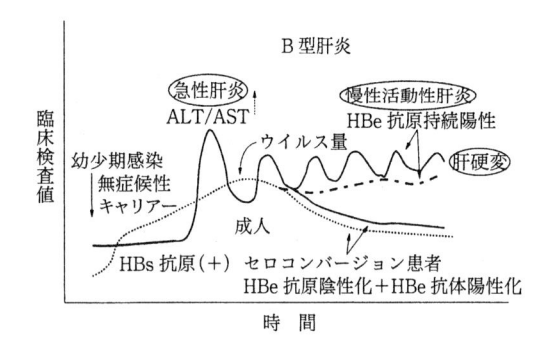

図7.3 (b) 典型的なB型慢性肝炎の臨床経過
健常成人におけるB型慢性肝炎は無症候性キャリアーからの発症であることと，成人以後宿主側の免疫応答の強化により肝炎症状発症とともにセロコンバージョンを生じ，肝炎の活動性が低下する患者が出現することに注意．

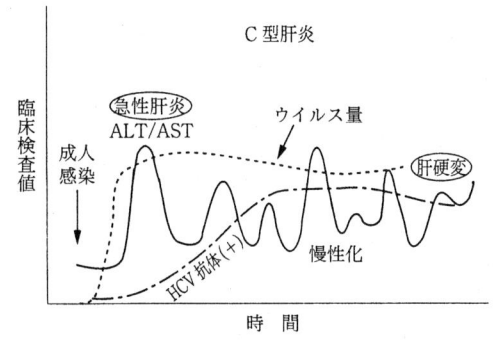

図7.3 (c) 典型的なC型慢性肝炎の臨床経過
C型肝炎は初感染後の慢性化率が高いのに注意．また，感染後HCV抗体が陽性化するのはときに数カ月かかることにも注意．

1）治療

肝機能の改善や維持のために使用される薬物としては、肝庇護薬といわれるグリチルリチン製剤、肝水解物、肝抽出物、小柴胡湯などがある。A型肝炎では安静を保っていれば、自然に治癒することも多い。急性肝炎において、トランスアミナーゼの上昇が遷延する場合にはグリチルリチン製剤を、黄疸が遷延する場合にはウルソデオキシコール酸を使用するが、場合によってはステロイド製剤（プレドニゾロン）も使用される。B型やC型の慢性肝炎に対しては、インターフェロンによる治療が有効であるが、特にRNAウイルスであるC型ウイルスに対して効果が高い。しかしながら、インターフェロンの副作用が強く現れることもあるので、グリチルリチン製剤などを組み合わせて治療する必要がある。

2）予防

①A型肝炎：感染源との明らかな接触前、または潜伏期の初期にヒト免疫グロブリンを接種すれば予防可能であるが、発症以後の投与は無効である。また、HAVは経口感染であるので手洗いの励行などの衛生上の注意、生もの（魚介類、果物）や生水の摂取をしないなどの注意は必要である。最近、乾燥組織培養不活性化A型肝炎ワクチンが利用可能となっている。

②B型肝炎：献血者に対する血清中ウイルス抗原（HBe抗原、HBc抗原）のスクリーニングと高ALT/AST者の血液を献血から除くことで輸血後のHBV感染はほぼ消失した。また、すべての妊婦でHBV抗原を検査し、HBV感染妊婦から生まれる新生児に対して抗HBsグロブリン製剤とHBVワクチンを投与することにより、母子間の垂直感染による新生児HBVキャリアー発症数は著明に減少している。また、医療従事者などの肝炎ハイリスク群は遺伝子組換えHBVワクチンの投与により肝炎発症の予防がなされている。

③C型肝炎：献血者のHCV抗体のスクリーニングにより輸血後の感染はほぼ消失したが、ワクチンなどの予防法はまだ確立されていない。

（2）劇症肝炎 (fulminant hepatitis)

【概要・定義】

急性肝炎を発症する患者の約1％では、肝細胞の広範な壊死により肝実質細胞がほとんど消失し肝不全状態に至るものがあり、これを劇症肝炎と呼ぶ。肝毒性を有する薬物による場合もあるが、わが国では肝炎ウイルスが原因となるものが最も多い。B型肝炎の劇症化にはウイルスの変異株が関連する。

【病態・臨床検査値】

激烈な肝炎により肝実質細胞がほとんど消失するため、強い肝機能不全状態となり、肝性脳症（肝性昏睡）と脳浮腫が生じ、凝固因子欠乏による出血性素因（特に消化管出血）、感染症、播種性血小板減少症（disseminated intravascular coagulation syndrome : DIC）、腎不全を生じる。死亡率は80％と高い。劇症肝炎ではプロトロンビン時間は40％以下に延長する。脳症発症時にはAST/ALTはむしろ低下しており、血清ビリルビン濃度の増加が目立つ。脳波の異常、肝の萎縮が認められる。劇症肝炎と同様な急性肝不全症状を呈する疾患として、中毒性肝障害、急性妊娠性脂肪肝、ウィルソン（Wilson）病、レイ（Reye）症候群、自己免疫性肝炎などを鑑別する必要がある。

【治療】

呼吸・循環状態の維持と出血、感染に対する支持治療を行い、肝細胞の再生を待つ以外に有効な方法はない。現時点ではすべての治療手段は研究段階であり、生存率を改善した証拠はないが、血液中の中毒物質の除去と凝固因子の補充の目的で持続的血液濾過透析や血漿交換が行われる。また、芳香族アミノ酸の増加が肝性昏睡の原因であるとの仮説に基づいて（Fisher比の上昇）、分枝鎖アミノ酸主体の特殊アミノ酸輸液（アミノレバン、モリヘパミンなど）を投与することもある。

（3）慢性肝炎 (chronic hepatitis)

【概要・定義】

肝炎の経過が長びいて、少なくとも6ヵ月間改善しないで継続するものをいう。治りにくく、肝硬変にまで進行しがちな慢性肝炎活動型と比較的良性の慢性肝炎非活動型に分けられるが、相互に移行することもある（図7.4）。慢性肝炎はB型肝炎やC型肝炎から移行したものが多いが、免疫異常のために起こる自己免疫性肝炎という特別な活動型の慢性肝炎もある。わが国での慢性肝炎のほとんどはウイルス性であるが、少数の患者ではアルコール、薬剤、その他の要因が原因となる。ウイルス性慢性肝炎の内訳は、B型ウイルスが30％、C型ウイルスが70

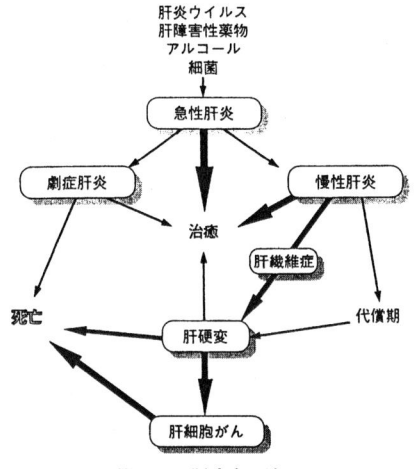

図 7.4 肝疾患の流れ

％である．成人感染者でＢ型肝炎が慢性化する例はまれであり，大部分は幼児期からの無症候性持続感染者（キャリアー）における発症である．一方，Ｃ型肝炎では初感染患者の約 70％ が慢性化する．ウイルス肝炎が慢性化する例では，感染後 20～25 年を経て肝硬変へと進展し，また肝がん発生へと進展することも多い．

【病因・病態】

症状としては全身倦怠感，易疲労感などが多いが，慢性肝炎が進行し，肝硬変に進展するまで強い自覚症状をもたない患者も多い．他覚症状としては，肝腫大，脾腫が認められ，肝硬変に移行する時期になると胸壁皮膚のくも膜状血管腫，手掌紅斑などもみられる．幼少期に感染したＢ型肝炎では，思春期までは免疫寛容が生じており肝炎症状はないが，成人後生体側の免疫力が増強するとともに肝炎ウイルスに対する生体側の免疫攻撃が強まり，慢性肝炎症状が発症する．

【診断・臨床検査値】

臨床検査では肝細胞の傷害度を表す血清 ALT/AST 値が 100～200 IU/l の持続的な高値を示す患者が多い．ビリルビンの上昇も急性増悪期には認められる．原因がウイルスであれば，下記に示すようにそれぞれ特異な血清ウイルスマーカーが陽性となる．なお，肝組織傷害の程度は肝生検組織検査により診断される．

血清ウイルスマーカーの変化： Ｂ型慢性肝炎では HBs 抗原が陽性である．ウイルス量が多いときは HBe 抗原は通常陽性で，HBV DNA も陽性である．ウイルスが減少・消失すると HBe 抗原は陰性となり，HBe 抗体が出現し，通常肝機能は正常化する．しかし，ウイルスの変異により HBe 抗原が産生されず，HBe 抗体陽性にもかかわらず肝機能異常が持続する症例もある．一方，Ｃ型慢性肝炎では HCV 抗体が陽性であり，HCV RNA が血中に検出される（図 7.3）．

【治療】

一般療法としては安静，高蛋白，高カロリー食の補給である．薬物療法としては，①インターフェロン療法，②ステロイド離脱療法，③肝庇護剤療法がある．特に活動型の慢性肝炎では，ウイルスの増殖を抑制し肝硬変や肝がんへの移行を防止する意味で，インターフェロン（α, β）や副腎皮質ステロイドを用いる．また肝庇護剤としてはグリチルリチン／アミノ酢酸／システインを含有する強力ネオミノファーゲンＣが一般的に用いられる．

e．肝硬変症

【概要・定義】

慢性的な肝炎病変が持続し肝細胞の壊死と脱落が繰り返されると，組織の再生にともない線維化が進行し，肝硬変症（liver cirrhosis）に至る．いったん発症すると予後は悪く，1 年までの生存率は 30％ 前後である．

【病因・病態】

肝実質細胞量は減少し，蛋白合成・代謝機能が低下するため，血清アルブミン値は低下し，浮腫と腹水を生じる．多量の腹水を有する患者では，特に原因となる消化管疾患がないにもかかわらず腹膜炎を生じることもある（特発性細菌性腹膜炎：spontaneous bacterial peritonitis）．また，肝解毒能の低下は高アンモニア血症と内因性神経毒素因子の蓄積を招き，肝性昏睡を生じる．血液像では，肥大した脾臓に血小板が貯蔵されるため血小板減少が生じる．一方，肝実質細胞の結節性線維化は肝臓循環の血管抵抗を増大させ，門脈圧の上昇をきたすため，腹腔臓器からの血液が肝臓を迂回して食道，腹壁などの側副血行路を経由して心臓に還流するようになる．特に食道結膜下の静脈に形成された側副血行路は食道静脈瘤を形成し，破裂すると大出血を招く危険性がある．

【診断・臨床検査値】

肝合成能の低下により，血清中のアルブミン，コレステロール，プロトロンビン，およびコリンエステラーゼなどが低下し，プロトロンビン時間の延長がみられる．慢性肝炎より肝硬変に進行した場合にはALT/ASTの軽度の上昇も認められる．また間葉系反応上昇の指標としてγ-グロブリンの上昇，肝解毒機能低下の指標として血清ビリルビン値や血清胆汁酸値の上昇なども認められ，解毒機能低下の結果として高アンモニア血症が出現する．

【治療】

一般的治療としては，安静，高カロリー食事が基本である．この場合，代償期の食事では高蛋白，高カロリー，減塩とし，非代償期では低蛋白，高カロリー，減塩とする．その他，対症的にビタミンB，K群およびグリチル酸なども用いる．一方，非代償期の肝性昏睡に対する処置としては，アンモニア生成を抑制するためにラクツロースや抗生物質（カナマイシン，バンコマイシンなど）を投与する．また，劇症肝炎の場合と同様に分枝鎖アミノ酸主体の特殊アミノ酸輸液（アミノレバン，モリヘパミンなど）を投与する．

f．胆道感染症

胆嚢炎と胆管炎は主に細菌感染による炎症によって生じることから，一般的に胆道感染症（infectious diseases of the biliary tract）と総称される．炎症の生じる場所により，胆嚢炎と胆管炎に区別される（表7.5）．

（1）胆嚢炎（cholecystitis）

【概要・定義】

胆嚢に細菌が感染し，炎症を起こしたものを胆嚢炎という．3大主徴は高熱，右腹部痛，黄疸である．

【病因・病態】

胆道感染の原因菌の多くはグラム陰性菌で，大腸菌（*Escherichia Coli*），クレブシエラ（*Klebsiella*, 肺炎桿菌），エンテロバクター（*Enterobacter*）が多いが，グラム陽性菌であるエンテロコッカス（*Enterococcus*）や，ときにはブドウ球菌（*Staphylococcus*），緑膿菌（*Pseudomonas aeruginosa*）であることもある．また，これらの菌の

表 7.5 胆道感染症から分離される細菌

好気性菌	例数(%)	嫌気性菌	例数(%)
E. coli	30(37)	*B. fragilis*	15(52)
Klebsiella	26(32)	*C. perfringens*	10(35)
Enterococcus	12(15)	*Fusobacterium*	1(3)
Pseudomonas	1(1)	*Peptostreptococcus*	1(3)
Proteus	6(7)	*Peptococcus*	1(3)
Citrobacter	3(4)	*Miscellaneus*	1(3)
Miscellaneus	3(4)		
total	81	total	29

（島田：内科 **65**（3）：431-433, 1990より抜粋）

複合感染も起こる．正常時にはこれらの細菌は胆道内に侵入しないが，胆嚢の働きが悪く胆汁が胆嚢内に長くうっ滞したとき，胆嚢壁が胆石によって傷つけられたとき，あるいは胆石の存在により胆汁の流れが妨害されたときなど，十二指腸から上行性に細菌が進入する可能性が生まれる．胆管内圧が亢進した場合には，胆汁とともに原因菌も血中に移行することがあり，さらには敗血症，エンドトキシンショックが起こる可能性もある．

【診断・臨床検査値】

診断には理学的所見が最も重要であり，高熱，心窩部から右季肋部にかけての圧痛，筋性防御（腹腔内の炎症による刺激が腹膜に及ぶと肋間神経，腰神経を介して反射的に腹壁筋の緊張が増し硬くなること）がみられる．血液検査では白血球数の増加（10,000～20,000/mm³），CRP（C-reactive protein：肺炎双球菌の菌体多糖類と反応する血清中の蛋白質）の高値，赤沈の亢進などの炎症反応の他，血清トランスアミナーゼ（AST, ALT）や胆道系酵素（ALP, γ-GTP），血清ビリルビンの軽度上昇がみられる．これらの著明な上昇は総胆管結石など胆管閉塞の合併を疑う．腹部超音波検査では，胆石の存在診断に加え，胆嚢炎の特徴的所見として，①胆嚢腫大，②胆嚢壁肥厚，③胆嚢内debris（炎症によってできた残屑）の貯留を認める．

【治療】

胆道感染症に対する治療の基本は抗菌薬投与による保存療法である．抗菌薬の選択としては胆汁内への移行が良好なニューキノロン系（オフロキサシン），合成ペニシリン（バカンピシリン）やセフェム系抗菌薬（セフメタゾールナトリウム）を考える．緑膿菌などの重度の感染においてはアミノグリコシド系抗菌薬（ゲンタマイシン）が使用される．

こうした保存療法によっても病状が改善しない場合は外科的治療や穿刺ドレナージを行う．また，疼痛があればこれを寛解することが最初に行うべき処置となる．軽度のものは抗コリン薬（臭化チメピジウム，臭化ブチルスコポラミン）の鎮痙作用により抑えられるが，強い疼痛には麻薬性鎮痛薬（ペンタゾシン）が用いられる．

(2) 胆管炎 (cholangitis)

【概要・定義】

胆囊頸部・胆囊管あるいは総胆管が胆石などにより閉塞をきたし，胆囊あるいは胆管に胆汁がうっ滞し，胆道内に細菌感染が起こり胆管に炎症を起こした状態をいう．胆囊炎と共存することも少なくない．

【病因・病態】

胆管炎の発症には胆管内における細菌の存在と胆管閉塞にともなう胆管内圧の上昇が最も大きく関与する．胆管閉塞は悪性腫瘍やレンメル (Lemmel) 症候群などによる場合もあるが，大多数は総胆管結石による．基礎疾患として内視鏡的逆行的胆管造影 (ERC) 後に発症する場合も散見される．総胆管の不完全閉塞後例において胆管胆汁中の細菌検出率が最も高い．起炎菌としては大腸菌が最も頻度が高く，クレブシエラがこれに次ぎ，エンテロバクターなどのグラム陰性桿菌のほか，連鎖球菌，ブドウ球菌などのグラム陽性菌，バクテロイデス (*Bacteroides*) などの嫌気性菌の関与している例も少なくない．また混合感染の割合も増加している．重篤な臨床症状をともなう胆管炎は，大腸菌や肺炎桿菌などのエンドトキシンの血中への移行や，細菌が胆管腔から血中に移行することにより発生する菌血症の結果生じる．これらは，胆管粘膜が断裂し，そこに急激な胆管内圧の上昇が起こった場合に起こりやすい．

胆管炎では，胆囊炎で認められる3大主徴に加え，重症化すると肝膿瘍も起こる可能性があり，また急性胆化膿性管炎ではショックや意識障害がみられることもある（表7.6）．

【診断・臨床検査値】

胆囊炎と同様に，白血球増加，CRP上昇，血沈促進などの炎症所見を認める．血清ビリルビン，ALP，γ-GTPのほか，AST，ALTも一般には軽度上昇する．

表 7.6 急性胆管炎の症状

シャルコー (Charcot) の三徴
(1) 悪寒戦慄をともなった発熱
(2) 右季肋部痛
(3) 黄疸
レイノルズ (Reynolds) の五徴
上記 (1), (2), (3) に加えて
(4) ショック
(5) 精神症状（指南力低下，意識障害）

菌血症やエンドトキシン血症の存在は血液培養，エンドトキシン定量で診断される．重症例ではエンドトキシン血症から多臓器不全やDICを合併し，腎機能低下（血清クレアチニン，尿素窒素の上昇）や凝固系の異常（凝固時間延長，血小板数減少，FDP陽性）が出現する．

腹部超音波検査では，肝内外胆管拡張の有無や，胆道閉塞の原因となる胆石や腫瘍の存在を検索する．X線CTも炎症の範囲，他臓器との関連や腫瘍性病変の有無を把握するのに有用である．経皮経管胆道造影 (percutaneous transhepatic cholangiography：PTC) で粟粒状や梅花状の胆管拡張像は急性閉塞性化膿性胆管炎における多発肝膿瘍を示唆する．同時に膿性胆汁がみられれば確診できる．

g. 胆石症

【概要・定義】

胆道系疾患の中心的病態であり，胆石保有者であれば，症状の有無にかかわらず，胆石症 (gallstone diseases, cholelithiasis) と称する．胆石保有者は成人の5～7%で，罹患率は女性が男性の約2倍である（表7.7）．

【病因・病態】

胆石には，①コレステロール胆石，②色素（ビリルビン）胆石，③まれな胆石の3種類があり，また胆石の存在部位別頻度は胆囊胆石80%，胆管胆石17%，肝内結石3%である．無症状胆石が50～85%であり，症状を有する場合には上腹部痛，発熱などがみられる．胆囊および胆管内の結石が原因となり，胆囊炎，胆管炎および膵炎などを併発する例があり，そのような場合には悪心・嘔吐なども認められる．胆石症の成因については，従来多くの学説が唱えられているが，実際には単一の原因ではな

表 7.7 胆石の分類［日本消化器病学会胆石症検討委員会］

コレステロール胆石
　(1) 純コレステロール石（白色のコレステロール結石からなり，割面は放射状）
　(2) 混合石（コレステロールの他に 20〜30% の色素成分を含有）
　(3) 混成石（明らかに内・外層を区別でき，内層は純コレステロール，外層は色素成分を含むことが多い）

色素胆石
　(1) 黒色石（主成分はビリルビン代謝物の重合体，黒色，無構造で金平糖状）
　(2) ビリルビンカルシウム石（ビリルビンカルシウムを主成分とし，茶褐色で，割面が層状または無構造）

まれな胆石
　(1) 炭酸カルシウム石
　(2) 脂肪酸カルシウム石
　(3) 他の混成石
　(4) その他の胆石

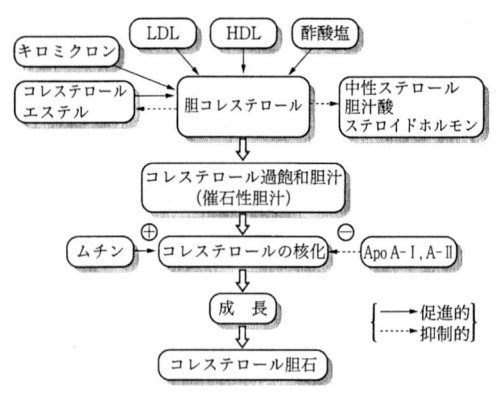

図 7.5 コレステロール胆石の形成
LDL：低密度リポ蛋白質，HDL：高密度リポ蛋白質
Apo A-Ⅰ，A-Ⅱ：リポ蛋白質の蛋白質成分をアポ蛋白質という．ヒトのアポ蛋白質は少なくとも9種類あるが，A-1，A-Ⅱはこれらに属する．
（木原健治：コレステロール胆石と胆汁酸療法，薬局，**45**(1)：291-295，1994）

く，以下に示すような要因の積み重なりにより胆石が形成されるものと考えられる．

①コレステロール系結石： コレステロールは水に不溶の物質であり，胆汁中では胆汁酸とリン脂質（主にレシチン）とともに複合ミセルとして可溶化されている．胆石は，基本的には，(a) 肝臓から過剰のコレステロールが分泌する，(b) 胆汁中の胆汁酸やリン脂質が低下する，といった理由によって，まず相対的にコレステロールの過飽和状態が生じる．さらにはコレステロールが胆汁中に溶存できなくなり，結晶として析出する（図7.5）．その他，飽和脂肪酸の多い食事，肥満も誘因となる．

②胆道炎症： 胆道に炎症が起こると，胆汁成分の変化も起こるが，その他，白血球，フィブリン，上皮細胞などで結石の核となるものが胆汁中に遊離し，コレステロールやビリルビンがその周囲に付着して結石を大きくするといわれている．この際，膵液の逆流も胆道炎症の誘因となる．

③胆汁うっ滞： 胆汁うっ滞も炎症や胆汁組成変化の誘因となる．

④ビリルビン結石： 胆汁中のビリルビンは大部分がグルクロン酸と抱合しているため水溶性である．しかし，胆道内に主として大腸菌感染があると，細菌性 β-グルクロニダーゼのため抱合体は加水分解され，不溶性のビリルビンが生成する．この

ビリルビンにカルシウムが結合して結石化する．

【診断・臨床検査値】

胆石症や胆嚢炎でみられるマーフィ（Murphy）徴候（検者の指を右肋弓下の肝縁直下にあてて圧迫しておき，患者に深呼吸をさせると，胆嚢の痛みのために十分な呼吸ができず，途中で止まってしまうことをいう）が認められる．

血清総ビリルビン［直接型（抱合型）＞間接型（非抱合型）］の上昇，胆道系酵素（ALP：血清アルカリホスファターゼ），LAP（血清ロイシンアミノペプチダーゼ），γ-GTPの上昇がみられる．ALT，ASTの上昇が認められることもある．総胆管結石による閉塞性黄疸が出現すると前述の検査値異常に加え，直接型ビリルビン，コレステロールおよびリン脂質の上昇が認められる．急性期には白血球増加も示し，炎症と重複する．腎結石と異なり，単純X線では胆石の多くは陰性となるため，超音波検査が有効である．

【治療】

無症状胆石症では定期的な超音波検査による経過観察が行われる．一方，有症状胆石症では疼痛などの症状があればまずこれを取り除く．疼痛の除去には鎮痛薬（ペンタゾシン）および鎮痙薬（臭化チメピジウム，臭化ブチルスコポラミン）が用いられる．根本的治療として外科的療法（現在では腹腔鏡下胆嚢摘出術の場合が大部分である）や外科的手術を要しない衝撃波による破砕療法などがある．経口

胆石溶解療法はコレステロール系結石のみが対象となる．薬物としてウルソデオキシコール酸とケノデオキシコール酸が用いられる．胆石が1〜2cm以下であり，胆嚢の機能が残っている場合に適用される．

h. 膵　　炎

【概要・定義】

膵炎（pancreatitis）とは，種々の原因により膵臓の防御機構が十分に作動しなくなり，膵臓から分泌される酵素が間質組織に漏出するために，結果的に自己の組織を消化してしまう病態である．膵炎には急性膵炎と炎症が5〜15年にわたって何度も起こる慢性膵炎がある．

（1）急性膵炎（acute pancreatitis）

【病因・病態】

急性膵炎では，①種々の原因による膵酵素の活性化に基づく膵組織の自己融解，②膵酵素や他の活性物質の循環系への放出による全身性の反応が特徴的である．病態に関与する物質として，トリプシン，ホスホリパーゼA，エラスターゼ，リパーゼ，キニン-カリクレイン系がある．胆道疾患とアルコールが2大病因として知られる．胆道疾患（胆石症，特に総胆管結石症）によりファーテル（Vater）膨大部に胆石が嵌頓すると総胆管と膵管に共通管をつくり，胆汁が膵管内に逆流する（表7.8）．アルコール多飲により膵外分泌亢進が起こり，またアルコールの膵臓への直接作用により蛋白栓が形成されやすくなり，膵液のうっ滞が生じる．膵炎にみられる疼痛の発症機序としては，活性化された膵酵素やキニン-カリクレイン系の後腹膜神経への刺激作用および膵局所循環不全，膵浮腫，膵管内圧の上昇などの因子により出現する（図7.6）．一方，慢性膵炎で症状が進行し膵機能が低下すると，腹痛が消失するといわれる．

【診断・臨床検査値】

急性膵炎の診断は厚生省難治性膵疾患調査研究班の臨床診断基準に基づいて行う．すなわち，①上腹部における急性腹痛発作と圧痛，②血中，尿中あるいは腹水中における膵酵素の上昇，③画像診断での急性膵炎にともなう異常の存在の3項目中2項目以上を満たし，他の膵疾患および急性腹症を除外したものを急性膵炎と診断する．血清膵酵素値（アミラーゼ，P型アミラーゼ，リパーゼ，エラスターゼ-1など）が著明に上昇する．白血球数やCRPの上昇もみられる．重症例では尿素窒素，クレアチニン，LD（LDH）あるいは血糖値の上昇やヘマトクリット，カルシウム，総蛋白，血小板数，Base Excess

表 7.8 膵炎の発生機序

共通管説	感染胆汁の膵管内への逆流により生じる．しかし，膵管内の圧力は高く，胆汁の逆流は起こりにくいといわれている．
膵管閉塞・過剰分泌説	実験的に膵管を結紮すると膵管内圧が亢進し，膵酵素が逸脱し膵炎を起こす．
十二指腸液逆流説	十二指腸液が何らかの機序で膵管内に逆流し，十二指腸液中のエンテロキナーゼがトリプシノーゲンに働いて活性化を促進し，膵臓の自己消化を進め，膵炎を起こす．
膵血管障害	膵動脈に血栓や梗塞が起こり，循環障害から膵炎を増悪させる．
化学的障害	トリプシン，ホスホリパーゼA，エラスターゼ，リパーゼなどが重視されている．

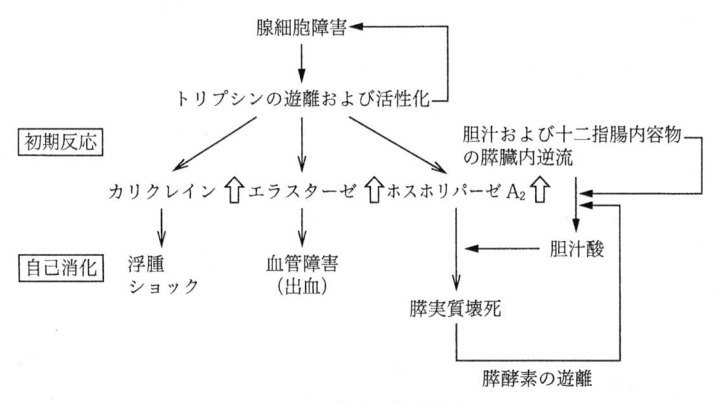

図 7.6 膵炎の発症機序

（塩基過剰）あるいは動脈血酸素分圧の低下が認められる．インスリン作用の低下により一過性の過血糖が生じる場合がある．

腹部超音波検査法やコンピュータ断層撮影法により膵臓の腫大・壊死，腹水の貯留が認められる．特に，断層撮影法は膵臓の変化や周囲への炎症の波及の程度を知るのに優れている．

【治療】

治療の基本は膵臓を庇護し，進行を最小限にとどめることである．このため，①安静と絶食，②胃内容の吸収，③非経口的大量補液，④疼痛の抑制（インドメタシン，ペンタゾシン，モルヒネ），⑤抗膵酵素薬（カモスタット，ガベキサート，ナファモスタット）の投与，⑥胃酸分泌抑制薬の投与，⑦抗生物質の投与による感染防止が行われる．

（2）**慢性膵炎**（chronic pancreatitis）

【病因・病態】

成因については，男性ではアルコールの多飲，女性では胆道疾患が多い．その他，胆道系のリンパ液は膵頭部に流入しており，胆嚢や胆管からの細菌感染が膵炎を起こす．胆石症も原因の一つである（図7.7）．

慢性膵炎では病初期（代償期）と病末期（非代償期）の病状が異なり，病期別に治療方針を組み立てる（図7.8）．病初期では脱落した膵外分泌組織はそれほど多くなく，線維化も著明ではない．このような時期での症状は腹部痛が主体で，血液中や尿中の膵酵素は上昇することが多い．これを膵炎の代償期という．病態が進行し末期になると膵腺細胞の脱落は顕著で，それを置換するように繊維化が進行する．膵内分泌機能の障害も現れてくる．この時期には腹痛を訴える率は低く，消化吸収障害による体重減少や糖尿病の出現が多くなる．これを膵炎の非代償期という．

【診断・臨床検査値】

慢性膵炎は臨床的には，持続性ないし上腹部痛を特徴とし，外分泌機能の低下にともない強い脂肪便や糖尿病がみられる．尿アミラーゼは非石灰化慢性膵炎では高値であるが石灰化慢性膵炎では低値である．血清アミラーゼの上昇は著明ではない．血清トリプシン値はむしろ低値である．肉眼的には膵は萎縮，硬化を示し，部分的には粗大結節状で，がんとの識別を要する．膵管は拡張し粘稠な物質や膵石が入っていることもある．

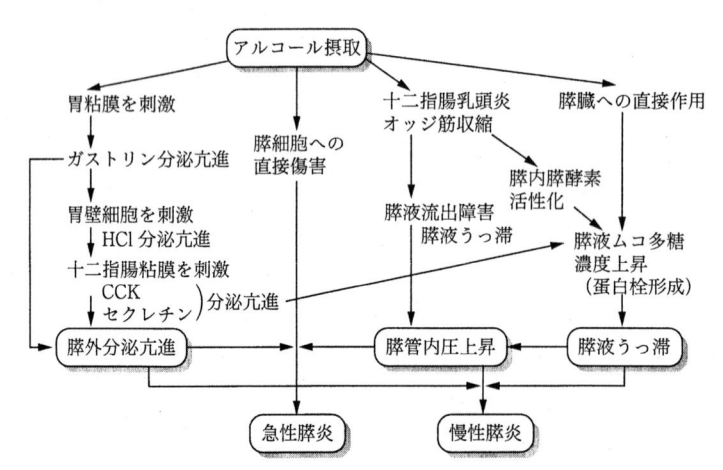

図 7.7 アルコール性膵炎の発症機序
膵液内で膵石蛋白質（psp）が低下すると膵石となる．
（田口 進ほか：病気とくすり〈膵炎〉．薬局，**45**(1)：273-276, 1994）

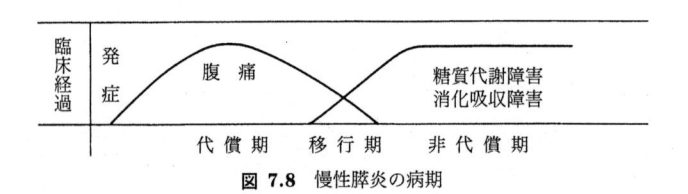

図 7.8 慢性膵炎の病期

【治療】

禁酒のもとに食事療法（過食，脂肪食の制限）を行う．薬物療法は急性膵炎と同様である．合併症である膵性糖尿病の管理を行う．膵石症は外科的治療の対象となる．

i. 下痢・便秘

腸疾患で最も頻繁に認められるものに便秘（constipation）と下痢（diarrhea）がある．

(1) 下痢 (diarrhea)

【概要・定義】

下痢は腸管腔内の水分蓄積と腸運動亢進との相互作用の結果，水分の多い糞便を急激に排泄する状態である．その原因として神経性，腸壁の変化，腸内容物の刺激，中毒性などがある．

【病因・病態】

腸管腔内の水分蓄積は，漿膜側から粘膜側への水分泌亢進，あるいは浸透圧上昇や能動的分泌の亢進の結果生じる．能動的な分泌亢進の多くは，腸上皮細胞のアデニル酸シクラーゼの活性化によるサイクリック AMP（cAMP）の増大に起因する．病因としては神経性，腸壁の変化，腸内容物の刺激，中毒性などがあり，以下の5種類に分類される．

①浸透性下痢： 非吸収性物質が腸管内に多量に存在する場合には浸透圧効果により水が管腔内に移動し，下痢が生じる．

②分泌性下痢： 消化管の分泌が異常に亢進した場合水分とともに多量の電解質をともなった水性下痢を生じる．コレラ菌，病原大腸菌などの例がある．

③粘膜障害： 腸管の炎症により，消化管粘膜の構造と機能が破綻し，吸収障害が引き起こされ，血漿成分・炎症産物の漏出および出血をともなう下痢を生じる．赤痢菌や O-157 などの例がある．

④粘膜濾過の亢進： 腸管のリンパ流や静脈還流が障害を受けた場合，腸絨毛内のリンパ管や毛細血管の水圧が上昇し，腸管腔内への液体成分の濾過が亢進し，下痢となる．門脈圧亢進などの場合に生じる．

⑤消化管運動異常： 腸内容の移動が速すぎる場合に生じる．自律神経系の異常，消化管ホルモンや化学物質による反応，消化管相互間反射亢進などが原因となる．

【診断・臨床検査値】

病歴を正確に聴取し，下痢の持続時間によって急性か慢性か判断する．多くは基礎疾患をともなっているので，原因疾患の究明が第一である．

【治療】

食事は一般的には消化のよい刺激性の少ない流動食とするか，または状態により禁食とし，安静状態を保つ．急性下痢では非感染性と判明したら早期から止瀉薬（腸運動抑制薬，吸着薬，収斂薬，整腸薬）を与えてよい（図7.9）．感染が考えられる場合は広域のスペクトルをもつ抗生物質を投与する．疼痛に対しては抗コリン薬を与える．高度の下痢による脱水や低カリウム血症に対しては輸液を考慮する．慢性下痢では原因を明らかにし，適切な治療と処置を加えるのが原則である．対症療法としての食事療法および薬物療法は急性下痢に準じる．

(2) 便秘 (constipation)

【概要・定義】

便秘とは排便が数日以上もなくなった状態を意味する．便の硬いこと，あるいは不完全な排泄感を意味することもある．大腸の運動は低下し，水分吸収も促進されているので，糞便は硬くなる．

【病因・病態】

便秘は病因から，器質性便秘，機能性便秘，症候性便秘（甲状腺機能低下，大腸がん，脳梗塞などに合併して起こるもの），薬物性便秘（抗コリン薬，抗うつ薬，麻薬などにより起こるもの）に分類される．しかし症状からは，①器質性便秘，②弛緩性便秘，③痙攣性便秘，④直腸性便秘に分類される．

①器質性便秘： 腸管内の閉塞，狭窄などによる通過障害のために発生するもので，多くは外科的治療が必要である．

②弛緩性便秘： 大腸の運動の低下により起こる．中高年齢者・無力体質者，特に女性に多く，腹痛はなく便意は少なく，粘液も少ないなどの特徴を有しており，長期に持続する．

③痙攣性便秘： 大腸の緊張亢進によって起こる．過敏性腸症候群の便秘型が代表であり，腹痛があり，胃・結腸反射が亢進しており，便意は強いが排便が困難で，残便感を訴える．便は兎糞状で，量が少ないなどの特徴がある．しばしば便秘と下痢が

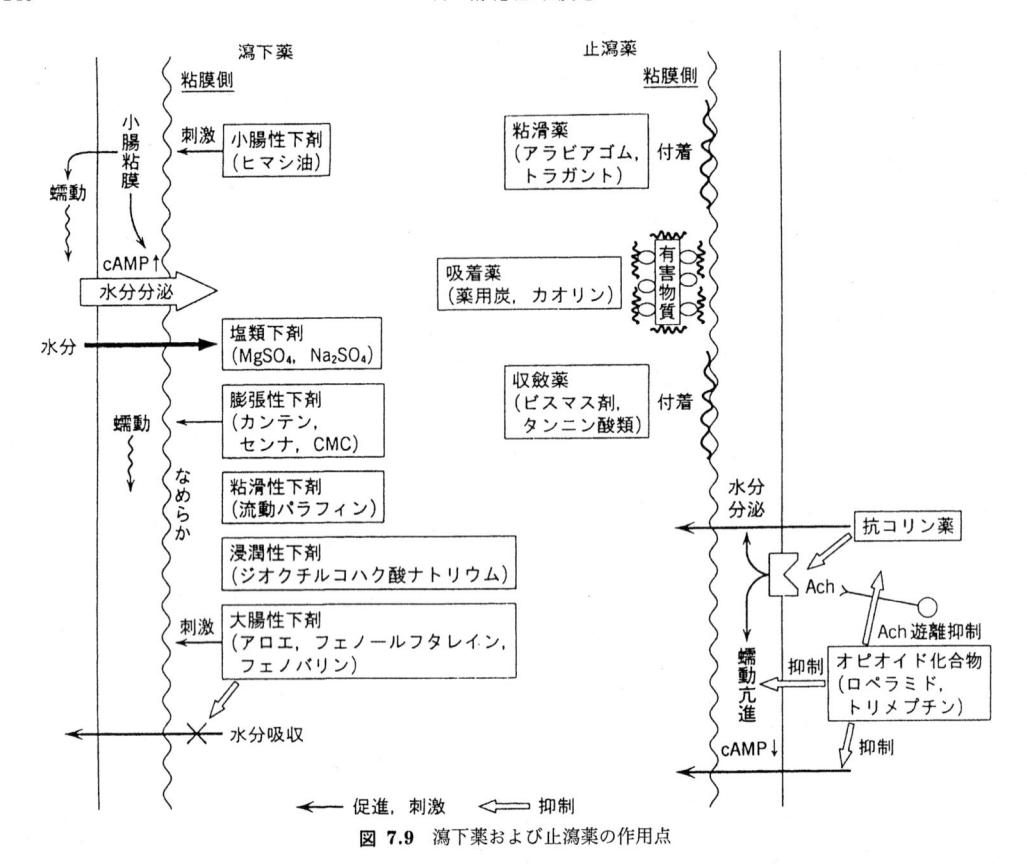

図 7.9 瀉下薬および止瀉薬の作用点

交代し，神経質な人に多い．

④直腸性便秘： 便が直腸内に達しても排便反射が低下しているもので，便意を抑制する習慣の人，直腸・肛門疾患，脊髄神経疾患にみられる．糞便は硬く，直腸診で多量の糞塊を触指する．

【診断・臨床検査値】

検査では器質性便秘を除外する上で注腸 X 線検査や内視鏡検査は必須である．患者が訴える便秘の内容はさまざまであるので，問診にあたってはその内容をよく吟味する．

【治療】

特定の原因が見いだされない常習便秘は日常生活（定時の排便の習慣，規則正しい食事時間）および食事の注意（繊維分の多い食事）を中心とする．こうした処置でも効果がみられない場合に下剤を使用する．下剤には種々のものがあるが，緩下剤（酸化マグネシウム，ダイオウ末，フェノバリン，センナエキス，ピコスルファナトリウム，ビザコジル）を用いる．長期にわたり薬剤を服用すると習慣性を生じるので，同一薬剤の長期連用を避ける．

j. 急性大腸炎

【概要・定義】

食中毒および暴飲暴食，寝冷え，アレルギーなどが原因で発生する上部の胃腸炎と合併あるいは続発して生じるのが，急性大腸炎（acute colitis）である．

【病因・病態】

原因としては食中毒（パラチフス菌，サルモネラ菌などの細菌や毒素により発症）が一番多い．暴飲暴食，寝冷え，アレルギーなども原因となる．細菌性赤痢も一種の大腸炎である．また，薬剤による大腸炎としては偽膜性大腸炎（pseudomembranous colitis，抗生物質による菌交代現象により大腸の常在菌が異常増殖し，産生する毒素により偽膜を形成したもの）や出血性大腸炎（hemorrhagic colitis，合成ペニシリンなどの抗生物質を服用中に発症する血性下痢，腹痛を特徴とする大腸炎）がある．その他，細い血管の循環障害によって起こる虚血性大腸

炎（ischemic colitis）もある．

【診断・臨床検査値】

便通異常（下痢，便秘，血便，裏急後重の有無およびそれらの回数，性状），腹痛，体重変化，痔疾患の有無などを問診する．感染症の有無を糞便培養で確認する．便潜血反応と直腸指診により大腸がんと鑑別する．注腸検査（X線検査）によりポリープ，がん，潰瘍性大腸炎，クローン病，憩室炎，内視鏡検査（直腸鏡，結腸鏡）により大腸がん，潰瘍性大腸炎，クローン病が鑑別される．虚血性大腸炎が疑われる場合は血管造影も必要になる．

【治療】

虚血性大腸炎は軽症では腸管を安静に保つことで数日内に消失する場合が多い．腹痛や出血が著しい場合は，絶食，補液を行いつつ，鎮痛薬や止血薬を投与する．また，感染防止を目的に抗生物質などを使用する．感染性大腸炎では細菌感染の場合は抗生物質の投与，そのほかでは対症的に輸液を行う．薬物性大腸炎の治療の基本はまず，大腸炎の原因が薬物であることを認知し，薬物の投与を中止することである．一方，*Clostridium difficile* による大腸炎にはバンコマイシンなどの *C. difficile* に有効な薬物を使用する．

k．炎症性腸疾患

炎症性腸疾患（inflammatory bowel diseases）には潰瘍性大腸炎とクローン病がある．いずれの疾患も難治性であり，特定疾患に指定されている（表7.9）．

（1）潰瘍性大腸炎（ulcerative colitis）

【概要・定義】

大腸粘膜にびらんや潰瘍を形成し，直腸，S状結腸より始まり，次第に全結腸に進展していく，原因不明の非特異的炎症である．厚生労働省の特定疾患に指定され，治療法はいまだ確立されていない．

【病因・病態】

若年者（20歳代）の発症が最も多く，男女差は認められない．本症は主として結腸・直腸に発生する慢性的な非特異的炎症であり，原因は不明である．粘膜の病変は，びらん，潰瘍のほか，出血，膿性粘膜，偽ポリープなど多彩である．潰瘍性大腸炎の臨床症状には，長期にわたる粘血下痢便，腹痛，発熱がある．病状が進行すると貧血，栄養状態不良となる．その他，口内炎，関節炎，肝障害などを合併する場合もある．潰瘍性大腸炎の原因は不明であるが，免疫学的異常，心理学的要素が関与するものと考えられている．

【診断・臨床検査値】

特徴的な臨床症状に加え，注腸や大腸内視鏡検査，組織学的所見より診断される．粗造・細顆粒状の粘膜変化，多発性のびらん・潰瘍，鉛管状変化，粘血膿性の分泌物の付着，陰窩膿瘍などが特徴である．患者血清中に抗大腸粘膜抗体が存在する．

【治療】

潰瘍性大腸炎の治療の基本は精神的安定の維持と栄養療法である．精神的および肉体的ストレスは本症の病状と深い関係にある．対症療法として鎮痙薬や鎮痛薬を用いる．薬物療法としてサラゾスルファピリジン，副腎皮質ステロイド薬（プレドニゾロン），免疫抑制薬（メルカプトプリン，アザチオプリン）が用いられる．

（2）クローン病（Crohn's disease）

【概要・定義】

消化管壁の全層にわたって発生する原因不明の肉芽腫性炎症性病変であり，特定疾患（難病）に指定されている．口腔から肛門まで消化管のいずれの部位にも発生し，なかでも回腸に好発する．

【病因・病態】

原因は不明であるが，素因を有する人が何らかの病因によって刺激を受け，免疫異常が起きた結果として生じるものと考えられている．回腸，盲腸部に好発するが，小腸と大腸にまたがり，肛門までの消化管全域に起こりうる．病変は肉芽腫性炎症をともない腸壁全層に及び，強い浮腫，リンパ球浸潤や線

表7.9 潰瘍性大腸炎とクローン病の比較

症　状	潰瘍性大腸炎	クローン病
腹痛	排便前	疝痛様
血便	必発	少ない
下痢	頻回の血性下痢	潰瘍性大腸炎ほど頻回でない
発熱	少ない	小腸病変ともなうと30〜50%
低栄養	多い	小腸病変ともなうと起こる
直腸病変	必発	少ない
経過	1) 寛解と再発 2) 慢性，持続性	徐々に進行性
大腸がん	10年後2〜5%	まれ
病変部位	連続性	非連続性

維化がみられ，場合によって病変部は他の腸管部と癒着したり，穿孔するため，結果的に腸管は狭窄したり短縮する．粘膜面の組織所見では，深い溝状の縦走潰瘍とそれに横走する裂溝により敷石状像を示す．典型的な臨床症状としては，腹痛（回盲部痛），慢性下痢および肛門部病変である．下痢は長期にわたって持続するが，一般的に軽度で間欠的なこともある．発熱は微熱程度で，増悪と寛解を繰り返す．

【診断・臨床検査値】

病歴と炎症関係の検査値（赤沈値促進，CRP陽性など），低蛋白血症などの一般検査および肛門周辺病変から，本症を疑い，X線検査，内視鏡検査，生検所見から確定診断とする．X線検査，内視鏡検査では病変が限局性ないしは区域性であることを確認する．また，上述した縦走潰瘍と敷石状外観を確認する．

【治療】

治療の基本は内科的療法を中心とする保存療法である．炎症の強いときには栄養療法（中心静脈栄養，経腸栄養）により，腸管の安静，腸管内細菌叢の是正，有害物質の除去，栄養状態の改善をはかる．潰瘍性大腸炎と同様サラゾスルファピリジン（大腸型）や副腎皮質ホルモン（小腸型）の投与も行われるが，再発を起こしやすい．腸管の狭窄，穿孔，出血，肛門の病変などに対して外科手術が行われる．しかし，高率に再発・再燃が起こる．

l. 過敏性腸症候群

【概要・定義】

過敏性腸症候群（irritable bowel syndrome）は，腸管の機能的な過敏性を特徴とする疾患であり，便通異常，腹痛などの腹部症状が慢性的に出現する．比較的頻度の高い疾患で，消化器症状を訴える患者の半数以上が本症とする報告もある．

【病因・病態】

思春期の女性に最も多くみられるが，ストレスの多い40歳代の男性にも多い．主症状は便通異常であり，腸管の運動や緊張の亢進，分泌機能の亢進などの結果，便秘や下痢，腹痛などの症状が慢性的に出現する．便通異常には，①痙攣性便秘型，②神経性下痢型，③下痢と便秘を繰り返す交代性便通異常がある．本症の発生は社会・心理的な要因と密接に関係している．もともと神経症的な性格や腸管の自律神経系の不安定などが基礎にあって，これに身体的な因子として，特定の食品摂取（冷たいもの，揚げ物，アルコールなど），暴飲暴食，不規則な食習慣や排便習慣，過労など，さらに社会・心理的な因子としてストレスが加わって発症するものと考えられている．

【診断・臨床検査値】

他の腸疾患でないことを確認する．そのためにX線検査や内視鏡検査など，十分な検査を行う．特に悪性疾患，細菌性下痢，赤痢，吸収不良症候群，膵臓疾患，潰瘍性大腸炎，クローン病，内分泌代謝疾患，うつ病などと識別する．これらの疾患でないことが確かめられた場合に，腸管の機能亢進の確認や社会心理的な要因について確認することによって診断する．

【治療】

生活指導や食事指導に加え，心身医学的治療が必要な場合がある．

薬物療法として，下痢型および便秘型の場合，いずれも腸管運動の亢進に起因した腹痛などがみられることが多いので，鎮痙薬（臭化ナペンゾラート，臭化チメピジウム）が第一選択薬となる．下痢には止瀉薬（タンニン酸アルブミン，天然ケイ酸アルミニウム），精神的不安には抗不安薬（ロラゼパム），抗うつ薬（塩酸アミトリプチリン）を用いる．

m. 痔疾患

【概要・定義】

痔疾患（hemorrhoid）とは，痔核，痔瘻，裂肛などの肛門病変の総称である．肛門病変の70〜80％が痔疾患である．主要な痔疾患は内痔核，外痔核であり，痔核とは肛門管静脈叢のうっ血により静脈瘤が形成されたものである．肛門周囲潰瘍は肛門腺の細菌感染により肛門周囲に潰瘍を形成したものであり，痔瘻はこの膿瘍が排膿後も，治癒せず瘻孔を形成したものである．裂肛は肛門の入口部にできる裂傷のことである．

【病因・病態】

痔は肛門管粘膜下または皮下の痔静脈のうっ血に由来する血管性の腫瘤であり，うっ血を誘発したり，促進したりする因子はすべて痔核発生の原因と

なる．特に，痔静脈には静脈弁がなく，還流が阻害されやすい．このような発生原因としては，便秘などによる硬便の排泄，肛門部に圧迫のかかる体位の持続，妊娠や分娩による圧迫，肝硬変による門脈圧亢進，骨盤内臓器の炎症があるが，明らかな原因が不明である場合も多く認められる．また，痛みなどの症状から糞便が十分に拭ききれず，二次的に細菌感染を起こし，炎症が増悪される．

【診断・臨床検査値】

内痔核は肛門鏡を挿入して，排便運動（いきみ）をさせて痔核の腫大と脱出を観察することにより1～4度の程度を決定する．外痔核や裂肛は外観から診断できる．肛門周囲潰瘍は肛門周囲に有痛性の腫瘤を認めるが，高位のものは傍直腸まで進展し，外観からの診断は困難である．低位のものは肛門皮下に発赤や波動を認める腫瘤を認めるので診断は容易である．痔瘻では，炎症を起こした肛門陰窩に有痛性の硬結を認め，さらに二次孔に連なる硬い瘻管を触知する．高位のものは硬結も大きく，高いので，診断が困難な場合がある．

【治療】

痔疾患は基本的には良性疾患であるため，初期の段階であれば保存的に治療される．その主症状は肛門部の炎症，疼痛，瘙痒感，出血，感染である．痔核には軽度の場合は入浴による肛門患部の保温や清浄化，便軟化薬（ジオクチルソジウムスルホスクシネートのような潤滑性下剤）の使用によっても治癒する．坐薬や軟膏（抗炎症薬，止血薬，鎮痛薬）および内服薬（抗炎症薬）を用いる．痔瘻には抗生物質の投与が考えられるが，完全治癒には外科的療法しか期待できず，病巣部を完全に切除する．裂肛のほとんどは急性に発症したものであり，緩下剤，便軟化薬，抗生物質などの使用で短時間に治癒する．慢性裂肛においては外科的療法が適している．

8. 血液・造血器疾患

Hematological Diseases

I. 総　論

（1）血球の起源と種類

血液は主に骨髄とリンパ組織で産生される．

すべての血球は，全能造血幹細胞を起源として，骨髄系多能性幹細胞，赤芽球系幹細胞，リンパ球系多能性幹細胞へと分化し，さらに成熟を繰り返し，最終的に末梢血でみられる赤血球（赤芽球系幹細胞から産生される），好中球，単球，好酸球，好塩基球（各幹細胞から産生される），血小板（巨核球系幹細胞から産生される），リンパ球が産生されるに至る（図8.1）．

リンパ球以外は骨髄で産生されるが，リンパ球は骨髄と胸腺で産生される．産生された若いリンパ球は末梢リンパ組織へ送り込まれ，そこで機能を営むリンパ球が産生されるに至る．

慢性骨髄性白血病など病的な場合，肝臓や脾臓，ときにはリンパ節などでも赤血球，骨髄性白血球，血小板が産生されることがあり，これを（骨）髄外造血と呼ぶ．

末梢血液検査で赤血球系，白血球系，血小板系の異常が推察されたら，これら血球の産生場所である骨髄を検査（胸骨や腸骨の骨髄穿刺）して診断を進める．

末梢血液中の血液細胞の検査は，EDTA塩，あるいは二重シュウ酸塩などを使用し，抗凝固処理をした血液を使用して実施する．なお血液凝固検査においても抗凝固処理をした血漿を使用するが，この場合はクエン酸ナトリウムを使用する．血清は抗凝固処理をせず採取した血液の液体部分で，血液凝固

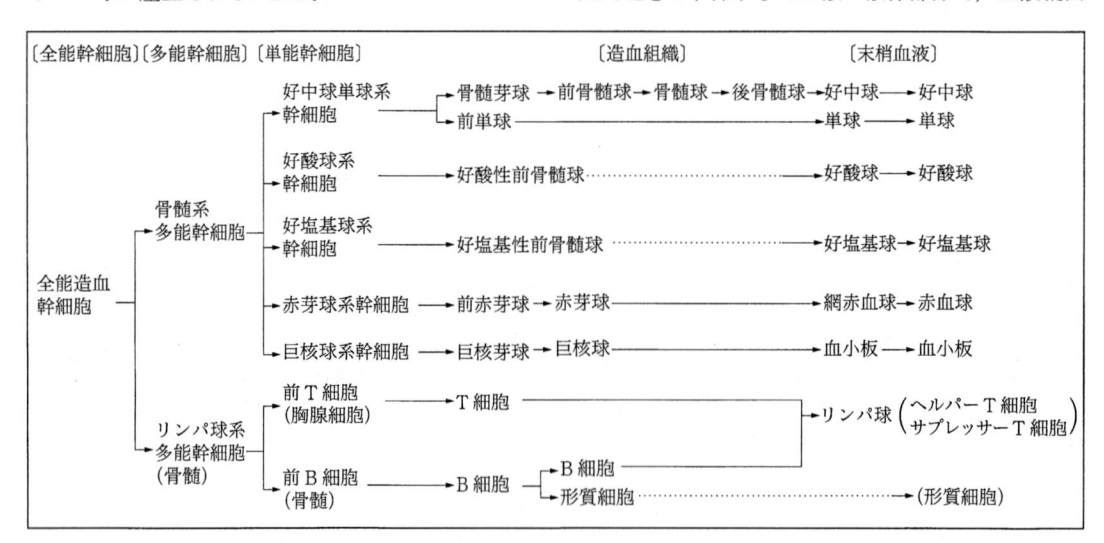

図 8.1　血球の起源と分化・成熟
（⋯▶途中経過略）

因子や血小板は含まれていない.

a. 赤血球 赤血球の大きさは6〜7.5μm,厚さは2μm前後で,中央がくぼんだ円盤状を呈する.2/3は水分で,残り1/3をヘモグロビンが占め,これが酸素と結合し,全身に酸素を運搬し,末梢組織で放出する.またヘモグロビンは一酸化炭素と結合して肺に運び,酸素とのガス交換を行う.正常人の赤血球寿命は120日前後である.腎臓で産生されるエリスロポエチン(遺伝子組換え型製剤もある)刺激により産生が増加する.末梢血中の網状赤血球算定は,赤血球の産生状態を簡単に知る方法として有用である.

赤血球数(数),ヘモグロビン(濃度),ヘマトクリット(容積)の検査や形態等の検査により,赤血球系の異常を知る(表8.1).

b. 好中球 白血球の40〜60%前後を占め,桿状核好中球と分葉核好中球とからなる.細胞質に顆粒を有するので,顆粒球ともいう.細菌などの病原微生物を貪食,殺菌し生体防御機能を発揮する.顆粒球コロニー刺激因子やマクロファージ・顆粒球コロニー刺激因子(遺伝子組換え製剤がある)で増加する.

c. 好酸球 薬剤性を含めたアレルギー性疾患,気管支喘息,寄生虫疾患などで増加する.

d. リンパ球 白血球の30〜50%前後を占め,ウイルス感染症などで増加する.細胞性免疫機能を有するTリンパ球と体液性免疫機能を発揮するBリンパ球が主体を占める.

e. 血小板 異物に接触すると凝集し,止血作用を発揮する.トロンボポエチンが産生を調節していることが判明しているが,現時点では製剤はない.

(2) 止血の機序と凝固線溶系

止血には主として毛細血管内皮,血小板,凝固因子が関与し,このうちいずれかの量的,質的異常が存在すると出血傾向を示す.これらが異常に活性化された場合は血栓症をもたらす.

また血液が凝固すると形成されたフィブリン塊は線溶系因子により次第に溶解する.これは血液の流動性を保つため生理的に常に生じている現象と考えられるが,これが過剰になると出血傾向が生じる.線溶系因子の量的,機能的低下は血栓症をもたらす.

1) 血液凝固因子

血液凝固因子は第Ⅰ因子から第ⅩⅢ因子まであるが,第Ⅵ因子が欠番なので,実際には計12種類存在する.

2) 血液凝固機序

血液凝固系には,内因系と外因系とが存在する(図8.2).

内因系は陰性荷電を有する物質により第Ⅻ因子が活性化されて,また外因系は血管の損傷により血液に組織因子が流入して第Ⅶ因子が活性化されて凝固が開始される系である.

いずれの系も凝固の途中で会合して第Ⅹ因子を活性化し,リン脂質,第Ⅴ因子,カルシウムとともにプロトロンビナーゼと呼ばれる複合体を形成してプロトロンビンを活性化し,トロンビンを生じる.トロンビンはフィブリノゲンを活性化してフィブリンを形成し,さらにフィブリン安定化因子である第ⅩⅢ因子が作用して不溶性フィブリンを形成して止血が終了する.

過剰に生じたトロンビンはアンチトロンビンⅢにより中和される.DICではトロンビンが過剰に産生されるためトロンビン/アンチトロンビンⅢ複合体(TAT)が増加する(p.154,DICの項参照).

一連の凝固過程が"滝(cascade)"のごとく生じるので,これを凝固カスケードと呼ぶ.

表 8.1 赤血球,白血球,血小板の正常参考範囲

(a) 赤血球系

	男性	女性
赤血球数(万/μl)	410〜530	380〜480
ヘモグロビン濃度(g/dl)	14〜18	12〜16
ヘマトクリット値(%)	40〜48	36〜42

網赤血球:3〜11‰(プロミレ)

(b) 白血球系

白血球数	4,000〜8,500/μl
桿状好中球	4〜14%
分葉好中球	43〜59%
好酸球	2〜4%
好塩基球	0〜2%
単球	3〜6%
リンパ球	26〜42%

(c) 血小板系

血小板数	15〜40万/μl

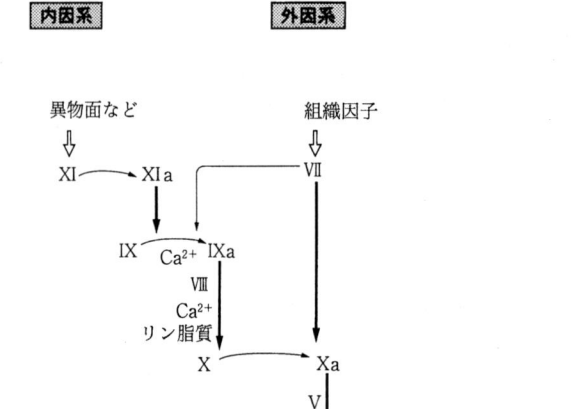

図 8.2 血液凝固カスケード

プラスミノゲンアクチベータが活性化されて生じたプラスミンがこのフィブリン塊を溶解すべく作用する。プラスミン系の過剰作用により生じるのがフィブリノゲン/フィブリン分解産物である（DICの項参照）。

この他にも、プロテインS，プロテインC，トロンボモジュリンなど抗凝固作用を有する因子が存在し、血液の流れの調節に重要な機能を発揮している。

なお全身性エリテマトーデスなどの膠原病患者に全身の動静脈血栓症や習慣流産の原因となる循環性抗凝血素［抗リン脂質抗体（ループスアンチコアグラント，抗カルジオリピン抗体）］と呼ばれる自己抗体が出現することがある。

表 8.2 主な止血機能検査

血管系	毛細血管抵抗試験（ルンペル-レーデ試験），出血時間
血小板系	血小板数，出血時間，血小板凝集能
凝固系	外因系，共通系-プロトロンビン時間 内因系，共通系-活性化部分トロンボプラスチン時間
線溶系	血漿フィブリノゲン，フィブリン分解産物，トロンビン/アンチトロンビンIII複合体
阻害系	アンチトロンビンIII

血管，血小板，凝固・線溶系機能を知るに有用な検査を表8.2にまとめた．

II. 各 論

a. 鉄欠乏性貧血

【概念・定義】

鉄欠乏性貧血（iron deficiency anemia）は，何らかの原因により，体内の鉄（血清鉄，フェリチン）が減少することにより生じる貧血で，日常臨床で遭遇する頻度が最も高い貧血である．

【病因】

鉄は食物とともに胃で酸性化され3価鉄となり，さらにビタミンCなどで還元され2価鉄となり上部小腸で吸収されるとともに（食物中の10%前

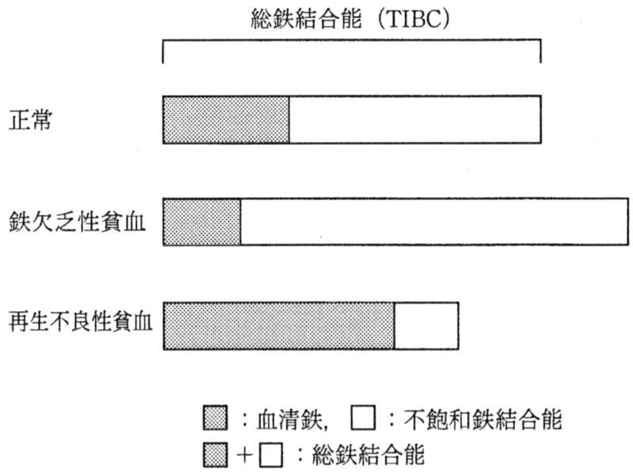

図 8.3 血清鉄,総鉄結合能,不飽和鉄結合能と疾患

後),粘膜で再び3価鉄となる.この鉄は血中のトランスフェリンと結合して血中を流れ(血清鉄),またアポフェリチンと結合してフェリチンとして組織に貯蔵される.トランスフェリン値は総鉄結合能(TIBC)を反映し,正常では血清鉄はTIBCのおよそ1/3を占める(図8.3).残りは不飽和鉄結合能(UIBC)で,過剰な鉄が血中に入って中毒になる緩衝機能を有すると考えられている.

血清鉄は赤血球の母細胞である骨髄の赤芽球に運搬され,ヘモグロビン合成に利用される.赤血球は寿命がくると(約120日)脾臓などの網内系で破壊され,鉄がヘモグロビンから遊離してくるが,この鉄は再びトランスフェリンと結合して赤血球の再合成に利用される.

血清鉄は汗,尿,便,皮膚からも生理的に排泄されるため,1日2〜3mg前後の鉄の補給が必要である.

したがって鉄欠乏性貧血の原因として,①鉄の摂取(供給)不足(ダイエットなどによる食事摂取不足),②生理的消耗(妊娠,分娩,月経),③病的消耗(各種慢性疾患,悪性腫瘍など),あるいは④鉄の喪失があげられるが,④の原因によるものが多い.

とりわけ,少量であっても持続する,あるいは大量の鼻出血,痔出血,胃・十二指腸潰瘍出血,子宮筋腫などの頻度が高い.副腎皮質ステロイドや非ステロイド性抗炎症薬などによる薬剤起因の消化管出血により生じることも多い.

【診断・臨床検査値】

大量出血などによる急性の鉄欠乏性貧血の場合は,動悸,息切れ,疲労倦怠感,めまい,卒倒などが生じるが,慢性の場合は目立った症状がないことが多い.慢性に進行した場合,匙(さじ)状指(spoon nail),異味症,嚥下障害などがみられる.

血液検査では,小球性低色素性の貧血がみられ,大小不同の赤血球が出現する.血清鉄,血清フェリチンが減少し,TIBC,UIBCが増加する.関節リウマチなどの慢性炎症性疾患や悪性腫瘍では,血清鉄は減少するが,フェリチンは増加することが多い.鉄代謝検査(フェロキネティクス)では,血清鉄消失時間は著明に短縮する.骨髄検査では,赤芽球系の過形成が目立つ.

【治療】

治療の原則は,鉄欠乏を生じた原因,あるいは基礎疾患をまず治すことであるが,さらに不足した鉄を経口鉄剤あるいは非経口鉄剤で補給し鉄欠乏を是正する.

通常2価鉄の経口剤で治療を開始する.ビタミンCは鉄の吸収を増加させるが,キレート作用のある茶類の飲用は服用1時間前後禁止する.鉄剤に反応すると,幼若な赤血球である網状赤血球が増加する(網状赤血球分利).経口鉄剤の副作用(胃腸症状)が強い場合,鉄欠乏量が多く,経口鉄剤では補給不十分な場合,大量出血などで急速に鉄を補給する必要がある場合などには非経口鉄剤(静脈注射剤)を投与する.過剰投与とならないよう,必要量を計算した上で治療を開始する.

総投与量の計算式例 (mg) = [(16 − 患者ヘモグロビン濃度(g/dl)) × 2.7 + 17] × 体重(kg)

【予後】

悪性腫瘍などの基礎疾患がない限り,鉄欠乏性貧血の予後は良好である.

b. 溶血性貧血

【概念・定義】

溶血性貧血(hemolitic anemia)は,赤血球がいろいろな原因により破壊され,その結果生じる貧血の総称である.

【病因】

a. 遺伝性(先天性) ①赤血球膜異常によるもの(遺伝性球状赤血球症),②赤血球膜異常によるもの(グルコース6-リン酸脱水素酵素欠損症,ピルビン酸キナーゼ欠乏症など)

b. 後天性 ①自己抗体産生によるもの（自己免疫性溶血性貧血），②薬剤が原因で生じるもの〔抗菌薬（イソニアジド，セフェム系薬，ペニシリン系薬），降圧薬（メチルドーパ）など〕，③赤血球破砕症候群（心弁膜症，人工弁設置後，播種性血管内凝固症候群，行軍ヘモグロビン尿症など），④血液幹細胞突然変異によるもの（夜間発作性血色素尿症）．

【診断・臨床検査値】

溶血性貧血の共通所見は，黄疸，間接ビリルビン上昇，乳酸脱水素酵素（LDH）上昇，カリウム上昇，ハプトグロビン低下などである．その他，代表的疾患では以下に述べるような所見がみられる．

1) 遺伝性球状赤血球症

わが国で最も頻度が高い先天性溶血性貧血で，多くは常染色体性優性遺伝形式をとる．反復する溶血のため，胆石や脾腫を合併することが多い．浸透圧抵抗検査は減弱する．特徴的な球状の赤血球を認めれば確定診断できる．

2) 自己免疫性溶血性貧血

赤血球に対する自己抗体により溶血を生じる．巨大な脾腫をともない，全身性エリテマトーデスに合併することも多い．クームステスト陽性であれば確定診断できる．

3) 赤血球破砕症候群

人工弁装着などの既往歴やその他の原因疾患があり，さまざまに変形した赤血球を認めれば診断可能である．

4) 夜間発作性血色素尿症

早朝覚醒時のブドウ酒色の血色素尿を認め，ショ糖溶血（sugar water）試験，Ham試験が陽性であれば本症と診断できる．

【治療】

自己免疫性溶血性貧血では，副腎皮質ステロイド，免疫抑制薬が投与され，さらにハプトグロビン製剤が併用される．遺伝性球状赤血球症では脾臓の摘出が実施される．赤血球破砕症候群のうち播種性血管内凝固症候群に対し，原因疾患の治療とともに，ヘパリンによる抗凝固療法を実施する．

【予後】

溶血を生じる原因疾患によりさまざまである．

c. 再生不良性貧血

【概念・定義】

再生不良性貧血（aplastic anemia）は，幹細胞の障害により，骨髄での血球産生が傷害され，末梢血での汎血球減少症（赤血球系-貧血，白血球系-顆粒球減少，血小板系-血小板減少）をきたす疾患である．汎血球減少をもたらす他の疾患を除外することが必要である．

【病因】

遺伝子異常がみられる先天性（Fanconi貧血）と後天性とが知られ，圧倒的に後天性のものが多い．原因不明の特発性と続発性（二次性）とが知られ，特発性の一部では自己免疫機序が関与している可能性が推察されている．続発性の再生不良性貧血の原因として，薬剤性（抗菌薬，非ステロイド性抗炎症薬，ヒスタミンH_2受容体拮抗薬），有機溶媒，放射線照射などがある．また，B型肝炎ウイルスによる肝炎後に生じ，肝炎後再生不良性貧血も存在する．

【診断・臨床検査値】

貧血による顔面蒼白，息切れ，動悸，めまい，易疲労感，顆粒球（好中球）減少による感染症，血小板減少による出血傾向など，汎血球減少による臨床症状がみられる．

末梢血液検査では，赤血球，顆粒球，血小板減少がみられ，特に血小板減少が目立つことが多い．リンパ球は相対的に増加している．骨髄検査では，有核細胞（赤芽球系，骨髄球系，巨核球）数が減少し（低形成），脂肪が目立つ．赤血球産生に利用されないため，血清鉄，フェリチンは増加し，TIBC，UIBCは減少する（図8.3参照）．鉄代謝検査（フェロキネティクス）では鉄の消失速度が延長する．出血時間は延長し，エリスロポエチンは増加する．

【治療】

1) 蛋白同化ホルモン，男性ホルモン

軽症や中等症例に有効である．肝障害や男性化作用などの副作用がみられる．

2) 骨髄移植

50歳未満の重症患者で，白血球型（HLA型）が一致した肉親あるいはドナーバンク登録者から提供を受けて実施する．骨髄移植前日から免疫抑制薬の

シクロスポリンを投与し，3〜6カ月間の継続投与後，減量し中止する．

3) 免疫抑制療法

HLA型が一致するドナーがいない場合，あるいは50歳以上の患者に対して実施する．シクロスポリンや抗胸腺細胞免疫グロブリンを投与する．

4) 対症療法

貧血に対しては赤血球成分輸血，顆粒球減少に対しては顆粒球コロニー刺激因子（G-CSF），出血傾向に対しては濃厚血小板成分輸血を実施する．

【予後】

重篤な再生不良性貧血の例では感染症や脳出血などで死亡することもあるが，骨髄移植や免疫抑制療法，適切な対症療法により，80%以上の症例が長期生存する．

d. 赤血球増加症

【概念・定義】

末梢血中の赤血球数，ヘモグロビン濃度，ヘマトクリット値が正常よりも高い状態である．環境や基礎疾患が原因で生じる二次性赤血球増加症と，原因不明の骨髄増殖性疾患の一種である真性赤血球増加症とがある．

(1) 二次性赤血球増加症（secondary polycythemia）

【病因】

エリスロポエチン産生増加により生じる．大別すると，動脈血酸素飽和度が低下した状態がエリスロポエチン産生を刺激して生じる場合（肺疾患，先天性心疾患，高地居住者，登山家，喫煙者など）およびエリスロポエチンが異常に産生される基礎疾患がある場合（腎細胞がん，肝細胞がんなどのエリスロポエチン産生腫瘍）とがある．エリスロポエチン製剤の過剰投与や，意図的投与（いわゆるドーピング）などでも赤血球増加症がみられる．

【診断・臨床検査値】

基礎疾患にともなう臨床所見がみられるが，共通した所見としては，赤血球数，ヘモグロビン濃度，ヘマトクリット値が増加するものの，白血球数，血小板数は正常範囲内にある．肝臓や脾臓の腫大はない．骨髄検査では，赤芽球の過形成がみられ，血漿エリスロポエチンが増加する．

【治療】

基礎疾患の治療をする．

【予後】

基礎疾患により異なる．

(2) 真性赤血球増加症（polycythemia vera）

【病因】

原因不明の骨髄増殖性（腫瘍性）疾患である．赤血球のみならず，白血球（好中球），血小板の異常増殖もともなうことが多いので，多能性幹細胞の1つに異常が生じ，腫瘍化したものと考えられる．

【診断・臨床検査値】

赤血球増加と循環障害や血栓症による赤ら顔，頭痛，耳鳴り，視力障害などがみられ，肝臓や脾臓の腫大をともなう．皮膚の瘙痒症もみられる．赤血球数，ヘモグロビン濃度，ヘマトクリット値は著明に増加し，白血球数（好中球），血小板数の増加もともなう．アルカリホスファターゼ陽性好中球が増加する．血漿エリスロポエチンは正常であるが，ビタミンB_{12}が増加する．血球代謝亢進のため，血清尿酸値が増加する．

【治療】

1) 瀉血

ヘモグロビン濃度やヘマトクリット値が正常上限に収まるよう，定期的に400 ml前後の血液を採取する．

2) 化学療法

アルキル化薬（ブスルファン）を投与する．

3) 補助療法

尿酸が高い場合は尿酸産生阻害薬を投与する．血栓症が疑われる症例には血小板凝集抑制薬を投与する．

【予後】

慢性の経過をとり，加療が効を奏すれば平均寿命は10年以上である．死因には血栓症，末期消耗症による出血，および急性白血病への転化などがある．

e. 白血球増加症

【概念・定義】

白血球増加症（leukocytosis）は，末梢血白血球数が正常域を超えて増加した状態である．多くの場合は反応性の増加で，好中球，好酸球などの増加と

リンパ球の増加とがある．臨床的に問題となるのは腫瘍性の増加である白血病である（g．白血病の項参照）．

【病因】
①生理的増加：　スポーツ後，喫煙など．
②医原性：　(a) 副腎皮質ステロイド投与により，好中球が増加し，リンパ球が減少，好酸球は消失する．(b) 顆粒球コロニー刺激因子（G-CSF）/顆粒球マクロファージコロニー刺激因子（GM-CSF）投与後，一過性に顆粒球が増加する．
③アレルギー性疾患：　好酸球が増加する．
④感染症：　細菌感染症では好中球が中心の絶対的増加がみられ，ウイルス感染症ではリンパ球の相対的増加を示すことが多い．ウイルス感染では異型リンパ球が出現，好中球アルカリホスファターゼスコア増加
⑤類白血病反応（leukemoid reaction）：　通常は末梢血中に出現しない骨髄球以前の幼若白血球が出現する病態．末梢の白血球数が数万/μl以上に増加し，その最も多い原因として重症感染症がある．
⑥がんの骨髄転移：　赤芽球の出現もともなう．

【診断・臨床検査値】
末梢血血液検査で白血球増加がみられる．その原因や基礎疾患は多岐にわたるので，各項目を参照のこと．

【治療】
病因，病態により異なる．

【予後】
病因，病態により異なる．

f．白血球減少症

【概念・定義】
白血球減少症（leukocytopenia）は，さまざまな原因により末梢血白血球が減少した状態で，大きく顆粒球の減少症と，リンパ球の減少症とがある．

【病因】
①骨髄障害：　顆粒球の産生細胞の量的ならびに質的異常により生じ，代表的なものには再生不良性貧血，周期性好中球減少症，溶血性貧血の溶血ショック，B型肝炎ウイルス感染症などでみられる．
②自己抗体産生：　全身性エリテマトーデスなどで白血球に対する自己抗体（抗リンパ球抗体）によ

り生じる．
③医原性：　輸血後の白血球抗体産生による．
④免疫不全症：　各種先天性免疫不全症，後天性免疫不全症（ヒト免疫不全ウイルス（human immunodeficiency virus: HIV）感染により生じ，リンパ球，とりわけ免疫補助リンパ球（CD4リンパ球）が著明に減少する）でリンパ球ならびに好中球がさまざまな程度で減少する．
⑤一般的薬剤投与後：　チアマゾール，ヒスタミンH_2受容体拮抗薬，インターフェロンなど．
⑥抗悪性腫瘍薬，免疫抑制薬投与後
⑦放射線療法後：　治療目的ではなく，医療従事者（医師，放射線技師）や研究者にも生じうる．

【診断・臨床検査値】
末梢血血液検査で白血球減少がみられる．その原因や基礎疾患は多岐にわたるので，各項目を参照のこと．

【治療】
その原因や基礎疾患により異なるので，各項目参照のこと．

【予後】
その原因や基礎疾患により異なる．

g．白血病

【概念・定義】
白血病（leukemia）は，多能性幹細胞が成熟する過程の各段階で，血球が無秩序に増殖する疾患である．このため，正常血球の産生が障害されることによる症状（赤血球減少による著明な貧血，好中球減少による易感染傾向，血小板減少による出血傾向）や感染症，あるいは白血病細胞それ自体が原因となって，播種性血管内凝固や臓器障害を生じ，致死的な経過をたどる疾患である．

【病因】
いまだ原因不明であるが，発生誘因として，ウイルス，放射線，化学物質，ホルモン，遺伝因子などが推察されている．ウイルスが関与する例としてヒトT細胞性白血病ウイルスによる成人T細胞性白血病が，放射線が関与する例として広島や長崎の被爆者にみられる慢性骨髄性白血病があげられる．

遺伝因子の関与も重要で，その多くは遺伝子自体の構造上の変異，または機能異常の後天的変異など

により生じると考えられる．とりわけ染色体の転座により発生することが多く，しかも表現型は各白血病に特異的なので，この検索は診断的価値が高い．

【病型分類】

腫瘍化した細胞起源による骨髄性ならびにリンパ性白血病が代表的な白血病で，各々に急性型と慢性型がある．急性白血病の構成細胞は芽球が主体で，成熟細胞との間に通常みられる各分化段階の細胞がほとんどみられず（白血病裂孔 hiatus leukemics），これが慢性白血病との大きな相違点である．その他に単球性，赤芽球性，巨核芽球性白血病の存在も知られる．なお急性骨髄性白血病は M0～M7 に，また急性リンパ性白血病は L1～L3 に分類される（FAB 分類）．

【治療】

1) 基本的考え方

治療の目的は「治癒」である．この目的達成のため，治療は3段階に分けて実施する．まず作用機序が異なる薬剤を組み合わせ（多剤併用療法），できるだけ強力な化学療法を実施して白血病細胞を検査上壊滅し，正常造血への回復をもたらす（完全寛解導入療法）．しかし完全寛解に至っても体内には白血病細胞が残存しているので，この細胞を完全に叩くためにさらに強力な治療を行う（地固め療法）．そしてこの寛解状態を維持するために治療を継続し（強化維持療法），白血病の再発を防ぐ．

最近では寛解に至った症例にドナーの骨髄や自己末梢血，臍帯幹細胞移植を実施する例が増えている．

2) 補助（支持）療法

白血病そのものが原因で，あるいは化学療法により重症感染症を合併するので，無菌病室で治療するのが原則である．貧血や血小板減少に対して濃厚赤血球や濃厚血小板輸血，感染症ないしはその予防に対し抗菌薬投与などを実施する．長期にわたり無菌個室に隔離・治療されるため，患者の精神的援助も重要である．

h. 急性骨髄性白血病

【概念・定義】

急性骨髄性白血病（acute myelocytic leukemia：AML）は，骨髄球系起源の細胞が腫瘍化して生じ，その構成成分は増殖した骨髄芽球あるいは前骨髄球が主体で，いわゆる白血病裂孔がみられることを特徴とする．

【病因】

白血病の［概念］の項参照．

【診断・臨床検査値】

①臨床症状： 赤血球の著明な減少による貧血症状，正常好中球減少による感染症と発熱，血小板減少あるいは播種性血管内凝固症候群による出血傾向が主症状である．

②血液検査： 著明な貧血，血小板減少とともに，骨髄芽球の腫瘍性増殖がみられる．前骨髄球の増殖がみられる場合が急性前骨髄球性白血病（acute promyelocytic leukemia：APL）である．骨髄系の腫瘍細胞はペルオキシダーゼ染色で陽性に染まる．

③骨髄検査： 骨髄芽球あるいは前骨髄球が腫瘍性に増殖し，赤芽球，巨核球は著明に減少している．腫瘍細胞の増殖があまりに高度であると，骨髄採取は不能（dry tap）で，この場合は骨髄生検を実施する．

④血液凝固検査： 播種性血管内凝固症候群を合併した場合は，部分トロンボプラスチン時間，プロトロンビン時間の延長，フィブリノゲン，アンチトロンビンIII（AT III）の減少，FDP，TAT，D-ダイマーの増加などがみられる．とりわけ急性前骨髄球性白血病では播種性血管内凝固症候群は必発であるが，AT III の減少はさほどではない．

⑤血液生化学検査： 細胞代謝の亢進により，尿酸や乳酸脱水素酵素（LDH）が増加する．ちなみに単球性白血病では播種性血管内凝固症候群は血液や尿のリゾチームが増加することが特徴である．

【治療】

1) 化学療法

治療の中心となる薬剤は代謝拮抗薬（シタラビン cytarabine（Ara-C），エノシタビン enocitabine（BHAC），メルカプトプリン mercaptopurine（6-MP）），抗生物質（塩酸ダウノルビシン daunorubicine hydrochloride（DNR），塩酸イダルビシン idarubicine hydrochloride（IDR），塩酸ミトキサントロン mitoxantrone hydrochloride（MIT）），副腎皮質ステロイド prednisolone（PSL）である．寛解導入，地固め療法，維持強化療法のいずれにお

いても，これらの薬剤を併用投与する．その例を示す．

① BHAC-DMP療法（BHAC＋DNR＋6-MP＋PSL）
② A-DMP療法（Ara-C＋DNR＋6-MP＋PSL）
③ Ara-C-IDR療法（Ara-C-IDR）

急性前骨髄球性白血病の場合は，まずビタミンA活性代謝物であるトレチノイン（all-trans-retinoic acid：ATRA，トレチノイン酸）による前骨髄球の分化誘導療法を実施して寛解導入後，急性骨髄性白血病に準じた地固め療法，維持強化療法を行う．ATRAによる副作用のうち重篤なものにレチノイン酸症候群がある（感染によらない発熱，呼吸困難，胸水，心嚢水貯留，血圧低下，腎不全など）．

2）幹細胞移植

寛解期に骨髄移植，自己あるいは同種末梢血幹細胞移植，臍帯血幹細胞移植を行う．

3）補助療法

①高尿酸血症予防：アロプリノール投与．
②感染症予防，治療：特に日和見感染症の合併が必発なので，一般細菌のみならず，真菌などの感染症対策が必要となる．ペニシリン系，セファロスポリン系，アミノグリコシド系抗菌薬を併用投与する．
③貧血，血小板減少：濃厚赤血球や濃厚血小板輸血を実施する．
④播種性血管内凝固症候群：特に急性前骨髄球性白血病では必発する．ヘパリンナトリウム，ダルテパリンナトリウムを投与する．アンチトロンビンⅢが減少しているときは，補充する．このほか蛋白分解阻害薬を使用することもある．

【予後】

第1回目の完全寛解率は70～80%であるが，再発が多く，しかも再発例の寛解導入成功率は40%前後と極端に低下する．5年生存率は40%前後である．

i. 急性リンパ性白血病

【概念・定義】

急性リンパ性白血病（acute lymphocytic leukemia：ALL）は，リンパ芽球およびその前駆細胞の腫瘍性増殖性疾患である．小児急性白血病の80～90%，成人急性白血病では20%前後を占める．全身至るところに浸潤するが，とりわけ髄膜や中枢神経系および睾丸に浸潤することが特徴であり，予後にも影響する．

【病因】

遺伝子異常をはじめ，多くの因子が関与している．

【診断・臨床検査値】

貧血（蒼白），発熱，出血傾向，全身倦怠感，関節などの疼痛，リンパ節腫脹などが初発症状である．

①末梢血：白血球数の中等度～高度増加がみられ，これはリンパ芽球の腫瘍性増殖による．貧血，血小板減少がみられる．
②骨髄所見：リンパ芽球の増殖に起因する細胞数の中等度～高度増加がみられる．骨髄球系，赤芽球系，巨核球系細胞は減少する．

【治療】

アルカロイド（硫酸ビンクリスチン：VCR，硫酸ビンデシン），塩酸ドキシルビシン（アドリアシン：ADM）副腎皮質ステロイド（P）による併用療法（AdVP）が一般的であるが，その他アルキル化薬（シクロホスファミド）やL-アスパラギナーゼなどを加え合わせた治療も実施される．中枢神経白血病予防あるいは治療に代謝拮抗薬（メトトレキサート，シタラビン），副腎皮質ステロイド（デキサメタゾン）を脊髄腔内に注入する．

【予後】

小児に比し成人急性リンパ性白血病の白血病は予後が悪い．特に，白血球数3,000/μl以上，フィラデルフィア染色体陽性例，35歳以上の症例は予後が悪いことが知られる．中枢神経系に浸潤した場合も予後が悪い．

j. 慢性骨髄性白血病

【概念・定義】

慢性骨髄性白血病（chronic myelocytic leukemia：CML）は，多能性造血幹細胞レベルで異常をきたした各系統の細胞が腫瘍性に増殖し，最終的に予後の悪い急性白血病に移行する疾患．慢性期の末梢血では，骨髄芽球から成熟好中球までの各成熟

II. 各 論

段階の顆粒球系の細胞増殖がみられ（白血病裂孔はみられない），さらに他の骨髄球系細胞（好酸球，好塩基球）や，血小板の増殖と脾腫をともない，フィラデルフィア染色体が陽性であることが特徴である．

【病因】

第9染色体長腕（9q34）と第22染色体長腕（22q11）との相互転座 t(9;22)(q34;q11)〔フィラデルフィア（Ph1）染色体〕による染色体異常で生じる．チロシンキナーゼ型がん遺伝子（BCR/ABLキメラ遺伝子）がその本体と考えられる．なおフィラデルフィア染色体は成人および小児の急性リンパ性白血病でも各々20%，5%前後が陽性である．

【診断・臨床検査値】

特徴的臨床所見はなく，多くの症例は健康診断などで，白血球が著明に増加していることなどから，たまたま発見されることが多い．

①末梢血：骨髄芽球から成熟好中球まで，各成熟段階の細胞の著明な増加がみられる．血小板も中等度〜高度に増加することが多く，好酸球，好塩基球は絶対数が増加する．赤血球も初期には増加するが，次第に減少する．

②骨髄所見：著明な顆粒球系の細胞と巨核球の増加がみられる．

③その他の特徴的検査所見：Ph1染色体が陽性で，好中球アルカリホスファターゼ（NAP）スコアが著明に低下する．腹部エコー検査，CT検査などで脾腫を認める．

発見されてから3〜5年で急性白血病に移行する．白血病裂孔が出現し，好酸球，好塩基球，血小板，赤血球は減少する．好中球NAPスコアは増加する．

【治療】

1) 骨髄移植

慢性期の化学療法の有無には関係なく，急性白血病に転化して死の転帰をとる．よって，治癒を目指すためには骨髄移植が第一選択である．

2) インターフェロンα

50〜55歳以上または血縁者ドナーがいない症例では，インターフェロン治療が第一選択となる．長期投与により，細胞数のコントロール（コントロールしにくい場合は下記薬剤を併用）とともにフィラデルフィア染色体が陰性化することがある．

3) 化学療法

慢性期の細胞数のコントロール目的で，代謝拮抗薬であるヒドロキシカルバミドやアルキル化薬であるブスルファンを投与する．

【予後】

急性転化した場合，急性白血病に準じた化学療法を実施するが，抵抗性で，治療には全く反応せず，平均余命は6カ月前後である．

k. 慢性リンパ性白血病

【概念・定義】

慢性リンパ性白血病（chronic lymphocytic leukemia：CLL）は，成熟したリンパ球の腫瘍性増殖性疾患で，通常症状に乏しい慢性の経過をとる．欧米では白血病の30%前後を占めるほど多いが，わが国ではまれで数%に過ぎず，高齢者に好発する．

【病因】

染色体異常その他が考えられている．

【診断・臨床検査値】

特徴的臨床症状がなく，健康診断などでたまたま発見されることが多い．白血病細胞代謝産物の尿酸が高くなり，痛風として治療を受けている症例もある．白血病細胞浸潤による，リンパ節腫，肝臓，脾臓の腫大（肝脾腫）や，進行すると貧血，血小板減少症が出現する．自己免疫性溶血性貧血などの自己免疫疾患や免疫異常を合併することがしばしばみられる．

【治療】

アルキル化薬（シクロホスファミド）が第一選択薬であるが，治癒を期待できる治療法はない．過度の治療は免疫不全を悪化させる．

【予後】

次第に進行し，予後は悪い．

l. 特発性血小板減少性紫斑病

【概念・定義】

特発性血小板減少性紫斑病（idiopathic thrombocytopenic purpura：ITP）は，末梢血中の血小板のみが減少し，出血傾向を呈する疾患で，臨床経過より急性型と慢性型とに分類される．

【病因】

血小板に対する自己抗体〔血小板抗体（血小板膜糖蛋白であるGP IIa/IIIbやGP Ib/IXを抗原に対する抗体）-血小板関連（結合）IgG (platelet associated IgG, PAIgG)〕が産生され，これが結合した血小板が，脾臓などの網内系で破壊されるために血小板が減少すると考えられている．

慢性ITPの発症原因はいまだ不明であるが，急性ITPは特にウイルス性の感染症に続発して発症するので，ウイルスが血小板抗体産生に関与していると推察される．急性ITPは10歳以下の小児に多く，急激に発症するが，ほとんどは6カ月以内に完治する．慢性ITPは緩慢に発症し，20～40歳代の成人女子に多く（男女比1：3），自然治癒はまれで，6カ月以上血小板減少がみられる．

【診断・臨床検査値】

ITPを疑う最初の臨床症状は，皮膚の紫斑（点状出血，斑状出血）を主とする出血症状がみられ，歯肉出血，鼻出血，下血（消化管出血），血尿，月経過多などである．末梢血の血小板数が減少（10万/μl以下）するが，赤血球数，白血球数は正常であり，出血時間は延長する．血小板寿命は短縮し，PAIgGがほとんどの症例で陽性となる．骨髄穿刺検査では，巨核球が正常ないしは増加し，幼若なものが多い．血小板が減少しうる他の各種疾患を否定した上で，ITPと診断する．

【治療】

血小板数が5万/μl以上あれば通常出血傾向を示さないので，無治療で経過観察する．出血傾向がみられる場合は，まず副腎皮質ステロイド（1 mg/kg/日）を投与開始し，血小板数の増加の程度を観察しながら，1～2週間ごとに減量し，可能であれば離脱（中止）する．血小板数を10万/μl以上に維持できる症例は20％前後である．副腎皮質ステロイドが無効な場合は，脾臓を摘出するが，50％前後の症例で完全寛解，もしくは血小板数が5万/μl前後に保たれる．脾臓摘出でも無効な場合は，アザチオプリン，シクロホスファミドなどの免疫抑制剤を投与する．手術時など緊急に血小板数を増加させたい場合は，静注用免疫グロブリン製剤400 mg/kgを5日間投与するが，効果は一過性で，根治的治療法ではない．難治性の出血傾向を示す場合は，血小板輸血をする．

【予後】

急性ITPは一部の症例が慢性ITPに移行するが，ほとんどが6カ月以内に治癒する．慢性ITPは60～80％前後が上記の治療により完治，または出血のコントロールが可能であり，重症例以外生命予後はよい．一部の症例で経過観察中に全身性エリテマトーデス（systemic lupus erythematosus：SLE）へ移行することがあり，注意が必要である．

m．血液凝固異常症

【概念・定義】

先天性ないしは後天性に単数ないしは複数の凝固因子の減少，欠損，凝固因子に対する抗体（インヒビター）産生，あるいは過凝固状態に対する生体防御反応による線溶因子活性化により出血傾向を示す状態である．日常遭遇する機会が多いのは，播種性血管内凝固症候群である．

（1）播種性血管内凝固症候群（disseminated vascular coagulation：DIC）

【概念・定義】

何らかの原因で，血液凝固系，血小板系が活性化して全身の細い血管に血栓が形成され，多臓器障害をきたす疾患．線溶系の活性化が続発し，出血傾向に拍車がかかる．

【病因】

原因として多いのは，悪性腫瘍細胞由来の組織因子（組織トロンボプラスチン）（白血病細胞やがん細胞浸潤による破壊された組織由来）や，敗血症などの細菌感染症（特にグラム陰性桿菌）由来の内毒素（エンドトキシン）で，これらにより凝固系カスケードが活性化されて生じる．初期は細血管の血栓症が主体となるが，活性化が持続すると次第に血小板減少や凝固因子が減少し始め，出血傾向が出現する．これに対する生体反応として血栓溶解反応が生じ，さらに出血傾向が増悪する．

【診断・臨床検査値】

微細血管の血栓形成にともない全身臓器の不全状態が生じる．さらに進行すると出血傾向が生じ，全身の皮膚や脳や肺への出血がもたらされる．破砕赤血球が出現し，血液の血小板が減少し，赤血球沈降速度が極端に遅延する．これは血漿フィブリノゲン減少によるが，基礎疾患によってはフィブリノゲン

が減少しない場合もあるので注意が必要である．プロトロンビン時間が延長する．部分トロンボプラスチン時間も延長することが多い．血中フィブリン/フィブリノゲン分解産物（fibirin/fibrinogen degradation product：FDP），架橋フィブリン分解産物（D-ダイマー），トロンビン/抗トロンビンIII（thrombin/anti thrombin III, AT III）複合体（TAT）などが増加する．

【治療】

1) 基礎疾患の治療

DICの原因となっている基礎疾患の治療をするが，治療により完治する疾患以外では困難なことが多い．

2) 合成蛋白分解酵素阻害薬

メシル酸ファモスタットやメシル酸ガベキサートなどを投与する．

3) ヘパリン

本薬剤は凝固X因子とトロンビンの作用を抑制して抗凝固作用を示す．しかもその作用発揮には血中アンチトロンビンIII（AT III）が十分量存在することが必要である．よって患者血中のAT III濃度が70％以下の場合はAT III濃縮製剤を投与してAT IIIを補充した上でヘパリンを投与する．なお未分画ヘパリンは抗トロンビン活性が強く，出血傾向をもたらしやすいが，低分子ヘパリン（ダルテパリンナトリウム）は第X因子をより特異的に抑制するため，出血傾向をきたしにくく，最近では本剤の使用頻度が高くなった．

4) 補充療法

抗凝固療法を行いながら，適宜濃厚血小板やフィブリノゲンや凝固因子補充のために新鮮凍結血漿を投与する．

【予後】

基礎疾患による．悪性腫瘍が基礎疾患である場合は予後が悪い．

n. 血友病

【概念・定義】

血友病（hemophilia）は，血液凝固に必要な第VIII因子，あるいは第IX因子が先天的に著明に減少ないしは欠損した疾患で，第VIII因子が減少（欠損）した血友病Aと，第IX因子が減少（欠損）した血友病Bがある．発症率は血友病Aが血友病Bよりも多い（5：1）．因子量が正常の2％以下を重症，5％以下を中等症，10％以下を軽症と診断する．重症度は家系により，ほぼ一定している．

両者に臨床症状の相違はなく，出血が主要な症状である．運動が活発になり，出血を繰り返す1歳前後に発見されることが多い．軽症の場合は，成長してから抜歯や手術後の止血の困難さにより発見されることもしばしばある．出血の部位は，深部組織（関節内，筋肉内）や脳内出血で，血小板減少症にみられるような紫斑や出血斑はみられない．関節などに出血が反復すると出血性の関節拘縮，変形，運動障害が生じる（関節偽嚢腫）．

【病因】

ともに伴性劣性遺伝で発症し，患者のほとんどは男性である（男女比約500：1）．遺伝関係を確認できない血友病症例も30％近く存在する．

血友病の男性と正常な女性との間に生まれてくる女児はすべて血友病遺伝子の保因者となるが，男児は正常である．一方保因者の女性と正常男性の間に生まれる男児は50％の確率で血友病となり，女児は50％の確率で保因者となる．保因者の遺伝子診断が一部施設で可能となった．

【診断・臨床検査値】

外因系凝固因子活性を反映する検査であるプロトロンビン時間（prothrombin time：PT）は正常であるが，内因系凝固因子活性を反映する凝固検査である部分トロンボプラスチン時間（partial thromboplastin time：PTT）や全血凝固時間が延長する．血小板が関係する検査である出血時間や，血管の脆弱性を反映する検査であるルンペル-レーデ（Rumpel-Leede）試験は正常である．第VIII因子，第IX因子の活性や抗原性は，重症度に応じて低下，欠損する．

【治療】

血友病Aに対しては血友病A治療薬（第VIII因子製剤）を，また血友病Bに対しては血友病B治療薬（第IX因子製剤）を経静脈投与する補充療法が主として行われる．

通常の出血に対しては各凝固因子30～50％以上になるよう，また手術時や脳出血などに対しては100％以上になるよう補充療法を実施する（現在は家庭での自己注射が認可されている）．治療を反復

するとインヒビター（抗体）が生じる例があり，上記製剤は大量投与以外無効なので，これらに対しては血友病インヒビター治療薬（乾燥人血液凝固因子抗体迂回活性複合体，乾燥人血液凝固第IX因子複合体，血液凝固第VII因子製剤）を投与する．

【予後】

まれに脳出血などで死亡する重症例がある以外，生命予後はよい．関節拘縮などの後遺症は残るが，適切な製剤の補充療法，ないしはインヒビター治療薬投与により正常人と変わらない日常生活が送れる．

9. 感覚器疾患

Sensory Organ Diseases

I. 眼

(1) 眼の構造と機能

感覚器のなかでも視覚をつかさどる眼は人間の行動のあらゆる側面で情報を収集する最も重要な器官である．成人の眼は直径約 24 mm のボール状の形状をしており，胎生の 2 週の終わりに神経管の前脳部にできる左右 1 対の突起が短い茎をもつ眼胞となるのが始まりである．眼球は外壁は厚いコラーゲン線維のシートである強膜で覆われ，その内側には血管が分布する脈絡膜があり，最内層に光受容器の本体である網膜がある（図 9.1）．また，眼球の前方には網膜はなく，外壁は角膜と呼ばれる透明なコラーゲン線維の規則的な配列である．光はここから入射し，カメラの絞りにあたる虹彩の穴である瞳孔を通り，水晶体で集光されて，網膜に像を結ぶ．このとき毛様体はレンズにあたる水晶体の厚みを調節している．網膜に投射された外界の像は光受容器により神経インパルスに変換され視神経を経て視覚中枢に送られる．

カメラのボディの内部は中空であるが，眼では，角膜と水晶体の間の前眼房にはリンパ液に近い房水が流れ，水晶体と網膜で囲まれたところにはゼラチン様の硝子体が詰まっている．いずれも透明で光の通路である．房水は毛様体で産生され前眼房をめぐってシュレム（Schlemm）管に入って排出される．

また，角膜から眼瞼への移行部では強膜の上に結膜と呼ばれる重層円柱上皮組織がある．

外界の一部を注視するためには頭部の位置や運動を前庭器官などで検出し，眼球の位置を眼球と頭蓋の眼窩壁の間にある眼筋の収縮により調節することが必要である．眼筋に運動指令を出す運動ニューロンは動眼神経核や外転運動核などの脳幹の神経核に存在する．そこには体性神経，前庭神経，視覚など位置・運動情報の結果が伝達され，正常な人では注視点からの入射光がいつも網膜中心の黄斑部に結像

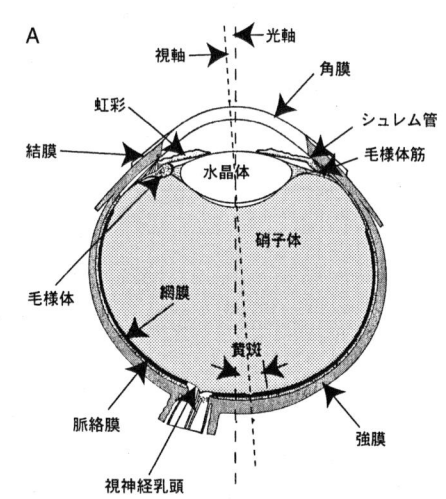

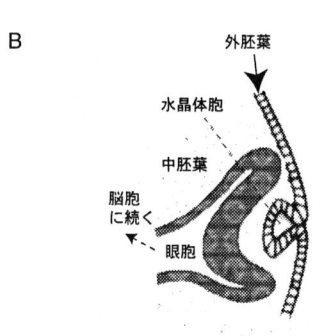

図 9.1
A：右眼球水平断面．
B：胎生 4 週胚（7 mm 胚）の目の原基．

するように眼球を回転している．したがって，眼運動核の障害や前庭器官の障害により眼運動障害がみられる特徴がある．めまいと眼運動の関連については後に述べる．

（2） 眼の疾患

視覚異常としては，水晶体の屈折過剰による近視，屈折不足による遠視，水晶体の屈折調節能力の減少による老視がある．また，遺伝的な視物質異常による色弱，色盲などがある．薬物治療の点で重要なのは眼瞼，角膜，結膜など外部に露出した部分の微生物による感染症，抗原刺激によるアレルギー疾患もあるが，ここでは，水晶体混濁による白内障と眼圧の増加により種々の障害を起こす緑内障について詳述する．

a．白 内 障

【概要】

水晶体は透明な凸レンズ状の組織で，角膜とともに眼のレンズ系として働いている．角膜が40D（ジオプトリ）の屈折力をもつのに比べ，水晶体は20Dと少ないが，厚みを変えて調節を行う．水晶体は外側の水晶体嚢の中に水晶体質である蛋白が詰まった構造をしている．新生児の水晶体は柔らかいが，25歳を過ぎると中心部の水晶体核と呼ばれる部分が固くなる．

【診断】

水晶体あるいは硝子体などの眼内光路の検査法としては，光源を患者の左方前方50cmにおき，右手に保持する集光レンズで照らしながら，左手に保持するルーペで拡大して検査する斜照法が基本である．主に角膜，前眼房，虹彩，瞳孔，水晶体より前部を調べる．徹照法は暗室灯と平面鏡などを用いて眼底まで光を入射し水晶体後部より硝子体，網膜を検査する．これらの方法と原理は同じであるが，現在では，細隙光を照射する照明系と双眼顕微鏡による観察系からなる総合的な装置，細隙灯顕微鏡により，水晶体や硝子体の光学的切片をつくって検査したり，眼底の観察も行う（図9.2）．

この結果，水晶体内の混濁が見いだされれば白内障（cataract）という．白内障は混濁が軽い場合，あるいは視野周縁部の混濁の場合は自覚症状が全く

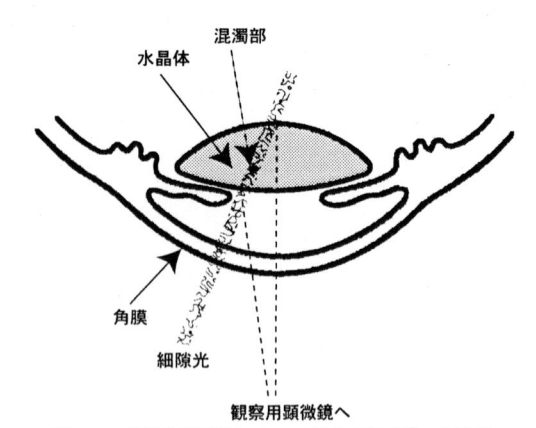

図9.2 細隙灯顕微鏡による水晶体混濁部位の観察法の原理

ないこともあるが，混濁が強ければ視力障害を訴える．また，屈折は近視側に傾き，ときに水晶体内での屈折異常により単眼複視（両眼複視は多くは眼筋運動異常である）や多視を訴える．水晶体中央に混濁があると，昼間，室外での視力が低下し，周縁部に混濁があると，混濁部で入射光が乱反射を行うので，夜間まぶしさを感ずることがある．白内障が重症のときは，瞳孔領域が白くみえるので肉眼でもわかるが，一般には細隙灯顕微鏡で観察して診断する（図9.2）．

【病因】

病因としては生まれつきに起こる先天性白内障，水晶体嚢が傷つき房水が流入して水晶体が膨化して起こる外傷性白内障，若年者の重症な糖尿病にみられ，両眼が同時に急速に混濁する糖尿病性白内障がある．しかし，頻度が多いのは，中年以降に起こる原因不明の白内障で，老人性白内障と呼ばれる．老人性白内障は70歳で90%，90歳で100%の頻度で起こるので，老化現象の一つとも考えられる．老人性白内障は多く皮質白内障で始まり，周縁部の混濁が多いが，核白内障で始まる場合もある．このほか，後発白内障は白内障手術後に残存する水晶体後嚢や残留皮質の濁りのために引き起こされるものをいう．また，副腎皮質ホルモン大量服用後にみられるステロイド白内障，外傷性白内障の一種であるが，悪性腫瘍治療のための放射線照射後に続発する放射線白内障がある．

【治療】

視力が減退していなければ，治療の必要はない．いったん発生した混濁を完治する効果はないが，老

人性白内障の薬物治療としてピレノキシン，グルタチオンの点眼，チオプロニンの内服がある．しかし，治療の基本は患者が生活上で不自由を感じた点で手術を行い，水晶体を除去する．無水晶体眼は10 D以上の遠視となるので，眼鏡，コンタクトレンズ，眼内レンズのいずれかで補正する．現在では眼内レンズによる補正が行われることが多い．

b. 緑内障

【概要】

眼球は強膜と角膜に囲まれたボール状をしており，その内部は一定の圧に保たれている．これを眼内圧という．種々の原因で眼圧が上昇し，その結果眼組織，視機能に何らかの障害を起こした状態を緑内障という．緑内障は単一の疾患ではなく症候群である．

眼球の内容は，大部分が硝子体，水晶体，房水で占められている．硝子体も水晶体も長期にわたればその体積が変化するが，眼圧の調節にはほとんど関係なく，眼圧の調節に直接関与するのは房水である．房水は常に毛様体で産生されて後眼房に分泌され，瞳孔を通って前眼房に出て，隅角にある線維柱帯を経てシュレム管へ流出する．シュレム管は房水静脈につながり，さらに上強膜静脈に合流する．正常では房水の産生量と排出量がよくバランスしており，ほぼ一定の眼圧が保たれる．しかし，産出量が増加するか，流出抵抗が増加すると眼圧が上昇し，結果として眼障害が起これば緑内障が発症する（図9.3）．

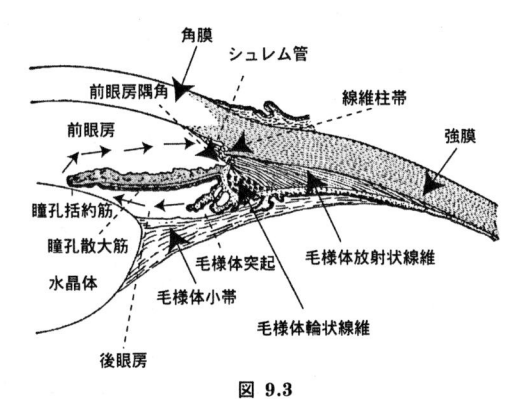

【診断】

緑内障の検査としては，最も大事なのが眼圧測定である．ボールに十分の空気が入っているかを調べるには，指で押さえてそのへこみ具合から判断する．それと同じ原理で角膜に平らな面を押しつけて，一定の面積（直径3.06 mm）を押さえるのに

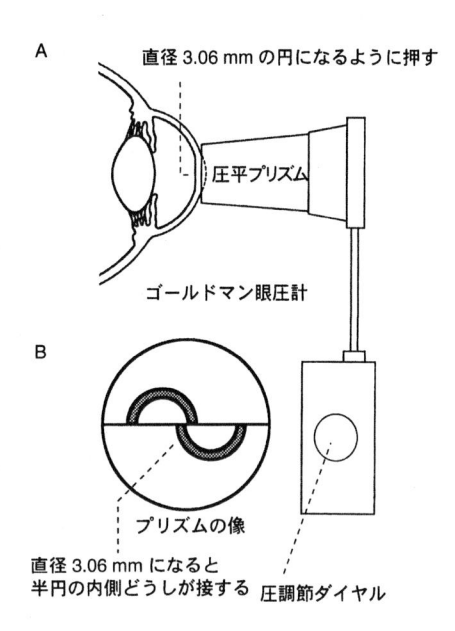

図9.3 房水が毛様体で産生されて，後眼房より前眼房に流れ込み，シュレム管に流入する様子．小矢印は流れを示す．線維柱帯はシュレム管前眼房側の多孔壁である．

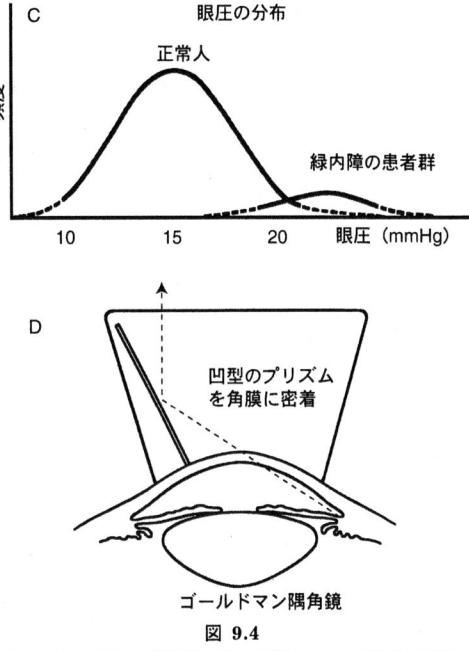

図9.4
A：ゴールドマン眼圧計．B：角膜を一定の面積に圧平したときの指標像．C：眼圧の分布が緑内障患者と正常人で重なりがあることを示す概念図．D：ゴールドマン隅角鏡の原理．

必要な力から眼圧を推定するのがゴールドマン(Goldman)眼圧計である．正常値は10～20mmHgであり，緑内障患者は20～40mmHgである．しかし，正常者にも25mmHgで眼障害のない高眼圧者もあり，15mmHgで視覚障害を起こす低眼圧緑内障もある．したがって，視機能障害を生じない眼圧レベルは患者個人により異なり，必ずしも正常人の平均眼圧とは限らない．また，眼圧上昇の大きな原因は流出抵抗の増大である．臨床的に流出抵抗の逆数である流出率，C値を用いる．これはシオツ(Schiotz)型眼圧計で変形を与えて平衡に達するまでの時間を測定して求める（図9.4）．

また，流出経路にある前眼房の隅角の観察は緑内障の診断にとって必須であるが，角膜屈折率は1.376なので角膜前面に空気があると角膜表面で全反射して隅角は観察できない．そこで，角膜前面に反射型のゴールドマン隅角鏡を接して屈折率を角膜と同じにして細隙顕微鏡で観察する（図9.4D）．そこで，広隅角か狭隅角かを調べ，さらに線維柱帯が虹彩で覆われる閉塞隅角であるかを調べる．

視覚障害を調べるためには，眼底検査と視野検査を行う．眼底変化で大切なのは視神経乳頭の陥凹である．その他，緑内障性視神経萎縮，視神経線維束欠損がみられれば，視神経障害は確定できる．また，視野を測定すると，中心から10度と20度の同心円で囲まれた輪状部分に障害が現れやすい（ベーラム(Bjerrum)領域の暗点）．また初期変化として鼻側の水平部分の視野欠損がみられ，鼻側階段と呼ばれる（図9.5）．

【病因】
緑内障の病因としてはブドウ膜（虹彩，毛様体，脈絡膜にまたがる血管膜の総称）炎や白内障など眼疾患に続発する続発性緑内障と，原因疾患なく発症する原発性緑内障がある．

1）原発性緑内障
a．閉塞隅角緑内障　毛様体から分泌された房水は，瞳孔を通って前眼房に出るが，途中で虹彩と水晶体の間を通る．水晶体の膨化などでこの部分の通過抵抗が上がれば，後眼房の圧が上がり，虹彩根部が前方に押しつけられ，機械的に隅角を閉塞すると，急激に眼圧上昇をきたす．眼科の代表的救急疾患である．60歳以上に多く，男女比は1：2で女性に多い．症状は急激な50～80mmHgの眼圧上昇により角膜上皮は浮腫状になり，スリガラス様にみえる．また，激しい眼痛，頭痛，悪心・嘔吐を引き起こし，内科的疾患と誤診されると失明を招く．治療はとにかく眼圧を下げ，隅角を開放することが必要である．高浸透圧剤（20％マンニトール）の急速点滴静注，炭酸脱水酵素阻害剤，縮瞳剤の頻回点眼を行い，一度眼圧が下がれば，周辺虹彩切除術，レーザー虹彩切開術を行い，後眼房と前眼房の圧差をなくす（図9.3を参照）．

b．開放隅角緑内障　多くは慢性的に眼圧が上昇し，視野の欠損が徐々に進行する．遺伝的要因が大きく両眼性である．病初は片眼性に起こることもある．前眼房は深く，隅角は開放しているが，線維柱帯からシュレム管内壁に房水の流れを妨げる部分があり，眼圧の調節機能が悪く，そのため眼圧が変動する．日内変動が大きく最高と最低では5

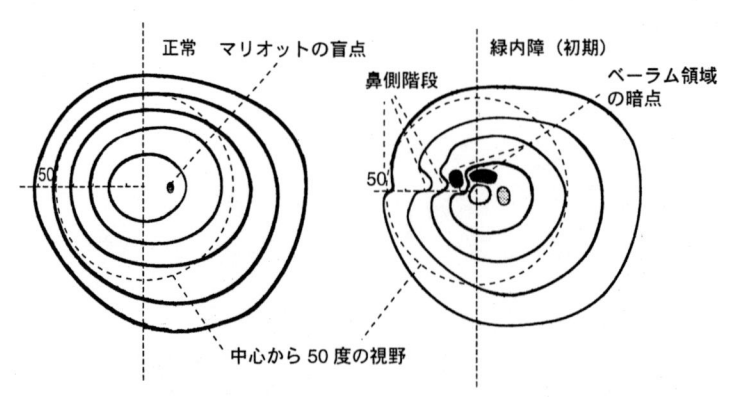

図9.5　正常人と緑内障患者のゴールドマン視野計による等感度曲線の比較
ゴールドマン視野計による視野内の等感度曲線を模式的に示したもの．正常人と緑内障患者の右目の視野を比較してある．図の左が鼻側で右が耳側である．

mmHg 以上ある．水を飲んで血液浸透圧を下げると眼圧がただちに（20～30分で）上昇する．一般に自覚症状に乏しく，視力障害を自覚するときは末期に近い．したがって，成人病検診による早期発見が必要である．治療は主として薬物治療である．副交感神経作動薬は縮瞳により力学的に隅角を開放する．ピロカルピンがよく用いられ，抗コリンエステラーゼ剤も用いる．交感神経作動薬は房水産生に抑制的に働くと考えられてきたが，流出率改善作用もあるらしい．β遮断薬は房水産生抑制に働く．しかし，心疾患，気管支喘息患者には使用できない．その他に炭酸脱水酵素阻害薬を用いる．これは房水産生抑制に働くが，副作用として四肢のしびれ感，尿路結石がある．これらの薬物治療で効果が不足であれば，手術療法を行う．

2) その他の緑内障

先天性緑内障は隅角の形成不全による房水排出路障害であり，遺伝的要因が強いと考えられている．続発性緑内障のうちブドウ膜炎によるものは炎症により房水中の蛋白量が増加し粘度が上昇して流出抵抗が増大することによる．慢性炎症で虹彩の癒着が起こる場合もある．また，ステロイド剤の点眼または全身投与により高眼圧となり（投与患者の数％で起こる），視野障害を引き起こすのがステロイド緑内障である．原発性開放隅角緑内障ではステロイド投与で大部分において眼圧が上昇する．したがって，ステロイド緑内障は続発性ではあるが，開放隅角緑内障の素因をもつものが誘発されるとも考えられている．長期のステロイド投与が必要なアレルギー性結膜炎，びまん（瀰漫）性表層性角膜炎，虹彩炎，ネフローゼ，リウマチ性関節炎などでは定期的に眼圧を測定する必要がある．

II．耳

（1） 耳の構造と機能

耳は聴覚器官であるが，側頭骨にある内耳には前庭器官も含まれ，頭と体部の運動，位置の情報入力に必須の器官である．集音器官である外耳より入射する音波は，伝音器官である中耳と外耳との境界にある鼓膜の振動となる．ここで，中耳内の3個の耳小骨と鼓膜と正円窓の面積比により増幅され，正円窓から内耳に入射する．

内耳は側頭骨の内部に約1cm³容積で埋め込まれ，前下方の音受容器の蝸牛と加速度を感知する後上部の前庭器官からなる（図9.6 A）．前庭器官は外（水平），前，後の3個の半規管と各半規管に対応する3個の膨大部稜および卵形嚢斑，球形嚢斑の平衡斑とから構成される．半規管はそれぞれ卵形嚢から出て3/4周の円弧をえがいて卵形嚢に戻り，卵形嚢につながるどちらかの端に膨大部がある．これらはすべて骨性迷路の中にある膜迷路となっており，内部には内リンパ液が満たされている．前半規管，後半規管，水平半規管はそれぞれ垂直な3方向の回転加速度を感知する（図9.6 B）．また，左右の水平半規管，右後半規管と左前半規管，左後半規管と右前半規管はそれぞれ対となって同一平面にあり，その中で互いに逆の回転を感知する．これは膨大部稜にある，クプラと呼ばれるゼラチン様物質に覆われる有毛細胞が，角加速度により生じる半規管内の内リンパの流動により刺激されることによる．

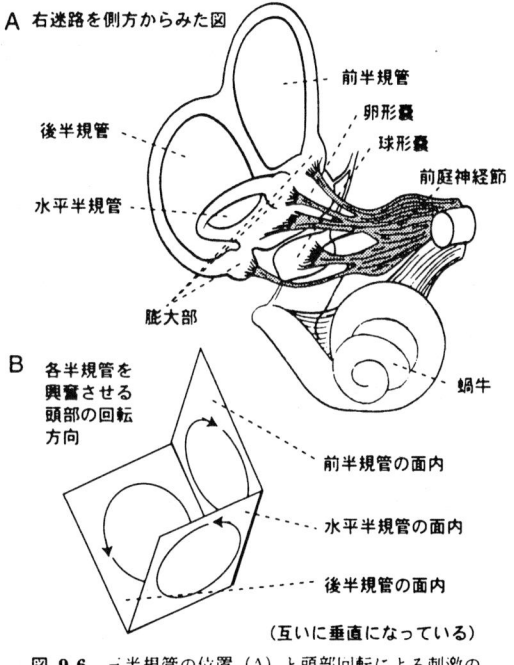

図 9.6 三半規管の位置（A）と頭部回転による刺激の方向（B）を示す模式図

卵形嚢，球形嚢の平衡斑では耳石膜がかぶさり，重力あるいは直線加速度が加わるとずれを生じ，有毛細胞が刺激される．ここで，いずれの有毛細胞も管腔側に多数の不動毛と1本の動毛をもち，動毛は不動毛の外側にあり，不動毛は動毛に近いものほど長い．管腔を移動するリンパ流により有毛細胞の接線方向に力が働き，線毛がそろって動毛方向に傾くと求心性線維が刺激され，逆の流れで抑制される．

前庭器からの求心性線維は前庭神経節細胞に伝えられ，これから出る軸索は脳幹の前庭神経核と小脳の前庭部に投射する．そして，各種の前庭反射を起こす．特に前庭動眼反射は頭の動きを代償して眼球を注視点に固定するように働き，前庭頸反射は首の位置を固定するように働き，前庭脊髄反射は姿勢の平衡を維持する．

（2）機能検査

外耳，中耳の障害では聴覚障害の多くは伝音障害であるが，内耳の疾患では難聴のほかにめまいのような前庭機能障害を併発することが多い．しかし，めまいの原因は末梢の内耳ばかりではなく中枢神経障害から起こるものも多く，多岐にわたる症候群である．臨床的に頻度も高く薬物治療という面からも重要である．

末梢の内耳障害の検査としての聴力検査があり，末梢性めまいのメニエール病などでは診断に必要である．めまいや平衡失調を訴える患者に対する平衡機能検査は，平衡障害の程度，病巣の診断，経過の観察のために行う．体平衡検査は立ち直り反射障害を調べるため両脚起立，つぎ足立ち，単脚起立を一連の検査として行い，開眼時・閉眼時の動揺，姿勢維持時間，接床回数などを調べ，異常を判定する．また足踏み検査は閉眼で50歩足踏みを行い，45度以上の回転があれば異常と判定する．歩行検査も閉眼で6mの直線上を前進させ，1m以上ずれると異常と判定する．

眼運動検査では眼球振盪（眼振）の有無，程度を観察する．眼振（ニスタグムス）とはリズムをもった律動性の眼運動で，遅い動きの緩徐相と逆向きに起こる急速相からなる．急速相の向きを眼振の向きと定義する．眼振の形態としては水平性，水平回転混合性，回転性，斜行性，垂直性などがあり，病巣により種類が異なる．注視眼振検査では上外，側方にそれぞれ30度中央から変位した点を注視させて調べる．すべての方向で眼振がみられるときは小脳障害が疑われる．末梢性めまいでは自発眼振の方向を注視するとさらに振幅の大きな眼振が誘発される．視標追跡検査では左右に視標を動かした場合，眼球が円滑（smooth pursuit）に追随するか，円滑さを欠く（saccadic pursuit）かを調べる．小脳障害ではsaccadicになる．フレンツェル眼鏡は15～20Dの凸レンズに照明がついたもので，視野全体がぼけて注視状態が弱まるので，前庭性眼振が発現しやすくなるために用いる．めまいを自覚するときはこの眼鏡着用で種々の眼振が観察できる．メニエール病の発作時には健側に向かう水平回旋混合性眼振がみられ，良性発作性頭位めまいでは回旋性眼振（前額面内で前後軸のまわりを回旋する）がみられることが多い．前庭性眼振も前庭由来の緩徐相と逆向きの急速相がある．緩徐相は頭部の回転と逆に眼球を回旋し注視を助ける代償性眼反射であり，急速相は眼球を正中に戻そうとする脳幹を介する反射である．眼振検査ではさらに椅子を回転させて水

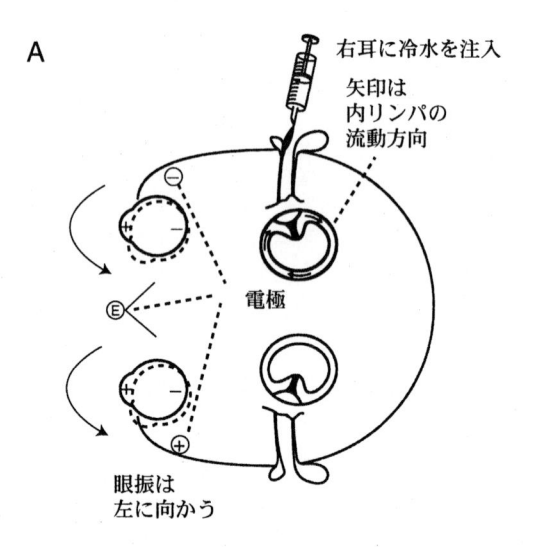

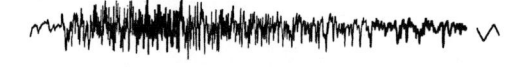

図 9.7
A：耳孔に冷水を入れて眼振を誘発し，片側ずつの前庭機能を調べる．B：そのとき記録できる電気ニスタグムス図．電極は鼻に不関電極をおき，両側の眼瞼の耳側脇の間で記録する．

平眼振を誘発し回転急停止後の持続時間を観察する方法、外耳道に冷水あるいは温水を注入して片側の外側半規管のリンパ流を強制的に引き起こし誘発される温度眼振の振幅および持続を観察する。無反応はその側の半規管麻痺を意味する。また眼振の記録はフレンツェル眼鏡による持続の観察だけでなく、電気ニスタグムス図（ENG）を記録して最大緩徐相速度などを測定する。ENGは、眼球では角膜側が正に、網膜側が負に荷電していることを利用し、眼球回転により起こる電位変化を測定して、眼球運動を記録する方法である（図9.7）。そのほかに骨迷路の状態を単純X線、断層X線、X線CT、MRI等で画像として観察し診断する。

（3） めまいと耳の疾患の病態

耳介、外耳道は聴覚器官であり前庭障害はみられないが、皮膚の一部であるにもかかわらず細い盲管であるため耳垢除去の際の擦過症、薬剤などのために起こる炎症、帯状ヘルペス、真菌症、湿疹などがみられる。急性中耳炎は小児に多く、上気道感染に続発することが多い。

めまいをきたす疾患には内耳前庭部障害による末梢性めまいと、中枢神経障害による中枢性めまいがある。内耳障害の特徴としては難聴、耳鳴り、めまいがあげられる。末梢性めまいの25％を占める代表的なものであるメニエール病は内リンパ水腫によると考えられている。蝸牛内のライスネル膜に伸展がみられ、蝸牛管および球形嚢に水腫がみられる。自発性の回転性のめまい発作を反復し、耳鳴り、難聴をともなう。メニエール病患者の聴力障害は低音部の閾値上昇が特徴であるが、発作を繰り返し病態が進むと全域にわたる高度難聴となる。他のめまい、難聴をともなう疾患を除外して診断する。治療としては発作時に即効性のある抗ヒスタミン剤、鎮吐薬、7％重曹水などの注射が選択される。非発作時には高浸透圧利尿薬の投与や、聴力低下が著しいときはステロイド剤の投与も行う。

良性発作性頭位性めまいは内耳性のもののうちではメニエール病に次いで多い疾患である。発現機序としては耳石剥離説がよく知られている。平衡斑、特に卵形嚢斑の耳石が剥離して内リンパ腔に浮遊し患側下頭位にすると、後半規管のクプラに耳石が付着してめまいを起こす。この疾患は高齢者、中耳炎手術後、頭部外傷後に多くみられる。一定の頭位でめまいが起こり、難聴、耳鳴りは随伴しない。フレンツェル眼鏡で頭位眼振を観察し、懸垂右下および左下頭位で旋回性眼振がみられる。鑑別すべきものに頸部を損傷した既往をもつ頸性めまい、小脳出血および梗塞の軽症例で起こる悪性発作性頭位性めまいがあるが、この場合は強い頭痛、嘔吐をともなう。

前庭神経炎は必ずしも神経炎だけでなく一側の前庭系が突然高度に障害されると起こる。自発性の強いめまい発作があり、吐気をともなうが聴力は正常である。体平衡検査で偏倚（へんき）現象がみられる。温度眼振検査で患側半規管麻痺がわかる。前庭代償作用により症状は時間とともに減少する。突発性難聴は突然高度の難聴をきたすもので、原因不明であるが、内耳の循環障害かウイルスの再活性化によるものとする説が有力である。めまいをともなう例もあるが、メニエール病のように反復せず2～3日で消失する。発症早期にステロイド剤を投与すれば可逆的である。聴神経腫瘍は上あるいは下前庭神経から発生する神経鞘腫で、感音性難聴、耳鳴りが早期から出現、腫瘍は徐々に発育するので代償作用のため前庭系の症状は少なく、めまいは少ない。

中枢性めまいの代表的なものは椎骨脳底動脈循環不全症（2本の椎骨動脈が脳幹の腹側で結合し脳底動脈となり脳幹の各部位に分枝する。この動脈系における機能的血流不全がある状態）である。一過性で数分以内の短時間のめまいが頻発する。一般に末梢性めまいより症状は軽く、吐気、嘔吐も少ない。難聴、耳鳴り等の蝸牛症状は随伴しないが、じょく明、霧視、飛蚊症、複視など視覚異常をともなうことが多い。器質的障害がなければ、血流改善薬の投与を行う。器質的障害によるめまいは小脳出血によることが多い。全脳内出血の約10％を占める。症状は回転性めまい、強い嘔吐、頭痛の3徴候を示す。脳幹部の圧迫により複視、ホルネル（Horner）徴候（頸部交感神経麻痺による眼瞼下垂、縮瞳、顔の無汗症、眼球陥没）、意識障害、知覚異常などがみられ、小脳症状の発現は半数でみられる。患者は患側を下にする頭位で臥床しているが、他の頭位に変えると嘔吐、めまい、健側に向かう眼振がみられる。小脳梗塞では小脳出血と症状が似るが、一般には重篤さが少ない。これらの確定診断には

X線CT，MRIが用いられる．

　薬物の副作用が原因で聴力や平衡機能に異常を起こす薬物性めまいは極めて多い．薬物のリストとしては麻酔薬，鎮痙薬，抗てんかん薬，抗うつ薬，糖尿病治療薬，降圧薬，抗炎症薬，避妊薬，免疫血清，心血管系薬，鎮静薬，トランキライザーなどがあげられるが，めまいの症状や機序はさまざまである．β遮断薬は非特異的な眠気やめまいをともなう徐脈を起こす．さらに，重大な副作用としては急性ジフェニルヒダントイン中毒におけるめまい，アルコール性の頭位めまいと頭位眼振および小脳失調と眼球運動障害，ゲンタマイシン中毒による動揺視をともなう両側性前庭機能障害があげられる．障害機序が特異的なものとしては，この耳毒性のアミノグリコシド系抗生物質があり，カナマイシン，ネオマイシン，バンコマイシンは蝸牛障害が優位であるが，ゲンタマイシン，ストレプトマイシン，トブラマイシンは前庭障害優位である．前庭障害では前庭眼反射（VOR）不全のため注視の障害が起こる．結果として，動揺視と歩行不安定の症状が出る．組織学的には有毛細胞と膨大部稜の変性と耳石膜の部分的欠損がみられる．耳毒効果は過去の利尿薬，抗マラリア薬の治療，腎機能障害で増強される．ジベカシン，ボスタマイシンのような新しいアミノグリコシドでは比較的毒性が少ない．

10. 耳鼻咽喉科疾患
Oto-rhino-laryngological Diseases

a．副鼻腔炎

1）急性副鼻腔炎

急性上気道感染症に併発あるいは続発することが多い．歯牙疾患，副鼻腔内異物，外傷で起こることもある．治療は全身的な抗生物質の投与，副鼻腔の洗浄と薬剤注入，ネブライザーなどである．耳鼻科的に上顎洞を穿刺，洗浄するにはシュミット（Schmidt）探膿針，キリアン（Killian）上顎洞洗浄管，前頭洞にはキリアン（Killian）前頭洞洗浄管，蝶形骨洞にはアンドレ（Andre）蝶形骨洞洗浄管など専用の器具が用いられる．

2）慢性副鼻腔炎

頻度としては上顎洞，篩骨洞，前頭洞，蝶形骨洞の順に多い．最も多い組み合わせは上顎洞と篩骨洞である．蓄膿症ともいう．

病巣の局所の所見から浮腫型，浸潤型，線維型，混合型などのタイプに分ける．病態・病因から炎症，アレルギー，混合型あるいは粘膜のカタル型，浮腫茸状型，細菌感染化膿型などに分けることもある．

分泌物の分布から病巣を推定すると，中鼻道の分泌物は上顎洞，前頭洞，前篩骨洞から，上鼻道，嗅裂からの分泌物は後部篩骨洞，蝶形骨洞からの分泌であることが多い．

症状は鼻閉，鼻汁，後鼻漏，鼻茸，嗅覚障害などで始まり，進行するにつれ頭痛，注意散漫，耳管症状と中耳炎，咽喉頭気管支炎，病巣感染症（腎炎，心筋障害，皮膚疾患）なども起こす．

前頭部頭痛は前頭洞，前篩骨洞，上顎洞から，後頭・頭頂部頭痛は蝶形骨洞，後篩骨洞から，側頭部頭痛は中鼻道，上顎洞からくるといわれる．髄膜炎，硬膜外膿瘍，脳膿瘍，静脈洞血栓症などの鼻性頭蓋内合併症，球後視神経炎，眼窩内合併症などの鼻性合併症をきたすこともある．

b．扁桃腺炎

1）急性扁桃腺炎

溶連菌，ブドウ球菌，肺炎球菌などによる口蓋扁桃の急性炎症で，アンギナともいう．一般に病期の進行にともないカタル性アンギナ，濾胞性アンギナ，陰窩性アンギナに分類される．

症状は全身倦怠感，頭痛，発熱に引き続いて咽頭痛および嚥下痛をきたす．局所所見としては，口蓋扁桃を中心に咽頭粘膜全体の発赤と腫脹をきたす（カタル性アンギナ）．炎症がさらに高度になると，リンパ濾胞に一致した小膿瘍を形成し（濾胞性アンギナ），さらに陰窩に一致して黄白色の膿栓を生じ，また偽膜性となることもある（陰窩性アンギナ）．この偽膜は容易に剥離できる．

治療は安静と局所にルゴール塗布および抗生物質の全身投与を行う．

関連する病態に，扁桃周囲炎，扁桃周囲膿瘍，ワンサン（Vincent）アンギナ（紡錘状菌とスピロヘータの混合感染），伝染性単核球症（EBウイルス感染），顆粒球減少症や白血病にともなうアンギナ，猩紅熱性アンギナ，扁桃結核，扁桃梅毒などがある．

2）慢性扁桃腺炎

口蓋扁桃の慢性炎症をいい，急性扁桃腺炎の反復により慢性化する場合と，副鼻腔や口腔の慢性炎症などにより生ずる場合とがある．前者で特に年3～5回以上の急性増悪を繰り返す場合を習慣性アンギナと呼ぶ．

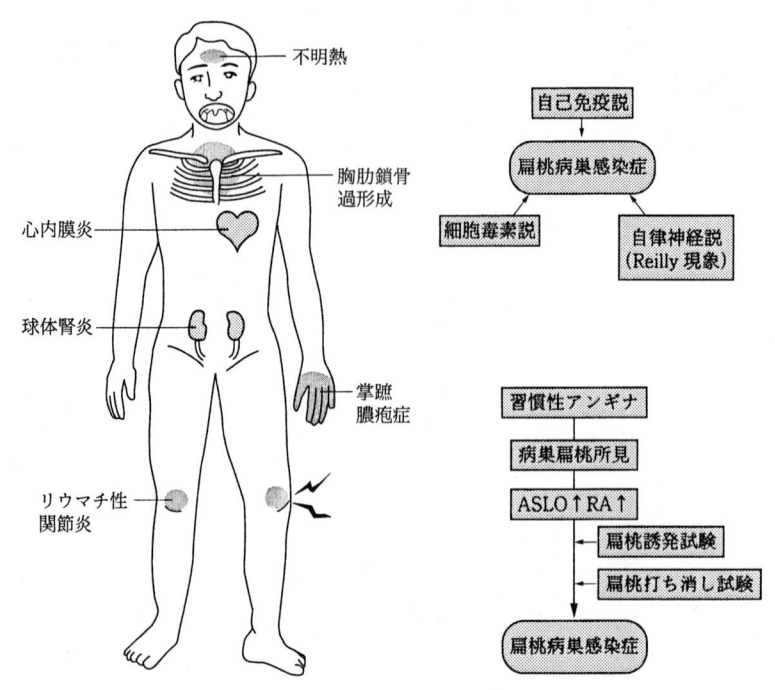

図 10.1 扁桃病巣感染症の代表的疾患
(柳原尚明編著：エッセンシャル耳鼻咽喉科，頭頸部外科学，p.233，医歯薬出版，1995)

一般に症状は軽微で，咽頭異常感や軽度の咽頭痛である．所見の特徴として陰窩に膿栓をみることが多い．検査としては陰窩膿栓からの菌培養やCRP，ASLO，RAなどの血清学的検査を行う．

治療は慢性期では症状があれば陰窩洗浄とルゴール塗布に加え，うがいの励行をさせる．急性増悪期には急性扁桃炎と同様の治療を行う．習慣性アンギナに対しては扁桃摘出の適応となる．

3) 扁桃病巣感染症

慢性扁桃炎（ときに副鼻腔炎）が原病巣となり，これが二次的に遠隔他臓器に病変を惹起させる場合を扁桃病巣感染症という（図10.1）．原病巣の扁桃炎は軽微なことが多い．

原因として自己免疫機構の関与が最も有力視されている．すなわち，扁桃陰窩に存在する細菌の菌体内成分や炎症による組織の崩壊成分などが抗原となり，これに対する自己抗体がつくられ，交叉反応を引き起こす組織や臓器に病変を生じ，病巣感染が成立すると考えられている．このほかに細菌毒素が直接病変を引き起こすとする説や，自律神経の関与を示唆するライリー（Reilly）現象説などがある．

診断は習慣性アンギナの既往，埋没扁桃や陰窩部膿栓など病巣扁桃所見，さらにはASLO高値，RA値，γ-グロブリン値，赤沈値の上昇，蛋白尿，心電図での異常などが参考になる．積極的な診断法としては，扁桃誘発試験や扁桃打ち消し試験がある．

治療は原則として扁桃摘出術を行う．ただし，二次疾患の種類，病期，病態によって手術の適応や手術時期を慎重に決める．たとえば，急性腎炎やリウマチ熱では急性期を避けて手術を行う．

11. 内分泌・代謝疾患

Endocrine and Metabolic Disorders

I. 内分泌疾患

(1) ホルモンとその疾患の概要
1) ホルモンとは

生体は，臓器間さらには細胞間で互いに情報を発信しつつ，相互に調節しあい，恒常性の維持と新たな環境変化に対応しつつ生命を維持している．これら情報を伝達する，あるいは調節作用のある物質を総称して「ホルモン」と呼ぶ．このホルモンに異常をきたすと病気になることがあり，それらを総称してホルモン疾患と呼ぶ．

ホルモンが隔たった他臓器に作用を及ぼす様式には，

①神経性：交感神経（ノルアドレナリン），副交感神経（アセチルコリン），視床下部—下垂体
②血流性：血流によって運ばれるもの＝ホルモンを介して遠隔臓器を調節する

とがあり，さらにその成分構成からみると，表11.1に示すように

①ペプチド：視床下部ホルモン，下垂体前葉ホルモン，膵ホルモン，インスリンなど
②ステロイド：副腎皮質ホルモン，性ホルモンなど
③アミン：カテコールアミン，甲状腺ホルモン

に分けられる．

ホルモンの構造，産生機構，作用機構が明らかになるにつれ，ホルモン異常疾患は産生低下型，異常ホルモン型，受容体欠損型などに分類されるようになった．

2) ホルモンの合成，分泌，代謝，作用機構

蛋白ホルモンの産生は，まず遺伝子（核酸）から，転写により核内RNAができ，さらにメッセンジャーRNAができ，それから蛋白質に翻訳される．インスリンを例にとってみると（図11.1）インスリンペプチドはまずプレプロホルモンとして産生され，一部分解しプロホルモンとなり，次いで活性型のホルモンとなる．

各種ホルモンがどのように独自の作用を示すようになるかについては，まだ多くは不明であるが，近年共通の作用機構のあることが明らかにされている．

①膜受容体への結合と受容体の活性化と細胞内情報伝達

a) cyclicAMP経路（図11.2）：ホルモンが受容体に結合するとアデニルシクラーゼ（adenyl cyclase：ATP-cyclicAMP）が活性化，次いでプロテインキナーゼ（proteinkinase）活性化を介し

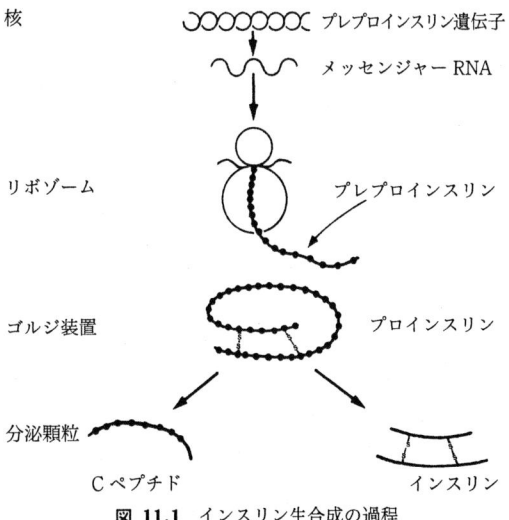

図 11.1 インスリン生合成の過程

表 11.1 ホルモンの種類

I. ペプチドホルモン

視床下部　hypothalamus

CRF	corticotropin-releasing factor	副腎皮質刺激ホルモン放出因子
GRF	GH-releasing factor	成長ホルモン放出因子
LRF, LH-RH	LH-releasing factor	黄体化ホルモン放出因子
TRF, TRH	thyrotropin-releasing factor	甲状腺刺激ホルモン放出因子
GIF, SRIF	somatotropin release-inhibiting factor, somatostatin	成長ホルモン放出抑制因子, ソマトスタチン
ADH	antidiuretic hormone, vasopressin	抗利尿ホルモン, バソプレッシン
	oxytocin	オキシトシン

下垂体前葉　anterior pituitary

GH	growth hormone	成長ホルモン
TSH	thyroid-stimulating hormone	甲状腺刺激ホルモン
ACTH	adrenocorticotropic hormone	副腎皮質刺激ホルモン
	β-endorphin	β-エンドルフィン
β-LPH	β-lipotropin	β-リポトロピン
FSH	follicle-stimulating hormone	卵胞刺激ホルモン
LH	luteinizing hormone	黄体化ホルモン
(ICSH	interstitial cell-stimulating hormone)	(間質細胞刺激ホルモン)
PRL	prolactin	乳腺刺激ホルモン
(LTH	luteotropic hormone)	(黄体刺激ホルモン)

下垂体中葉　pars intermedia

α-MSH	α-melanocyte-stimulating hormone	αメラニン細胞刺激ホルモン
β-MSH	β-melanocyte-stimulating hormone	βメラニン細胞刺激ホルモン

甲状腺　thyroid

CT	calcitonin	カルシトニン
(TCT	thyrocalcitonin)	

副甲状腺　parathyroid

PTH	parathyroid hormone	パラソルモン

膵島　pancreatic islet

	insulin	インスリン
	glucagon	グルカゴン
PP	pancreatic polypeptide	膵ペプチド
SRIF	somatostatin	ソマトスタチン

消化管　gastrointestinal tract

	secretin	セクレチン
	gastrin	ガストリン
CCK-PZ	cholecystokinin pancreozymin	コレシストキニン
GIP	gastric inhibitory polypeptide	
VIP	vasoactive intestinal polypeptide	血管作動性腸管ペプチド
	motilin	モチリン
	enteroglucagon	エンテログルカゴン
	neurotensin	ニューロテンシン
	substance P	P物質（サブスタンスP）

胎盤　placenta

hCG	human chorionic gonadotropin	ヒト絨毛性ゴナドトロピン
hCS	human chorionic somatomammotropin	ヒト絨毛性ソマトマンモトロピン
(hPL	human placental lactogen)	(ヒト胎盤性ラクトゲン)

卵巣　ovary

	relaxin	リラキシン

腎臓　kidney

	erythropoietin	エリスロポエチン
	renin	レニン

肝臓　liver

	thrombopoietin	トロンボポエチン
	angiotensinogen	アンジオテンシノーゲン

副腎髄質　adrenal medulla

	enkephalin	エンケファリン

心臓　heart

ANF	atrial natriuretic factor	心房性ナトリウム利尿因子

II．ステロイドホルモン		
副腎皮質　adrenal cortex		
F	cortisol, hydrocortisone	コルチゾール
B	corticosterone	コルチコステロン
	aldosterone	アルドステロン
DHEA	dehydroepiandrosterone	デヒドロエピアンドロステロン
DHEA-S	dehydroepiandrosterone sulfate	デヒドロエピアンドロステロン硫酸塩
睾丸　testis		
	testosterone	テストステロン
卵巣　ovary		
	estrogen (estradiol-17β, estrone, estriol)	卵胞ホルモン
	progesterone	黄体ホルモン
腎臓　kidney		
	1, 25$(OH)_2$ vitamine D_3	1, 25$(OH)_2$ ビタミン D_3
III．アミン・アミノ酸		
甲状腺　thyroid		
T_4	thyroxine	チロキシン
T_3	triiodothyronine	トリヨードチロニン
副腎髄質　adrenal medulla		
	adrenalin (epinephrine)	アドレナリン
	noradrenalin (norepinephrine)	ノルアドレナリン

注：vasopressin, oxytocin は下垂体後葉ホルモンとも呼ばれる．またヒトでは下垂体中葉ホルモンは存在しないと考えられる．
（　）は別名．

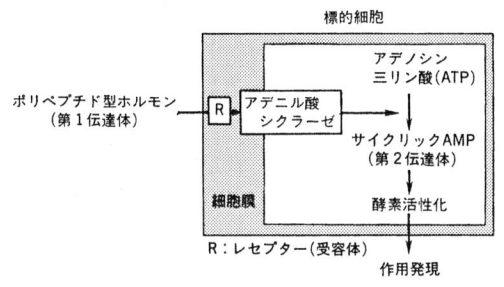

図 11.2 ポリペプチド型ホルモンの作用機序

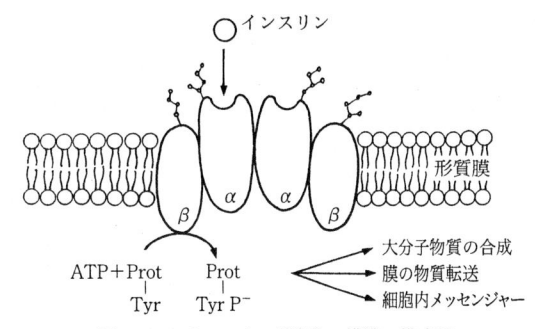

図 11.3 インスリン受容体の構造の模式図

て，酵素蛋白などが活性化し作用を発現するというものである．例として，アドレナリンによる肝でのグリコーゲン分解，副甲状腺ホルモンの腎でのリン利尿促進作用などがある．

b）カルシウム細胞内移行：ホルモンによって，カルシウムが細胞内に移行し，それによってホルモン作用が発現される．

c）ホスファチジルイノシトール（phosphatidyl inositol）回路：phosphatidyl inositol が分解し，diglyceride が C-kinase を活性化させ，ホルモン作用を発現させる．

d）受容体の活性化：ホルモンが受容体に結合すると重合してリン酸化が生じそれが各種細胞内シグナルを活性化し作用を発現するというものである

（図 11.3 参照）．

いずれもまだ十分明らかとなっていないが，一部には疾病と結びつき型分類されているものもある（副甲状腺ホルモン不応症，I 型，II 型など．後述）．

②細胞核内受容体を介する経路

細胞内で核内に入る受容体に結合し，それがクロマチンと結合し，蛋白産生を起こす経路があり，糖質ステロイド，甲状腺ホルモンなどがこの回路を介するといわれている．

近年，核内受容体には糖代謝（peroxysome proliferator-activated receptor (PPAR) γ など），脂質代謝（peroxysome proliferator - activated receptor（PPAR）αなど）に関するものが数多く見いだされ，ホルモンの作用機構，病態理解，治療薬開発には大いに役立っている．

3) ホルモン異常症の概要

ホルモン疾患は欠損症と過剰症に大別される．原因から分類すると，先天性と後天性に分けられる．

a. 先天性 先天性には，ホルモンの欠損症，異常ホルモン症および受容体異常症がある．例として

①ホルモン欠損症： GH単独欠損症，甲状腺ホルモン欠損症など

②受容体欠損： レフェトフ症候群（甲状腺ホルモンに対する不応），GH受容体欠損症（ラロン型），インスリン受容体欠損症（A型）などがある．

b. 後天性 後天性にホルモン産生を障害させるものに，自己抗体，腫瘍，ウイルス，細菌，血行障害などがある．

①自己免疫： 受容体抗体＝TSH受容体抗体（バセドウ病），インスリン受容体抗体．抗組織成分抗体＝膵島炎，アジソン病，慢性甲状腺炎．

②腫　瘍： 好酸性線腫（末端肥大症），副腎皮質腫瘍＝クッシング症候群，アルドステロン症．

③ウイルス： I型糖尿病，亜急性甲状腺炎．

④細　菌： 結核性副腎不全．

⑤血行障害： シーハン症候群．

II．内分泌疾患各論——病態と治療薬

　ホルモンの中枢臓器は下垂体である．図11.4に示すように下垂体前葉からは成長ホルモン（GH），甲状腺刺激ホルモン（TSH），副腎皮質刺激ホルモン（ACTH），黄体形成ホルモン（LH），卵胞刺激ホルモン（FSF），乳腺刺激ホルモン（プロラクチン）など5種が分泌され，後葉から抗利尿ホルモン（ADH）が分泌される．

　成長ホルモンは身体，臓器の成長を促す．甲状腺刺激ホルモンは甲状腺に作用し，ホルモン合成を促進させる．甲状腺ホルモンとフィードバック機構をつくっており，恒常性が保たれている．副腎皮質刺激ホルモンは副腎皮質に作用し，コルチゾール合成と分泌をもたらす．ACTHとコルチゾールとはフィードバック機構を形成し，恒常性が保たれる．

　卵胞刺激ホルモン（FSH）は女性では卵胞を発育させ，男性ではセルトリ（Sertori）細胞を刺激し，精子形成を促進させる．黄体形成ホルモン（LH）は女性では排卵，黄体形成作用がある．男性では，間質細胞に作用し，テストステロン産生を促進する．

　乳腺刺激ホルモン（プロラクチン）は，198アミノ酸で乳汁分泌を促進させる．分泌促進はクロルプロマジン，レセルピン，セロトニンで起こるので，これら薬物服用時，乳汁分泌をみることがある．

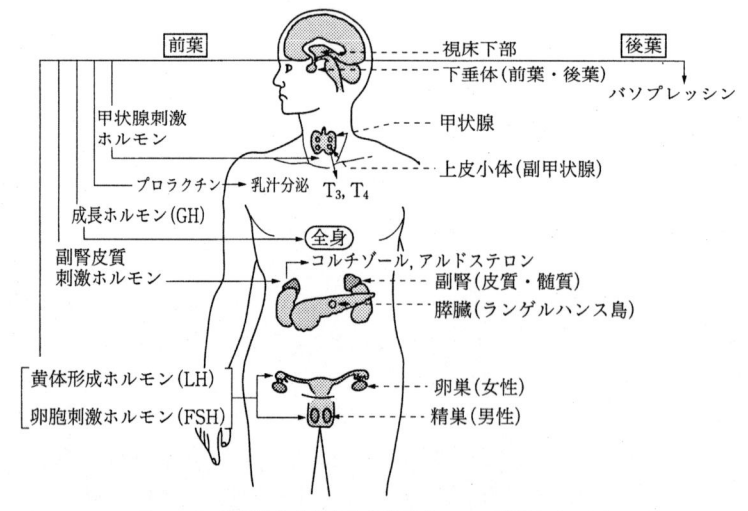

図 11.4 下垂体を中心とした体内ホルモン臓器とホルモン

後葉から分泌されるホルモン（神経ホルモン）として，バソプレッシンがあり，9個のアミノ酸からなり，下垂体後葉からの抗利尿ホルモン＝遠位尿細管で水の再吸収を促進させる．

末梢ホルモン分泌臓器として，甲状腺，副腎，性腺，さらに副甲状腺がある．それら各々に機能低下症と機能亢進症とがある．以下，多くみられる疾患を中心に述べる．

（1） 下垂体性ホルモンとその異常

a． 成長ホルモンの異常

成長ホルモン（GH）は191アミノ酸からなり，視床下部からのgrowth hormone releasing factorで分泌が促進される．低血糖，ストレス，運動，睡眠，アミノ酸，ドーパミンはGH分泌を亢進させ，脂肪酸ソマトメジンは分泌抑制に働く．

GH自身は，成長促進作用，IGF-1（ソマトメジン）産生促進，蛋白同化，脂肪動員作用，少量でインスリン様作用，多量ではインスリン拮抗作用など多彩な作用をもつ．

1） 成長ホルモン分泌過剰疾患

a． 末端肥大症（acromegaly） 成長ホルモンが下垂体前葉から過剰に分泌される病態で，好酸性腺腫の発生が原因である．骨端閉鎖期以前に発生すると身長が極端に高くなり巨人症と呼ばれる．骨端閉鎖期後に生じると末端肥大症となり，症状として下顎，眼窩上縁の突出，皮下組織肥厚（踵の厚み22 mm以上），内臓肥大が認められ，糖尿病も合併しやすい．下垂体腫瘍そのものの浸潤によって眼球後部を侵し，視神経束を圧迫し両耳側半盲を引き起こす場合がある．腫瘍の診断は，単純X線撮影，CT撮影，MRI撮影が有効である．治療は腫瘍を除くための外科手術である．手術法として，侵襲の少ない上顎上部から進入し摘出するハーディー（Hardy）法が広く行われている．

薬物療法として，好酸性細胞からのGH分泌を抑制するブロモクリプチン投与がある．

2） 成長ホルモン分泌低下症

GH欠損が先天的に生じると小人症（Dwarfism）となる．低身長であるが均整のとれた体格を呈する．子供時代の身長が標準の2SD以下で，伸

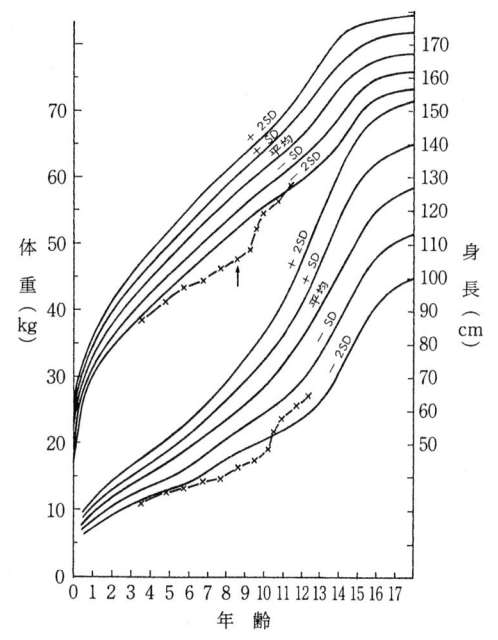

図11.5 男子の平均身長・体重と標準偏差（SD）
×—×は下垂体性小人症の1例のヒト成長ホルモン治療開始（↑）前後の身長，体重の推移．

びも少ないときに疑われる（図11.5参照）．インスリンストレステストやアルギニン負荷試験などでGH分泌がみられないとき確定診断となる．成人では，下垂体周辺疾患で下垂体摘除後にGH欠損状態となる．耐糖能低下，高血圧，肥満をともなう．GH欠損にはGH製剤（ヒトリコンビナント）が治療に用いられる．骨端閉鎖前投与で身長はある程度伸びる．

一方，小人症の中には，GH高値にもかかわらず，ソマトメジンが低く，GH投与にも反応しない型があり，GH受容体異常によることが明らかにされ，ラロン型と呼ばれている．

b． 副腎皮質刺激ホルモンの異常

副腎皮質刺激ホルモン（ACTH）は下垂体前葉から分泌される39アミノ酸からなるホルモンで，副腎皮質に作用し，コルチゾールとアルドステロン産生を促進させる．また，メラニン細胞刺激作用もあり，皮膚に色素沈着をもたらす．

コルチゾールは，肝糖新生，末梢組織での糖利用の低下，肝グリコーゲン蓄積，少量で蛋白合成，大量で蛋白異化，弱い鉱質コルチコイド作用（ナトリ

表 11.2 クッシング病診断基準

1. 症候（次の症候のいくつかがみられる）出現頻度（％）
   1) 中心性肥満，満月様顔貌および水牛様脂肪沈着　88～94
   2) 高血圧　81
   3) 紫赤色の皮膚伸展線条（幅5mm以上が多い）　67
   4) 皮膚の菲薄化および皮下溢血　55
   5) 痤瘡　65
   6) 多毛　61
   7) 浮腫　38
   8) 月経異常　80
   9) 筋力低下　57
   10) 精神異常　25
   11) 色素沈着　30
   12) 糖尿　50
   13) 発育遅延（小児の場合）　8

（宮地幸隆，1995）

ウム貯留，カリウム排泄），カルシウム吸収抑制作用がある．

1) ACTH過剰症

ACTH産生過剰は，通常，下垂体の前葉腫瘍細胞から生じ，クッシング病と呼ばれる．副腎皮質が刺激され，コルチゾールの産生過剰が生じ，それによって特有の多彩な症状を呈する．中心性肥満，満月様顔貌，多毛，高血圧，さらに，皮膚線条，皮下出血，筋力低下，骨粗鬆症などがみられる（表11.2）．代謝異常として，血糖上昇または糖尿病を認め，これらは副腎腫瘍によるクッシング症候群と変わりないが，ACTH産生過剰のため色素沈着が認められる．診断は，血中ACTH，血清コルチゾール，さらに1日蓄尿中の17-OHCSが過剰であることから診断され，下垂体腫瘍については単純X線撮影，CT撮影などから診断される．腺腫は下垂体好塩基性腺腫であり，治療は，腫瘍摘出術である．まれに，ACTH産生腫瘍が肺，胸腺などに発生していることがある．薬物療法としては，コルチゾール産生を阻害するメトピロン投与の行われることがある．

2) ACTH単独欠損症

下垂体からのACTH分泌が低下した状態で，成人でまれにみられる．衰弱感，低血圧，低ナトリウム血症，低血糖を呈する．これらはアジソン病と同じであるが，色素沈着がない．

原因は特異的にACTH産生細胞が抗体などによって障害を受けたとも考えられるが不明である．コルチゾールの投与で症状は，劇的に改善する．

c. プロラクチンの異常

高プロラクチン血症では無月経，乳汁分泌などの症状がある．原因は下垂体腺腫（プロラクチノーマ）で，やはり外科的に摘出術が行われる．ブロモクリプチン投与で分泌低下がもたらされる．

d. 汎下垂体機能低下症

汎下垂体機能低下症（panhypopituitalism）は，下垂体前葉全体の機能低下の起こる病態で，GH，ACTH，TSH，性ホルモンの分泌低下をともなう．したがって，症状は，虚弱，低血圧，耐寒性低下，無月経などで，シモンズ病（Simmonds' disease）とも呼ばれる．

出産時，大量出血をきたしショックになった場合，数カ月を経て，本病態を呈することがあり，これをシーハン症候群（Sheehan's syndrome）と呼ぶ．ショック時，下垂体で血流低下のため梗塞を起こしたためといわれている．コルチゾールと甲状腺ホルモンを経口で補う．

e. 下垂体後葉ホルモンの異常

後葉からは，抗利尿ホルモンが分泌され，腎に働き，尿細管で水分の再吸収を促進する．

1) 尿崩症

ADHが分泌低下した状態で，水分が保持できないため，低比重の尿が大量に出る．尿量は4～10 l/日に達する．低比重尿は1.001～1.005にとどまる．血液の比重は上昇する．神経性多飲症の場合は，飲水制限をすると尿の比重の上昇と量の低下をみるが，尿崩症では尿比重は上がらず，量も減らない（図11.6）．

原因は，脳腫瘍による後葉破壊，あるいは頭部打撲による後遺症の場合がある．後者では打撲刺激で後葉が頭蓋骨による損傷を受けたためと考えられ，事故後数日を経て突然発症する．治療はデスモプレシンアセテート点鼻薬で補充療法を行う．ピトレシン油製剤筋注もある．

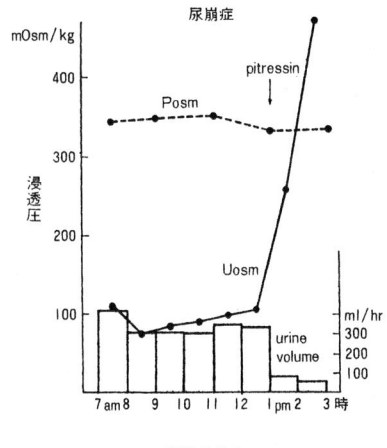

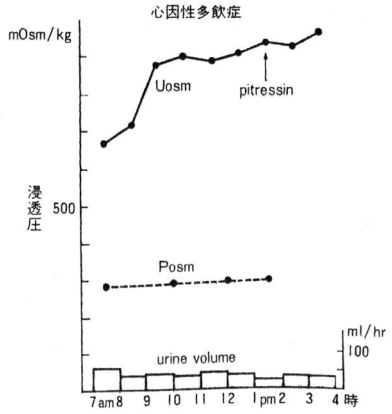

図 11.6 尿崩症および心因性多飲症における水制限試験およびこれに引き続いて行ったピトレシン試験の成績

サイアザイド，クロルプロパミド，フィブラート，カルバマゼピンは抗利尿効果が若干ある．

2) 分泌亢進状態（secretion of inappropriate antidiuretic hormone：SIADH）

過剰に水分を蓄積してしまう病態で，ADH産生腫瘍（肺がん，膵がんなど），脳神経疾患（脳炎，腫瘍，血管障害など），また，アジソン病，下垂体性機能低下症でも起こりうる．

ADHの持続的分泌をともなうために，水分が貯留され低ナトリウム血症，低血漿浸透圧，尿高浸透圧をともなう．水を負荷しても尿の浸透圧は低下しない．治療は，水制限である．

（2） 末梢ホルモン異常疾患

a．甲状腺ホルモンの異常

甲状腺ホルモンは，甲状腺で下垂体からのTSHの刺激によって，チロシンに無機ヨードを添加促進され産生される．最終的にチロキシン（T_4）ができ，さらにヨードが1つ除かれトリヨードチロニン（T_3）ができる（図11.7）．これらが活性体であり，生体の活動度を高める作用を発揮する．すなわち，基礎代謝の亢進，心拍数増加，蛋白質，核酸合成亢進，血糖上昇，血清コレステロール低下作用を示す．

1) 甲状腺機能亢進症（hyperthyroidism）

バセドウ病（Basedow's disease）とも呼ばれる．甲状腺から，T_4，T_3ホルモン分泌が亢進し，その結果，臨床症状として，甲状腺腫，眼球突出，頻脈，発汗，体重減少，手の振戦，脱力，下痢を引き起こす．心臓に対しては心房細動を起こすことがある．

臨床検査では，血中にて高T_4，T_3，freeT_4，freeT_3，低TSHがみられる．一般検査ではコレステロールの低下，アルカリホスファターゼの上昇などがみられる．

原因はTSH受容体抗体であることが判明し，これが，甲状腺を自律的に刺激するため，ホルモン産生のフィードバックがかからずホルモン産生過剰が生じる．すなわち自己免疫疾患の一つとされている．なお，高齢者ではこの甲状腺機能亢進時，症状として眼球突出，振戦をともなわないことがあり，見落とされていることがある．

治療は，薬物療法として，チアマゾール(MMI)，プロピルチオウラシル（PTU）投与が行われる．これらの薬剤はペルオキシダーゼ（peroxidase）の活性を抑制し甲状腺ホルモンの合成を抑えると考えられている．副作用には顆粒球減少，アレルギー性発疹があり，投与中は注意深い観察を必要とする．急性増悪期には，無機ヨードの投与が行われる．放射線療法，甲状腺摘出術も行われるが，ほとんど薬物療法で治療可能である．

2) 甲状腺機能低下症（hypothyroidism）

粘液水腫とも呼ばれ，眼瞼浮腫，四肢浮腫，巨大舌，嗄声をともなう．組織内に粘液が蓄積するため

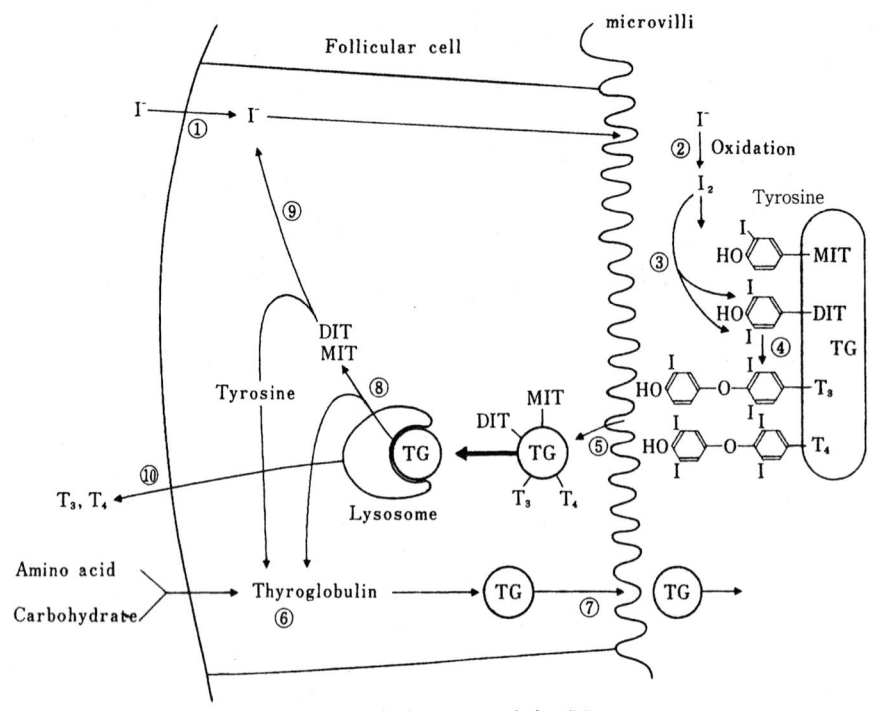

図 11.7 甲状腺ホルモンの合成と分泌

①I-trapping, ②I-oxidation, ③iodination, ④coupling, ⑤pinocytosis, ⑥thyroglobulin synthesis,
⑦exocytosis, ⑧proteolysis, ⑨deiodination, ⑩secretion
MIT : monoiodothyrosine,　　DIT : diiodothyrosine,　　T_3 : triiodothyronine,　　T_4 : tetraiodothyronine,
TG : thyroglobulin.

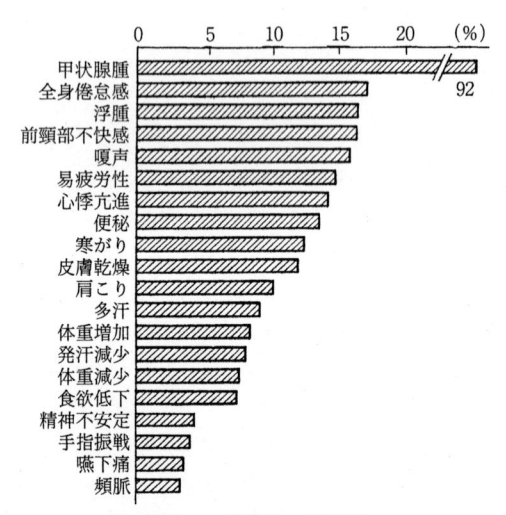

図 11.8 橋本病の自覚症状
(「橋本病」調査研究班研究業績より)

である．また耐寒性低下，脱毛，精神活動低下，皮膚乾燥角化をともなう（図11.8）．いずれも基礎代謝が低下したためである．TSH上昇，低T_4, T_3が特徴である．原因は，甲状腺に対する抗体が産生され，それによって組織崩壊が起こるためである．この自己抗体については甲状腺ペルオキシダーゼ（TPO）に対する抗体などが明らかになっている．
治療は，甲状腺ホルモンの補充療法である．レボチロキシン 50～150 μg/日を投与する．投与開始時，徐々に投与量を増やしていくのが常道である．高齢者ではまれに狭心症などを起こすことがあるからである．

3) 亜急性甲状腺炎 (subacute thyroiditis)

発熱と痛みをともなう甲状腺腫で発症する．一過性に血中に甲状腺ホルモンが流出するので，高T_3, T_4を呈する．またサイログロブリンも血中に検出される．TSH受容体抗体陰性，抗TPO抗体陰性である．原因は，ウイルス感染症ともされているが，詳細は不明である．
治療は，鎮痛に消炎剤投与が行われる．また，痛みのおさまらない場合にはステロイド投与も行われる（プレドニン 30～20 mg/日）．離脱に数カ月程度の時間がかかる場合が多い．

b. 副腎皮質ホルモンの異常

副腎皮質からは，コルチゾールとアルドステロンが分泌されている．ACTHの刺激で分泌促進がみられる（図11.9）．

1) クッシング症候群

症状は先に述べたクッシング病と同じであるが，ACTHは高値でないため色素沈着はともなわない．すなわち，中心性肥満，満月様顔貌，多毛，高血

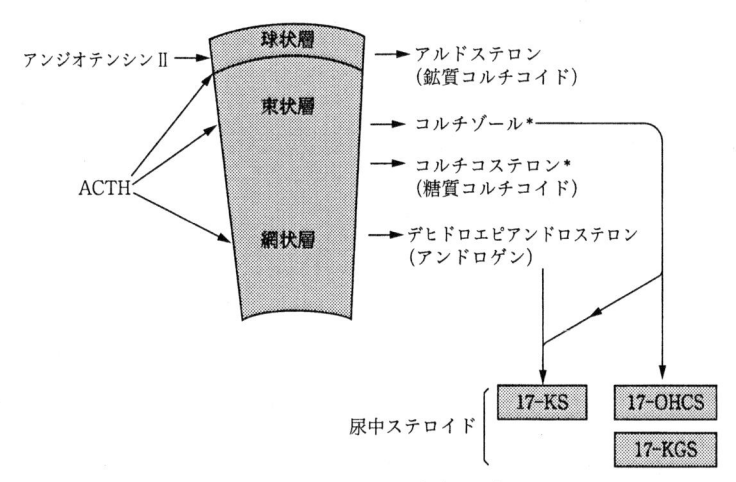

図11.9 副腎皮質ホルモンと血中・尿中ホルモン
*コルチゾールとコルチコステロンを合わせて11-OHCSと呼ぶ．

表11.3 副腎皮質ステロイド薬の適応疾患一覧

補償療法		急性・慢性副腎皮質不全，下垂体前葉不全，アジソン（Addison）病，選択的低アルドステロン症，副腎外科的手術後，Water-house-Friderichsen症候群，禁断症状
		ACTH分泌抑制療法：先天性副腎皮質過形成，17α-ヒドロキシラーゼ欠損症など
薬理学的療法	膠原病および類似疾患	慢性関節リウマチ，リウマチ性多発性筋痛症，シェーグレン（Sjögren）症候群，全身性エリテマトーデス，皮膚筋炎，結節性多発動脈炎，混合性結合組織病，リウマチ熱，（ヴェーゲナー（Wegener）肉芽腫，慢性甲状腺炎，インスリン抵抗性糖尿病（抗インスリン抗体による）など
	アレルギー性疾患	亜急性甲状腺炎，気管支喘息，薬物アレルギー，血清病
	甲状腺疾患	亜急性甲状腺炎
	肝疾患	亜急性甲状腺炎，慢性活動性肝炎，ルポイド肝炎，胆汁うっ滞性肝炎，劇症肝炎，肝性昏睡
	腎疾患	微小変化型ネフローゼ症候群，急速進行性糸球体腎炎，ループス腎炎（膜性腎症，IgA腎症，膜性増殖性糸球体腎炎）
	血液・造血器疾患	自己免疫性溶血性疾患，血小板減少性紫斑病，再生不良性貧血，急性白血病，悪性リンパ腫，多発性骨髄腫，好酸球増加症候群
	神経筋疾患	多発性硬化症，多発性神経炎，ギラン-バレー（Guillain-Barré）症候群，ベル（Bell）麻痺，脳浮腫，脳炎，骨髄炎，重症筋無力症
	心・肺疾患	不整脈，ドレスラー（Dressler）症候群，サルコイドーシス，肺線維症，ショック，急性呼吸不全症候群（ARDS）
	消化器疾患	潰瘍性大腸炎，吸収不良症候群，蛋白漏出性胃腸炎
	感染症	重症感染症，粟粒結核，胸膜炎
	悪性腫瘍	脳腫瘍（脳圧亢進），放射線障害と抗がん薬の副作用
	代謝性疾患	低血糖，高カルシウム血症

圧，さらに，肥満した部位の皮膚線状，皮下出血，筋力低下，骨粗鬆症などがみられる．血糖上昇または糖尿病をともないやすい．

診断は，高コルチゾール血症，尿中17-OHCSの過剰排泄，ACTH低値などのホルモン検査と，腫瘍部位の検索には腹部CT，MRI，さらに超音波などの画像診断，および，^{131}Iアドステロールを用いた副腎シンチグラフィーや，血管造影で左右を明らかにする．腫瘍は，良性と悪性とがある．

治療は，副腎腫瘍の摘出である．摘出後，残存の副腎機能の回復まで，糖質ステロイドの補充療法を行い，徐々に減じてゆく．

なお，医原性クッシング病として，膠原病，リウマチ，ネフローゼ症候群などにステロイド剤が長期投与されると同様の症状を呈する．表11.3に臨床で糖質ステロイドが用いられる疾病を列挙した．

2) アルドステロン症

副腎皮質からはアルドステロンも分泌されており，その腫瘍によるアルドステロン産生腫瘍がある．症状は高血圧であり，カリウム排泄が亢進するため低カリウム血症を呈する．検査では低レニン，高アルドステロン血症がみられる．低カリウム血症による筋力低下をみることもある．画像診断では，クッシング症候群と同様に，CT，MRI，超音波，副腎スキャン，さらに血管造影で特定する．

治療は，腫瘍摘出であるが，腫瘍が小さく検出されない場合もあり，それには，アルドステロンの合成阻害作用をもつスピロノラクトン投与が行われる．

3) アジソン病（副腎不全）

副腎不全はAddison's diseaseと呼ばれ，コルチゾールとアルドステロンが欠乏した状態で，易疲労感，低血圧などACTH単独欠損症と類似した症状を呈するが，ACTH高値のため全身特に粘膜に色素沈着を認める．

原因は，結核，副腎の自己免疫疾患とされている．治療は，ヒドロコルチゾン投与（通常20 mg/日）である．

---

c. 副腎髄質の疾患

副腎髄質からは，アドレナリンが分泌される．アドレナリンはチロシンから合成され-ドーパ-ドーパミン-ノルアドレナリン-アドレナリンとなる（図11.10）．

α作用は動脈収縮に働き，β作用は動脈拡張，心筋刺激，気管支拡張作用がある（表11.4参照）．

1) 褐色細胞腫

副腎髄質のクローム親和性細胞からアドレナリン

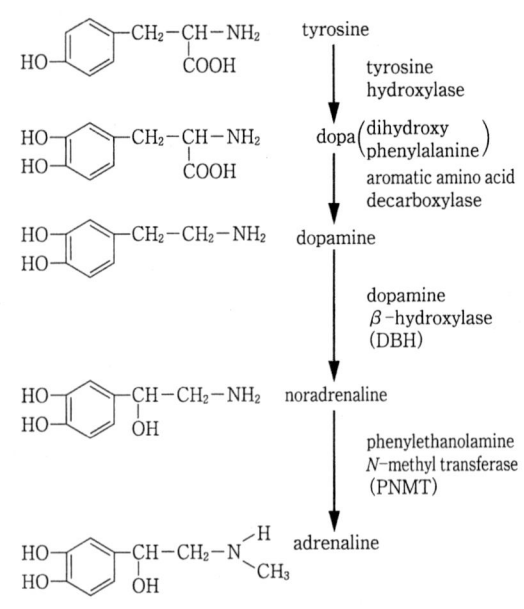

図 11.10 カテコールアミンの生合成

表 11.4 カテコールアミンによって起こるαおよびβ-アドレナリン作動性反応の分類

	作　　用		受容体
脈管	収縮，静脈および動脈		α
	拡張，動脈		β
心臓	心拍数増加		β
	心房の収縮性と伝達速度の増加		β
	房室結節の自動性と伝達速度の増加		β
	心室の収縮性，自動性および伝達速度の増加		β
肺	気管支筋の拡張		β
代謝	インスリン分泌	促進	β
		抑制	α
	グルカゴン分泌	促進	β
		抑制	α
	ソマトスタチン分泌	促進	β
		抑制	α
	成長ホルモン分泌	促進	α
		抑制	β
	肝糖原分解		α
	筋糖原分解		β
	脂肪動員		β

産生過剰により，高血圧，顔面蒼白，心悸亢進，発汗過多が発作的に生じる．組織は，褐色を呈することから褐色細胞腫，あるいはクローム親和性のためクローム親和性細胞腫とも呼ばれる．多くは悪性腫瘍のことが多い．診断は，血中のカテコールアミン，尿中のアドレナリン，ノルアドレナリン，メタネフリン，それらの代謝産物であるバニリルマンデル酸（VMA）の測定，また，血圧上昇時，α遮断薬のフェントラミンを投与して血圧低下をみるフェントラミンテストがある．腫瘍の特定は，CT，MRI，超音波画像などで行う．

治療は手術による摘出である．腫瘍摘出ができない場合にはα遮断薬投与が行われる．

d. 副甲状腺ホルモンの異常

甲状腺の左右裏側の上極と下極の4極に米粒大の組織があり，副甲状腺と呼ばれる．これが全身カルシウム代謝の中枢で，84アミノ酸からなる副甲状腺ホルモン（PTH）を分泌する．そのうち，N-PTH 35アミノ酸に活性があり，C-PTH 49アミノ酸には活性がない．PTHは骨に作用し，破骨細胞刺激作用があり，血中カルシウム濃度を上昇させる．また少量で骨形成促進するが大量で骨融解作用を示す．骨以外には腎臓尿細管に働き，カルシウム再吸収を促進させる．

1）副甲状腺機能亢進症（hyperparathyroidism）

副甲状腺の線腫により，過剰のPTHが分泌される疾患で，高カルシウム血症を呈する．そのため，筋力低下，腎結石，骨痛，骨折などがみられる．アルカリホスファターゼ高値を示す．原因は腫瘍であり，摘出する．

2）副甲状腺機能低下症（hypoparathyroidism）

PTH産生の低下した病態で，低カルシウム血症，テタニーを呈する（表11.5参照）．通常カルシウム7.6 mg/dl以下，高リン血症をともなう．テタニーとは，運動神経の興奮性が亢進した状態であり，硬直性痙攣をきたす．「助産婦の手」などと呼

表11.5 副甲状腺機能低下症の病型分類

1. **副甲状腺ホルモンの欠如または分泌低下**
    1) 自己免疫性多腺性内分泌異常（PGA）
    2) 続発性副甲状腺機能低下症
       ①副甲状腺ホルモンの絶対的な欠如
         甲状腺手術にともなうもの，^{131}I療法後，結核などの感染症，頸部外傷，悪性腫瘍の転移・浸潤，ヘモクロマトーシス，サラセミア，ウィルソン病
       ②副甲状腺ホルモン分泌機能が一時的に抑制されている場合
         副甲状腺腫摘出後，原発性副甲状腺機能亢進症など高カルシウム血症の母親から生まれた新生児，サルコイドーシス，甲状腺機能亢進症，高カルシウム血症，低マグネシウム血症，薬剤性（ドキソルビシン，シトシンアラビノシド，多量アルコール摂取）
2. **副甲状腺ホルモンに対する標的器官の不応症**
    偽性副甲状腺機能低下症（ドレスナーの分類）
    　I型（Ia，Ib，Ic）：cAMP増加なし
    　II型　　　　　　：cAMP増加あり
3. **その他**
    1) pro-PTHが分泌されるが，PTHに転換されない場合
       偽性特発性副甲状腺機能低下症
    2) 症状は副甲状腺機能低下を呈するが，ホルモン値，Ca値には異常がない場合
       偽性偽性副甲状腺機能低下症

ばれる．血圧計のマンシェットを巻き，最大血圧に保ち2分して筋硬直のみられたとき，トルーソー徴候陽性とする．低カルシウム血症を臨床的に診断する一つの方法である．治療は，1α-ヒドロキシコレカルシフェロール（D 2, 3）を投与する．

なお，PTHが正常であっても低カルシウム，高リン血症を呈する病態があり，偽性副甲状腺機能低下症と呼ばれる．本疾患では，PTHを静脈内注射投与しても，リン利尿，カルシウム再吸収低下がみられない．腎のPTH受容体の欠損，あるいは細胞内情報伝達異常といわれている．cAMPの上昇をみないものを1型（受容体欠損），みるものを2型（cAMPの産生以降に異常がある）に分けている．前者は受容体異常が，後者では細胞内伝達機構の異常が想定されている．

III. 糖，脂質，尿酸代謝

(1) 糖代謝

ブドウ糖はエネルギーの原料として，脂質と並び重要成分である．特に脳のエネルギー代謝はブドウ糖に依存している．食物からとるが，その糖の多くは多糖類であり，吸収に際しては唾液，胃液，膵液中の糖質分解酵素によって分解され，単糖のブドウ糖となってはじめて腸管上皮から取り込まれ血中に入る．ブドウ糖は単独で細胞内に直接入ることができず，インスリンを必要とする．

インスリンは膵臓のランゲルハンス島と呼ばれる細胞集団のうちの β 細胞で合成され，ブドウ糖によって細胞外に分泌される．ブドウ糖はこのインスリンによって筋肉細胞や脂肪細胞に取り込まれ，解糖系で分解され，ピルビン酸になってから TCA サイクルに入り ATP の産生に使われ，炭酸ガスとなって肺から除かれる．

インスリンは膵 β 細胞からの産生時，プレプロインスリン（pre-proinsulin）からプロインスリン（proinsulin），そしてインスリン（insulin）となる．このとき，プロインスリンは A 鎖，C 鎖，B 鎖とつながっている一本鎖であるが，これが折りたたまれ，蛋白分解酵素が働き，A，B 鎖は ss 結合でダイマーとなった状態で切り出される．これが活性型のインスリンである．その際，C 鎖は切り出され，特に生物活性をもたないが，インスリンの産生量を知る上で有用な指標で C ペプチド inmmunoreactivity（CPR）として臨床的に測定される．特にインスリン治療を受けている例でインスリン値を抗体を用いて測定した場合，外因性と内因性との区別がつかない．しかし CPR はインスリン抗体と反応しないので，これを測定することによって，インスリンの体内産生量を推測することができる．

インスリンの作用は，筋肉細胞では糖の取り込み，グリコーゲン合成，カリウム取り込みを促進させる．脂肪組織では糖取り込み亢進と脂肪合成促進，加えて中性脂肪分解抑制作用がある．肝臓ではグリコーゲン合成促進作用があり，いずれも血液中のブドウ糖低下につながる．

インスリン作用発現機構はインスリン受容体を介し，細胞内の幾多の経路の活性化を引き起こすことが知られている．インスリン異常は，インスリン自体の異常に加え，受容体欠損症も発見されている．

a. 糖尿病

インスリンの作用不足は耐糖能低下，糖尿病を引き起こす．

糖尿病患者は日本人で 500〜600 万人といわれ，40 歳以上では 10% から今後 20% になると予測されている．合併症として，網膜症，腎障害，神経障害，動脈硬化性疾患がある．

【症状・診断】

糖尿病の症状は，高度高血糖によって引き起こされる急性期症状と長期に続いた軽中度高血糖による臓器合併症の症状とに分けられる．

急性期症状は，多尿，口渇，多飲，体重減少を引き起こす．これらはいずれも高度高血糖（300 mg/dl 以上）により，尿糖が増加，それにつれて腎臓で水分も失われるため，脱水となったための症状である．さらに高度になると，ケトーシス，さらにア

表 11.6
(a) 糖尿病の診断基準（米国糖尿病学会，1997，日本糖尿病学会，1999）

正常	空腹時 110 mg/dl 以下，食後 140 mg 以下
空腹時血糖異常 (impaired fasting glucose)	空腹時 110〜125 mg/dl
耐糖能低下 (impaired glucose intolerance)	75 g GTT，2 時間値 140〜199 mg/dl
糖尿病	空腹時 126 mg/dl 以上 または，75 g 糖負荷テスト 2 時間値，随時 200 mg/dl 以上（2 回以上）

(b) 重症度

コントロール	Hemoglobin A_{1C} (HbA_{1C})	空腹時	食後 2 時間
優	6% 以下	100 mg/dl 以下	120 mg/dl
良	6〜7 以下	100〜119	120〜169
不良	7〜8%	120〜139	170〜199
不可	8〜10%	140〜250	200〜300
危険	10<	300<	500<

シドーシスになると意識低下，昏睡に至ることがある．

軽中等度血糖（140～300 mg/dl）では短期的には自覚症状はなく，長期になると合併症として，網膜症，腎症，神経障害，さらに動脈硬化性疾患による症状が発現する．

診断は，血糖値測定，あるいは尿糖検査で行う．食事で血糖は大きく変動するので，一定量のブドウ糖を飲んで血糖の推移をみる検査として75g糖負荷試験を行う（表11.6参照）．

正常血糖値は空腹時110 mg/dl 以下，食後随時140 mg 以下であり，糖尿病は空腹時血糖126 mg/dl 以上，食後随時，あるいは，75g糖負荷試験の2時間値200 mg/dl 以上あれば，糖尿病と診断される．その境界域は，耐糖能低下と診断される．

さらに，インスリンが膵臓から分泌されない場合の1型糖尿病と，インスリンは出ているが高血糖になる場合の2型糖尿病とがある．その鑑別は，インスリン分泌能をみる必要があり，Cペプチド，特に1日尿中のCペプチドが10μg以下では1型，それ以上では2型が考えられる．

ブドウ糖は食事時間で変動するので，血糖コントロール状態を把握することは必ずしも容易でない．それに対し，糖が蛋白質と非酵素的に結合した一つである糖化ヘモグロビン，なかでもヘモグロビンA_{1c}画分の糖化安定型ヘモグロビンが過去約1カ月の平均血糖を反映するので，これを血糖コントロールの指標として用いている．5.8％以下が正常．6.5％以上は糖尿病と診断される．このほか，糖化アルブミンも同様に用いるが，これはより最近の血糖変動を反映する．

尿糖は，通常血糖が150 mg/dl 以上になると陽性となる．したがって，尿糖が陽性であれば糖尿病と診断してよい．ただし，腎性尿糖があり，血糖が110 mg/dl でも尿糖陽性者がいるので鑑別を要する．

【合併症】

糖尿病は，高血糖による合併症が問題となる．合併症の発生からみた血糖コントロール値は，表11.6(b) に示すとおりである

1) 糖尿病性ケトアシドーシス

高度高血糖時には，尿に糖が出，それが水分もと

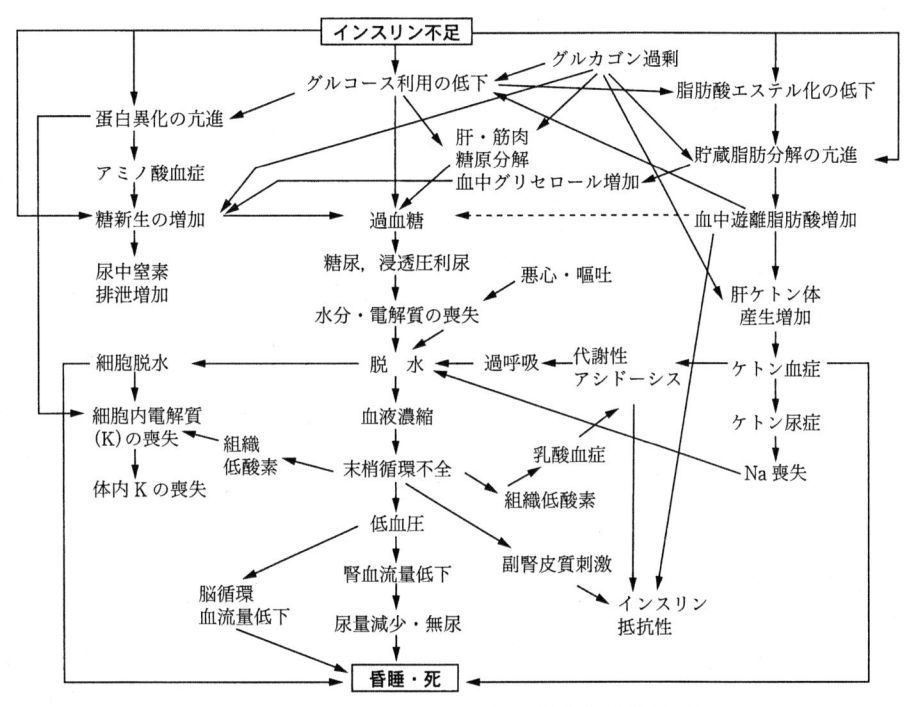

図11.11 ケトアシドーシスによる糖尿病性昏睡発生機構の模式図
(Tepperman, J.: Metabolic and Endocrine Physiology, 4th Ed., p.254, Year Book Medical Publishers, Chicago, 1980. 一部改変)

もなうため，多尿となり，さらに脱水のため口渇，多飲，さらには体重減少を引き起こす．さらに高度になると，脂肪酸が分解され，そのためにケトーシス，さらに血液が酸性（アシドーシス）になり，意識低下，昏睡に至る（図11.11）．

最近，一過性に高度高血糖を呈するいわゆるペットボトル症候群が増えている．一過性の過剰な糖質摂取により糖毒性が発揮されインスリン分泌が一過性に停止するためと考えられる．

糖尿病患者での意識障害にはこの高血糖による場合と，インスリン使用時の低血糖による場合とがあり，鑑別を要する．

2）慢性期合併症

糖尿病は，軽中等症では無症状であるが，長年続くと臓器障害を引き起こす．網膜症，腎症，神経障害，それに加えて動脈硬化性疾患の進展である（表11.7）．

a．網膜症 高血糖が続くと，網膜に出血を起こし失明に至る．わが国では，約3,000人/年が失明するといわれている．

診断は，眼底を見ることであり，通常眼底カメラあるいは眼底鏡で出血，白斑，血管新生を見る．症状がなくても，年1～2回，もし症状があれば，3～4回検査をする必要がある．

進展度は，以下のように分けられている（図11.12参照）．

①単純網膜症…出血，白斑，血管瘤
②前増殖期……綿花様白斑，血管閉塞，無血管野
③増殖期……血管新生，血漿漏出，結合織の増生，硝子体出血，網膜剥離

なお，新生血管は蛍光眼底検査を必要とする．新

表 11.7 糖尿病患者にみられる主な慢性合併症

1. 血管障害 (angiopathy)	1) 細小血管症（microangiopathy） ①糖尿病性網膜症 ②糖尿病性腎症 ③糖尿病性神経障害，糖尿病性水疱症 2) 大血管症（macroangiopathy） ①心血管系障害：心筋梗塞，冠動脈硬化症 ②脳血管障害：脳梗塞，脳出血，高血圧性脳症 ③末梢血管障害：糖尿病性壊疽
2. 神経障害 (neuropathy)	1) 広範性対称性神経障害（diffuse symmetrical neuropathy） ①多発性神経障害 ②自律神経障害 2) 単発性神経障害（mononeuropathy） ①混合性脊髄神経障害 ②脳神経障害 3) その他の神経障害 ①神経障害性関節症：Charcot関節症 ②糖尿病性筋萎縮症 ③神経障害性潰瘍
3. その他の合併症	1) 眼合併症：白内障，角膜症，緑内障，毛様体虹彩炎 2) 皮膚合併症：糖尿病性黄色症，糖尿病性顔面紅潮，黄色腫，糖尿病性浮腫硬化症，インスリンによる皮膚異常 3) 歯・口腔合併症：う歯，歯根膜炎，口内炎，口角炎 4) 骨合併症：糖尿病性骨粗鬆症

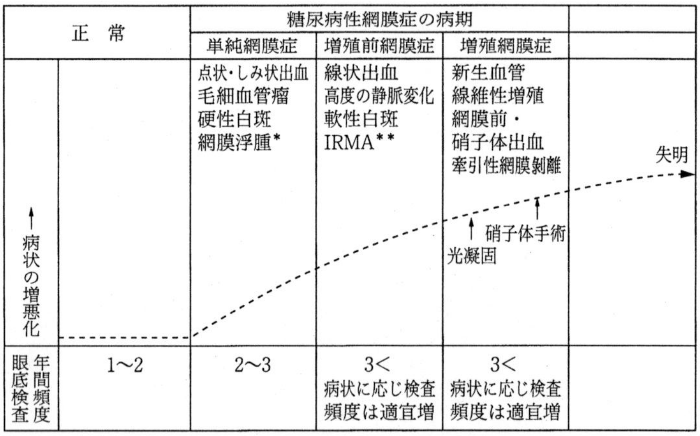

	正常	糖尿病性網膜症の病期			
		単純網膜症	増殖前網膜症	増殖網膜症	
		点状・しみ状出血 毛細血管瘤 硬性白斑 網膜浮腫*	線状出血 高度の静脈変化 軟性白斑 IRMA**	新生血管 線維性増殖 網膜前・ 硝子体出血 牽引性網膜剥離	失明
病状の増悪化				↑硝子体手術 光凝固	
眼底検査 年間頻度	1～2	2～3	3＜ 病状に応じ検査頻度は適宜増	3＜ 病状に応じ検査頻度は適宜増	

図 11.12 糖尿病性網膜症の病期と年間検査頻度の推移
*蛍光眼底撮影で明らかとなる所見，**intraretinal microvascular abnormality（網膜内細小血管異常）
（堀田 饒：糖尿病．内科診断学，柴田 昭ら（監），西村書店，1994）

生血管の出現にはレーザー治療が必要である．

b. 腎　症　糖尿病性腎症は近年，増加の一途であり，年間腎透析移行例の50％を超し，年間6,000人が導入されている．透析導入後の生存率は，他疾患によるよりは短く約50％低下している．診断は，尿蛋白の検出であり，もう一つは血清クレアチニン値である．

初期の微量アルブミン期から下記のごとく，腎不全から透析移行期に分けられている（図11.13）．

第1期　正常
第2期　（早期腎症）
　微量アルブミン 20 mg/g クレアチニン以上
第3期　顕性腎症
　蛋白尿持続性（＋10 mg/dl，＋＋30 mg/dl，＋＋＋100 mg/dl）
第4期　腎不全期
　持続性蛋白尿，クレアチニン上昇，腎機能30％以下
第5期　透析療法期

c. 神経障害　高血糖により，神経線維も障害を受ける．神経周囲の微小血管の血流障害ともいわれている．症状として，以下のようなものがある．

①知覚神経：　しびれ，痛み，電撃痛，うつ状態，無痛性心筋梗塞
②自律神経：　めまい，立ち眩み，下痢，便秘，排尿障害，インポテンス R-R 間隔の変動消失，起立性低血圧
③運動神経：　単神経麻痺＝顔面神経麻痺，動眼神経麻痺
④腱反射低下：　神経伝導速度

d. 足病変　糖尿病に合併して起こる足病変として，壊疽（gangrene），潰瘍（ulcer）があり，下肢切断に至ることがしばしばある．原因は，血管閉塞による血流低下，末梢神経の障害による末梢循環障害であり，加えて知覚神経麻痺のため，傷に対して気づかないこと，さらに感染に対する抵抗力の低下などが増悪要因となる．

診断は，足背動脈の拍動欠損，下肢/上肢収縮期血圧比の低下（1＞）で血流低下が診断できる．局所病変として下肢指先の発赤，皮膚萎縮，黒化，感染が加わると蜂窩織炎となる．切断せざるをえないこともある．

【治療】

糖尿病の治療として，食事療法，運動，薬物（経口薬）療法，インスリン療法がある．急性期症状（口渇，多尿，多飲，体重減少）のある場合には，インスリン療法が基本である．血糖のみが高値である場合は食事療法，特に肥満のある場合は，減量が有効である．

1) 食事療法

体重が正常範囲（体格指数［体重(kg)/身長$(m)^2$］が20～24）の場合，総摂取エネルギーをまず一定にする．通常，総摂取エネルギーは，標準体重(kg)×(25～35)kcal/日とする．高齢，運動量の少ない人ほど25に近づけ，若年，運動量の多い人でも35以下とする．

体格指数が，26以上は肥満と定義され，減量がまず図られる．体重減少には，低エネルギー食（800～1200/日）で低糖質，低脂肪とし，充分量の蛋白質（1 g/kg），ビタミン，ミネラル含有食とする．

2) 運動療法

運動は，エネルギー消費のみでなく，体のインスリン感受性を高める作用もあり，必須の療法である．運動の強さは，最大酸素摂取量の1/2の軽運動で，有酸素運動が推奨される．通常，食後2時間以後，脈拍が100～120/分程度の強さで，30分/日を最低1日おきにするとよい．すなわち，早足散歩30分/日，毎日が推奨される．

3) 薬物療法

薬物療法には，2型に対してはインスリン分泌促

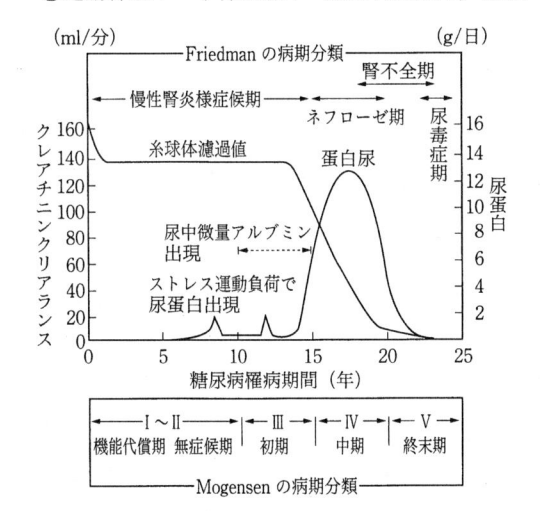

図11.13　糖尿病性腎症の病期と臨床経過
（Friedman 1982, Morgensen 1983, 一部改変）

表 11.8 経口血糖降下薬の種類と特徴

	種類	剤型 (mg/錠)	最大使用量 (/日)	作用時間 (時間)	特徴
SU薬	トルブタミド	250, 500	2 g	6〜12	作用弱く，作用時間も短い
	グリクラジド	40	160 mg	10〜20	血小板凝集抑制作用も有する
	トラザミド	100, 250	500 mg	12〜24	作用は中等度
	グリクロピラミド	250	500 mg	〜24	作用は中等度
	アセトヘキサミド	250, 500	1 g	12〜24	代謝産物も血糖降下作用をもつ
	クロルプロパミド	100, 250	500 mg	24〜60	作用時間が長い，抗利尿作用，アルコール耐性低下作用もある
	グリベンクラミド	1.25, 2.5	10 mg	12〜24	作用強く，最も多く使用されている
α-グルコシダーゼ阻害薬	ボグリボース	0.2, 0.3	0.9 mg	8	炭水化物の吸収遅延により，特に食後高血糖を改善する
	アカルボース	50, 100	300 mg	8	
ビグアナイド薬	塩酸メトホルミン	250	750 mg	6〜14	インスリン作用を増強する．SU薬との併用が多い．乳酸アシドーシスに注意
	塩酸ブホルミン	50	150 mg	6〜14	
インスリン抵抗性改善薬	チアゾリジン	100, 200	400 mg	—	インスリン作用を増強する．まれではあるが重篤な肝障害に注意（本文参照）

進薬，末梢組織のインスリン感受性促進薬，糖の吸収抑制薬が用いられ，1型にはインスリンが投与される（表11.8）．

a. インスリン分泌刺激剤 膵臓のβ細胞に働き，インスリン分泌を促進させる薬剤には，スルファニルウレアがある．作用時間の異なるもの，強度の異なるものがある．

①長時間作用型（12〜18時間）：グリベンクラミド（オイグルコン，ダオニール）

②短時間作用型（6〜12時間）：グリメピリド（アマリール），トルブタミド（ラスチノン），グリクラジド（グリミクロン）

③超短時間作用型（1〜3時間）：ナテグリニド（スターチス，ファスチック）

などがある．

b. インスリン感受性促進薬 末梢組織，特に筋肉，脂肪組織での糖の取り込みを促進させる薬剤に，ビグアナイド；メトフォルミン（グリコラン，メルビン）と，近年開発された peroxysome proliferators-activated receptor（PPARγ）刺激剤ピオグリタゾン（アクトス）がある．

c. 糖の分解阻害薬 アカルボース（グルコバイ），ボグリボース（ベイスン）があり，特に食後過血糖の抑制に有効である．副作用に腹部症状（放庇，腹部膨満，腸閉塞誘発）がある．

4）インスリン療法（表11.9）

1型糖尿病で，インスリン分泌の絶対的低下（尿中CPR 20以下/日）に対しては絶対的適応となる．2型であっても，血糖が高度に高い場合には，適応となる．インスリン製剤はその持続性によって速効型，長期型，その中間の中間型に分けられる．

速効型　（1〜3時間）　ペンフィルR，ヒューマカートR

中間型　（2〜8時間）　ペンフィル30R，ヒューマカート3/7

長時間型（4〜12時間）ペンフィルN，ヒューマカートN

超長期型（12〜24時間）ウルトラレンテ

などがある．

1型では，原則，速効型を朝，昼，夕食前に皮下注射を行う．また就眠前に長期型を少量追加する場合もある．

2型では，朝食前，夕食前の2回，混合型を注射するのが最も多い．

インスリン治療の合併症として，低血糖がある．原因は不規則な食事，下痢，嘔吐，運動過多，入浴などで，インスリンが摂取糖分量より過剰であった場合である（図11.14）．

低血糖発作は，通常血糖値レベルが50 mg/dl以下で起こる．症状は個々によって異なるが，空腹感，気分が悪い，あくび，だるい，無表情，会話が停滞，頭痛，腹痛，いらいら，モノが二重に見える，目がちかちかする，手足のふるえ等があり，ひいては意識障害，痙攣，昏睡に至る．

対処として，一般に糖質を食べさせ，αグルコシダーゼ阻害薬併用時にはブドウ糖を飲ませる．意識

III. 糖, 脂質, 尿酸代謝

表 11.9　主なインスリン製剤とその特徴

	商品名	1 ml 中の単位	皮下注射の作用時間（時間）			外観	バイアル/カートリッジ
			発現	最大	持続		
速効型	ノボリン R	40, 100	0.5	1〜3	8	澄明	バイアル
	ヒューマリン R	40, 100	0.5〜1	3〜5	6〜8		バイアル
	ペンフィル R	100	0.5	1〜3	8		カートリッジ
	ヒューマカート R	100	0.5〜1	3〜5	6〜8		カートリッジ
中間型	ノボリン N	40, 100	1.5	4〜12	24	懸濁	バイアル
	ヒューマリン N	40, 100	1〜1.5	8〜12	24		バイアル
	ペンフィル N	100	1.5	4〜12	24		カートリッジ
	ヒューマカート N	100	1〜1.5	8〜12	24		カートリッジ
複合型	モノタード	40, 100	2.5	7〜15	20〜24	懸濁	バイアル
	ノボリン 30 R	40, 100	0.5	2〜8	24		バイアル
	ヒューマリン 3/7	40, 100	0.5	2〜8	24		バイアル
	ペンフィル 30 R	100	0.5	2〜8	24		カートリッジ
	ヒューマカート 3/7	100	0.5	2〜8	24		カートリッジ
持続型	ノボリン U	40, 100	4	8〜24	24〜28	懸濁	バイアル
	ヒューマリン U	40, 100	3〜5	10〜14	18〜28		バイアル

なお，複合型にはペンフィル 30 R の他に速効性成分が少ない順にペンフィル 10 R, 20 R, 40 R, 50 R が市販されている．

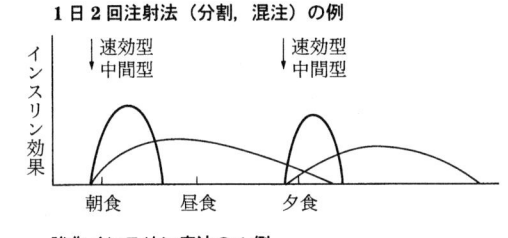

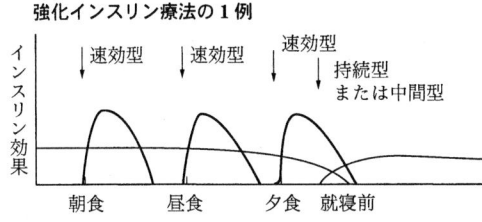

図 11.14　インスリン製剤の投与法

混濁の場合はブドウ糖の静脈内投与が行われる．

（2）脂質代謝

体にある脂質には，中性脂肪，コレステロール，リン脂質，脂肪酸があり，中性脂肪はエネルギー成分，コレステロールは細胞膜の構成成分やステロイドの前駆物質としての働きをしている．リン脂質は細胞膜構成成分として機能する．脂肪酸はエネルギー担体，また生物活性をもつプロスタグランディンの前駆物質でもある．

脂質は水に溶けないため血液中では乳化剤としてアポ蛋白を用い，リポ蛋白粒子として存在する．そのリポ蛋白の構造は，核に疎水性の高い中性脂肪とコレステロールエステルを配置し，殻の部分にはリン脂質とコレステロール，それにアポ蛋白が配列している．アポ蛋白は単に乳化作用のみならず酵素の活性化因子であったり，細胞の受容体に特異的に結合するなどの役目を果たす．リポ蛋白は，サイズの大きい順にカイロミクロン，超低比重リポ蛋白，中間比重リポ蛋白，低比重リポ蛋白，高比重リポ蛋白に分けられる（表 11.10）．リポ蛋白各粒子はおのおのの機能をもち，また互いに変換しあったりしている．これがリポ蛋白代謝（図 11.15）である．

リポ蛋白代謝

カイロミクロンは，経口摂取した脂肪が腸管から吸収されたものが腸管上皮細胞で合成され，リンパ管を通して血流中に分泌された粒子であり，中性脂肪に最も富む．このカイロミクロンは血管壁表面に存在するリポ蛋白リパーゼと呼ばれる酵素によってその中性脂肪が分解され，レムナントとなって肝臓に取り込まれる．

肝臓で糖，脂肪酸から中性脂肪が合成され，また酢酸からコレステロールが合成され，それらはアポ蛋白 B と結合し，超低比重リポ蛋白（VLDL）として分泌される．この VLDL もやはりリポ蛋白リパーゼの作用によって中性脂肪が分解され，脂肪酸が放出され，粒子はサイズを小さくし，中間型比重リポ蛋白（IDL）となる．この IDL は肝臓に取り

表 11.10 リポ蛋白の脂質組成，アポ蛋白組成と高脂血症

リポ蛋白	脂質組成		アポ蛋白 A I A II B C II C III E						高脂血症型 分　類	
カイロミクロン	中性脂肪 90%		○		○	○	○	○	I	V
VLDL（d＜1.006）	60〜70%				○	○	○	○	IV	
IDL（1.006〜1.019）	50%				◎			◎	III	II b
LDL（1.019〜1.063）	総コレステロール	25%			◎				II a	
HDL（1.063〜1.21）		15	○	○				○	高 HDL 血症	

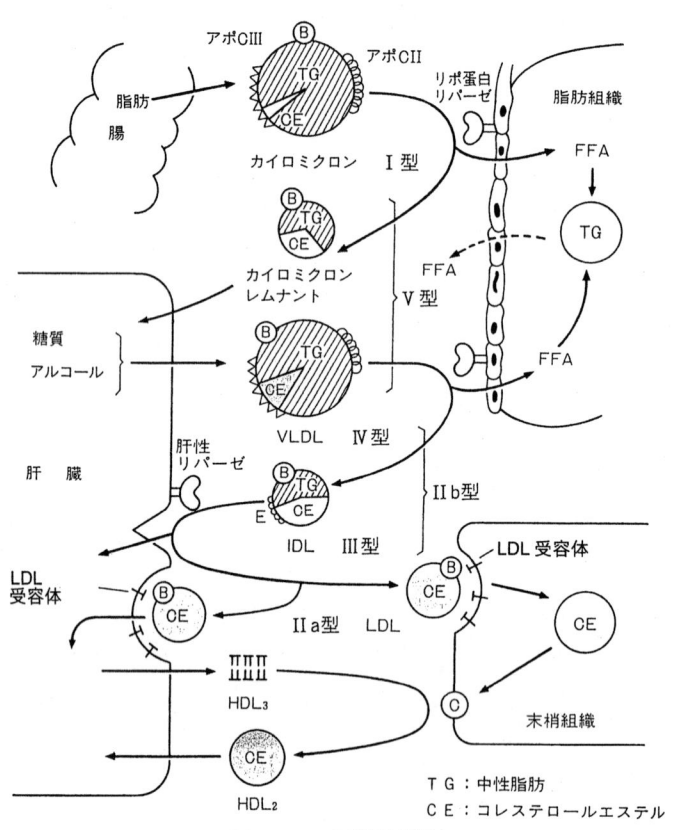

図 11.15　リポ蛋白代謝

込まれるとともに，中性脂肪をさらに減らし，コレステロールの相対比が増加して低比重リポ蛋白（LDL）となる．LDL は末梢組織へ LDL 受容体を介して取り込まれる．また LDL は肝臓にも取り込まれ，異化されコレステロール成分は胆汁酸，あるいはそれ自身のまま腸管に排出される．

末梢細胞内コレステロールは，高比重リポ蛋白（HDL）に吸い取られ，成熟 HDL となる．HDL コレステロールの一部は低比重リポ蛋白に転送され，一部は肝臓にそのまま取り込まれる．これらのリポ蛋白が増加する病態を高脂血症，高リポ蛋白血症と呼ぶ．

a．高脂血症

高脂血症は，いずれかの血清脂質が高値を示した場合であり，高中性脂肪血症，高コレステロール血症，混合型に大別される（図 11.16，表 11.11 参照）．実際には，それぞれ中性脂肪，コレステロールを多く含有した各種リポ蛋白が増加した病態であり，その増加リポ蛋白によって，I 型から V 型に分類される．

表 11.11 高脂血症の成因とその診断法

	原発性		二次性	
	診断名	診断法	診断名	診断法
高コレステロール血症 IIa型	家族性高コレステロール血症 ApoB異常症	線維芽細胞のLDL受容体活性 ApoB変異	糖質ステロイド投与, 甲状腺機能低下症, 糖尿病	T_3, T_4, TSH HbA_{1C}, 血糖
高HDL血症	コレステロールエステル転送蛋白欠損症 HDL受容体欠損症 (?)	CETP活性	アルコール摂取肝炎	肝機能
高中性脂肪血症 I型 IV型 V型	LPL欠損症 LPL機能異常症 ApoCII欠損症	LPL活性 ApoCII	過剰脂肪摂取 過剰糖質摂取 アルコール摂取 糖尿病, 肥満	高コリンエステラーゼ高値 血糖, HbA_{1C} 肥満度
高コレステロール血症+高中性脂肪血症(混合型) III型	ApoE2/2 肝性リパーゼ欠損症	ApoE同位体 肝性リパーゼ活性	甲状腺機能低下症 糖尿病	T_3, T_4, TSH HbA_{1C}
IIb	家族性混合型高脂血症	家系調査 LPL欠損(?)	ネフローゼ 糖尿病, 肥満	アルブミン, 蛋白尿, HbA_{1C}

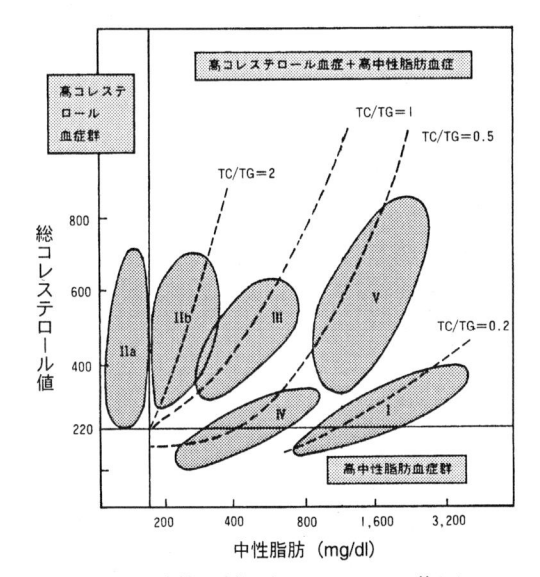

図 11.16 中性脂肪値と総コレステロール値からの高脂血症型分類

1) 高中性脂肪血症 (hypertriglyceridemia) (中性脂肪 150 mg/dl 以上)

中性脂肪が高い場合には，高カイロミクロン血症（I型）と高VLDL血症（IV型），その混合型（V型）とがある．

高カイロミクロン血症は，通常中性脂肪/コレステロール比が7〜10を呈した場合，推定診断される．リポ蛋白リパーゼの活性低下と過剰な脂肪摂取で生じ，3,000 mg/dl 以上になると急性膵炎を起こすことがある．

高VLDL血症は，中性脂肪/コレステロール比が4〜7を呈した場合で，同様にリポ蛋白リパーゼの活性低下と糖質の過剰摂取で肝臓からのVLDL合成が亢進した場合に起こる．中性脂肪値が500 mg/dl 以上になると，通常VLDLとカイロミクロンはともに存在する．やはり高度になると急性膵炎を引き起こす．糖尿病，肥満，アルコール摂取で増悪し，また運動不足でも増加することから，いわゆる生活習慣病のマーカーでもありうる．動脈硬化に対しては直接効果よりは，間接効果（共存する低HDL，レムナント，小粒子LDL）を介して促進作用を示すと考えられる．

2) 高コレステロール血症 (hypercholesterolemia) (総コレステロール 220 mg/dl 以上)

コレステロールに富むLDLの増加状態である（II型高脂血症）．このLDLはVLDLから生じることからVLDL合成亢進状態（過食，肥満）で増加，また肝臓で血液中のLDLを取り込む装置であるLDL受容体の欠損で生じる．これは遺伝的にも規定されており，家族性に発生する場合には家族性高コレステロール血症と呼ばれる．ヘテロ型は500人に1人とされ頻度は高い．若年で心筋梗塞などの動脈硬化性疾患を発症する．

LDLはこのように動脈硬化と密接に関連するが、その機序としてLDLによって運ばれたコレステロールが血管壁に蓄積し、酸化変性すると一種の起炎物質として作用しはじめ、血管構成細胞に障害性に働くようになり、平滑筋細胞増殖反応、マクロファージの泡沫細胞化を促進、さらには組織脆弱化を起こすことが明らかにされている。血管表面に障害が及ぶとそこに血栓ができ、血流が途絶し末梢臓器を虚血に至らしめる。

3) 混合型

総コレステロールと中性脂肪がともに高値を示す。増加リポ蛋白は、VLDLとLDLがともに増加している場合(IV型)と、中間比重リポ蛋白(IDL)が増加している場合(III型)とに分けられる。

IV型高脂血症は肝臓でのVLDLの合成亢進、リポ蛋白リパーゼの発現低下、加えて、肝臓内のコレステロール増加からLDL受容体活性の低下が合併した場合であり、その要因はそれぞれの遺伝的発現活性の低下に加えて、糖質、脂肪の過剰摂取である。特に、過剰脂肪の蓄積と、それにともなうインスリン感受性低下が考えられる。

III型高脂血症は、IDLが増加した病態で、原因はIDLの肝臓への取り込みに関わるアポ蛋白Eに変異があるため、血中に停滞するためである。

動脈硬化に対しては、IDLは最も障害的に作用する。

【治療】(表11.12参照)

食事療法がまず主体であり、特に肥満がある場合には、減量が優先される。加えて、運動が推奨される。2〜3カ月後、改善が認められない場合、薬物療法に移る。

1) 高中性脂肪血症(I, IV, V型)

高中性脂肪症の薬物療法は、ニコチン酸製剤とフィブラート剤がある。前者はリポ蛋白リパーゼ活性増加作用と肝臓での脂質合成低下作用をもつ。ニコモール、ニセリトロールがある。後者は、パーオキシゾーム増殖因子で活性化される受容体α(PPARα)刺激作用があり、クリノフィブラート、ベザフィブラート、フェノフィブラートがある。リポ蛋白リパーゼの発現促進作用を示す。

フィブラート剤の作用には、腎障害、横紋筋融解症がある。

2) 高コレステロール血症(IIa型)

コレステロール低下薬は、吸収阻害薬、合成阻害薬、排泄促進薬に分けられる(図11.17)。吸収阻害はコレステロールのミセル化に必要な胆汁酸と結合し、ミセル形成を阻害する。コレスチラミン、コレスチミドがある。肝臓でコレステロール合成を抑制する薬剤は、hydroxymethylgurutaryl-CoA reductase inhibitor (HMG-CoA還元酵素阻害薬)がある。現在、プラバスタチン、シンバスタチン、フルバスタチン、アトロバスタチンなどがある。本剤はLDL受容体の活性化作用もあり、血流中の

表11.12 高脂血症に対する治療と効果

	高コレステロール血症		高中性脂肪血症	
	治療法	変化率	治療法	変化率
生活様式	食事		脂肪制限	−30〜60%
	コレステロール制限 脂肪制限 不飽和脂肪摂取	−10〜15%	(高カイロミクロン血症) 糖質制限 (高VLDL血症)	−20〜40%
	肥満			
	減量1kgあたり (IIa)	−8 mg/dl	減量1kgあたり	−100〜300 mg/dl
	〃 (IIb)	−16 mg/dl		
	運動(9km/週間)	−5%	運動(9km/週間)	−10%
吸収阻害薬	HMG-CoA還元酵素阻害剤		フィブラート剤	ニコチン酸製剤
コレスチラミン	プラバスタチン		クリノフィブラート	ニコモール
コレスチミド	シンバスタチン		ベザフィブラート	ニセリトロール
	フルバスタチン		フェノフィブラート	デキストラン硫酸
	アトロバスタチン			EPA

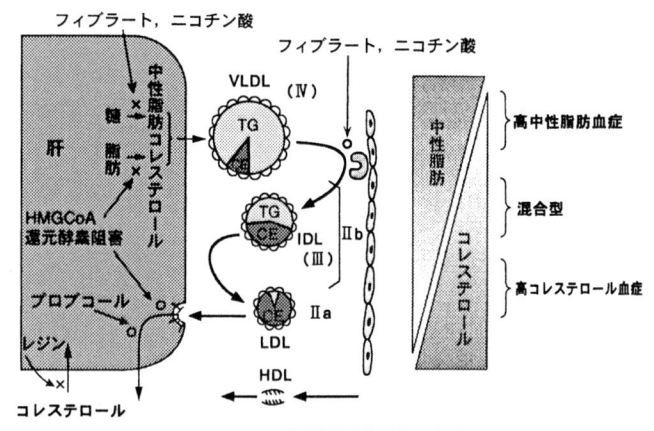

図 11.17 脂質低下薬の作用部位

LDL の取り込み促進作用もある．副作用には横紋筋融解症などがある．排泄促進剤にはプロブコールがある．本剤は黄色腫減少効果がある．また抗酸化作用がある．

スタチン剤では広範疫学大規模スタディにより，冠状動脈疾患の発生を確実に約 30% 抑制しうることも明らかにされた．

b．肥満症

肥満は，体内の脂肪組織に中性脂肪が過剰に蓄積された状態である．脂肪組織は従来，単に脂肪蓄積臓器，あるいは皮膚の外界からの外傷に対する緩衝作用がある程度にしか理解されなかったが，近年脂肪細胞から，インスリン作用を抑制する TNFα，逆にインスリン感受性をよくするアディポネクチン，あるいは食欲を抑えるレプチン，さらには，血栓形成を促進する PAI-1 が分泌されることが認識され，分泌臓器としての役割が浮かんできた．

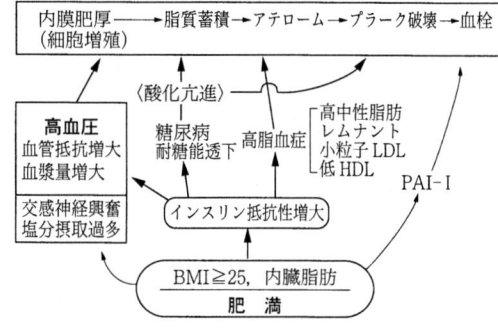

図 11.18 肥満をともなう高血圧と動脈硬化進展

近年，糖尿病の増加が顕著であるが，その原因の一つには，肥満があげられる．日本人では，現に年々，肥満度がこの 20 年間増加している．高血圧，高中性脂肪血症糖尿病の合併例はメタボリック症候群とも呼ばれているが，その中核には，内臓脂肪を中心とした肥満がある．究極，血管障害に至る過程を図 11.18 に示した．

1) 肥満の診断

obesity body mass index (BMI) = 体重/身長^2 で表し，この BMI = 25 以上で肥満と診断される．

2) 肥満症の診断

日本肥満学会では，BMI 25 以上に加えて，糖尿病，高血圧，高脂血症，心臓疾患，脳梗塞，脂肪肝，高尿酸血症，夜間無呼吸症候群，腰痛・膝関節痛，不妊・生理不順があれば肥満症とした．一方，肥満体型については，内臓脂肪型と皮下脂肪型があり，前者ではインスリン感受性低下がみられるので，内臓型肥満の場合，合併症がなくても将来合併症をもつ可能性が高いので，これも肥満症とした．

【治療】

食事，運動療法による減量が最も好ましい．減量によって，合併する高血圧，糖尿病，高脂血症が改善することも明らかである．

食事療法には，600 kcal 以下の VLCD 療法，600～1,200 kcal の低エネルギー食療法がある．原則，蛋白質，ビタミン，ミネラルを充分に摂取し，エネルギー成分である糖質，脂質を極力減らすことである．それには，乳蛋白，ビタミンを含有したフォーミュラー食を用いることも有用である．

運動は，最大酸素摂取量の 1/2 の軽度の運動を，

1日30分，週3回以上が原則である．これによって，血圧低下，血糖低下も望める．

ただし，減量は単に体重を減らすことを強いても効果が上がらない．食べることはあらゆる生活習慣の凝集した結果であることを考慮すると，個々にあったきめ細かい生活習慣の是正と，それを実行継続するための精神的サポートが大切である．

やせるための薬は，現在正式には食欲抑制薬としてマジンドールのみであり，甲状腺剤などは危険である．

(3) 尿酸代謝

核酸塩基にはプリン塩基とピリミジン塩基があるが，そのうちプリン体の分解産物が尿酸である．体内には約1,200 mg の尿酸が体液に溶けた形で存在する．その約60%の700 mg が24時間に産生され，また同量が排泄されて均衡を保っている．高尿酸血症は，痛風，尿管結石を引き起こす．

合成経路は，図11.19に示すごとく，5単糖からホスホリボシルピロリン酸ができ，これからイノシンモノホスフェートを介して，キサンチンができ，それより尿酸が産生される．Hypoxanthine guanine phosphoribosyltransferase は，いったんできたグアニンを guaninemonophosphate に戻し，サルベージ回路と呼ばれる．本回路の欠落は尿酸の大量産生をもたらす．レッシュ・ナイハン(Lesch-Nyhan) 症候群はこの回路の欠損で，高尿酸血症，自傷行為，精神発達遅延をともなう．

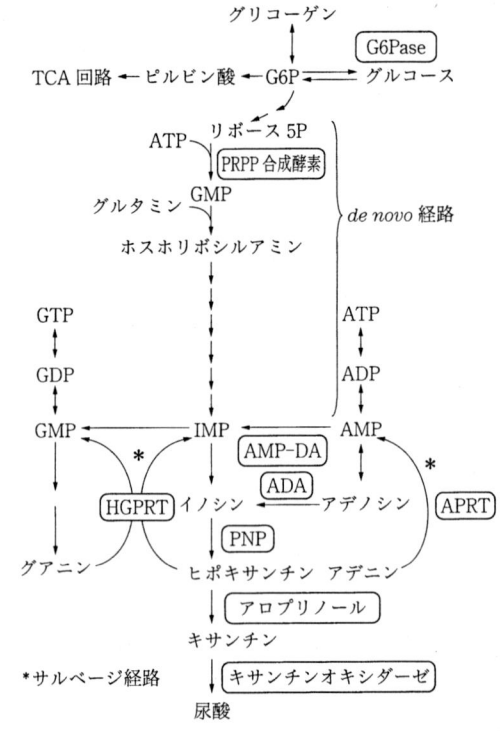

図 11.19 プリン代謝とその調節に関わる関連酵素

a. 痛　風

尿酸が関節内に蓄積し，炎症を引き起こし，関節痛をもたらす．好発部位は拇指の中足趾関節である．ほかの足関節にもみられる．痛風結節と呼ばれる皮下結節が耳翼にできることもある．促進要因には，男性，肉食，高カロリー食，アルコール摂取があげられる．

合併症として，ほかに腎障害，尿路結石などをと

表 11.13 尿酸排泄薬と尿酸生合成阻害薬

	プロベネシド	ベンズブロマロン	アロプリノール
市販名	プロベネミド，ベネシッド	ユリノーム	ザイロリック，アロシトールなど
剤型	250 mg 錠・500 mg 錠	25 mg・50 mg 錠	100 mg 錠
生物学的半減期	6〜12 時間	12〜13 時間	3〜4 時間
作用部位	近位・遠位尿細管，近位>遠位	遠位尿細管	キサンチンオキシダーゼ阻害作用
初期投与量	500 mg/日　2回	50 mg/日　1回	100〜200 mg/日　2回
維持投与量	1,000 mg/日　2回	50〜100 mg/日　1〜2回	200〜400 mg/日　2回
作用の用量依存性	常用量では　+	+	+
副作用	尿路結石，胃腸障害，薬疹	胃腸障害	まれに薬疹，肝障害，骨髄抑制
他の薬剤との競合	サリチル酸，抗生物質　サイアザイド系利尿薬　ヘパリン，オキシプリノール	今のところなし	プロベネシドの代謝酵素である肝ミクロソーム酵素に競合的に作用

もなうことがある．

【治療】

治療薬は表11.13に示すように合成阻害薬と排泄促進薬に分けられる．

①キサンチンオキシダーゼ阻害薬： アロプリノール

②排泄促進： ベンズブロマロン，プロベネシド

急激に尿酸を低下させると痛風発作を誘発することもある．尿酸結石を予防するために尿をアルカリに保つ必要がある．

12. 炎　　　症
Inflammation

（1）炎症とは

炎症とはさまざまな侵襲に対する生体の局所的あるいは全身性の生体防御反応である．ローマ時代の医学者ケルズス（Celsus）は炎症の特徴として発赤 rubor (redness)，腫脹 tumor (swelling)，熱感 calor (heat)，疼痛 dolor (pain) の4つの徴候（炎症の四徴）をあげている．さらに機能喪失 functiolaesa (loss of function) を加えて炎症の五徴と呼ばれている．

発赤は物理的刺激や炎症性メディエーターが血管内皮に作用して血管が拡張し，血液がうっ滞し，充血することによる．腫脹は充血や血管透過性の亢進による血漿蛋白などの血管外漏出によって生じる．また，熱感は充血による炎症部の血液量増加や異物を貪食して活性化したマクロファージから放出された炎症性サイトカインであるインターロイキン（IL）-1の視床下部の発熱中枢への作用による．疼痛はブラジキニンや神経終末に対する滲出液による圧迫，組織の酸性化などの刺激によって生じる．以上の滲出液や組織の酸性化，蛋白分解産物，炎症性メディエーターは組織の変性・壊死を惹起して，機能障害をもたらす．

（2）炎症を引き起こす原因

炎症を引き起こす主な原因（起炎物質）には以下のものがある．

①病原微生物：細菌，ウイルス，真菌，寄生虫，原虫など．
②物理的因子：光線，温熱，放射能，電気的刺激，擦過・打撲など．
③化学的因子：酸，アルカリ，薬物，毒素など．
④免疫学的刺激：アレルギー，免疫複合体な

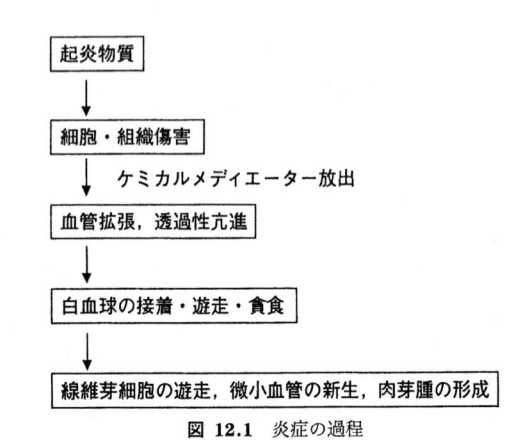

図 12.1　炎症の過程

起炎物質 → 細胞・組織傷害 → ケミカルメディエーター放出 → 血管拡張，透過性亢進 → 白血球の接着・遊走・貪食 → 線維芽細胞の遊走，微小血管の新生，肉芽腫の形成

ど．
⑤その他，局所の循環障害，異物など．

起炎物質により炎症が始まると，微小循環系の血管拡張と充血，血管透過性の亢進，血漿成分の滲出，白血球の血管外遊出および貪食，肉芽組織による修復，瘢痕化という一連の経過をとる（図12.1）．

（3）炎症の病理学的経過

炎症の過程を病理学的に観察すると，退行性変化，循環障害と滲出，組織の増殖がみられる．これは炎症による組織の傷害に対する創傷治癒の過程でもある．なお滲出とは血管壁の透過性が亢進し，血漿成分や血液成分が血管外へ出る現象で，滲出によって出たものを滲出物という．

1）退行性変化

刺激により局所の組織や細胞が障害されると種々の細胞から多くのケミカルメディエーター（化学的伝達物質），たとえば肥満細胞からはヒスタミン，血小板からはセロトニンが放出される（表12.1）．細胞膜のリン脂質からは血小板活性化因子

表 12.1 主な化学的伝達物質とその由来，作用

メディエーター	由　　来	作　　用
ブラジキニン	キニン系	血管拡張，平滑筋収縮，血管透過性亢進
C5a	補体 C5	肥満細胞の脱顆粒，好中球・マクロファージの走化性 好中球の活性化，平滑筋収縮，毛細血管透過性亢進
フィブリン分解産物 (FDP)	凝固系	血管透過性亢進，好中球・マクロファージ走化性
ヒスタミン	肥満細胞，好塩基球，血小板	血管透過性亢進，平滑筋収縮，白血球遊走化
セロトニン	血小板	血管透過性亢進，平滑筋収縮
血小板活性化因子 (PAF)	好塩基球，好中球，単球 肥満細胞，マクロファージ	血管透過性亢進，平滑筋収縮，好中球活性化
インターロイキン-8 (IL-8)	単球，リンパ球	多核白血球・単球の局所集積
プロスタグランディン E_2 (PGE_2)	肥満細胞，血管内皮細胞	血管拡張，血管透過性亢進
ロイコトリエン B_4 (LTB_4)	単球，好中球 マクロファージ	好中球走化性，平滑筋収縮
ロイコトリエン D_4 (LTD_4)	肥満細胞，好酸球，好塩基球	血管透過性亢進，平滑筋収縮
活性酸素	好中球，単球 マクロファージ	血管内皮細胞傷害，血管透過性亢進，殺菌

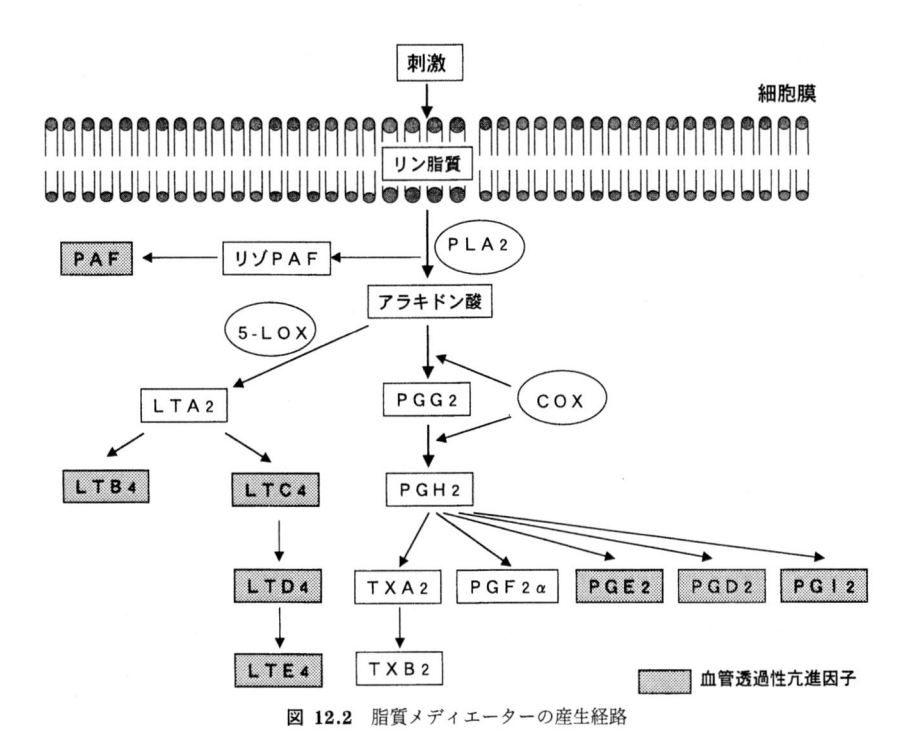

図 12.2 脂質メディエーターの産生経路

(PAF) およびアラキドン酸とシクロオキシゲナーゼ (COX) を介して，プロスタグランディン (PG)，トロンボキサン (TX)，ロイコトリエン (LT) などのいわゆる脂質メディエーターが産生され（図 12.2），血管系の反応が誘発されて次の循環障害をもたらす．アスピリンはこの COX を阻害して抗炎症作用を発揮する．

2）循環障害

まず，細動脈，毛細血管，細静脈などの微小循環系の血管が拡張し，充血をきたす．すなわち，①微

小循環系の血管が拡張して，血流速度が増加し，②静水圧が上昇して多くの毛細血管が灌流されるようになり，③血管透過性が亢進し，④白血球の遊走をきたす．刺激が強いと血行停止，血栓形成，血管壁の変性・壊死，出血，組織の変性・壊死に陥る．

炎症における血管透過性の亢進は基本的に二相性を示す．刺激直後から現れる弱くて一過性の即時相（30分以内）と，それがいったん消退した後に現れる強くて長時間持続する遅延相（4〜5時間）である．遅延相が炎症性血管透過性亢進の主体をなす．即時相は主にヒスタミンによって仲介されているが，遅延相ではカリクレイン・キニン系（ブラジキニン），補体系（C3a，C5a），凝固・線溶系（フィブリン分解産物FDP）などの関与が考えられている（表12.2）．

炎症早期には血清成分，血漿成分が滲出し，次いで細胞成分も滲出するようになる．まず正常状態では白血球は主に血管の中央部，血漿は血管壁に接して流れている．そこに何らかの刺激が加わると白血球（特に好中球）が細静脈の血管腔の中心部から辺縁に移行し（捕捉），細静脈の内壁を転がるようになり（ローリングrolling現象），ついには血管壁に接着（adhesion）し，やがて内皮細胞の間をぬって血管外へと出る（遊走，transmigration）（図12.3）．この炎症細胞の浸潤には白血球表面と血管内皮細胞表面に発現する各種の接着分子が重要な働きをする（表12.3）．たとえば白血球のローリング現象には白血球表面の糖鎖 sialyl Lewis^x（sLe^x）とリガンドとして血管内皮細胞膜上のP-セレクチン（CD 62 P）やE-セレクチン（CD 62 E）が相互に作用する．白血球の血管内皮への接着には白血球表面のLFA-1（CD 11a/CD 18），Mac-1（CD 11b/CD 18）と血管内皮細胞上のICAM-1が重要な役割を果たす．白血球の遊走にはPECAM-1（platelet endothelial cell adhesion molecule-1；CD 31）が関与する．これら接着分子の発現はIL-1や腫瘍壊死因子TNF-αなどの炎症性サイトカインによって増強され，また同一の刺激でもこれらの接着分子が発現する時期は各々異なる（図12.4）．

血管外に出た白血球は白血球遊走因子の濃度勾配に従って，細菌などの起炎物質に向かって遊走する（走化性）．白血球遊走因子としてC5a，LTB$_4$，FDP，IL-8や単球走化性蛋白質 MCP-1 などがあ

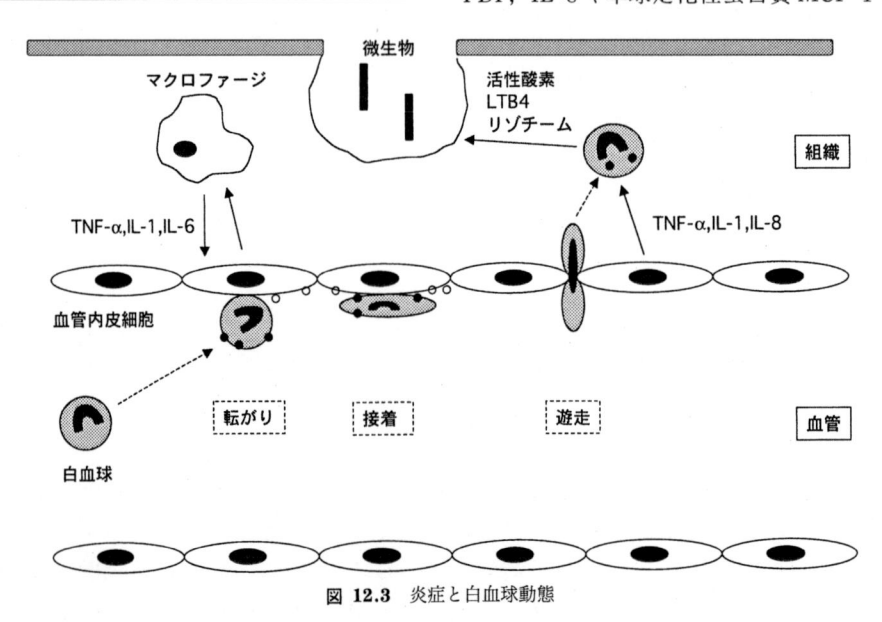

表 12.2 血管透過性亢進に関与するメディエーター

1) 血漿蛋白由来
   ブラジキニン
   アナフィラトキシン…C3a，C5a
   プラスミン，フィブリン分解産物（FDP）
2) 細胞由来
   ヒスタミン
   プロスタグランディン…PGE$_1$，PGE$_2$，PGI$_2$
   ロイコトリエン…LTC$_4$，LTD$_4$，LTE$_4$
   血小板活性化因子 PAF
   活性酸素
   サブスタンスP，ニューロテンシン

図 12.3 炎症と白血球動態

表 12.3 主な接着分子とその分布, リガンド

ファミリー名　　接着分子名	分　布	リガンド
1) 免疫グロブリンスーパーファミリー		
ICAM-1（CD 54）	血管内皮細胞, 白血球, マクロファージ, 線維芽細胞, 上皮細胞	LFA-1, Mac-1
ICAM-2（CD 102）	血管内皮細胞, リンパ球, 単球	LFA-1
VCAM-1（CD 106）	活性化血管内皮細胞	VLA-4, フィブロネクチン
PECAM-1（CD 31）	血小板, 血管内皮細胞, 白血球, マクロファージ	(homophylic)
2) インテグリンスーパーファミリー		
β1-インテグリン		
VLA-1（CD 49a/CD 29）	活性化Tリンパ球, 単球	ラミニン, コラーゲン
VLA-2（CD 49b/CD 29）	リンパ球, 血小板, 線維芽細胞, 血管内皮細胞	ラミニン, コラーゲン
VLA-3（CD 49c/CD 29）	活性化リンパ球, 上皮細胞, 線維芽細胞	フィブロネクチン, ラミニン, コラーゲン
VLA-4（CD 49d/CD 29）	リンパ球, 好酸球, 単球	VCAM-1, フィブロネクチン
β2-インテグリン		
LFA-1（CD 11a/CD 18）	全白血球	ICAM-1, ICAM-2, ICAM-3
Mac-1（CD 11b/CD 18）	好中球, 好酸球, 単球, マクロファージ	ICAM-1, フィブリノゲン, LPS
p150, 95（CD 11c/CD 18）	好中球, 好酸球, 単球, マクロファージ	ICAM-1, フィブリノゲン
3) セレクチンファミリー		
L-セレクチン（CD 62 L）	全白血球	sialyl Lewis^x, GlyCAM-1
E-セレクチン（CD 62 E）	活性化血管内皮細胞	sialyl Lewis^x, sialyl Lewis^a
P-セレクチン（CD 62 P）	血小板（α-顆粒), 血管内皮細胞（Weibel-Palade 小体)	sialyl Lewis^x, sialyl Lewis^a, PSGL-1
4) その他		
sialyl Lewis^x	好中球, 単球	L-, E-, P-セレクチン

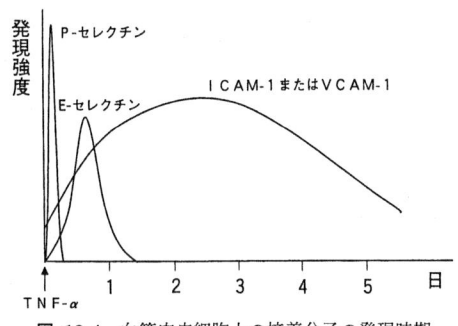

図 12.4 血管内皮細胞上の接着分子の発現時期

図 12.5 炎症細胞の出現時期

る.

3) 組織増殖

組織の増殖は炎症の修復過程であり, 細胞成分, 線維成分, および毛細血管が重要な役割を果たす. 細胞成分として線維芽細胞, 単球・マクロファージ, リンパ球, 形質細胞が, 線維成分として膠原線維, 弾性線維が関与し, 局所に肉芽組織が形成されて治癒に至る.

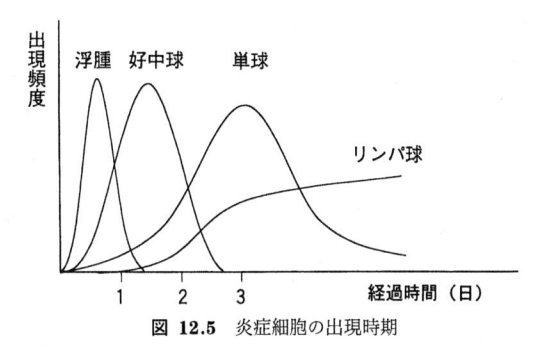

(4) 炎症に関与する細胞

起炎物質の違い, 炎症の時期や種類により炎症の主役を演じる細胞は異なってくる. たとえば通常の炎症では早期には好中球, 後期にはリンパ球や単球が主役を演じる（図12.5). また寄生虫疾患や蕁麻疹, 気管支喘息などのアレルギー疾患では好酸球や肥満細胞が重要な役割を演じる.

1) 好中球 (neutrophil)

炎症が生じると血管内の好中球は血管壁を転がり, 血管内皮に接着し, 次いで血管内皮細胞の間を

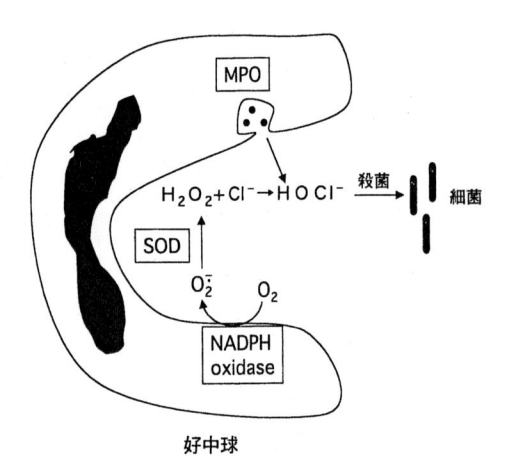

図 12.6 好中球による殺菌機序
MPO：ミエロペルオキシダーゼ
SOD：スーパーオキサイドディスムターゼ

通り抜けて血管外に遊走する．そして好中球遊走因子によって異物に向かい（走行性），細菌などの異物を貪食・殺菌する（図12.6）．最初の段階は好中球のNADPH oxidaseによる酸素分子からのスーパーオキサイドアニオン（O_2^-）の生成である．このO_2^-はスーパーオキサイドディスムターゼ（SOD）によって過酸化水素（H_2O_2）となる．H_2O_2は好中球由来のミエロペルオキシダーゼ（MPO）によって塩素分子と反応し，極めて反応性が高く毒性の強い次亜塩素酸（HOCl）を生成し，殺菌作用を示す．好中球の細胞質内には顆粒が豊富にあり，蛋白質や糖を分解する酵素であるリソソーム（ライソゾーム）を含む．また細菌感染が生じると末梢血管床から好中球が動員され，末梢血中に好中球増多をみる．同時に骨髄からも未熟な骨髄系細胞が動員され，核の左方移動がみられる．

2） リンパ球（lymphocyte）

リンパ球は大きさから大・中・小に分けられるが，機能的にはT細胞（Tリンパ球）とB細胞（Bリンパ球）に分けられる．一般にTリンパ球は細胞性免疫，Bリンパ球は液性免疫を担うが，Tリンパ球はさらにBリンパ球に対するヘルパー機能（抗体産生補助），サプレッサー機能（抗体産生抑制），キラー機能（細胞傷害）もあり，液性免疫にも関与している．

3） 単球（monocyte），**マクロファージ**（macrophage），組織球（histiocyte）

単球は白血球の中で最も大きく，核は腎形で細胞質にアズール顆粒を有する．肉芽腫性炎などの慢性炎症時に増加し，リゾチーム，ペルオキシダーゼ，酸ホスファターゼ，エステラーゼなど多くの分解酵素を含み，貪食作用を有する．単球は炎症に際してC5a，PAF，LTB_4やMCP-1などの走化性因子に引き寄せられて血管外に滲出し，マクロファージの形態をとる（滲出マクロファージ）．一方，組織中には在住マクロファージ（組織球）が存在する．

4） 好酸球（eosinophil）

細胞質内に大きめの好酸性の顆粒を有する．好酸球遊走因子によって引き寄せられる．蕁麻疹，アトピー性皮膚炎，アレルギー性鼻炎，気管支喘息などのアレルギー疾患や寄生虫感染症などで重要な働きをする．

5） 好塩基球（basophil），肥満細胞（mast cell）

好塩基球は血球として循環しており，肥満細胞は組織に散在しているが，現在この両細胞は機能的には同一視されている．細胞質内には異染性を示し，トルイジンブルーで赤紫色に染まる顆粒を有する．顆粒中にはヘパリン，ヒスタミン，セロトニン，LTC_4，LTD_4，LTE_4などが含まれ，活性化すると脱顆粒してこれらのケミカルメディエーターを放出し，即時型アレルギー反応に関与する．

（5） 炎症と液性因子

炎症の急性期には局所の血管透過性亢進，滲出液の流出および白血球の遊走化が起こる．これらは血管作動性因子，白血球遊走因子などの液性因子によって生じる．種々の細胞から産生される生理活性物質を総称してサイトカイン（cytokine）という（表12.4）．「サイト」とはラテン語で「細胞」，「カイン」とは「作動物質」を意味する．従来はリンパ球由来の液性物質をリンフォカイン，単球・マクロファージ由来のものをモノカインと呼んでいた．サイトカインは糖蛋白であり，微量で作用する．主に産生された局所で作用し，産生細胞の近傍にある細胞に作用（paracrine）したり，あるいは産生細胞自身に作用（autocrine）する．1つのサイトカインが複数の生理活性を有し，また異なるサイトカインが同一の作用を有する．サイトカイン同士の作用は相加的，相乗的，拮抗的とさまざまであり，生体内では複雑なサイトカインネットワークを構築している．サイトカインは生体の恒常性の維持に不可欠で

12. 炎症

表 12.4 主なサイトカイン

1. インターロイキン (interleukin: IL)…IL-1, 2, 3, 4, 5, 6, 7, 8, 9, 10, 11, 12, 13, 14, 15, 16, 17, 18
2. ケモカイン
   ① 単球走化性蛋白質 monocyte chemotactic protein-1 (MCP-1)
   ② RANTES (regulated on activation, normal T-cell expressed and secreted)
   ③ eotaxin
   ④ マクロファージ炎症性蛋白質 macrophage inflammatory protein-1 (MIP-1)
3. 造血因子
   ① 幹細胞因子 stem cell factor (SCF)
   ② 顆粒球マクロファージコロニー刺激因子 granulocyte-macrophage colony-stimulating factor (GM-CSF)
   ③ 顆粒球コロニー刺激因子 granulocyte colony-stimulating factor (G-SCF)
   ④ マクロファージコロニー刺激因子 macrophage colony-stimulating factor (M-CSF)
   ⑤ エリスロポエチン erythropoietin
   ⑥ トロンボポエチン thrombopoietin
4. インターフェロン (IFN) α, β, γ
5. 細胞傷害因子
   ① 腫瘍壊死因子 tumor necrosis factor-α (TNF-α)
   ② リンホトキシン lymphotoxin
6. 増殖因子
   ① 形質転換増殖因子 transforming growth factor-β (TGF-β)
   ② 血小板由来増殖因子 platelet-derived growth factor (PDGF)
   ③ 上皮増殖因子 epidermal growth factor (EGF)
   ④ 線維芽細胞増殖因子 fibroblast growth factor (FGF)
   ⑤ 白血病抑制因子 leukemia inhibitory factor (LIF)
   ⑥ 神経成長因子 nerve growth factor (NGF)

あるが，一方では炎症の病態で過剰産生され，病態の発症・進展・遅延などに関与している．炎症に際して産生される一連のサイトカインを炎症性サイトカイン (inflammatory cytokine) と呼び，IL-1, -6, -8, MCP-1, TNF-α などがある（表 12.4）．

(6) 急性期反応物質

1) 赤血球沈降速度（血沈）

炎症の際には通常，血沈は亢進する．その他，アルブミンの減少（肝硬変）または γ-グロブリンの増加（悪性腫瘍，膠原病，心筋梗塞など）でも亢進する．逆に遅延する場合にはフィブリノーゲンの減少（播種性血管内凝固症候群；DIC）が疑われる．

2) CRP（C 反応性蛋白質）

炎症の程度に応じて高値を示す．IL-1 が肝での CRP 合成を促進させることによる．CRP には補体の活性化や好中球の貪食を促進する作用もある．

(7) 炎症の分類

1) 経過による分類

a. 急性炎症 (acute inflammation)

臨床的にはおよそ数日～半月の比較的短期間に経過する炎症であり，充血，滲出，好中球の浸潤を主体とする．

b. 慢性炎症 (chronic inflammation)

起炎体が持続的に作用して起こり，臨床的に数カ月～数年の長期間に及ぶ．組織学的に滲出は弱く，リンパ球，形質細胞，単球およびマクロファージの浸潤が主体であり，線維芽細胞などの増殖が著明となり，瘢痕化，肉芽腫の形成，壊死をきたすことがある．肉芽腫の中央にはマクロファージが変化した類上皮細胞が存在し，それを取り囲むようにリンパ球が浸潤している．このように組織の破壊と修復が同時に進行する．

c. 亜急性炎症 (subacute inflammation)

急性炎症と慢性炎症の中間であり，組織学的にはリンパ球やマクロファージが浸潤している．亜急性細菌性心内膜炎，亜急性肝炎，亜急性甲状腺炎などが知られている．

2) 組織学的分類

a. 変質性炎 (alternative inflammation)

細胞や組織の変性や壊死が主体である．肝炎ウイルスによる肝細胞の変性，クロイツフェルト・ヤコブ病の神経細胞の変性などがある．

b. 滲出性炎（exudative inflammation）

血管からの滲出性変化が強い．

①漿液性炎（serous inflammation）： 滲出物の主体は細胞成分を含まない血漿成分である．皮膚の水泡など．

②線維素性炎（fibrious inflammation）： 滲出物の主体はフィブリンである．尿毒症，膠原病による心外膜炎，喉頭ジフテリアなど．

③化膿性炎（purulent inflammation）： 滲出物の主体が好中球である．化膿性炎症により限局性に組織の融解をきたし，膿の蓄積した状態を膿瘍（abscess）という．小膿瘍が散在し，蜂の巣状にみえるものを蜂窩織炎といい，皮膚炎や虫垂炎でみられる．化膿性炎の壊死巣に腐敗菌が二次感染を起こした場合を壊疽性炎という．腔内に膿が蓄積した状態を蓄膿といい，副鼻腔などに多い．

④出血性炎（hemorrhagic inflammation）： 滲出物の主体が赤血球である．

c. 増殖性炎（productive inflammation）

線維芽細胞の増殖，マクロファージやリンパ球，形質細胞の浸潤を主体とする．メサンギウム増殖性腎炎など．このうち結節状の肉芽組織を形成する炎症を肉芽腫性炎（granulomatous inflammation）といい，起炎体に対してマクロファージ，類上皮細胞，多核巨細胞などが限局性に集族し，起炎体の処理を行う．結核，梅毒，ハンセン病，野兎病，ブルセラ症，腸チフス，サルコイドーシスなどがある．またアレルギー反応により生じる肉芽腫性炎をアレルギー性肉芽腫症と呼ぶ．

13. 皮 膚 疾 患

Skin Diseases

a. アトピー性皮膚炎

1923年，Cocaによって提唱されたアトピー（atopy）は，数多くの研究の積み重ねにより，現在のところ「IgEを産生しやすい遺伝的体質」とされるに至っている．1994年に日本皮膚科学会が提唱した本疾患の概念は，「アトピー性皮膚炎（atopic dermatitis：AD）は，増悪・寛解を繰り返す，瘙痒のある湿疹を主病変とする疾患であり，患者の多くはアトピー素因をもつ」というものであり，アトピー素因とは，①家族歴・既往歴（気管支喘息，アレルギー性鼻炎・結膜炎，アトピー性皮膚炎のうちのいずれか，あるいは複数の疾患），または②IgE抗体を産生しやすい素因のことをいう．

血清中のIgEの測定にはradioallergosorbent test（RAST）を用いるが，ADでは患者の約80％程度に血清IgE値の上昇が認められ，IgE値が高いほどRAST陽性となるアレルゲンも多種類に及ぶ傾向にある．一般に乳児期では卵白や牛乳などの食物抗原に対するRAST値が高く，幼少時期以降ではダニやハウスダストなどの環境抗原に対するRAST値が高くなる傾向にある．

【疫学】

アトピー性皮膚炎は乳児期から老齢期までの間のどの年齢でも起こりうる慢性再発性の湿疹であるが，多くは乳児期に始まる．その後，すみやかに治癒するもの，いったん増悪してから治癒に向かうもの，増悪してからなかなか治癒に向かわないものなど，まちまちの経過を示す．他方，加齢とともに新たに発症してくるものもある．いったん治癒したと思っても，長い年月の後に，何らかの誘因をきっかけとして再発してくることがある．

アトピー性皮膚炎が最近よく増えたといわれるが，人口あたりの増減を示す正確なデータはほとんどない．世界的に最も信頼できる報告としては，デンマークの双生児登録を利用した分析がある．それによると，明らかに5年ごとに罹患率は上昇している．現在日本の3～5歳の小児のアトピー性皮膚炎の有病率は6％強である．アトピー性皮膚炎は1980年代の3％より有意に上昇し，1990年代には2倍の有病率となっている．日本では戦後，西洋式の密閉住宅が増加した．アトピー性皮膚炎の増加はハウスダストダニの繁殖によるアレルギー感作も一因と考えられる．

【病因】

病因論的に2つの現象，すなわち，免疫機能異常と皮膚生理機能異常が認められる．

免疫機能異常としては，本患者の家族歴にアトピー疾患（気管支喘息，アレルギー性鼻炎，アトピー性皮膚炎など）が高率に検出されること，血中IgEの増加，IgE量と重症度がある程度相関すること，皮内反応で種々のアレルゲン（ダニ抗原など）に対して陽性反応を示すこと，本症患者の病変皮膚あるいは角層を剥離した皮膚に血中IgE抗体に対応するアレルゲンを貼付することによって湿疹反応を起こしうること，アトピー患者から生まれた子供で湿疹を発症する子供では抑制性Tリンパ球の減少がみられたとの報告，アトピー関連遺伝子の検出などがあり，IgE抗体産生制御機能異常が考えられている．

皮膚生理機能異常として，皮膚血管反応異常（白色描記症，アセチルコリン皮内注射による遅延蒼白反応，寒冷刺激に対する異常血管収縮など），発汗異常，皮脂分泌異常，アルカリ中和能障害，痒みの閾値低下などがみられ，皮膚乾燥化，鷲皮様毛孔角

化(アトピー皮膚),蒼白顔面,四肢端冷感などアトピー素因の皮膚と呼ばれる皮膚症状を呈する.このような皮膚に汗,化学物質,動物の毛などの刺激が加わると強い瘙痒を発し,容易に湿疹を形成する.この原因として,皮膚のバリアー機能の低下があげられ,角層内脂質のセラミドの低下が指摘されている.

【発症機序】

ダニ,ハウスダスト,花粉,真菌などの抗原が生体内に侵入すると,マクロファージ,ランゲルハンス細胞などの抗原提示細胞によってプロセスされ,プロセスされた抗原は抗原提示細胞のもつHLA-DR抗原上に提示されてリンパ球を刺激し,抗原特異性をもつヘルパーTリンパ球(Th2細胞)とBリンパ球の分化を行う.Bリンパ球は,ヘルパーTリンパ球と反応し,Tリンパ球から産生されるインターロイキン(IL)-4, IL-5, IL-6の作用を受けて形質細胞へと分化し,IgE抗体産生を行うようになる(図13.1).健康人では,IgE抗体の過剰産生を抑制する機序が働いているが,アトピー患者では何らかの機序が作用してIgE抗体の過剰産生が起こってくることが予測されている.IgE抗体の過剰産生には,IL-4の過剰産生,IgE結合因子などが関連していることが指摘されている.何らかの作用によってヘルパーTリンパ球からIL-4の過剰産生が行われ,これがBリンパ球を刺激してIgEの過剰産生を引き起こす可能性,また,ヘルパーTリンパ球から産生されるIgE結合因子(数種のIgE結合因子が研究されている)がBリンパ球に働き,

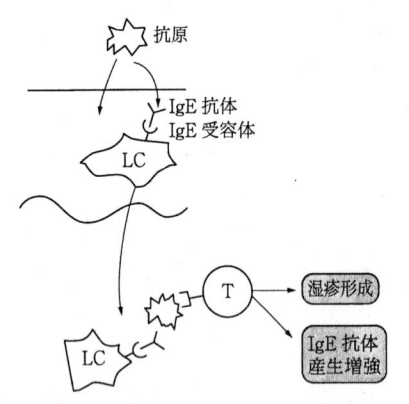

図 13.1 IgE 受容体陽性ランゲルハンス細胞
(西岡,アトピー性皮膚炎テキスト,p.24,南江堂,2000)

IgE抗体の過剰産生を引き起こす可能性などが示されている.また,家系内発症の面からアトピー関連遺伝子が検索され,高親和性IgE受容体のβ鎖,IL-4受容体,肥満細胞のキマーゼ(chymase)などの遺伝子がアトピー疾患と連鎖することが明らかにされている.

IgEは,好塩基球や肥満細胞(mast cell)の細胞表面にある高親和性受容体(FcεRI)に捕獲されて存在する.抗原が侵入すると,これら細胞表面のIgEと結合し,2分子のIgEに橋をかけた形態となる.架橋によるIgE受容体の動きは細胞内酵素を活性化し,その結果,脱顆粒現象を起こす.脱顆粒にともなって,細胞外にヒスタミンやSRS-A (slow reactive substance of anaphylaxis), ロイコトリエンC_4, D_4, E_4などの炎症メディエーターが放出され,血管拡張,血管壁透過性亢進,平滑筋収縮などをきたし,I型アレルギー反応が引き起こされる(図13.2).IgE抗体を介する反応は,抗原曝露15~30分後を頂点とする即時型反応となることが知られているが,この即時型反応に引き続いて4~8時間後に頂点となる炎症反応が出現する.これは遅発型反応と呼ばれ,肥満細胞から放出されるロイコトリエンやサイトカイン(TNF-α, IL-4, IL-5など)がそのメディエーターとして注目されている.特に,アトピー性皮膚炎でのアレルゲンによる貼付試験陽性反応が多数の好酸球を混じる反応であることから,この遅発型反応との関連性が注目されている.また,アトピー性皮膚炎の皮疹部では急性期にTh2細胞が優位を占め,慢性期にはTh1細胞が関与することも報告されており,IV型アレルギーも関与している.

【症状】

アトピー性皮膚炎は湿潤性病変,乾燥性病変,苔癬化病変あるいは結節性痒疹様病変など極めて多彩な症状を示す.皮膚症状は年齢とともに変化し,乳幼児期では湿潤傾向が強く,加齢にともなって苔癬化傾向となる.いずれにおいても,瘙痒が強い.

①乳児期: 生後数カ月から,顔面を中心に湿潤傾向の強い紅斑性丘疹局面が出現する.体幹,四肢にも拡大してくる.

②幼児期: 1歳以上になると,顔面の湿潤局面は減少傾向を示し,眼周囲,頰部,口囲などに鱗屑を付着した紅斑局面をみる.皮疹は体幹にも拡大

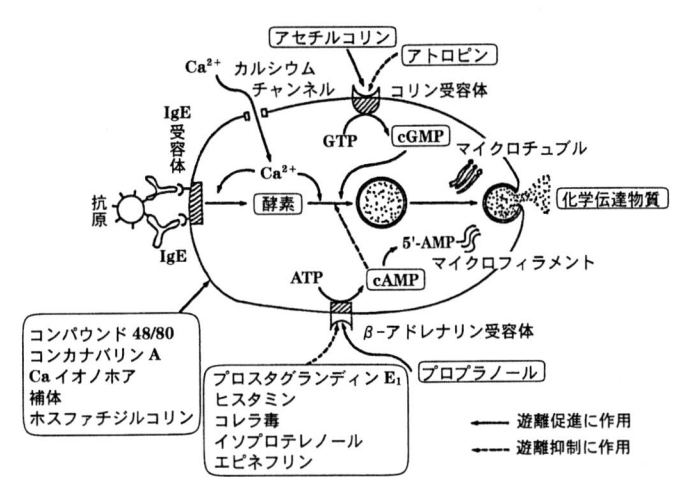

図 13.2 肥満細胞，好塩基球からの化学伝達物質の遊離機序
(西岡，アトピー性皮膚炎テキスト，p.5，南江堂，2000)

し，次第に乾燥肌，毛孔一致性の角化性丘疹がみられるようになる．肘窩，膝窩に紅斑丘疹局面をみる．

③小児期： 全身の乾燥肌，鳥肌様皮疹が目立つようになる．肘窩，膝窩部の皮疹は苔癬化局面となってくる．紅斑丘疹局面は体幹，四肢に拡大する．

④思春期，成人期： 乾燥肌，苔癬化局面が顕著となってくる．色素沈着，色素脱失，皮膚肥厚などが目立ってくる．結節性痒疹あるいは貨幣状湿疹様の皮疹がみられる．顔面の紅潮をきたし，atopic red face，赤ら顔などと呼ばれている．

近年増加を示す成人型アトピー性皮膚炎では，これらの症状に加えて，しばしば湿潤化発作を繰り返す顔面の持続性の紅斑と頸部のさざ波様色素沈着，体幹に出現する浮腫性紅斑の3症状が出現し，新たなる病像を形成し，難治性となっている．

【検査・診断】

生活環境内のほこり，花粉，真菌，石鹸・洗剤，毛髪用化粧品，衣類などが皮膚刺激物として作用していることが多いので，患者の生活習慣を細かく調査して，皮膚刺激物の検出を行うことが大切である．病気の悪化要因と考えられる食物や吸入物に対するIgEアレルギー，接触アレルギーの検査が行われる．末梢血好酸球増多を示す例もある．重症型では血中IgEの増量がみられ，血清LDH値が皮膚症状の範囲と平行する．皮膚血管反応（白色描記症，アセチルコリン皮内注射による遅延蒼白反応など）も特徴的である．その他，各種アレルゲンによる皮内反応あるいはスクラッチテスト，RAST法，貼付試験等を行う．RASTはアレルゲンと特異的に反応するIgE抗体を検出するための検査法である．これは，アレルゲンをペーパーディスク粒子に結合させ，これに患者血清を加えて，この中の特異的IgE抗体をアレルゲンに結合させ，さらに標識した抗IgE抗体を加えて，この結合能を測定することにより患者血清中のIgE抗体量を測定する方法である（図13.3）．採血だけで済むので，患者の負担は少ない．また，疑わしい食物や物質を実際に摂取したり使用したときの症状の変化によって関係の有無を判断する方法として，除去および誘発試験を行うこともある．

国際的な協議を経て決定されたアトピー性皮膚炎の診断基準はまだないが，表13.1に，日本皮膚科学会による本症の診断基準を示す．

【治療】

アトピー性皮膚炎は加齢とともに軽快する疾患であることを考慮すれば，乳幼児の場合，いずれ治っていくであろうことを考えて，その時々の苦痛を除くことに主眼をおく．次いで思春期以降になると，悪化したり再発したりする症例が出てくるので，この場合はそれらの原因の検索に努め，必要に応じ治療をこまめに変更しなければならない．かつ日常生活に支障をきたさない状態を維持することに努める．

いずれの時期においても配慮すべきは，皮膚症状を常に良好に保つことであって，悪くなることを防

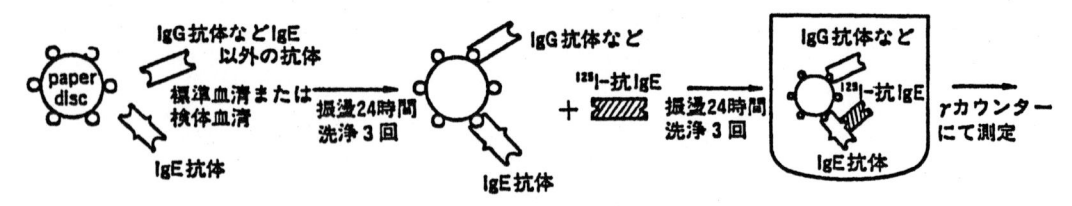

図 13.3 RAST の原理
(柏崎・狩野編, 免疫・アレルギー・リウマチ病学, p.60, 医学書院, 1989)

表 13.1 日本皮膚科学会「アトピー性皮膚炎の定義・診断基準」

アトピー性皮膚炎の定義（概念） 「アトピー性皮膚炎は，増悪・寛解を繰返す．瘙痒のある湿疹を主病変とする疾患であり，患者の多くはアトピー素因をもつ．」 　アトピー素因：①家族歴・既往歴（気管支喘息，アレルギー性鼻炎・結膜炎，アトピー性皮膚炎のうちのいずれか，あるいは複数の疾患），または②IgE 抗体を産生しやすい素因．
アトピー性皮膚炎の診断基準 　1．瘙痒 　2．特徴的皮疹と分布 　　①皮疹は湿疹病変 　　　・急性病変：紅斑，浸潤性紅斑，丘疹，漿液性丘疹，鱗屑，痂皮 　　　・慢性病変：浸潤性紅斑・苔癬化病変，痒疹，鱗屑，痂皮 　　②分布 　　　・左右対側性　好発部位：前額，眼囲，口囲・口唇，耳介周囲，頸部，四肢関節部，体幹 　　　・参考となる年齢による特徴 　　　　乳児期：頭，顔にはじまりしばしば体幹，四肢に下降． 　　　　幼小児期：頸部，四肢屈曲部の病変． 　　　　思春期・成人期：上半身（顔，頸，胸，背）に皮疹が強い傾向． 　3．慢性・反復性経過（しばしば新旧の皮疹が混在する）：乳児では2カ月以上，その他では6カ月以上を慢性とする． 　上記1, 2, および3の項目を満たすものを，症状の軽重を問わずアトピー性皮膚炎と診断する．そのほかは急性あるいは慢性の湿疹とし，経過を参考にして診断する．
除外すべき診断 　・接触皮膚炎　　　　　　　　　　　　　　・汗疹 　・脂漏性皮膚炎　　　　　　　　　　　　　・魚鱗癬 　・単純性痒疹　　　　　　　　　　　　　　・皮脂欠乏性湿疹 　・疥癬　　　　　　　　　　　　　　　　　・手湿疹（アトピー性皮膚炎以外の手湿疹を除外するため）
診断の参考項目 　・家族歴（気管支喘息，アレルギー性鼻炎・結膜炎，アトピー性皮膚炎） 　・合併症（気管支喘息，アレルギー性鼻炎・結膜炎） 　・毛孔一致性丘疹による鳥肌様皮膚 　・血清 IgE 値の上昇
臨床型（幼小児期以降） 　・四肢屈側型　　　　　　　　　　　　　　・痒疹型 　・四肢伸側型　　　　　　　　　　　　　　・全身型 　・小児乾燥型　　　　　　　　　　　　　　・これらが混在する症例も多い 　・頭・頸・上胸・背型
重要な合併症 　・眼症状（白内障，網膜剥離など）：特に顔面の重症例　　・伝染性軟属腫 　・カポジー水痘様発疹症　　　　　　　　　　　　　　　・伝染性膿痂疹

(日本皮膚科学会，アトピー性皮膚炎の定義・診断基準，日皮会誌，**104**：1326, 1994)

御することである．そのための基本方針は，まず第一に痒みの発生を抑え掻かせないようにすること，第二は刺激性物質の接触を避け，皮膚感染症があればすみやかに処理するなど皮膚の管理に注意を払うこと，そして第三に，どうしても残る湿疹自体の勢いを抑えることである．

瘙痒（痒み）を起こす物質としてはヒスタミンが最有力であり，抗ヒスタミン薬は止痒薬として最も頻用される．抗アレルギー薬は，肥満細胞の脱顆粒抑制作用と種々の炎症メディエーターに対する拮抗作用をもっており，炎症と瘙痒を抑える．抗アレルギー薬の多くは抗ヒスタミン作用も兼ね備えている．アトピー性皮膚炎を適応症にもつ抗アレルギー薬を表13.2に示す．皮膚が乾燥してかさかさの状態は，瘙痒を起こしやすいといわれている．アトピー性皮膚炎の場合，乾燥状態が持続するのは皮膚に軽い炎症が続いているからであり，瘙痒は炎症の結果と考えられる．保湿剤が瘙痒の軽減に有効な場合があるので，各種の保湿効果のある外用薬が使用される．非ステロイド性消炎剤の外用薬も軽度の皮疹にともなう瘙痒に対して有効である．

ステロイド剤は皮膚の炎症を最も強力に抑える．湿疹の程度に応じて種々の段階の強さのステロイド外用薬がある．しかし作用の強いものほど副作用もまた強いので，できる限り弱いものを使いたい．1999年，新しい外用薬としてFK 506軟膏が世界に先駆けてわが国で発売された．本剤はステロイドとほぼ同等の抗炎症・抗アレルギー効果を有するとともに皮膚萎縮などのステロイド外用薬の局所的副作用がない非ステロイド系免疫抑制外用薬といえる．

表 13.2 アトピー性皮膚炎を適応症にもつ抗アレルギー薬

1. メディエーター遊離抑制薬
   トラニラスト
   トシル酸スプラタスト
2. H₁受容体拮抗薬
   フマル酸ケトチフェン
   塩酸アゼラスチン
   オキサトミド
   メキタジン
   テルフェナジン
   フマル酸エメダスチン
   塩酸エピナスチン
   エバスチン
   塩酸セチリジン

ステロイドや免疫抑制剤の内服は避けるほうが望ましい．

また，治療の一環としてのアレルゲンの除去も重要であるといわれており，以下に述べるような生活指導を行う．アトピー性皮膚炎では種々の刺激が皮膚症状の悪化につながるので，以下のような日常生活に注意したい．

【生活指導】

食物は肉，卵，牛乳などを摂取して症状が悪化しなければ，一般に特に制限する必要はない．アレルゲン検査で陽性反応を示すものは注意する．

ヒスタミンなどを多く含む物質，すなわち，そば，たけのこ，山芋，里芋，なす，ほうれん草，魚介類などや，その他，もち米，香辛料などは控えめにするのがよい．

塵埃や動物毛などの外界刺激は避けるようにし，下着は木綿にする．皮膚は垢がたまると症状が増悪するので入浴は毎日がよい．しかし，石鹸類はアルカリ度の低い，刺激性の少ないものを軽く使用させ，タオルなどによる摩擦はなるべく禁止させる．

b．接触皮膚炎

接触皮膚炎（contact dermatitis：CD）とはいわゆる「かぶれ」のことであるが，その臨床像および病理組織学的所見としては急性および慢性の湿疹である．すなわち，まず浮腫性の紅斑がみられ，続いて紅斑上に丘疹をきたし，小水疱，びらんなどを形成するが，接触源が除去されたり，治療が加えられたりすると，漸次，痂皮，鱗屑となって治癒に向かう．接触皮膚炎は通常，病因の差から，一次刺激性接触皮膚炎とアレルギー性接触皮膚炎，さらに光接触皮膚炎に分類される．

【病因】

一次刺激性接触皮膚炎では，過剰の外来刺激物の接触，あるいは，経皮吸収亢進による外来刺激物の過剰吸収が起こり，表皮細胞が障害される．表皮細胞からライソゾーム酵素，サイトカインなどが放出されて湿疹反応が起こり，非アレルギー性である．

これに対し，特定の物質で感作された人が再びその物質に接触して発生するのをアレルギー性接触皮膚炎と呼ぶ．すなわち，アレルギー性接触皮膚炎では，接触アレルギー機序を介して湿疹反応が起こ

る．これは，はじめて接触した人に起こることがほとんどなく，長期にわたって接触していると感作されて起こりやすい．

光接触皮膚炎では光毒性皮膚炎と光アレルギー性皮膚炎に分類され，ともに露出部位に発生する．光毒性反応は光増感剤が皮膚に接触し，その状態で光照射を受けると，必ず発症するものをいい，光照射がなければ何ら異常反応を示さない．一方，光アレルギー性皮膚炎は光増感剤にはじめて接触したときには光照射を受けても発症せず，光増感剤が光照射を受けることにより抗原を形成し，感作が成立することによって，以後，光増感剤に接触して光照射を受けると発症する．

【原因】

接触皮膚炎は皮膚と物質が直接接触することで起こるのであるから，当然，顔面や手などの露出部位に多く発生する．接触皮膚炎の患者を診察する場合，問診，皮疹の部位や広がり，皮疹の状態を知ることによって原因を推測できる場合がかなりあるが，必ずしもそれだけで推測できないことも多い．原因物質を確認することは治療に役立つばかりでなく，再発の予防にもなるので重要である．接触皮膚炎の発生部位と主な原因物質（接触原）との関係を表13.3に示す．このように，化粧品，洗剤，化学薬品など職場・家庭環境下のほとんどすべてのものが原因接触源となりうる．

【発症機序】（アレルギー性接触皮膚炎）

接触アレルギーは，ツベルクリン反応と同様，細胞性免疫反応（IV型アレルギー）に属する．

表13.3 接触皮膚炎発生部位と主な接触源

部位	主な接触源
頭	育毛剤，毛髪用化粧品，毛染料，シャンプー，帽子
顔	化粧品，香水，医薬品，装身具，メガネのつる，水中メガネのゴム，植物
頸部	装身具，化粧品，香水，医薬品，衣料品
体幹	衣料品，装身具，ゴム，金属（とめ金など），洗剤，デオドラント，マッサージクリーム
陰部	コンドームなど避妊具，避妊用薬品，衣料品，洗剤，サポータ，医薬品
上肢	衣服，医薬品，農薬，職場の各種接触源
手	皮革製品，ゴム，金属類，うるしなどの植物，医薬品，化粧品，農薬，職場・家庭の各種接触源
下肢	衣料品，ゴム，金属，ポケットの中味
足	ゴム，皮革製品，靴下，洗剤，医薬品

（池田監修，標準皮膚科学第6版，p.98, 2001）

抗原となるのは，分子量の比較的小さい（大部分が1,000以下）単純化学物質で免疫学的にハプテンに属し，抗原として働くには分子量の大きな担体分子と結合する必要がある．単純化学物質が皮膚に付着して，皮表から皮内に浸透する過程でハプテン・担体結合物を形成する．担体となるのは，表皮細胞の細胞膜蛋白であると考えられている．

ハプテン・担体結合物が形成されると，皮膚の抗原提示細胞であるランゲルハンス細胞（Langerhans cell），あるいは真皮内を巡回しているマクロファージがHLA-DR抗原を介して抗原を捕獲する．ランゲルハンス細胞は抗原情報を胸腺由来リンパ球（Tリンパ球）に伝達する．この情報伝達は抗原を捕獲したランゲルハンス細胞が所属リンパ節に泳ぎ寄り，そこで行われると考えられている．情報伝達にはハプテン・担体結合物がランゲルハンス細胞の細胞膜上にあるHLA-DR抗原分子に提示された状態にあることが必要とされている．情報伝達を受けたTリンパ球は，所属リンパ節内で増殖分化を行い，最終的に接触アレルギー反応の主役を果たすTリンパ球（エフェクターTリンパ球）を誘導して，接触アレルギーの感作が成立する．エフェクターTリンパ球は生体内各所に分布し，次の抗原刺激に備える．

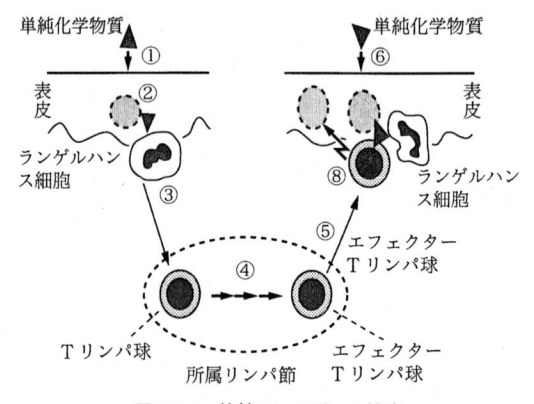

図13.4 接触アレルギーの機序
①：単純化学物質（ハプテン）の皮膚接触，②：ハプテン・担体結合物の形成，③：ランゲルハンス細胞によるハプテン・担体結合物の捕獲と，Tリンパ球への抗原情報の伝達，④：Tリンパ球の分化・増殖，⑤：エフェクターTリンパ球の全身分布，⑥：単純化学物質の皮膚への再接触，⑦：ハプテン・担体結合物の形成と，ランゲルハンス細胞の介助によるエフェクターTリンパ球との反応，⑧：エフェクターTリンパ球からの炎症メディエーター（サイトカイン）の放出
（池田監修，標準皮膚科学第6版，p.97, 2001）

感作成立後の生体内に単純化学物質が作用すると，化学物質は接触アレルギーの感作時と同様に，表皮細胞の細胞膜成分と結合して，ハプテン・担体結合物を形成する．そして，ランゲルハンス細胞の助けを得て，エフェクターTリンパ球と反応する．抗原刺激を受けたエフェクターTリンパ球は，細胞分裂とともに蛋白合成を起こす．蛋白合成の結果として，細胞性免疫反応の炎症メディエーター（サイトカイン）であるインターフェロンγ（IFN-γ），インターロイキン（IL）-2，IL-12，マクロファージ遊走阻止因子，細胞傷害因子，皮膚紅斑因子などを細胞外に放出して湿疹反応を起こす（図13.4）．

【症状】

外来刺激物が接触した部位に一致した比較的境界鮮明な湿疹反応を示す．刺激物が限局した部位に作用しても，湿疹反応に対する搔破行為によって刺激物が散布され，湿疹反応が散布性にみられることもある．刺激物が広範囲に作用すると，作用を受けた部位全体に湿疹反応を示すとともに，発熱，全身倦怠感などの全身症状を示す．刺激が弱い場合には軽度の発赤と落屑のみで終わるが，刺激が強い場合には皮膚壊死をきたし，潰瘍形成に至ることもある．刺激が繰り返し加えられると，皮膚の肥厚・苔癬化をきたす．

化粧品による接触皮膚炎のうち，著明な炎症症状（発赤・腫脹・痒みなど）を示さずに色素沈着をきたす場合があり，リール黒皮症と呼ばれる．

【検査・診断】

丁寧な問診による接触源の調査と，それに基づく貼付試験が重要である．原因物質を検索するには，まず問診によって接触源を調査し，それに基づいてパッチテストを行う．パッチテストは接触性皮膚炎の原因を探すのに有用な方法で，その結果，最近では湿疹のなかで接触性皮膚炎の占める割合が高くなっている．

パッチテスト用絆創膏または小さなアルミニウムの小皿に一滴の試料をつけ，48時間貼付する．試料の種類の多い場合は背部が貼付部位として選ばれるが，少ない場合は上腕内側に貼付される．貼付48時間後に絆創膏または小皿を除去し，30分後に第1回の皮膚反応の判定を行う．除去翌日（72時間後）または翌々日（96時間後）に第2回の判定

表13.4 貼布試験判定規準

パッチテスト研究会判定規準	
−	反応なし
±	軽微な紅斑
+	紅斑
++	紅斑・浮腫
+++	紅斑・浮腫・丘疹・水疱
ICDRG判定規準	
NT	not tested
?+	doubtful reaction
+	weak (non-vesicular) reaction
++	strong (edematous or vesicular) reaction
+++	extreme reaction (only sometimes required)
IR	irritant reaction

を行う．皮膚に直接塗布する化粧品や外用剤の医薬品はそのまま塗布し，石鹸，洗剤類や職場の接触源などは健常者皮膚を刺激しない濃度に希釈して貼付する．パッチテスト研究会とICDRG (International Contact Dermatitis Research Group) の判定基準を表13.4に示す．一次刺激性接触性皮膚炎は剝がすと比較的早期に潮紅，丘疹などが消退するが，アレルギー性の場合は反応が持続し，また増強することが多い．

【治療】

接触源の決定と除去を行う．ステロイド外用薬の塗布，また，瘙痒に対して抗ヒスタミン薬および抗アレルギー薬を投与する．苔癬化した局面にはステロイド密封療法（ODT療法）を行う．劇症にはステロイドの内服を行うが，できるだけステロイドの使用は短期間とする．

原因物質は外界に無数といってよいほど多く存在しているので，それをみつけて除去することは治療に結びつき，重視されている．それにはパッチテストが有用であり，これまで湿疹で原因のわからないとされていたものも，かなり治癒するようになった．

【生活指導】

確認できた接触源およびそれと関連する物質を患者に教え，今後それらと接触しないように指導する．医薬品で生じた場合には，原因薬剤および関連薬剤を記入したアレルギーカードを発行し，医療機関や薬局で必ず提示するように指導する．

14. 感　染　症

Infectious Diseases

I. 総　　論

　感染症とは，細菌など病原体が宿主の体内に侵入・定着・増殖し，それに宿主が反応した結果何らかの障害を受けて"病的状態が起こる"場合をいう．その病原体は，寄生虫のように多細胞で肉眼でも観察可能な生物から，肉眼的には観察不可能な微生物，さらにプリオン蛋白質のように生物ではないものまであって多種多様である．そのなかで日本において我々が日常的に遭遇する感染症は，微生物によるもので，特に細菌およびウイルスが病原体であることが圧倒的に多い．近年日本を含む先進諸国での感染症は，医薬，疫学，衛生学など医学分野の進歩に従って，ペストやコレラなど強毒で伝染性の高い正統感染症（市井感染症）と呼ばれる従来の急性感染症が少なくなる一方，メチシリン耐性ブドウ球菌（MRSA）のように本来ほとんど毒性をもたない弱毒菌や常在菌による感染症が，免疫不全などの易感染性患者に対しての日和見感染症として問題を起こしている．しかしながら先進諸国以外では，依然として正統感染症や寄生虫など従来型の感染症に悩まされている．現在のようにグローバル化した国際社会では各地との盛んな交流により，以前には外国にのみ存在した感染症が輸入感染症として侵入してきたり，すでに日本においてはみられなくなっていた細菌や寄生虫感染症も再興感染症として取り上げられている．また，病原菌とはほとんど認知されていなかったレジオネラ症，クリプトスポリジウム症などや，人類が存在さえ知らなかった新しい感染症であるエボラ出血熱やAIDSなどが新興感染症として新たに見いだされるようになった．さらに，今までの常識では考えられなかった，プリオン病のように蛋白質が感染症を引き起こす物質として取り上げられるなど，感染図式に変化が起こっている．このように日本のみならず，世界の感染症も様変わりしつつあり，それを迎え撃つ医療従事者や研究者もそれ相応の対応を迫られている．

（1）　感染と発症

　病原体に感染した宿主に臨床症状が現れる（発症する）ことを顕性感染と呼び，感染しても生体が免疫反応のみを起こすにとどまり，臨床症状を起こさない形を不顕性感染と呼ぶ．微生物感染の場合，臨床症状を誘発した病原体を起因菌または起炎菌と呼ぶ．

（2）　感染症の分類

　感染症の代表的分類は，病原体で分ける場合と臨床上の感染部位で分ける場合が多い．病原体での分類は，小さなものからあげると，ウイルス感染症，細菌感染症，真菌感染症，原虫感染症，蠕虫（寄生虫）感染症に分ける（表14.1）．感染部位による分

表 14.1　病原体の分類

分　　類	構　造	病　原　体　名
真核生物 (eucaryote)	多細胞 単細胞 単細胞	蠕虫（寄生虫）(parasite) 原虫　　　　　(protozoa) 真菌　　　　　(fungus)
原核生物 (procaryote)	単細胞	細菌　　　　　(bacteria)
非　生　物	粒子 蛋白質	ウイルス　　　(virus) プリオン　　　(prion)

類は，呼吸器感染症，肝臓・胆道感染症，尿路感染症，循環器系の感染症，中枢神経系感染症，消化管感染症，敗血症，皮膚・軟部組織感染症などに分ける．

(3) 診　　断

感染症の診断は，従来法として臨床検体から起因菌などを分離し必要に応じて増菌した後，検鏡および生理生化学的方法で起因菌種を確定（同定）する．また，起因菌の成分や患者において生産された特異抗体や感作リンパ球の存在およびその量を測定する免疫学的方法を利用した血清診断法などが行われる．遺伝子診断としてPCR法が一部の菌種に対して実用化されているが，まだ十分普及するに至っていない．

(4) 治　　療

感染症の治療は，場合によっては外科的処置などが必要とされるが，ほとんどは化学療法剤による治療である．化学療法とは，感染症の原因となっている微生物などによる疾病を，抗微生物作用のある化学物質（薬剤）を用いて治療する方法である．また，感染症だけでなく，がん治療のための抗生物質や合成剤による治療も化学療法である．

1) 化学療法剤の分類

微生物の代謝によって生産される抗生物質と化学合成による化学合成剤の分類以外に，抗細菌剤，抗ウイルス剤，抗真菌剤，抗原虫剤など対象微生物によるもの，化学構造によるもの，作用機序によるものなどの方法があるが，実際には各々を組み合わせて分類される．

2) 作用機序と選択毒性

ほとんどの化学療法剤は，微生物など標的細胞に対して複数の作用部位（作用点）があり，それぞれの部位で薬剤の影響がみられるが，最も短い時間に最も低い濃度で現れる作用部位を一次作用点といい，その作用の機構を作用機序（作用機作）という．また，化学療法剤は，微生物などに強力な効力を発揮するが，ヒトにはなんら影響を与えないことが安全性の面で望まれる．このように一方にのみ強力な作用を示し，他方には作用を示さないか，緩慢な作用であることを，選択毒性があるという．この選択毒性の違いは，微生物細胞と動物細胞の構造や高分子合成系の違いなどによる．

3) 薬剤感受性試験

病原菌がいかなる化学療法剤に，どの程度の影響を受けるかを知ることは，感染症の治療に使用する薬剤を選ぶ際に重要なことである．この試験を薬剤感受性試験という．感染症患者の臨床検体から起因菌を分離すると，それを同定し，何種類もの薬剤についてどの薬剤が起因菌の成長をどの程度の濃度で阻止できるかを調べる．その効果の指標は，発育阻害効果を発揮する薬剤の最小濃度で表し，それを最小発育阻止濃度（MIC）という．また，抗菌力を示す薬剤がどの程度の殺菌力を示すかを知る必要がある場合は，殺菌効果を示す最小の濃度を測定し，その濃度を最小殺菌濃度（MBC）で示す．薬剤について各々の被検菌のMICを表にまとめたものが抗菌スペクトルであるが，抗菌スペクトルからは，薬剤の被検菌に対し効力を発揮する菌種の範囲と濃度がよみとれる．効力を発揮できる菌種が広い薬剤を広域抗菌スペクトルの薬剤といい，それに対し抗力が限定された薬剤を狭域抗菌スペクトルの薬剤という．MICおよびMBC以外の薬剤効力の指標に，薬剤が細菌と接触後，抗菌剤が消失しても細菌の増殖が一定の時間抑制される作用を postantibiotic effect（PAE）という．薬剤によっては，PAEはMICやMBCより臨床効果に近い値とされている．一方，薬剤の抗菌力の測定は，薬剤感受性試験と同じ方法（抗菌力試験）で測定され，その指標もまたMIC，MBCで表示する．治療にあたっては，薬剤感受性試験を行って適切な薬剤を選択することが耐性菌をつくらないために重要である．

4) 薬剤耐性菌

化学療法剤の最も大きな問題の一つとして耐性菌がある．しかも現在臨床材料より分離される耐性菌の多くは多剤耐性菌であって，感染症の治療にとって大変深刻な問題となっている．耐性菌の出現とは，臨床的に有効範囲内の濃度で発育阻止されていた菌種から，その薬剤の常用量では増殖阻止できない菌株が見いだされることである．また，多剤耐性菌とは，作用機序の異なる2種以上の化学療法剤に耐性を示す菌株に対していい，化学構造的に別の化学療法剤にも耐性を示すようになる現象を交差耐性という．

薬剤耐性機序は，①細胞膜の輸送系が変化し細胞

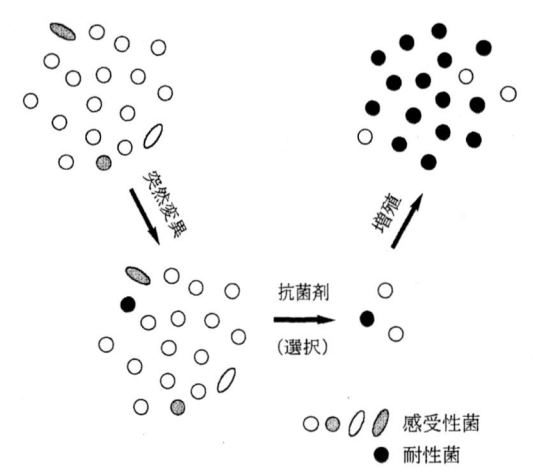

図 14.1 耐性菌の変異，選択，増殖

内への取り込みを減少させる，または細胞外への排出を増加させる，②薬剤の標的酵素などを多量に生産し作用点を増加する，③薬剤の標的酵素を自ら不感受性に変化させ作用点を耐性化する，④薬剤の作用点をアセチル化などして薬剤を不活化するなどがある．

薬剤耐性菌が広がり増加していく機序にいくつかの場合が考えられる．①自然界でもDNAは極めて低い頻度で常に突然変異が起こっている．この突然変異が薬剤耐性の方向で起こった場合，そこに薬剤が存在すると大多数の感受性菌の増殖が抑えられ，耐性菌が選択的に増殖してくる（図14.1）．②ある細菌でファージが増殖し，それが他の細菌に感染すると，もとの菌がもっていた遺伝子的性質を獲得する（形質導入）．③ある細菌のDNAがその形質をもたない受容菌に混ざると，菌体内にDNAが入り，供与菌の性質の遺伝的な伝達が起こる（形質転換）．④大腸菌のある株は染色体以外にF因子と呼ばれる性因子をもっている．それをもっていない菌と混合して培養すると，接合が起こりF因子をもっていない菌にF因子が伝達されて，染色体遺伝子の組換え体がつくられる．伝達性薬剤耐性プラスミド（Rプラスミド）の伝達メカニズムも同じと考えられている．⑤転移因子（トランスポゾン）は，染色体から染色体へ，あるいは染色体のある部分から他の部分へと転移する遺伝因子の一つであるが，これによって起こる場合も想定される．

5）消毒剤

滅菌は，すべての微生物を死滅させることである．一方，消毒とは，消毒剤を用いた化学的方法や熱や紫外線などを用いた物理的な方法によって，宿主に感染症をもたらす病原微生物を殺すかまたは除去して感染力をなくすことである．消毒剤にはそれぞれに特徴が存在するので目的に応じて使い分ける必要がある．消毒剤の抗菌スペクトルから，通常消毒剤が効きにくい結核菌や芽胞，真菌，あるいはウイルスなどに対しても広くそして十分殺菌効果が期待できる高度（広域）の消毒剤，一部の芽胞やウイルスには効かないが，その他の微生物に対しては殺菌力を発揮する中等度（中域）の消毒剤，栄養型の細菌に対して十分殺菌力が期待できる低度（低域）の消毒剤に分類される．その使用にあたり区別すべき微生物は，一般細菌，芽胞，緑膿菌などの非発酵菌，結核菌，真菌，一般ウイルス，B型肝炎ウイルスである．また，芽胞，結核菌，B型肝炎ウイルス，非発酵菌，真菌，一般細菌，一般ウイルスの順に消毒剤抵抗性である．

高度に分類されるグルタールアルデヒドは上記のすべてに有効であるが，毒性が強いために皮膚，粘膜には使用せず，器具などの消毒に使用する．使用にあたっては十分な換気を行うことが大切である．中等度の消毒剤は一般に芽胞，ウイルスには使用しにくい消毒薬であるが，次亜塩素酸ナトリウムはB型肝炎ウイルスまで，消毒用エタノールおよびポビドンヨードは一般ウイルスまで作用する．次亜塩素酸ナトリウム，ポビドンヨードは金属器具を腐食させるために使用できない．また夾雑する有機物により効果が失活しやすいので注意が必要である．低度消毒剤には両性界面活性剤，クロルヘキシジン，逆性石鹸が入る．これらは皮膚や器具に使用可能であることが特徴であるが，芽胞，結核菌，ウイルスには通常使用せず，緑膿菌などの非発酵菌にも作用が弱いのでときどき消毒剤を介する感染が発生することがあり，注意を要する．

II. 各　　　論

a. 細菌感染症

　細菌は単細胞生物で，細胞の大きさはおよそ数μm以下であり，大きさにより一般細菌，スピロヘータ，マイコプラズマ，リケッチア，クラミジアなどがあげられる．細菌の分類は，遺伝子による分類が次第に加味されているが，基本的には染色（グラム染色・抗酸性染色），代謝（好気性・通性嫌気性・嫌気性），形態（形・大きさ・配列・増殖法）によって分類される．

（1）細菌の形態

　形態的に球菌・桿菌・ラセン（螺旋）菌の3種の基本形に分類される．球状菌は1μm前後のものが多く，球形，楕円球形，ハート形，そら豆形などがある．球菌が数珠状につながった配列をしたものを連鎖球菌，2つの細胞が対になったものを双球菌，4つの細胞が正方状に並ぶものを四連球菌，8つの細胞が立方状に並ぶものを八連球菌，ブドウの房のように不規則に密集したものをブドウ球菌という．桿状菌は，棒状の菌で，長径2～4μm，短径0.5～1μmぐらいのものが多い．角張った短冊形のもの，両端が丸いもの，紡錘状のものなどがある．ラセン菌はらせん状の菌で回転数の多いもの，少ないものがある．図14.2に細菌形態の模式図を示した．

（2）細菌細胞の構造

　細菌は，核が未分化で核膜がなくはっきりした核としての構造を示さない．その他に，細胞の外側を包む非常に丈夫な細胞壁があり，細菌の構造を保っているのも大きな特徴である．この最外層の構造は菌群ごとに異なり，グラム陽性菌の細胞壁は，厚く幾重ものペプチドグリカンと呼ばれる糖とアミノ酸から構成されている．一方グラム陰性菌は，ペプチドグリカンは薄く，ペプチドグリカンのさらに外側に，リン脂質二重層と蛋白質で構成される外膜と呼ばれる膜が存在する．この外膜には，内毒素と呼ばれる多糖体と脂質からなるリポ多糖体（リポポリサッカライド：LPS）が存在する．また外膜には，ポーリンと呼ばれる，分子量600以下の小さな水溶性物質なら自由に通過できる孔も存在する．マイコプラズマは，細菌の例外で細胞壁をもたない．図14.3に細菌表層構造を示した．

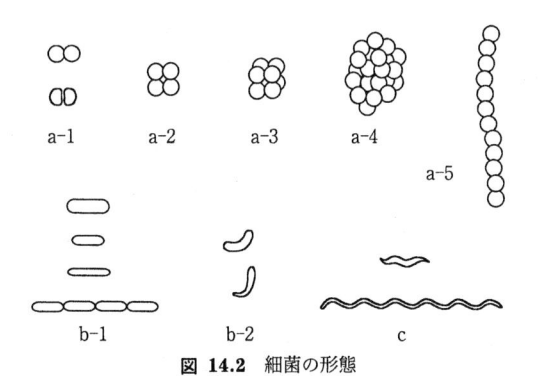

図14.2　細菌の形態
a-1：双球菌, a-2：4連球菌, a-3：8連球菌, a-4：ブドウ球菌, a-5：連鎖球菌, b-1：各種桿菌, b-2：コンマ状（バナナ状）桿菌, c：ラセン菌

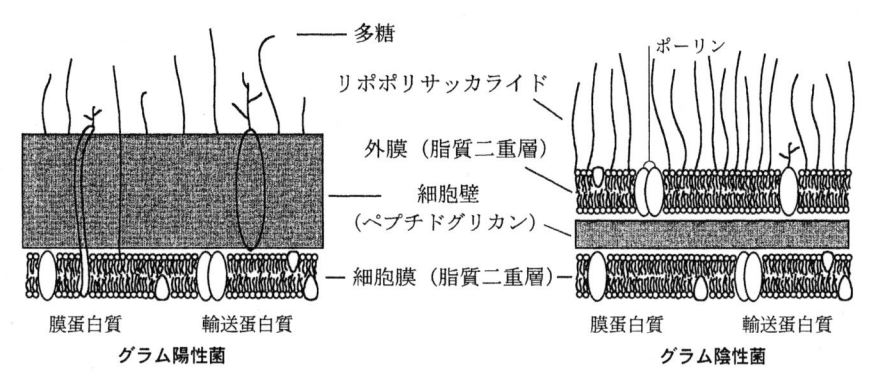

図14.3　細菌の表層構造

（3） 代表的な細菌感染症起因菌

1） グラム陽性通性嫌気性・好気性球菌群

グラム陽性球菌は，ミクロコックス科 Micrococcaceae に属し，この科で臨床上重要なのは，連鎖球菌属（Streptococcus），ブドウ球菌属（Staphylococcus）である．

化膿連鎖球菌（溶血性連鎖球菌）S. pyogenes は，溶血毒素（β-溶血）・発熱毒素などを産生して急性咽頭炎，猩紅熱，丹毒を発症し，治癒後も後遺症として急性リウマチ熱や急性糸球体腎炎を引き起こすことがある．また，近年，致死率の高い劇症Ａ型レンサ球菌感染症が増加している．診断は，検査材料からの菌の分離検出やDNaseBに対する抗体価測定が行われる．猩紅熱にはディック反応が用いられる．治療には，ペニシリン系のほか，各種抗生物質を使用する．

ブドウ球菌は，自然界に広く分布し，土壌，水，大気中はもちろん食品などからも分離され，ヒトでは皮膚，粘膜，腸管内にも常在する．ヒトに病原性を示すのは，黄色ブドウ球菌 S. aureus が主なものである．病原性（症状）は，化膿性炎症，食中毒，皮膚剥脱症候群，毒素性ショック症候群などである．近年大きな問題となっているMRSAは，弱毒菌で日和見感染菌であるが，ほとんどの抗生物質に耐性のため，治療にはバンコマイシン，ティコプラニン，アルベカシンが適応される．

2） グラム陰性球菌・球桿菌群

グラム陰性双球菌または短桿菌で病原菌として重要なのは，好気性に属するものにナイセリア科 Neisseriaceae のナイセリア Neisseria 属に含まれる淋菌 N. gonorrhoeae と髄膜炎菌 N. meningitidis である．淋病は成人では性交により感染し，治療にはペニシリンが第一選択薬であり，テトラサイクリンも有効である．ペニシリン耐性菌には，β-ラクタマーゼを合剤としたスペクチノマイシン，セフトリアキソンを用いる．髄膜炎菌は，鼻咽腔粘膜より感染する．第一選択薬は第一世代のペニシリンである．

3） グラム陽性無芽胞桿菌群

本群の病原性で重要なものは，コリネバクテリウム科に属するコリネバクテリウム Corynebacterium 属とリステリア Listeria 属の2属である．

コリネバクテリウム属は天然に広く分布し，ヒトでは皮膚，上気道にも常在し種々の種類がある．ヒト病原体としては，ジフテリア菌 C. diphtheriae が重要である．ジフテリア菌は，感染症新法の二種感染症であるジフテリアの病原体で，ヒトに感染してジフテリアを起こす．特に幼児は感受性が高い．経気道感染により上気道粘膜で増殖，局所で毒素を産生し，粘膜の炎症，壊死を引き起こし，擬膜を形成する．産生される毒素により心筋障害や呼吸麻痺により死に至ることもある．治療には，抗毒素血清の早期大量投与による血清療法とペニシリン等の化学療法が有効である．

リステリア属は，L. monocytogenes のみが人畜共通感染症のリステリア症を起こす．髄膜炎，敗血症が多いが，飲食物による消化器系への感染も報告されている．診断は，髄液，血液，羊水などより血液寒天培地で分離培養し，同定する．治療薬に対する感受性は高く治療はアンピシリン，テトラサイクリンが有効である．

4） グラム陽性有芽胞桿菌

多数の菌属菌種があるが，好気・通性嫌気性群で主体になるのはバシラス Bacillus 属，嫌気性群ではクロストリジウム Clostridium 属である．

バシラス属は，芽胞を形成し枯草菌 B. subtilis のように自然界に広く分布する．腐敗の過程に関与するものが多く，強い病原性を家畜やヒトに示すのは，炭疽菌 B. anthracis だけである．炭疽菌は，重要な病原因子としてポリD-グルタミン酸よりなる莢膜を有し，食菌作用に抵抗性がある．本来ヒツジ，ウシ，ウマなどの草食動物の疾患で，芽胞に汚染した草を食べて感染する．ヒトへの感染はまれで，動物を扱う機会の多い関係者にみられる．本菌は，ペニシリン，テトラサイクリン，ストレプトマイシンなど多くの化学療法剤に感受性がある．セレウス菌 B. cereus は，食物中に増殖して腸管毒素をつくり，嘔吐型または下痢型の食中毒を起こす．

クロストリジウム属は嫌気性のグラム陽性の大型桿菌で，芽胞を形成し周毛をもつものが多い．自然界に広く分布し，ヒトに感染を起こすのは，破傷風の原因となる破傷風菌 C. tetani，危険な食中毒を起こすボツリヌス菌 C. botulinum，ガス壊疽の原因となるガス壊疽菌群（ウエルシュ菌 C. perfringens など）がある．これらは，強力な外毒素を産生する．その他ディフィシル菌 C. difficile は，抗

II. 各論

菌剤に耐性が強く化学療法の経過中に腸管内で菌交代症が起こり，異常増殖して毒素産生し偽膜性大腸炎となる．

5) グラム陰性通性嫌気性桿菌

本群は，好気的または嫌気的に糖を分解してエネルギーを生産する．ヒト寄生性細菌として極めて大きな位置を占める腸内細菌科 Enterobacteriaceae，ビブリオ科 Vibrionaceae，パスツレラ科 Pasteurellaceae を含む．

①腸内細菌科：　腸内細菌科で臨床で分離頻度が高いか，罹患すれば重篤な症状を示す可能性のある菌属には，大腸菌 Escherichia 属，サルモネラ Salmonella 属，赤痢菌 Shigella 属，エルシニア Yersinia 属がある．さらに日和見感染症を起こす属として，クレブシエラ Klebsiella 属，セラチア Serratia 属，プロテウス Proteus 属を含む．

大腸菌 E. coli は大腸菌属の代表菌種で，ヒトの腸管下部に常在する通性嫌気牲菌の主体を占める．本菌は通常ヒトに非病原性で腸内菌の構成細菌の一種であるが，腸管以外の部位に入ると尿路感染，胆道感染，腹膜炎などを起こす．最近，腸管出血性大腸菌 O 157:H 7 などヒトに病原性を示す病原大腸菌が注目されている．症状は，下痢，胃腸炎，膀胱炎，腎盂腎炎，胆囊炎，創傷感染，髄膜炎などがある．診断は，選択培地（SS 培地，DHL 寒天）と鑑別培地（IST，LIM など）で発育性状と抗血清による血清鑑別で行う．治療は，β-ラクタム剤，キノロン，テトラサイクリン，アミノグリコシド抗生物質が適用される．

サルモネラ属は，腸内細菌科のなかで最も重要な位置を占めている病原菌で，比較的軽症で個人レベルですむ食中毒型（サルモネラ病）と生命を脅かし普通直接ヒトからヒトへ伝播する敗血症型（チフス病）とに大別される．ヒトに対する病状は，食中毒が最も一般的であるが，特定の症状を示す外毒素による食中毒と異なり下痢，腹痛，嘔吐以外に発熱などの全身症状がある．特に，腸チフス菌 S. typhi は，高熱を発する．これらは，患者または保菌者の糞便や尿中に含まれるチフス菌を経口摂取して起こる．診断は，ウィダール反応による血清学的診断法が有用．治療は，クロラムフェニコールが著効を示す．その他，テトラサイクリン，セフェム系第二世代，ニューキノロンが用いられる．

赤痢菌（シゲラ）属は，腸チフスとともに腸管感染性伝染病のなかの最も重要なものの一つである．細菌性赤痢は原因となる菌種の集まりで，菌体抗原性状と生化学的性状から A 群（志賀赤痢菌）と B 群（フレクスナー菌），C 群（ボイド菌）および D 群（ソンネ菌）の 4 亜群に区分する．すべての亜群が病原性を示し赤痢を起こす．感染は，食物や飲料水を介して他の腸内細菌と比べて極めて少数の菌でも経口的に伝染する．志賀赤痢菌は主要な病原因子であるベロ毒素（志賀毒素）を出す．症状は，発熱と腹痛で小児では中毒症状が強く，神経・循環器症状をともなう．診断は，粘血便と，SS または DHL 寒天培地より赤痢菌を分離する．治療は，カナマイシン，ホスホマイシン，ニューキノロンを用いる．

クレブシエラ属の肺炎桿菌 Klebsiella pneumoniae は，非運動性で多糖類性の厚い莢膜をもつ．肺炎桿菌は，日和見感染菌として易感染性患者に感染し，呼吸器感染症のほか，尿路や胆道感染症，血性腸炎を起こす．治療は，ペニシリン耐性であるが，セファロスポリン系とアミノグリコシドが有効である．

セラチア属は，Serratia marcescens が代表菌種で，常在する通性嫌気性のグラム陰性桿菌であるエンテロバクター Enterobacter 属とともに各種の抗菌剤に耐性の菌種が多い．病原性は日和見感染で，この菌によるカテーテル先端汚染が多く，呼吸器や尿路感染症など院内感染の原因菌として重要である．治療は，β-ラクタム剤に耐性でアミノグリコシドが有効である．

プロテウス属は，常在の通性嫌気性グラム陰性桿菌で，代表菌種には，変形菌 Proteus vulgaris，P. mirabilis がある．周毛菌で固形培地上を自己運動によって遊走する．日和見感染菌で尿路感染症や創傷感染症を起こす．診断は，菌の生化学性状で容易に鑑別される．

エルシニア属のうち臨床的に重要なものは，ペスト菌 Yersinia pestis，Y. enterocolitica，Y. pseudotuberculosis があり，いずれも動物寄生性で動物が感染源となる．ペスト菌は，ネズミノミに媒介される特殊な伝染病の起因菌である．臨床病型には，腺ペストと肺ペストがあり，前者はノミの刺し口から菌が体内に入り，後者は，ペスト患者から直接飛沫感染でヒトに伝染する．ペストは死亡率が高く，強

いちアノーゼと出血性病変が加わり「黒死病」と恐れられた．治療は，ペニシリンは無効であるがサルファ剤，ストレプトマイシン，テトラサイクリンが有効である．

②ビブリオ科：　真直または湾曲したグラム陰性桿菌，極単毛性鞭毛で運動性，特定の固形培地上で菌体側面にも鞭毛をつくり，オキシダーゼ陽性，通性嫌気性，以上の性状をそなえた菌がビブリオ科にまとめられている．病原菌として重要なものは，ビブリオ Vibrio 属で，ヒトに病原性を示すビブリオ属は10種が知られており，この属の中にはコレラ菌 V. cholerae と腸炎ビブリオ V. parahaemolyticus がある．コレラ菌は，菌体抗原 O-1 をもつものをコレラ菌とし，もたないものを非 O-1 型（NAGビブリオ）と呼ぶ．O-1 コレラ型は，感染症新法の二類感染症で，激しい下痢を引き起こし，ヒトからヒトへ伝染し大流行を起こすが，非 O-1 型は，散発的な軽症下痢の原因菌となる．コレラは，汚染された水や食品を介して経口感染する．毒素の産生により腸粘膜細胞の電解質透過性に異常を起こし，米のとぎ汁様の激しい下痢となる．治療は，脱水の対症療法として輸液を行う．化学療法は，クロラムフェニコールとテトラサイクリンが選択される．腸炎ビブリオは，わが国で最も頻度の高い食中毒原因菌である．陸地に近い近海の水温が比較的高い時期は水中に常在する．本菌で汚染された魚介類の経口摂取により食中毒を起こす．治療は，ペニシリンなどは無効なのでクロラムフェニコールとテトラサイクリンが用いられる．

③パスツレラ科：　臨床材料から主に分離されるパスツレラ Pasteurella 属とヘモフィルス Haemophilus 属，および家畜に放線菌様感染症を起こすアクチノバシラス Actinobacillus 属を含む．

ヘモフィルス属は，細小の通性嫌気性菌桿菌で生体内で莢膜をつくるものがある．この属のヒトの病原菌としての主なものは，次の3種があげられる．インフルエンザ菌 H. influenzae は，幼小児髄膜炎を起こし，成人に対しても呼吸器感染症や中耳炎の原因となる．軟性下疳菌 H. ducreyi は，性行為感染症の一つである軟性下疳（soft chancre）の起因菌である．H. aegyptius は，化膿性結膜炎の起因菌となる．治療には β-ラクタム系抗生物質が効果を示す．

6）マイコバクテリウム科

本科は，マイコバクテリウム科マイコバクテリウム Mycobacterium 属の1科1属である．抗酸性のグラム陽性の細長い桿菌で芽胞および莢膜をもたない．細胞壁の60％程度は脂質で，長鎖脂肪酸のミコール酸が存在する．これらの脂質の存在のため菌の表層は強い疎水性を示し，乾燥に強い抵抗を示し，酸・アルカリにも抵抗性がある．マイコバクテリウム属は，一般のグラム陽性菌・陰性菌とは異なり色素に染まりにくく，抗酸性染色によってのみ染められることから抗酸菌と呼ばれる．抗酸菌感染症のなかで最も重要な疾病は，結核菌 Mycobacterium tuberclosis で起こる結核と癩菌 M. leprae で起こるハンセン病である．

結核は，ヒトに対する病原性は強く，気道・呼吸器で感染し肺門リンパ節で増殖する．不顕性感染も多い．診断は，菌の分離培養による同定，PCR法，ツベルクリン反応などで行う．治療は，耐性菌の出現を防ぐため3～4剤の併用療法がとられている．標準法はイソニアジド，リファンピシン，ストレプトマイシン（またはエタントール）を6カ月投与し，さらにイソニアジド，リファンピシンを3～6カ月投与する．結核以外の抗酸性菌（非定型抗酸菌）による発病が最近注目されている．日和見感染性で，特に AIDS 末期に合併することが多く，肺以外にも病変をつくり一般に難治性である．

癩菌は，ヒトに極めて慢性に進行するハンセン病を起こす．結核菌と異なり人工培地では発育しない．アルマジロやヌードマウスに感染させ経代する．診断は，レプロミン反応，表層抗原 PGL による血清反応が用いられる．治療は，スルホン剤のほか，リファンピシンが有効で，特に3剤の併用（ダプソン，リファンピシン，クロファジミン）がよく用いられる．

7）グラム陰性好気性桿菌群

糖を好気的に分解し，呼吸によりエネルギーを生産する菌群で，ブドウ糖非発酵菌群としてまとめられている．弱毒・日和見感染型の菌が多く，シュードモナス Pseudomonas 属，レジオネラ Legionella 属，ボルデテラ Bordetella 属を含む．

シュードモナス属の代表菌種である緑膿菌 P. aeruginosa の病原性は，比較的弱いが，易感染者に日和見感染を起こし，皮膚の化膿，尿路感染，呼

吸器感染，敗血症の原因となる．本菌は，土壌，水などの自然界，ヒトおよび動物の皮膚，腸内などに広く分布し，病院内の消毒薬や水回りにも存在する．緑膿菌は，薬剤低感受性のものが多く，有効といわれる薬剤にも耐性を獲得しやすいことに加えて，逆性石鹸やヒビテンなどの消毒薬にも抵抗性があるので，院内感染を起こしやすく，菌交代症を起こす代表菌としても知られている．診断は，菌の分離，同定を行い，化学性状のほか，色素産生を確認する．治療は，抗生物質の多くは無効である．アミノグリコシド，第四世代ペニシリン，第三世代セフェム，カルバペネム，ニューキノロンなどが有効である．*L. pneumophila* をはじめとするレジオネラ属は，空調用冷却水中で増殖し空調機からエアゾール感染を起こすほか，湯浴水も感染源となる在郷軍人病の病原体で，発熱と肺炎症状を呈する．診断は，直接・間接蛍光抗体法，血清診断，分離培養などによる．治療は，エリスロマイシン，リファンピシン，ドキシサイクリンなどを用いる．ボルデテラ属の重要な病原菌は，百日咳菌 *B. pertussis* である．診断は，喀痰から菌の分離同定を行う．治療は，マクロライド，テトラサイクリン，クロラムフェニコール，ストレプトマイシンが有効である．

8）ラセン菌群

らせん状のグラム陰性菌で病原性に関係するのは，カンピロバクター *Campylobacter* 属，スピリルム *Spirillum* 属，ヘリコバクター *Helicobacter* 属である．

カンピロバクター属は，グラム陰性で一端または両端に1〜2本の鞭毛をもち，特有の螺旋運動をする．本属は，人畜共通の感染症の起因菌であり，*C. fetus* はヒトには敗血症，髄膜炎，心内膜炎などの全身感染を起こす．*C. jejuni* はカンピロバクター腸炎の原因菌で，下痢，食中毒の起因菌となる．本菌による食中毒は，腸炎ビブリオ，ブドウ球菌，サルモネラに続いて多い．

スピリルム属は，数個の螺旋を有する両端に数本の鞭毛をもつグラム陰性菌で，人工培養に成功していない．マウスへの接種により分離できる．*S. minus* は，ネズミが保菌しており，咬傷により鼠咬症（rat-bite fever）を起こす．ヘリコバクター属のヘリコバクター・ピロリ *H. pylori* は，グラム陰性で両端に数本の鞭毛をもつラセン菌で，微好気

性である．本菌は，胃炎，胃・十二指腸潰瘍患者の胃粘膜表層から高率に分離され，消化器系病態との関係が疑われている．診断は，胃生検材料より分離培養検出する．治療はアモキシシリン，テトラサイクリン，クラリスロマイシンなどが有効である．除菌は，三者併用療法としてランソプラゾール（酸分泌抑制薬），アモキシシリン，クラリスロマイシンが保険適用されている．

9）グラム陽性嫌気性球菌群，グラム陽性無芽胞嫌気性桿菌群，グラム陰性嫌気性球菌群，グラム陰性嫌気性（無芽胞）桿菌群

これらの群は，ヒトの正常細菌叢であるものが多く，病原性は認められないかまたは日和見感染型である．

10）スピロヘータ

スピロヘータは，細長い繊細な螺旋状のグラム陰性細菌の総称で，活発な固有運動を行う．スピロヘータ目は，スピロヘータ科 Spirochaetaceae の4属とレプトスピラ科 Leptospiraceae の2属を含む．

①スピロヘータ科：スピロヘータ科のヒト病原菌は，トレポネーマ *Treponema* 属とボレリア *Borrelia* 属である．トレポネーマ属の梅毒トレポネーマ *T. pallidum* subsp. *pallidum* は，性行為感染症の一つである梅毒の病原体である．難染色性で，人工培養はできない．診断は，ワッセルマン（Wassermann）反応など血清学的診断法が広く利用されている．治療は，ペニシリンGが第一選択薬で，テトラサイクリン，マクロライドも有効である．

ボレリア属は，ダニやシラミで媒介される回帰熱（relapsing fever）の病原体で，ヨーロッパ型回帰熱 *B. recurrentis*，アフリカ型回帰熱 *B. duttoni* がある．*B. burgdorferi* はライム病（Lyme disease）を起こす．診断は，患者血液の鏡検，血清学的診断が用いられる．治療は，β-ラクタム剤，テトラサイクリン，マクロライドなどが有効である．

②レプトスピラ科：レプトスピラ科でヒトに病原性をもつものはレプトスピラ *Leptospira* 属の *L. interrogans* のみで，ネズミなどの尿などから経皮または経口的に感染し，人畜共通感染症である黄疸出血性レプトスピラ（ワイル病）や秋疫型レプトスピラを起こす．診断は，血液・尿中より運動性桿菌の観察，コルトフ（Korthoff）培地への分離培養

と血清診断で行う．治療は，ペニシリン，テトラサイクリン，アミノグリコシド系が有効である．

11） 放線菌

自然界に広く分布しており，細菌および真菌の中間型の性状をもち分類学的に特異な位置を占める．日和見感染菌としてヒトに病原性を示すものは2属あり，放線菌科ActinomycetaceaeのアクチノマイセスActinomyces属とノカルジア科NocardiaceaeのノカルジアNocardia属である．放線菌類の治療は，ペニシリンの大量投与が有効である．ノカルジア属の治療はサルファ剤，テトラサイクリン，マクロライド，アミノグリコシドなども有効である．

12） マイコプラズマ

マイコプラズマは一般細菌と同様にDNA，RNAを有し，独立した自己増殖能をもつ最小の微生物である．形態的には，直径$0.3\mu m$以下のグラム陰性菌で細胞壁をもたない．多くの種は好気的にも嫌気的にも増殖をする．ヒトの口腔・咽頭・泌尿生殖器には，数種のマイコプラズマが常在する．病原性は，肺炎マイコプラズマMycoplasma pneumoniaeが，上気道炎，気管支炎，肺炎の3種の病型の呼吸器感染症の原因となる．Ureaplasma urealyticumおよびM. genitaliumは，非淋菌性尿道炎を起こすとみなされている．M. hominisは，流産・新生児敗血症との関連が指摘されている．診断は，うがい液または咽頭ぬぐい液の培養と特徴的な集落の観察，単クローン抗体染色，血清診断が行われる．治療は，テトラサイクリン，マクロライド系が有効である．混合感染がある場合は，ニューキノロン，リンコマイシン系が適用される．

13） リケッチア

リケッチアは，単独では増殖不可能で真核細胞内に寄生性を示す偏性寄生性の小型細菌である．形態と性状はグラム陰性で，桿菌または球菌状を示し，グラム陰性菌類似の外膜と内膜をもち，DNA，RNAを含有する．ノミ，ダニ，シラミなど節足動物により媒介される．病原性は，リケッチア科RickettsiaceaeのRickettsia属とOrientia属にあり，前者には発疹チフス群と紅斑熱群があり，後者にはツツガムシ病群がある．診断は，動物を用いてリケッチアを分離同定するのが最も確実である．治療は，すべてのリケッチア症にテトラサイクリンが有効である．発疹熱にはクロラムフェニコール，紅斑熱にはキノロン系合成剤が有効である．

14） クラミジア感染症

クラミジアは，リケッチアと同じく真核細胞内に偏性寄生性の細菌で，宿主細胞の細胞質の空胞内で増殖する．クラミジアは一般細菌より小さいが光学顕微鏡で確認でき，2分裂で増殖する．DNAとRNAをもち細胞壁を有するが，一般細菌の細胞壁構成成分であるムラミン酸を含まない．クラミジア科は1属（Chlamydia属）があり，3種（トラコーマ・クラミジアC. trachomatis, オウム病クラミジアC. psittaci, 肺炎クラミジアC. pneumoniae）が含まれる．これらの媒介昆虫はいない．病原性は多くの哺乳類と鳥類に示し，ヒトに感染して呼吸器，泌尿器，生殖器および目に感染する．現在最も多いクラミジア症は，C. trachomatisによる性感染症である．診断は分泌物などの検査材料からの分離培養による菌体の検出と抗体の検出による．血清診断法は必須で有益である．治療は，テトラサイクリンが第一選択薬でキノロンが奏効，ペニシリン，アミノグリコシドは無効である．

表14.2に代表的主要病原細菌を示した．

（4） 抗細菌性薬剤

抗細菌性薬剤の分類は，化学構造，薬剤の作用機序，対象菌種，天然・半合成・全合成抗生物質などによる．

1） 細胞壁合成阻害剤

細菌は，細胞膜の外側にペプチドグリカンでできた細胞壁をもつ．ペプチドグリカンは細菌に特有な構造物で，哺乳類など高等動物の細胞にはない．したがって，ペプチドグリカンの生合成の各段階を阻害する薬剤は選択毒性の優れた薬剤となる．細胞壁阻害剤を作用機序とする薬剤にはβ-ラクタム剤，ホスホマイシン，シクロセリン，バンコマイシンがある（図14.4）．

①β-ラクタム系抗生物質： β-ラクタム剤は，ペニシリンGをはじめとするβ-ラクタム環を母核構造とする化合物群で，抗菌作用は広く細菌類に活性を示す．

β-ラクタム剤の分類は，母核構造によりペニシリン（ペナム）系，セファロスポリン系，セファマイシン系（7-メトキシセフェム），オキサセフェム系，カルバペネム系，モノバクタム系に分類される

II. 各 論

表 14.2 代表的な主要病原細菌

群(グラム染色・代謝・形態)	形・その他	主な種(菌名)	疾病
グラム陽性通性嫌気性球菌	連鎖球菌 (カタラーゼ−)	*Streptococcus pyogenes* (化膿連鎖球菌) *Streptococcus pneumoniae* (肺炎連鎖球菌)	化膿性炎症, 猩紅熱 丹毒, 猩紅熱, 腎炎, 咽頭炎
	ブドウ球菌 (カタラーゼ+)	*Staphylococcus aureus* (黄色ブドウ球菌) *Staphylococcus epidermidis* (表皮ブドウ球菌)	各種の化膿性疾患, 食中毒 敗血症, 髄膜炎, 心内膜炎
	球菌 (カタラーゼ−)	*Enterococcus fecalis* (腸球菌)	感染性心内膜炎, 尿路感染症
グラム陽性通性嫌気性桿菌	(芽胞形成性)	*Bacillus anthracis* (炭疽菌)	炭疽
グラム陽性嫌気性桿菌	(芽胞形成性)	*Clostridium tetani* (破傷風菌) *Clostridium botulinum* (ボツリヌス菌) *Clostridium perfringens* (ウェルシュ菌) *Clostridium difficile* (ディフィシル菌)	破傷風 (食中毒) ガス壊疽 偽膜性大腸炎
グラム陽性微好気性桿菌	(芽胞非形成性)	*Listeria monocytogenes* (リステリア)	リステリア症(敗血症, 髄膜炎)
グラム陽性好気性桿菌	多形態性, 不規則配列	*Corynebacterium diphteriae* (ジフテリア菌) *Propionibacterium acnes*	破傷風 (にきび原因菌)
マイコバクテリウム (グラム陽性好気性桿菌)	抗酸菌	*Mycobacterium tuberculosis* (結核菌) *Mycobacterium leprae* (癩菌)	結核 ハンセン病
グラム陰性好気性桿菌・球菌	桿菌 桿菌 双球菌 双球菌 桿菌	*Pseudomonas aerginosa* (緑膿菌) *Legionella pneumophila* (レジオネラ) *Neisseia gonorrhoeae* (淋菌) *Neisseia meningitidis* (髄膜炎菌) *Bordetella pertussis* (百日咳菌)	緑膿菌症 在郷軍人病 淋病 髄膜炎 百日咳
グラム陰性通性嫌気性桿菌	桿菌	*Escherichia coli* (大腸菌) *Salmonera typhi* (チフス菌) *Shigella flexneri* (赤痢菌) *Klebsiella pneumoniae* (肺炎桿菌) *Serratia marcescens* (セラチア菌) *Proteus vulgaris* (プロテウス) *Yersinia pestis* (ペスト菌) *Vibrio cholerae* (コレラ菌) *Vibrio parahaemolyticus* (腸炎ビブリオ)	腸管感染症, 腸管外感染症 腸チフス 赤痢 呼吸器感染症, 出血性腸炎 日和見感染 尿路感染症 ペスト コレラ 食中毒(下痢症)
グラム陰性嫌気性桿菌	桿菌	*Bacteroides fragillis*	各種内因性感染症
スピロヘータ (グラム陰性微好気性 ラセン菌)	ラセン菌	*Treponema pallidum* (梅毒トレポネーマ) *Borrelia recurrentis* (回帰熱ボレリア) *Leptospira interrogans* (レプトスピラ)	梅毒 回帰熱 黄疸出血性症候群(ワイル病)
マイコプラズマ	多形性(小型) グラム陰性	*Mycoplasma pneumoniae* (肺炎マイコプラズマ) *Mycoplasma genitalium* *Mycoplasma hominis* *Ureaplasma urealyticum*	上気道炎, 肺炎 非淋菌性尿道炎 産褥熱, 子宮頸管炎 非淋菌性尿道炎
リケッチア	多形性(小さい) グラム陰性	*Rickettsia prowazekii* *Orientia tsutsugamushi* *Coxiella burnetii* *Ehrlichia sennetsu*	発疹チフス ツツガムシ病 Q熱 腺熱
クラミジア	小型 グラム陰性	*Chlamydia trachomatis* *Chlamydia psittaci* *Chlamydia pneumoniae*	トラコーマ, 性感染症 オウム病 肺炎

(図 14.5)．また，セファロスポリン系，セファマイシン系，オキサセフェム系を含めてセフェム系と呼ぶ．ペニシリン系は，グラム陽性，グラム陰性，緑膿菌などに対する抗菌スペクトルや β-ラクタマーゼの抵抗性で分類し，第一世代から第四世代に分かれる（表 14.3)．セファロスポリン系も同様に抗菌力とセファロスポリナーゼに対する抵抗性で分ける（表 14.4)．セファマイシン系，オキサセフェム系，カルバペネム系，モノバクタム系の分類と作用を表 14.5 に示した．

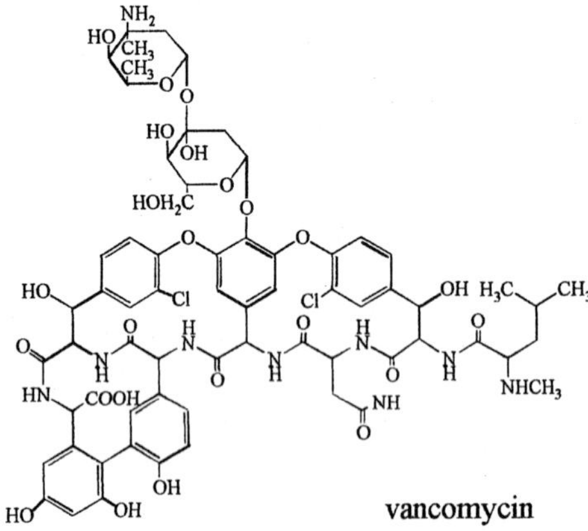
vancomycin

fosfomycin
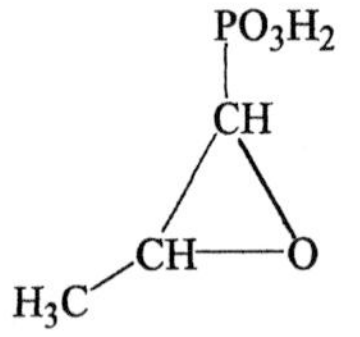

cycloserine
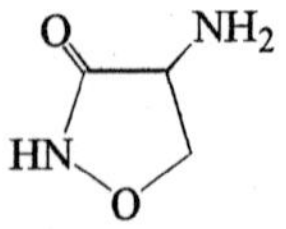

図 14.4　主な細胞壁合成阻害剤（β-ラクタム剤を除く）の構造式

作用機序は，細菌細胞の形態と堅さを保つ細胞壁の主成分であるペプチドグリカン（ムレイン）合成の最終段階で，トランスペプチダーゼおよびカルボキシペプチダーゼがペプチドグリカン同士のペプチド架橋に関与する．この反応において，β-ラクタム剤がこれらを触媒するペニシリン結合蛋白質 (penicillin binding protein: PBP) と結合し，反応を阻害する．

副作用の重要なものは，すべての β-ラクタム剤にアナフィラキシーをも含むアレルギーによるショックがあり，注意を要する．その他は，胃腸障害が多くの薬剤にある．また，*N*-メチルチオテトラゾール基を有するセフェム系薬剤にはジスルフィラム（アンタビュース）様作用がある．

②ホスホマイシン：　ホスホマイシンは，分子量 182（Na 塩）でエポキシ環とリン酸基をもつ特徴的な構造である．作用機序は，ペプチドグリカンの生合成の初期段階である UDP-*N*-アセチルグルコサミンから UDP-*N*-アセチルグルコサミンエノールピルビン酸エーテルへの反応を阻害する．抗菌活性は，グラム陽性および陰性細菌に比較的広い抗菌スペクトルを示す．副作用は，他の抗菌剤に比較して少ない方であるが，まれに腎障害，肝臓障害，消化器障害を起こすことがある．また，低分子であるため抗原性も低く，アレルギー反応などを起こす確

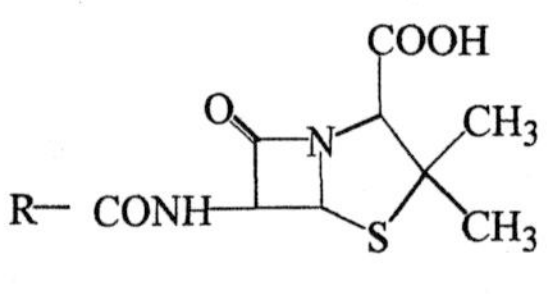
ペニシリン（ペナム）

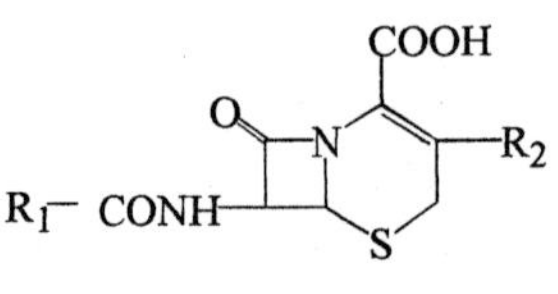
セファロスポリン

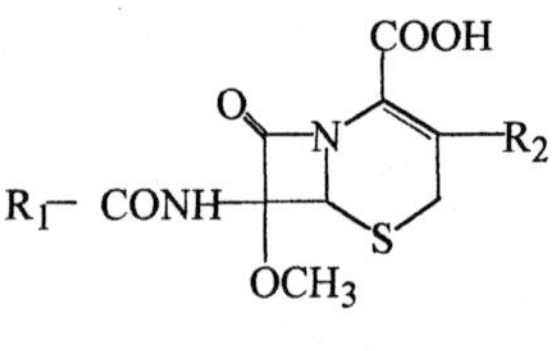
セファマイシン

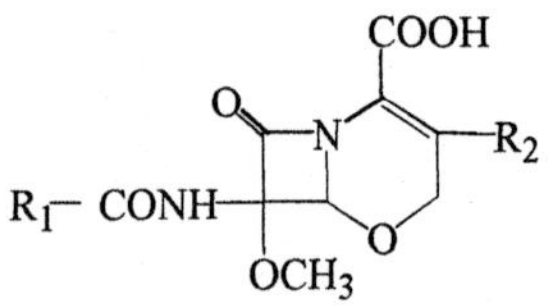
オキサセフェム

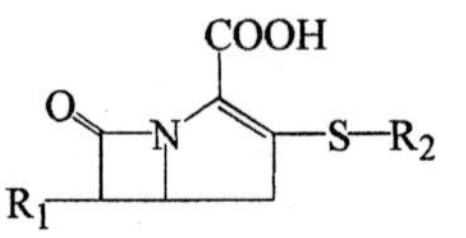
カルバペネム

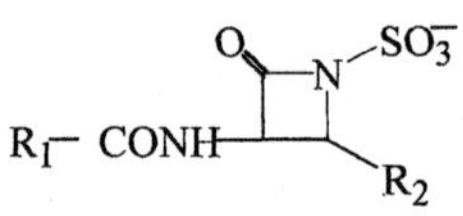
モノバクタム

図 14.5　β-ラクタム母核の種類と構造

表 14.3 主なペニシリン系抗生物質の分類と作用

世代	薬剤名	有効菌群	適用
第一世代	ベンジルペニシリン (benzylpenicillin) (ペニシリン G) フェネチシリン (phenethicillin)	グラム陽性菌 グラム陽性菌, 淋菌	注射 経口
第二世代	クロキサシリン (cloxacillin) ジクロキサシリン (dicloxacillin)	グラム陽性菌, ペニシリナーゼ抵抗性 グラム陽性菌, ペニシリナーゼ抵抗性	経口, 注射 経口
第三世代	アンピシリン (ampicillin) シクラシリン (cyclacillin) アモキシシリン (amoxicillin) バカンピシリン (bacampicillin) タランピシリン (talampicillin)	グラム陽性菌, グラム陰性菌 グラム陽性菌, グラム陰性菌 グラム陽性菌, グラム陰性菌 グラム陽性菌, グラム陰性菌 グラム陽性菌, グラム陰性菌	経口, 注射 経口 経口 経口 経口
第四世代	ピブメシリナム (pivmecillinam) スルタミシリン (sultamicillin) スルベニシリン (sulbenicillin) ピペラシリン (piperacillin) アスポキシシリン (aspoxicillin)	グラム陽性菌, グラム陰性菌, 緑膿菌, 変形菌 グラム陽性菌, グラム陰性菌, 緑膿菌 グラム陽性菌, グラム陰性菌, 緑膿菌 グラム陽性菌, グラム陰性菌, 緑膿菌, 変形菌 グラム陽性菌, グラム陰性菌, バクテロイデス	経口 経口 注射 注射 注射

表 14.4 主なセファロスポリン系抗生物質の分類と作用

世代	薬剤名	有効菌群	適用
第一世代	セファロチン (cefalothin) セファゾリン (cefazolin) セフラジン (cefradine) セファレキシン (cefalexin) セフロキサジン (cefroxadine) セファトリジン (cefatridine) セファクロル (cefaclor) セファドロキシル (cefadroxil)	グラム陽性菌, グラム陰性菌 グラム陽性菌, グラム陰性菌, トレポネーマ グラム陽性菌, グラム陰性菌 グラム陽性菌, グラム陰性菌 グラム陽性菌, グラム陰性菌 グラム陽性菌, グラム陰性菌 グラム陽性菌, グラム陰性菌 グラム陽性菌, グラム陰性菌, レンサ球菌	注射 注射 経口 経口 経口 経口 経口 経口
第二世代	セファマンドール (cefamandole) セフロキシム (cefuroxime) セフォチアム (cefotiam)	グラム陽性菌, グラム陰性菌, ペニシリナーゼ抵抗性 グラム陽性菌, グラム陰性菌, β-ラクタマーゼ抵抗性 グラム陽性菌, グラム陰性菌, 変形菌, β-ラクタマーゼ抵抗性	注射 注射 注射
第三世代	セフスロジン (cefsulodin) セフォタキシム (cefotaxime) セフメノキシム (cefmenoxime) セフォペラゾン (cefoperazone) セフピラミド (cefpiramide) セフチゾキシム (ceftizoxime) セフトリアキソン (ceftriaxone) セフォジジム (cefodizime) セフタジジム (ceftazidime)	グラム陰性菌狭域, 緑膿菌, セファロスポリナーゼ抵抗性 グラム陽性菌, グラム陰性菌, セファロスポリナーゼ抵抗性 グラム陽性菌, グラム陰性菌, ペニシリナーゼ抵抗性 グラム陽性菌, グラム陰性菌, 緑膿菌, セファロスポリナーゼ抵抗性 グラム陽性菌, グラム陰性菌, 緑膿菌 グラム陽性菌, グラム陰性菌, セファロスポリナーゼ抵抗性 グラム陽性菌, グラム陰性菌, β-ラクタマーゼ抵抗性 グラム陽性菌, グラム陰性菌, 緑膿菌, バクテロイデス グラム陽性菌, グラム陰性菌, 緑膿菌, セファロスポリナーゼ抵抗性	注射 注射 注射 注射 注射 注射 注射 注射 注射
第四世代 (新世代)	セフピロム (cefpirome) セフェピム (cefepime) セフォゾプラン (cefozopran) セフォセリス (cefoselis)	グラム陽性菌, グラム陰性菌 グラム陽性菌, グラム陰性菌 グラム陽性菌, グラム陰性菌 グラム陽性菌, グラム陰性菌	注射 注射 注射 注射

表 14.5 主なセファマイシン系，オキサセフェム系，カルバペネム系，モノバクタム系抗生物質の分類と作用

	薬剤名	有効菌群	適用
セファマイシン系	セフォキシチン（cefoxitin）	グラム陽性菌，グラム陰性菌，バクテロイデス，変形菌，β-ラクタマーゼ抵抗性	注射
	セフメタゾール（cefmetazole）	グラム陽性菌，グラム陰性菌，バクテロイデス，変形菌，β-ラクタマーゼ抵抗性	注射
	セフブペラゾン（cefbuperazone）	グラム陽性菌，グラム陰性菌，β-ラクタマーゼ抵抗性（広域）	注射
	セフォテタン（cefotetan）	グラム陽性菌，グラム陰性菌，β-ラクタマーゼ抵抗性（広域）	注射
オキサセフェム系	ラタモキセフ（latamoxef）	グラム陽性菌，グラム陰性菌，バクテロイデス，緑膿菌，β-ラクタマーゼ抵抗性	注射
	フロモキセフ（flomoxef）	グラム陽性菌，グラム陰性菌，バクテロイデス，緑膿菌，β-ラクタマーゼ抵抗性	注射
カルバペネム系	メロペネム（meropenem）	グラム陽性菌，グラム陰性菌，緑膿菌，セラチア，変形菌，バクテロイデス，クレブシエラ，β-ラクタマーゼ抵抗性	注射
モノバクタム系	アズトレオナム（aztreonam）	グラム陰性菌，緑膿菌，セラチア，変形菌，β-ラクタマーゼ抵抗性	注射
	カルモナム（carumonam）	グラム陰性菌，緑膿菌，セラチア，クレブシエラ，変形菌，β-ラクタマーゼ抵抗性	注射

率も低い．耐性菌は，腸球菌，MRSA，緑膿菌，肺炎桿菌，アシネトバクターがあげられ，その機序は膜透過性の低下，標的酵素の変異，不活化酵素生産の報告がある．

③シクロセリン： シクロセリンは，D-アラニンの構造類似体である．抗菌活性は，グラム陽性，陰性，抗酸菌，クラミジアに対し広い抗菌スペクトルを示すが，抗菌力は比較的低い．肺への移行性が高いため，抗結核剤として用いる．尿中にも高濃度で排出されるため，尿路感染症にも有効である．作用機序は，ペプチドグリカン前駆体合成の初期段階で，L-アラニンからD-アラニンへの転換を行うアラニンラセマーゼに対して，基質アナログとして拮抗的に阻害する．副作用は，頭痛，眠気，精神錯乱などの中枢神経障害があるので，てんかんなど既往症患者には使用できない．

④グリコペプチド系抗生物質： グリコペプチド系は，バンコマイシンとテイコプラニンがある．その特徴は，7個の芳香族アミノ酸からなるペプチド骨格でアミノ糖が付加した構造である．作用は，好気性および嫌気性のグラム陽性菌に優れた抗菌力を有する．特にMRSA感染症特効薬として用いる．グラム陰性菌の外膜を通過できないので，グラム陰性菌には抗菌力を示さない．作用機序は，細胞壁合成阻害で細胞壁合成酵素の基質であるペプチドグリカン末端構造のD-アラニン-D-アラニンにバンコマイシンが直接強固に結合し，細胞壁合成酵素に対する立体障害を起こし細胞壁の合成を阻害する．副作用は，腎機能障害が知られている．また，急速な点滴静注は顔，顎，上肢の赤斑性充血，蕁麻疹などのレッドマン（red man）症候群を起こすことがある．

2） 蛋白質合成阻害剤

蛋白質合成阻害には，アミノ配糖体，テトラサイクリン系，クロラムフェニコール，マクロライド系，リンコマイシン系の抗生物質がある（図14.6）．

①アミノ配糖体（アミノグリコシド）系： アミノ配糖体系は，アミノ糖またはアミノグリコシトールのグリコシド結合をもつ抗生物質群である．この群では，ストレプトマイシン，カナマイシン，ゲンタマイシン，フラジオマイシンなど16種の薬剤が現在臨床で使用されている．抗菌力は，グラム陰性桿菌を主な対象として強い殺菌作用を有し，グラム陽性菌の一部や結核菌にも抗菌活性を有する．特にストレプトマイシン，カナマイシンは，抗結核剤として大きく貢献した．作用機序は，細菌のリボゾームに特異的に結合し，蛋白質合成を阻害する．安全治療領域が狭く，副作用は，腎毒性と耳毒性とがある．特に耳毒性は，第Ⅷ脳神経障害で難聴となることがよく知られている．アミノ配糖体の耐性機構は，アセチルトランスフェラーゼ，ホスホトランスフェラーゼ，アデニリルトランスフェラーゼによるアミノ基や水酸基のアセチル化，リン酸化，アデニ

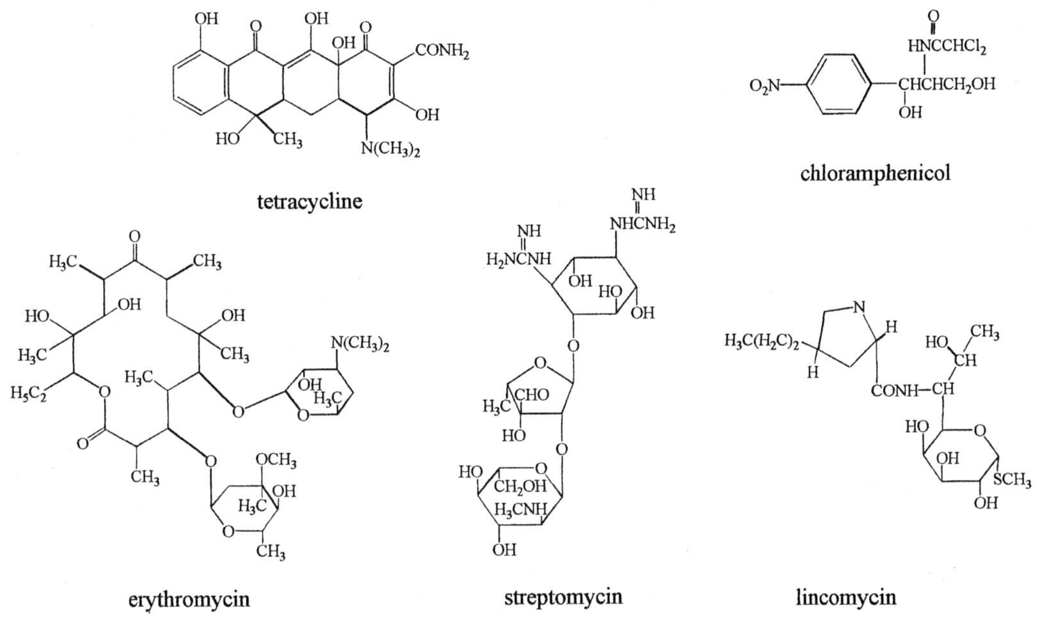

図 14.6 主な蛋白合成阻害剤の構造式

リル化など修飾による不活化である．

②テトラサイクリン系： テトラサイクリンは，4個の6員環が連なった母核構造に，種々の側鎖が付いた一連の化合物を指す．この群にはテトラサイクリン，オキシテトラサイクリン，ジメチルクロロテトラサイクリン，ドキシサイクリン，ミノサイクリンの5種が使用されている．作用は，グラム陽性・陰性の一般細菌だけでなく，クラミジア，リケッチア，マイコプラズマ，原虫など広い範囲の微生物に抗菌力を示す広域抗生物質である．作用機序は，蛋白質合成阻害でリポゾーム30Sサブユニットに結合し，アミノアシルtRNAがリポゾーム上のAサイトへ結合するのを阻害する．作用は静菌的に働く．副作用としては，肝臓障害と胎児，新生児，乳児，幼児，小児の骨発育不全，歯牙の着色，エナメル質形成不全が知られている．また，催奇性があるので，妊婦，新生児，乳児，幼児，小児への投与は慎重に行われなければならない．

③クロラムフェニコール： クロラムフェニコールは，フェニールアラニン類似化合物である．抗菌作用は，グラム陽性・陰性の一般細菌だけでなくクラミジア，リケッチア，マイコプラズマなど多くの微生物に抗菌力を示す．作用機序は，細菌のリポゾームの50Sサブユニットに結合し蛋白合成を阻害する．その作用は，静菌的であるが，髄液内や白血球内への移行性が優れており，チフス菌など細胞内寄生菌に高い有効性を示す．耐性菌が出現しやすく，その作用機序は，クロラムフェニコールのヒドロキシ基に対するアセチル化による不活化である．副作用は，造血機能障害（再生不良性貧血），骨髄毒性や小児に皮膚灰色化，腹部膨隆，嘔吐，筋弛緩，チアノーゼを起こすグレイ（gray）症候群など重い副作用を起こす．臨床使用は制限され，腸チフスやリケッチア症などの一部の感染症にしか使用されない．また，胎盤移行性や母乳移行性も高いので妊婦や授乳婦には投与できない．

④マクロライド系： マクロライド系は，14～16員環の大環状ラクトンにデオキシ酸やアミノ糖が結合した構造をもつ一群の抗生物質の総称である．この群には14員環のエリスロマイシン，15員環のアジスロマイシン，16員環のジョサマイシンなど9種の薬剤を含む．抗菌力は，肺炎球菌，黄色ブドウ球菌，化膿性レンサ球菌などのグラム陽性菌，バクテロイデスやペプトコッカスなどの嫌気性菌にも抗菌活性を有する．グラム陰性菌に対しての抗菌力が弱いことが本剤の欠点であるが，15員環はインフルエンザ菌などグラム陰性菌に対する抗菌力の改善が達成されている．作用機序は，細菌のリポゾームの50Sサブユニットに選択的に結合し，ペプチド転移反応を阻害することにより，蛋白質合成を阻害

する．副作用は，選択毒性が高いため副作用の少ない薬剤で腹痛，食欲不振，下痢などの消化器症状がほとんどである．

⑤リンコマイシン系： リンコマイシン系抗生物質は，リンコマイシンとクリンダマイシンが知られている．抗菌力は，嫌気性菌，溶血性レンサ球菌や肺炎球菌などのグラム陽性球菌に対して抗菌活性を有する．作用機序は，細菌のリポゾーム50Sサブユニットに作用し，ペプチド転移酵素反応を阻害して蛋白合成を抑制する．作用は，静菌的である．副作用は，嫌気性菌に対する抗菌活性が強いことから，下痢，胃腸障害など消化器症状の出現頻度が比較的高い．

3) RNA合成阻害剤

RNA合成阻害剤にはリファンピシンがある．本剤は，リファマイシンBの化学修飾によって得られた半合成抗生物質で，ナフトヒドロキノンを含む大環状ラクタム環をもつアンサマイシン系の抗生物質である（図14.7）．抗菌力は，グラム陽性菌と結核菌に高い抗菌力を示し，主に結核治療の第一選択薬として使用される．作用機序は，細菌のDNA依存性RNAポリメラーゼのβ-サブユニットに結合し，RNA合成を阻害する．副作用は，視神経障害と肝障害が知られている．

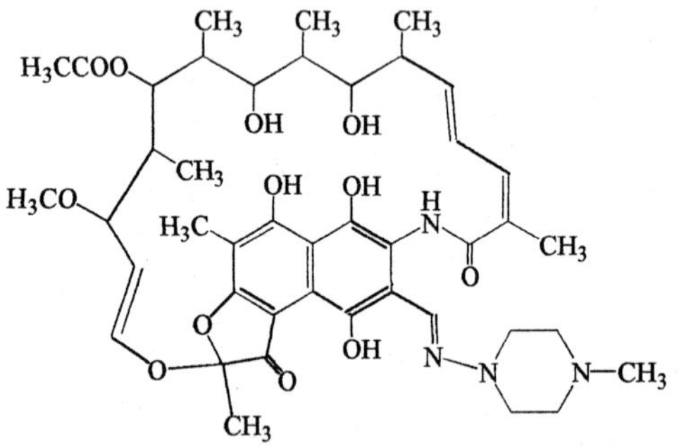

4) DNA合成阻害剤

抗細菌性DNA合成阻害剤には，キノロン系とニューキノロン系合成抗菌剤がある．キノロン系の基本骨格は，ピリドンカルボン酸構造を基本骨格としており，この構造は抗菌力を発揮するために必須な構造である（表14.6，図14.8）．分類は，構造とその抗菌力から分類され，第一群は，ナフチリジン環を有し，ナリジクス酸，エノキサシン，トスフロキサシンなどがある．*E. coli*や*Klebsiella*属などのグラム陰性桿菌に有効であるが，グラム陽性球菌には抗菌力を示さない．第二群は，ピリドピリミジン環を有するものでピロミド酸，ピペミド酸を含み，緑膿菌やブドウ糖非発酵菌も加えたグラム陰性桿菌にも抗菌力を示すが，グラム陽性球菌に対しては無効である．第三群は，キノリン環とフッ素置換を有するものでニューキノロン薬と呼ばれ，グラム陰性桿菌，緑膿菌，ブドウ糖非発酵菌および嫌気性菌にも抗菌力を有する．キノロン系抗菌剤の副作用には，光過敏症が特徴である．本剤は光エネルギーを

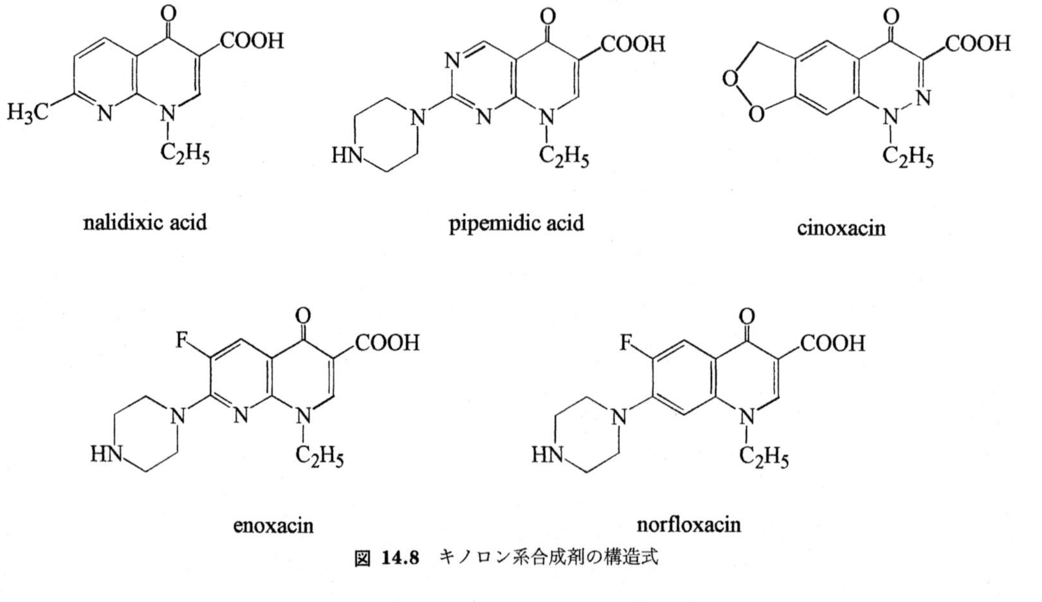

rifampicin

図14.7 リファンピシンの構造式

nalidixic acid

pipemidic acid

cinoxacin

enoxacin

norfloxacin

図14.8 キノロン系合成剤の構造式

表 14.6 ピリドンカルボン酸系合成化学療法剤の分類

系	環	薬剤名	有効菌群	用法
キノロン系	ナフチリジン	ナリジクス酸	グラム陰性桿菌	経口
	ピリドピリミジン	ピロミド酸	グラム陰性桿菌	経口
		ピペミド酸（三水和物）	グラム陰性桿菌，嫌気性菌，腸チフス，パラチフス	経口
	シノリン	シノキサシン	グラム陰性桿菌	経口
ニューキノロン系	ナフチリジン	エノキサシン	グラム陰性・陽性菌	経口
		トスフロキサシン（トシル酸）	グラム陰性・陽性菌	経口
	キノリン	ノルフロキサシン	グラム陽性・陰性菌，腸チフス，パラチフス	経口
		オフロキサシン	グラム陽性・陰性菌，ハンセン病，腸チフス，パラチフス	経口
		レボフロキサシン	グラム陽性・陰性菌，腸チフス，パラチフス	経口
		シプロフロキサシン（塩酸）	グラム陽性・陰性菌	経口
		シプロフロキサシン	グラム陽性・陰性菌	点滴静注
		ロメフロキサシン（塩酸）	グラム陽性・陰性菌	経口
		フレロキサシン	グラム陽性・陰性菌，一部の嫌気性菌	経口
		スパルフロキサシン	グラム陽性・陰性菌，クラミジア	経口
		ガチフロキサシン水和物	グラム陽性・陰性菌，マイコプラズマ，クラミジア	経口

利用して遊離酸素を形成する．このフリーラジカルには細胞毒性があるので，発赤などが起こる．また，Ca^{2+}，Fe^{3+}，Zn^{2+} と結合し，腸管からの吸収を抑制することが知られている．作用機序は，DNA ジャイレースは，DNA の高次構造を維持するのに関わる酵素であるが，キノロン剤はこの酵素活性を阻害するため，DNA 合成が停止する．

5) 葉酸合成阻害剤

サルファ剤は，4-アミノベンゼンスルファニルアミドを基本骨格とする化学合成剤である（図 14.9）．本剤の抗菌力は，グラム陽性菌と陰性菌の両方に対して比較的幅広い作用を示す．作用機序は，サルファ剤が葉酸前駆体のパラアミノ安息香酸と構造が似ているため，競合的に細菌の葉酸生合成を阻害し，その結果核酸合成の阻害となる．副作用として重要なものは，再生不良性貧血，溶血性貧

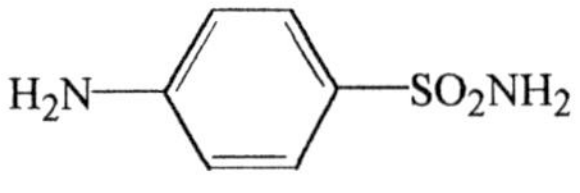

sulfanylamide
(p-aminobenzensulfonamide)

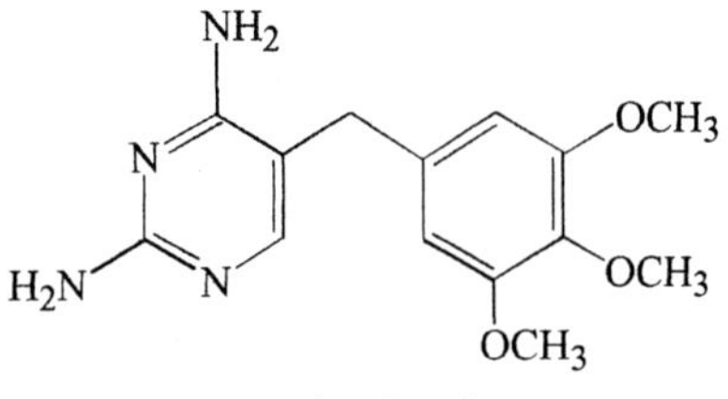

trimethoprim

図 14.9 代表的葉酸合成阻害剤の構造式

血,巨赤芽球性貧血,汎血球減少症,血小板減少症などの血液障害やショックがある.妊婦,新生児,未熟児に対する投与は禁忌である.現在,スルファメトキサゾールと葉酸合成阻害剤であるトリメトプリムを5:1の比で併用（ST合剤）して抗菌力の増強,抗菌スペクトルの拡大,耐性菌の発生防止などの利点があるため広く使われる.

b. ウイルス感染症

単細胞生物は,小さく簡単な構造であっても遺伝情報の集積としてのDNAとRNA,また高分子生産機構を有し,自己の核酸,蛋白質などの高分子成分を合成し,大部分は2分裂により増殖する.これに対してウイルスは,自己の遺伝情報としてのDNAあるいはRNAのいずれか一方の核酸（常にDNAかRNAのいずれか一方の核酸しかもたず,両方をもつことはない）以外に,機能的な細胞内小器官をもたず,細胞内に寄生してエネルギー産生と高分子合成の機構などはすべて寄生した宿主に依存する.このため無細胞性の培地でのウイルスの増殖はなく,ウイルスは細胞とはいわず粒子という.

(1) 構　造

ウイルスの構造の基本は,ゲノムである核酸とそれを取り囲む蛋白質の殻（カプシド）からなる（図14.10）.この核酸とカプシドの複合体をヌクレオカプシドといい,正20面体をとるものと,螺旋構造をとるものとがある.また,ウイルスにはヌクレオカプシドの外側に被膜（エンベロープ）を有するものもある.被膜は,宿主細胞の膜成分由来の脂質二重層からなり,ウイルス特有の糖蛋白質（エンベロープ蛋白質）を含む.ある種のウイルスの被膜表面には,糖蛋白質の赤血球凝集素と呼ばれる突起があり,動物赤血球表面に結合する性質がある.感染性を有するウイルス粒子をビリオンという.

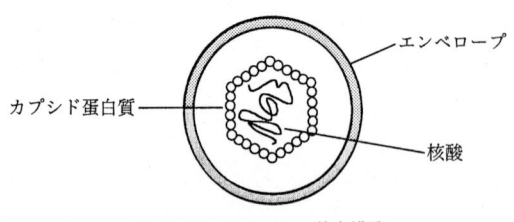

図14.10 ウイルスの基本構造

(2) 分　類

ウイルスは核酸の種類によってDNAウイルスとRNAウイルスに分けられ,さらに構造と組成,物理化学的性状と遺伝子発現様式によって科に分類される.科名と各科に属する主なウイルス名を表14.7に示した.

(3) 感染増殖様式

ウイルスは,細胞質や核をもたず蛋白質や核酸の合成に必要な材料と場も欠いている.したがって生きた細胞内に寄生し,宿主の材料,代謝酵素,リボソームを利用して,自己成分を合成し増殖する.ウイルスの増殖する過程は,次の5段階に分ける.①ウイルス粒子が感受性細胞の細胞膜の特定部位（受容体）に吸着する.②ウイルス粒子が細胞膜内に侵入し,ヌクレオカプシドから蛋白質が取り除かれ（脱殻して）裸の核酸となる.多くのウイルスでは,細胞のリソソームの蛋白分解酵素によって起こる.③ウイルスの核酸が複製されたり,遺伝情報がmRNAに転写されたり,細胞のリボソームでカプシド蛋白質や被膜組成などウイルスの素材が生合成される.④生合成された核酸やカプシド蛋白質は,組み合わされてヌクレオカプシド（ウイルス粒子）が組み立てられる.⑤できあがったヌクレオカプシドは,被膜をもたないウイルスの場合は細胞の破壊によって細胞外へ遊離され,被膜をもつRNAウイルスの場合はウイルス蛋白質で置き換えられた宿主の細胞膜をかぶって,または被膜をもつDNAウイルスの場合は宿主の核膜をかぶって細胞外へ遊離する.遊離したウイルスは,他の健康な細胞に侵入・感染していく.

(4) 抗ウイルス剤

ウイルスに対する薬剤は,化学療法剤と中和抗体を含むグロブリン製剤やインターフェロンなどの免疫調整薬に大別される.ウイルスに対する化学療法剤は,ウイルスの増殖過程の5段階のいずれかの過程を阻害する.そこで分類はこの5段階の増殖過程に沿ってなされている.治療は,単剤での治療が行われることはほとんどなく,併用して使用する.

1) 吸着・侵入・脱殻阻害剤

ウイルスは,特異的に結合できる受容体を有する細胞に吸着して感染する.吸着したウイルスは,細胞の食作用によって細胞内に侵入し,解体してウイルス核酸を放出する（脱殻）.このウイルスの侵入

表 14.7 主なウイルスと分類

ウイルス分類			科	種	エンベロープ	カプシド	疾患
DNA	二本鎖		パポーバウイルス	ヒトパピローマ(乳頭腫)ウイルス ポリオーマウイルス	−	正20面体	子宮頸がん・尖圭コンジローム 進行性多巣性白質脳症
			アデノウイルス	ヒトアデノウイルス	−	正20面体	呼吸器・角膜・結膜・消化器感染(プール熱)
			ヘルペスウイルス	水痘―帯状疱疹ウイルス 単純ヘルペスⅠ型ウイルス(HSV-Ⅰ) 単純ヘルペスⅡ型ウイルス(HSV-Ⅱ) ヒトサイトメガロウイルス(CMV) エプスタイン・バーウィルス(EBV)	+	正20面体	水痘, 帯状疱疹 口唇ヘルペス 陰部ヘルペス感染症 巨細胞性封入体症 伝染性単核症(キッス病)
			ポックスウイルス	痘瘡ウイルス ワクシニア(種痘)ウイルス	+	複雑	天然痘 牛痘(ワクチン用)
	不完全二本鎖		ヘパドナウイルス	B型肝炎ウイルス(HBV)	+	正20面体	B型肝炎(肝がん)
	一本鎖		パルボウイルス	ヒトパルボウイルス(B19)	−	正20面体	伝染性紅斑(リンゴ病)
RNA	二本鎖		レオウイルス	ヒトレオウイルス ヒトロタウイルス	−	正20面体	(不顕性) 胃腸炎 下痢
	一本鎖(+)		ピルコナウイルス	ポリオウイルス コクサッキーウイルス A型肝炎ウイルス(HAV) ライノウイルス	−	正20面体	急性灰白髄炎(ポリオ) 手足口病 心筋炎 A型肝炎 感冒(鼻風邪)
			カリシウイルス	ノーウォークウイルス サッポロウイルス	−	正20面体	下痢, 急性胃腸炎 急性胃腸炎
			トガウイルス	風疹ウイルス	+	正20面体	風疹(三日麻疹)
			フラビウイルス	日本脳炎ウイルス(JEV) C型肝炎ウイルス(HCV) 黄熱ウイルス デングウイルス	+	正20面体	日本脳炎 C型肝炎 黄熱 デング病
			コロナウイルス	ヒトコロナウイルス	+	螺旋	風邪
	一本鎖(−)		ラブドウイルス	狂犬病ウイルス 水疱性口内炎ウイルス(VSV)	+	螺旋	狂犬病 口内炎
			パラミクソウイルス	麻疹ウイルス ムンプスウイルス パラインフルエンザウイルス 呼吸器合胞体(RS)ウイルス(RSV)	+	螺旋	麻疹 流行性耳下腺炎 上気道感染症 気道感染(幼児)
			フィロウイルス	エボラウイルス マールブルクウイルス	+	螺旋	エボラ出血熱 マールブルグ病
			オルトミクソウイルス	インフルエンザウイルス	+	螺旋	流行性感冒症(インフルエンザ)
			ブニヤウイルス	ハンターンウイルス クリミア・コンゴ出血熱ウイルス ラ・クロッセウイルス	+	螺旋	腎症候性出血熱 クリミア・コンゴ出血熱 カリフォルニア脳炎
			アレナウイルス	ラッサウイルス フーニンウイルス	+	螺旋	ラッサ熱 アルゼンチン出血熱
	一本鎖(+) (逆転写型)		レトロウイルス	ヒト免疫不全ウイルス(HIV) ヒトT細胞白血病ウイルス(HTLV)	+	正20面体	後天性免疫不全症候群(エイズ) 成人細胞白血病(ATL)

(+):直接蛋白質合成の鋳型となる鎖, (−):mRNAと相補的塩基配列をもつ鎖

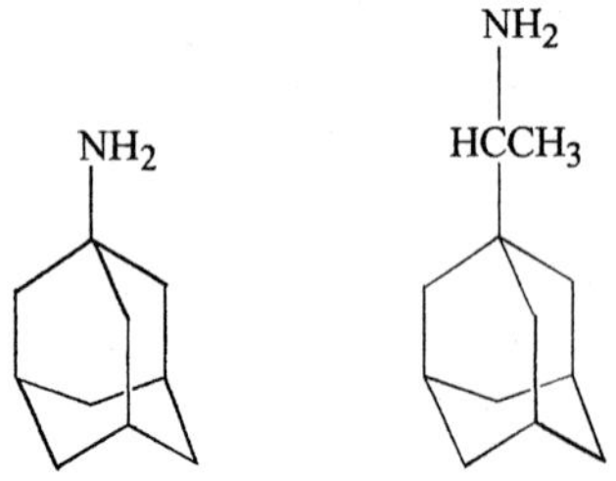

図 14.11 ウイルス吸着・侵入・脱殻阻害剤の構造式

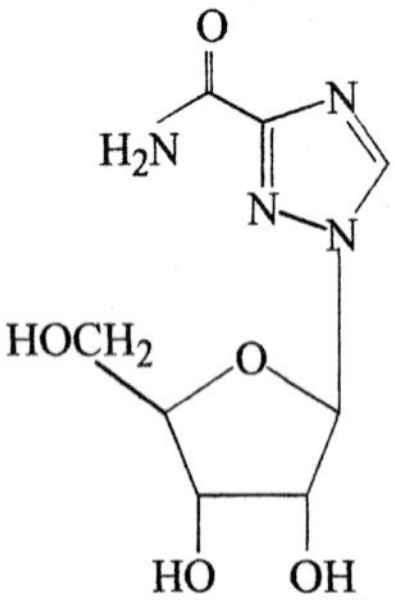

図 14.12 ウイルス RNA 合成阻害剤の構造式

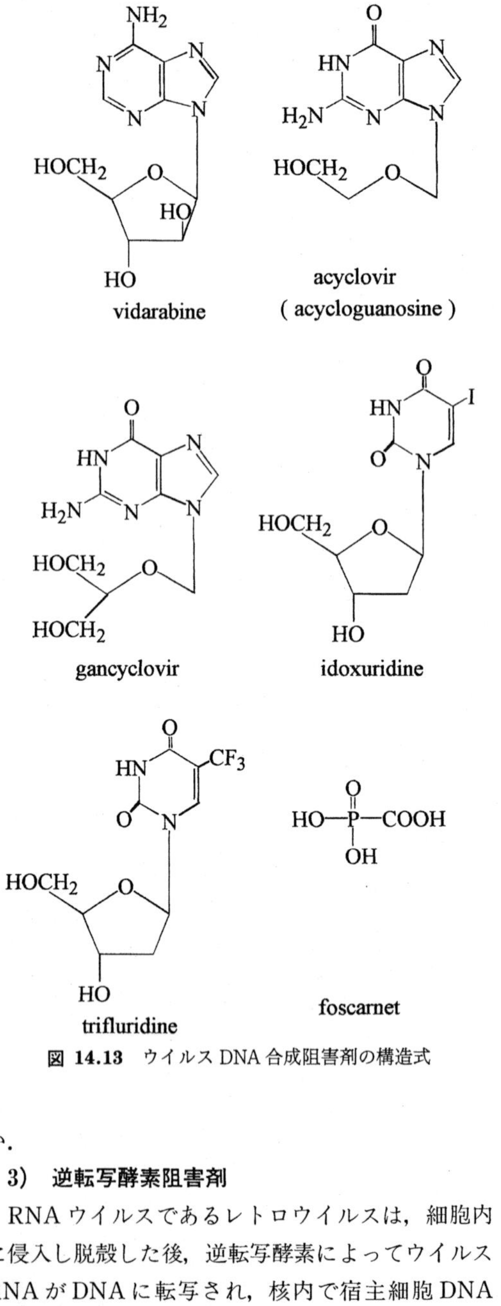

図 14.13 ウイルス DNA 合成阻害剤の構造式

過程を阻害してウイルスの感染を阻止する薬剤に，アマンタジン，リマンタジン（未承認）（図14.11）がある．

2) 核酸合成阻害剤

①RNA 合成阻害剤： リバビリンは，RNA 依存 RNA ポリメラーゼとイノシン一リン酸脱水素酵素などを阻害し，その結果ウイルス RNA 合成を阻害する．リバビリンには，可逆性の貧血などの強い副作用がある．リバビリンの構造を図14.12に示した．

②DNA 合成阻害剤： 本剤の多くは核酸塩基の類似体で，細胞内でチロキナーゼによって三リン酸化された後，ウイルスの DNA ポリメラーゼに働いて正常な核酸塩基がウイルス DNA に取り込まれるのを競合的に阻害する．ピロリン酸類似体のホスカルネットは，三リン酸化された核酸塩基のピロリン酸部分と競合的に働いて，DNA ポリメラーゼに結合するのを妨げる．これら薬剤の抗ウイルス作用はヘルペスウイルスに限られている．阻害剤は，核酸塩基の類似体のビダラビン，アシクロビル，ガンシクロビルおよびピロリン酸類似体のホスカルネットがある（図14.13）．これらは比較的選択毒性が高い．

3) 逆転写酵素阻害剤

RNA ウイルスであるレトロウイルスは，細胞内に侵入し脱殻した後，逆転写酵素によってウイルス RNA が DNA に転写され，核内で宿主細胞 DNA に組み込まれる．この逆転写酵素はレトロウイルスに特異的であるので，抗ウイルス薬の標的としては都合がよい．逆転写酵素阻害剤は，ヌクレオシド系と非ヌクレオシド系に分ける．

①ヌクレオシド系（NRTI）： ヌクレオシド系逆転写酵素阻害剤は，細胞内酵素により三リン酸化型となり，細胞内デオキシヌクレオシド三リン酸の基質と競合して，逆転写酵素によって合成中のプロ

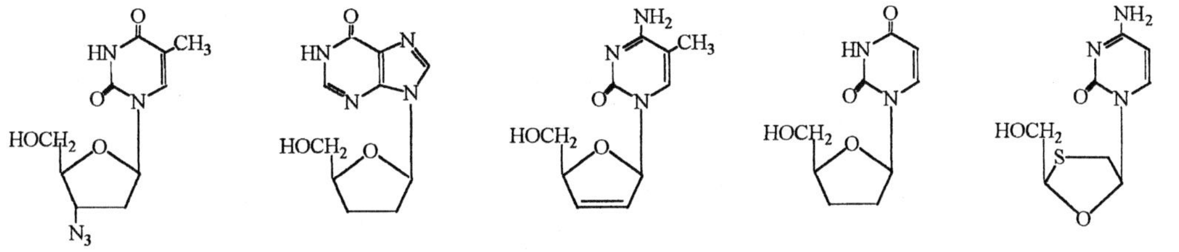

zidovudine (azidothymidine)   didanosine   stavudine (sanilvudine)   zalcitabine   lamivudine

図 14.14 ヌクレオシド系逆転写酵素阻害剤の構造式

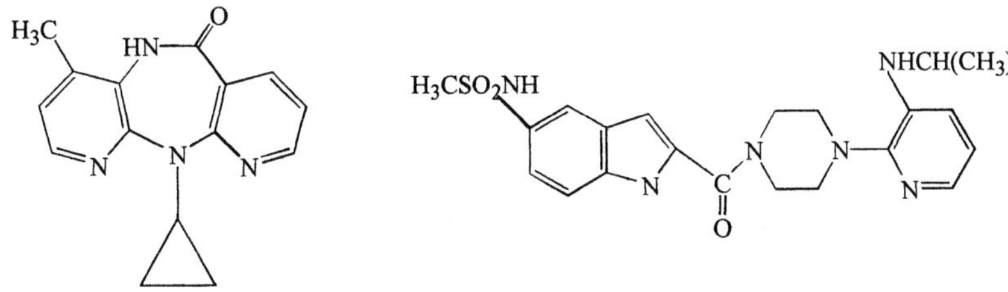

nevirapine   delavirdine

図 14.15 非ヌクレオシド系逆転写酵素阻害剤の構造式

ウイルス DNA に取り込まれ，DNA 鎖伸長停止因子となる．これらの薬剤群には，ジドブジン(ZDV)＝アジドチミジン(AZT)，ジダノシン(ddI)，ザルシタビン(ddC)，スタブジン(サニルブジン，d4T)，ラミブジン(3TC)がある（図14.14）．

②非ヌクレオシド系逆転写酵素阻害剤： 本剤は，細胞内でリン酸化を受けず直接逆転写酵素に結合し，逆転写酵素の活性を抑制する．この薬剤群には，ネビラピン，デラビルジンがある（図14.15）．

4) HIV プロテアーゼ阻害剤

宿主 DNA に取り込まれたプロウイルス DNA は，翻訳機構を用いて各種のウイルス蛋白質を生成する．この際，先に大きな前駆蛋白が形成され，HIV プロテアーゼによってフェニルアラニンとプリンの間が特異的に切断されて種々のウイルス蛋白

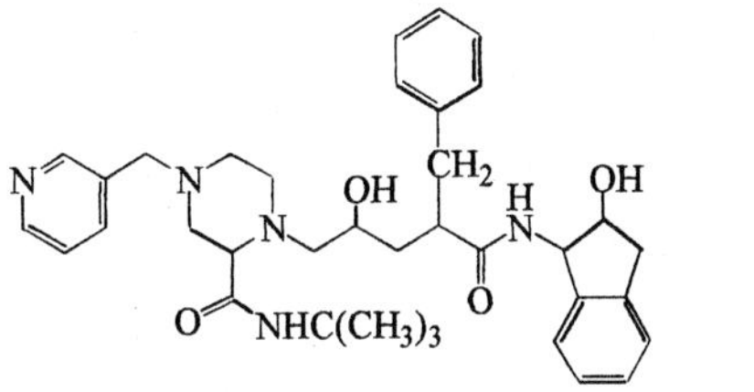

indinavir 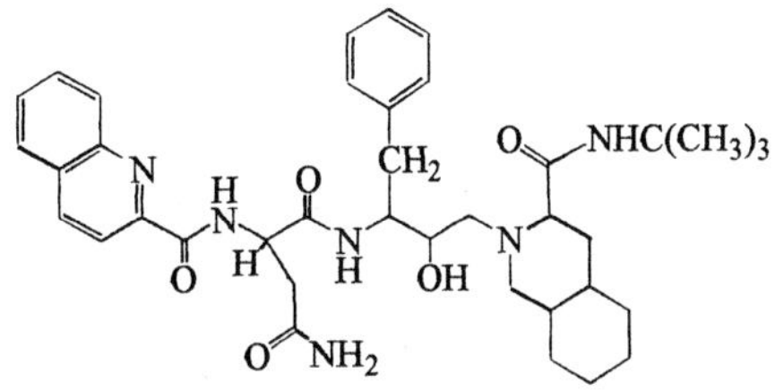   saquinavir

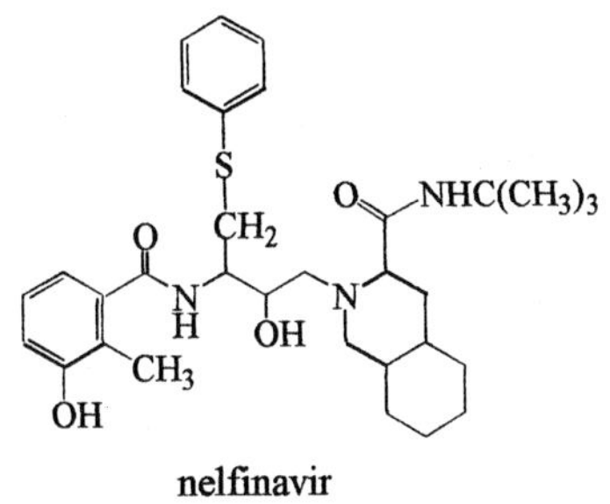

nelfinavir 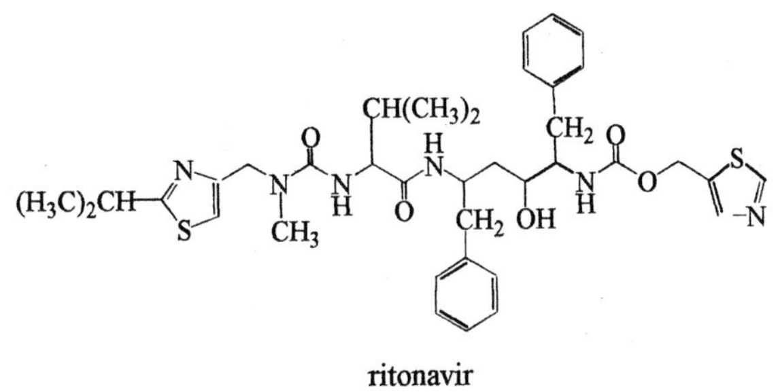   ritonavir

図 14.16 ウイルスプロテアーゼ阻害剤の構造式

が合成される．この特異的な切断は，哺乳類にはみられない．したがってこの違いが，これら薬剤のウイルスに対しての選択毒性となる．薬剤としては，インディナビル，サキナビル，リトナビル，ネルフィナビルなどが使用されている（図14.16）．

5）その他

免疫機能の調整やウイルスの中和による生体内からのウイルスの排除を目的とする．イノシンプラノベクス（抗ウイルス療法剤），インターフェロン（α，β，γ），免疫グロブリン，ワクチンなどがある．

①インターフェロン：インターフェロンは，ウイルス感染あるいは他の外来性核酸に反応した細胞から放出される細胞産物である．抗原性の異なるα，β，γの3種類がある．それぞれ白血球，線維芽細胞，T細胞で主に生産される．インターフェロンは，毛様細胞白血病，カポジ肉腫，尖圭コンジローマの患者の一部への使用が認められている．また，C型肝炎ウイルスにも使用され，特にインターフェロン-αとリバビリンの併用は単独投与に比べ

表14.8 主な抗ウイルス薬の適応と用法

薬剤名	適応	用法
脱殻阻害剤		
アマンタジン（amantadine）	A型インフルエンザウイルス感染症	経口
遊離阻害剤		
オセルタミビル（oceltamivir）	AおよびB型インフルエンザウイルス感染症	経口
ザナミビル（zanamivir）	AおよびB型インフルエンザウイルス感染症	吸入
DNA合成阻害剤		
イドクスウリジン（idoxuridine, IDU）	単純ヘルペス角膜炎	点眼
ホスカルネット（foscarnet）	サイトメガロウイルス網膜炎	点滴静注
ビダラビン（vidarabine, Ara-A）	単純ヘルペス脳炎，帯状疱疹	点滴静注
アシクロビル（acyclovir, ACV）	単純ヘルペス，水痘，帯状疱疹	経口，点滴静注
バラシクロビル（valacyclovir）	帯状疱疹	経口
ガンシクロビル（gancyclovir, DHPG）	サイトメガロウイルス感染症	点滴静注
RNA合成阻害剤		
リバビリン（ribavirin）	C型慢性肝炎ウイルス血症	経口（必インターフェロンα-2b併用）
ヌクレオシド逆転写阻害剤		
ジドブジン（zidovudine, ZDV）	HIV感染症	経口（必併用）
ジダノシン（didanosine, ddI）	後天性免疫不全症候群，HIV感染症	経口
ザルシタビン（zalcitabine, ddC）	後天性免疫不全症候群，HIV感染症	経口
ラミブジン（lamivudine, 3TC）	HIV感染症，B型慢性肝炎	経口（必併用）
サニルブジン（sanilvudine, d4T）	後天性免疫不全症候群，HIV感染症	経口
アバカビル（abacavir）	HIV感染症	経口（必併用）
非ヌクレオシド逆転写阻害剤		
ネビラピン（nevirapine）	HIV-1感染症	経口（必併用）
デラビルジン（delavirdine）	HIV-1感染症	経口（必併用）
エファビレンツ（efavirentz）	HIV-1感染症	経口（必併用）
プロテアーゼ阻害剤		
サキナビル（saquinavir）	HIV感染症	経口（必併用）
インジナビル（indinavir）	後天性免疫不全症候群，HIV感染症	経口（空腹時）
リトナビル（ritonavir）	後天性免疫不全症候群，HIV感染症	経口
ネルフィナビル（nelfinavir）	後天性免疫不全症候群，HIV感染症	経口
アンプレナビル（amprenavir）	HIV-1感染症	経口（必併用）
インターフェロン-α（interferon-α, INFα）	B型およびC型肝炎のウイルス血症	筋注，皮下注
インターフェロン-β（interferon-β, INFβ）	B型およびC型肝炎のウイルス血症	静注，点滴静注
インターフェロン-γ（interferon-γ, INFγ）	慢性肉芽腫症	点滴静注，皮下注

て強力な効果を示す．作用機序は，完全にはわかっていないが，ウイルス RNA の転写と翻訳を選択的に阻害しウイルスの複製を停止させる．

②免疫グロブリン： 免疫グロブリンは，血液中では特異抗体として機能しウイルスを中和する．重症感染症の治療には，静注用ヒト免疫グロブリン製剤が用いられる．

主な抗ウイルス薬の適応と用法を表 14.8 に示す

c. 真菌感染症

真菌は，酵母・カビ・キノコとして知られる生物である．真菌症は真菌の生体内への侵入とその後の増殖によって起こる感染症を主体とする疾患で，皮膚糸状菌など一部の例外菌種を除いて易感染患者に起こる日和見感染症である．広義の真菌症には，感染以外にアレルギー性疾患やマイコトキシン中毒および毒キノコによる食中毒も真菌症に含むこともある．

（1） 構造および形態

真菌細胞は，膜で細胞質と分けられた核とミトコンドリアをもち真核生物に属する．真菌は，細胞の基本形態から酵母と糸状菌とに2大別される．酵母は，球形ないしは楕円形の直径 2〜20 μm 程度の細胞であり，増殖は通常出芽による．温度や培地成分など培養条件により出芽した細胞が長く伸びて菌糸のようにみえることがあるが，これを仮性菌糸（擬菌糸）という．糸状菌は菌糸という糸状構造からなる．菌糸には隔壁のあるものとないものがあり，後者は多核細胞である．糸状菌の菌糸は先端で枝分かれしながら増殖する．菌糸は，培地または組織内で増殖して栄養分を吸収する栄養菌糸と空中に発育して分生子（胞子）をつくる気中菌糸がある．糸状菌は繁殖および乾燥など環境変化への対応のために分生子をつくる．また，酵母と糸状菌以外に，通常の培養条件では菌糸形として発育するが，特殊な条件下での培養や感染組織では酵母形で増殖する二形性真菌がある．

（2） 真菌症の分類

真菌症は，疾病を起こす部位によって，体表面や可視粘膜部位に病巣をつくる表在性真菌症（表在性真菌症）と，皮下組織・骨や関節・内臓・中枢神経に侵入発症する深在性真菌症（全身性真菌症，播種性真菌症）とに2分類されるのが一般的である．また，表在性真菌症より深い皮下組織に病巣をつくっているものを皮下真菌症として3分類することもある．表 14.9 に主な真菌症とその主要病原菌を示す．また，真菌症の特徴は，皮膚糸状菌症やカンジダ症など一部の真菌症を例外としてヒトからヒトへの感染が起こりにくい上，ほとんどの感染が免疫不全などの易感染患者に生じる日和見感染症である．

（3） 主な真菌と真菌症

1） 皮膚糸状菌症

皮膚糸状菌症は皮膚糸状菌の感染によって生じ，表皮の最外層である角質層，爪，毛髪を侵す．この疾患は，真菌症のうち最も一般的に見受けられるもので，水虫としてよく知られている．皮膚糸状菌は，約 30 種ほど知られており，主に大分生子などの形態により小胞子菌 *Microsporum*，白癬菌 *Trichophyton*，表皮菌 *Epidermophyton* の 3 属に分けられる．疫学的分類としては，ヒトからヒトへと感染する好人性の *T. rubrum*，*T. mentagrophytes*，*E. floccosum*，主に動物原因菌でヒトへの感染もみられる好獣性の *M. canis*（ネコ，イヌに多い），主に土壌中に存在するが動物やヒトに感染する好土性の *M. gypseum* などがある．治療薬には多数の外用剤が存在する．経口剤としてイトラコナゾール，テルビナフィンが有効である．

2） カンジダ症

カンジダ属による疾患で，深在性真菌症の中で最も頻度が高い．主に *Candida albicans* が起因菌となるが，その他数菌種が分離される．二形性真菌で培地上では出芽酵母として観察されるが，生体内では真性菌糸および分芽胞子が長く伸びた仮性菌糸を形成する．菌はヒトの口腔・皮膚・腸管・腟などに常在しており，菌交代症や日和見感染症をきたす．表在性のものとしては，口腔粘膜に白い偽膜をつくる鵞口瘡，口内炎，口角炎，外陰部腟炎，皮膚炎，爪炎がある．皮膚炎好発部位は，指間・陰股部・腋下・乳房下などの湿潤になりやすい部位である．細胞性免疫能の低下している小児では慢性粘膜皮膚カンジダ症をきたす．深在性のものとしては腸管や肺に発症することが多い．抵抗力のない易感染患者では，血行性に伝播し全身感染となる．治療はアゾー

表 14.9 主な真菌症とその原因菌

疾患群	原因真菌	概要
皮膚糸状菌症 dermatophytosis	*Trichophyton rubrum* *Trichophyton mentagrophytes* *Microsporum canis* *Microsporum gypseum* *Epidermophyton floccosum*	表皮角質層（皮膚，毛髪，爪）に感染．ケラチン分解能がある．
癜風 pityriasis versicolor	*Malassezia furfur*	頸部，躯幹，顔面に鱗屑の付着した色素斑をつくる．
カンジダ症 candidiasis, candidosis	*Candida albicans* *Candida glabrata* *Candida tropicalis* *Candida parapsilosis*	皮膚，粘膜，各種内臓などに病巣をつくる．
クリプトコックス症 cryptococcosis	*Cryptococcus neoformans*	脳と肺が好発部位で，まれに皮膚，粘膜を侵すことがある．
アスペルギルス症 aspergillosis	*Aspergillus fumigatus* *Aspergillus flavus* *Aspergillus niger*	主として呼吸器が好発部位であるが，その他，脳，角膜，外耳道，腎，消化器などにも病巣をつくる．
接合菌症 zygomycosis （ムーコル症 mucormycosis）	*Mucor* spp. *Entomophthora* spp.	白血病，糖尿病のような易感染者に感染する典型的な日和見感染症．
スポロトリコーシス sporotrichosis	*Sporothrix schenckii* 二形性真菌	皮膚，皮下組織，リンパ節の慢性結節性，潰瘍性病変
黒色真菌症（クロモミコーシス） chromomycosis	*Fonsecaea pedrosoi* *Exophiala dermatitidis* *Cladosporium carrioni*	表皮および角質層の増殖をともなった病状の慢性肉芽腫性病変．リンパ行，血行性に脳，内臓に拡大する．
ヒストプラズマ症 histoplasmosis	*Histoplasma capsulatum* 二形性真菌	capsulatum 型は米国，中南米に多く，肺に初感染，少数の患者で肝，脾，リンパ節に拡大．duboisii 型はアフリカに発生する．
コクシジオイデス症 coccidioidomycosis	*Coccidioides brasiliansis* 二形性真菌	米国西南部，メキシコの風土病．急性の呼吸器感染．全身性の肉芽腫性病変，化膿性炎症は致死的．
ブラストマイセス症 blastomycosis	*Blastomyces dermatitidis* 二形性真菌	米国東部の風土病．肺に初感染，次いで内臓，皮膚，骨，関節，前立腺，睾丸に転移していく．
パラコクシジオイデス症 paracoccidioidomycosis	*Paracoccidioides brasiliansis* 二形性真菌	中米，南米に限局してみられる．肺，粘膜皮膚リンパ管，全身感染型がある．

ル系抗真菌剤，アムホテリシン B，フルシトシンを用いる．

3) アスペルギルス症

アスペルギルス症は，土壌，空中，穀物など自然界に広く分布しているアスペルギルス属の感染によって発症する真菌症である．本症は深在性真菌症としてカンジダ症に次いで2番目に多く，主に呼吸器の疾患として扱われることが多いが，いずれの臓器も侵し，角膜や外耳道での感染症以外はほとんどが日和見感染症である．最も重要な菌種は，肺アスペルギルス症の起因菌となる *Aspergillus fumigatus* であるが，*A. niger*, *A. terreus*, *A. flavus*, *A. nidulans* なども外耳道真菌症および角膜真菌症の起因菌としても重要である．治療はイトラコナゾール，アムホテリシン B を用いる．

4) クリプトコックス症

クリプトコックス属には数種があるが，病原菌は *Cryptococcus neoformans* である．直径 3〜15 μm の酵母型であり，多糖体からなる厚い莢膜をもつ．広く世界に分布するが，トリの糞などで増殖し，経気道で肺に感染を起こす．次いで血行性に移行し，中枢神経（脳・髄膜），皮膚，内臓などに潰瘍や肉

芽腫を形成する．これは3番目に多い深在性真菌症である．治療はフルコナゾール，アムホテリシンBが有効である．

5）接合菌症

接合菌症はムーコル症ともいわれ，4番目に多い深在性真菌症である．起因菌の主なものは，ケカビ科 Muccoraceae に属する *Rhizopus arrhizus*, *Absidia corymbifera*, *Rhizopus microsporus*, *Rhizomuccor pusillus* などである．感染部位は主に肺，脳，消化器，副鼻腔で，患者の多くは白血病や重症の糖尿病を基礎疾患としている．治療はアムホテリシンBが唯一有効である．

6）癜風

癜風は，*Malassezia furfur* による表在性皮膚真菌症で，世界中でみられ，皮膚の角化層に感染し茶色の鱗屑性の斑点を生じる．治療は局所的に外用抗真菌剤が有効である．

（4）抗真菌性薬剤

真菌は，哺乳動物と同じ真核生物に属するため，細胞構造および高分子合成過程がよく似ていることから，原核生物に属する細菌に比べて，選択的な毒性を示す薬剤の開発が困難である．したがって，抗真菌性化学療法剤は，抗細菌性化学療法剤に比べて数が少なく臨床的に必ずしも満足されていない．深在性抗真菌剤を図14.17に示した．

1）ポリエン系抗生物質

ポリエン系抗生物質は，共役二重結合を数個もつ環状物質である．化合物としてはアムホテリシンB，ナイスタチン，トリコマイシン，ピマリシン，ペンタマイシンが医薬として使用されている．特にアムホテリシンBは，ポリエン系のうち唯一の注射剤として深在性真菌症に適用されている．アムホテリシンBの抗真菌作用は強力で，ほとんどの真菌症に有効である．副作用は強く，特に腎への障害が知られている．他は外用剤または消化管殺菌剤として使用する．ポリエン系の作用機序は，細胞膜のステロールと結合し，膜の生理的状態を障害する．

2）フルシトシン（5-フルオロシトシン）

酵母類に強い抗真菌作用を示し毒性も比較的弱いが，耐性菌が出現しやすく，糸状菌への作用は弱い．作用機序は，真菌細胞内へ取り込まれた後，5-フルオロウラシル（5FU）に変換され，核酸の合成阻害をする．哺乳類ではシトシン取り込み酵素がないため細胞内には取り込まれず，抗真菌薬の中では数少ない選択毒性に優れた薬剤である．副作用は，悪心，嘔吐，下痢などである．適応は内服でカンジダ症やクリプトコックス症などの酵母による深在性真菌症に使用される．

3）アゾール系抗真菌剤

アゾール系は，イミダゾール系とトリアゾール系がある．イミダゾール系には，10を越える薬剤があり，ミコナゾールとケトコナゾール（外国）がそれぞれ注射剤および経口剤として存在する．この2剤以外は外用剤として使用されている．一方，トリアゾール系化合物も多く合成されているが，フルコナゾールは経口と注射剤として，イトラコナゾール

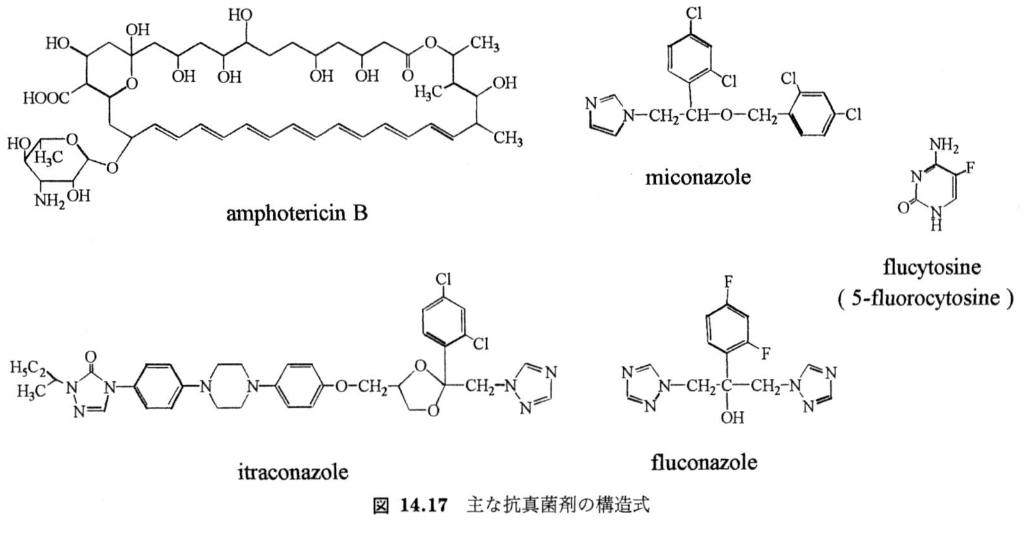

図 14.17 主な抗真菌剤の構造式

は経口剤として使用されている．フルコナゾールは，カンジダ症などの酵母に優れた抗真菌作用を示し，イトラコナゾールは酵母とアスペルギルスや皮膚糸状菌などの糸状菌にも抗真菌作用を示す．副作用は，発熱，発疹，消化器症状など比較的軽微であるが，肝障害，腎障害，過敏症，浮腫などが起こる場合がある．作用機序は，真菌の膜ステロールであるエルゴステロールの合成を阻害する．この作用は，チトクロームP-450に関わっていて，配合禁忌の薬剤が多いため投薬には注意を要する．

4) グリセオフルビン

本剤は，青カビから単離された抗生物質である．酵母および深在性真菌症には全く抗真菌活性は示さないが，皮膚糸状菌には経口薬として優れた抗真菌活性を示す．作用機序は不明な部分が多いが，細胞分裂に関わる微小管機能を障害する作用があることから，細胞分裂異常がその機序に大きく関わっているであろうと考えられている．適応は内服による皮膚糸状菌感染症に限られる．

5) テルビナフィン

アリルアミン系合成抗真菌剤で外用剤と経口剤が用いられている．抗真菌作用は，酵母にはほとんど抗真菌活性を示さないが，皮膚糸状菌には優れた抗真菌活性を示す．作用機序は，スクワレンからエルゴステロールへの生合成の初期段階に働くスクワレンエポキシダーゼを阻害するエルゴステロール阻害剤である．

6) その他の抗真菌剤

抗深在性真菌症剤としてβ-グルカン合成阻害剤のミカファンギンが承認され，カンジダ症やアスペルギルス症に用いられている．その他に抗生物質のシッカニン，ピロールニトリン，化学合成薬のベンジルアミン系，チオカルバメート系，モルホリンなどがある．いずれも毒性が強いために経口剤および注射剤には適さず，皮膚糸状菌に対する外用薬として使用される．

d. 原虫感染症

原虫症は，単細胞の原生動物の感染による寄生虫症である．原虫の外表は薄い柔軟な細胞膜で包まれ，細胞質，核，ミトコンドリア，リボソーム，ミクロソームをもつ．このほか仮足，鞭毛，繊毛，波動膜の運動器官がある．

(1) 分類

ヒトに寄生する原虫は，その形態によって分類学的に以下の4群に区別分類される．①細胞の外形質が舌状または葉状に伸びて仮足（偽足）をつくるアメーバ類で赤痢アメーバなどを含む根足虫類（肉質虫類），②1～数本の鞭毛をもち運動するトリコモナス，ランブル鞭毛虫，トリパノソーマ，リーシュマニアなどを含む鞭毛虫類，③細胞表面に絨毛があり運動する大腸バランチジウムなどを含む線毛（繊毛）虫類，④有性生殖と無性生殖の世代をもつマラリア原虫，トキソプラズマ，クリプトスポリジウムなどの胞子虫類，と分類される．また実用的には，標的臓器別に消化器，泌尿器，生殖器，血液，組織などによる分類もされる．

(2) 主な原虫症

1) 消化器・泌尿生殖器寄生原虫

アメーバ赤痢の病原体である赤痢アメーバは，主として熱帯地域など世界各地に分布している．囊子（シスト）で汚染された食物や水で経口感染する．近年は男性同性愛者に多いという．治療にはパロモマイシン，メトロニダゾール，チニダゾールを用いる．

ランブル鞭毛虫は，十二指腸の粘膜上に吸着して寄生し，組織侵入性はなく一般に無症状だが，ときに下痢症状，特に脂肪性下痢を起こす．感染は，シストの経口摂取による．治療にはアルベンダゾール，フラジールを用いる．

クリプトスポリジウムは，経口感染でコレラ様下痢と腹痛が数日続くが，血清抗体価が上昇すると増殖が阻止されて自然治癒する．治療には，フロ酸ジロキサニド，デヒドロエメチン，メトロニダゾール，チニダゾール，オルニダゾールが用いられる．

トリコモナス腟炎は，腟トリコモナスの栄養型虫体が性的接触によって伝播し，女性には腟炎を起こす．症状は，白色帯下や外陰部の痒みや灼熱感などで，男性は前立腺，精囊，尿道の感染を起こすが，無症状のことが多い．治療には，フラジール，メトロニダゾール，チアベンダゾールを用いる．

2) マラリア

マラリアは，現在世界人口の40%以上が居住する熱帯および亜熱帯に流行しており，年間数億人の患者が発生し死亡者も300万人に近いと推定されて

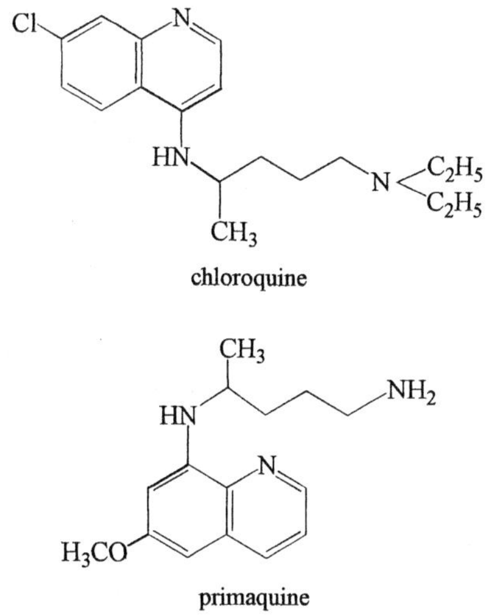

図 14.18 主な抗マラリア薬の構造式

いる．ヒトに寄生するのは三日熱マラリア原虫，卵形マラリア原虫，四日熱マラリア原虫および熱帯熱マラリア原虫の4種である．感染は，感染したハマダラ蚊（雌）に刺されて胞子虫体が体内に入ることで起こる．赤血球内で無性生殖を繰り返し行い，その周期で発熱発作を繰り返す．メロゾイトが成熟し血球を破壊し遊離する周期は，三日熱と卵形熱で48時間，四日熱で72時間，熱帯熱で36～48時間である．その間肝臓・脾臓腫，貧血が進行し，熱帯熱では寄生赤血球の凝集による毛細血管の閉塞や血栓が起こることがある．治療は，キニーネ，クロロキン，プリマキン，メフロキン，アーテストネート，アトバコンが用いられる（図14.18）．

3）トキソプラズマ症

トキソプラズマは，ネコ科動物が終宿主で，ヒトを含む多くの温血動物が中間宿主となる．感染は，ブタ肉，ネコの排泄物，ニワトリの肉や卵，イヌの排泄物が感染源となる．母親から胎児に垂直感染すると死産，新生児の脳水腫脈絡網膜炎，脳石灰化，知能障害をきたす．成人では不顕性感染が多いが，免疫低下宿主では慢性感染や全身性トキソプラズマ症を起こす．治療はピリメタミン，スピラマイシンを用いる．

4）カリニ肺炎

カリニ肺炎は，AIDSや白血病に頻発することが知られている．原因菌のニューモシスティス・カリニは，宿主が免疫不全の状態になると日和見感染症として重篤な肺炎を起こす．分類上位置不明な原虫として扱われてきたが，現在は真菌に近縁と考えられている．治療にはイセチオン酸ペンタミジン，ST合剤が有効である．

e．寄生虫症（蠕虫症）

多細胞の寄生虫を蠕虫と総称する．蠕虫のヒト寄生性のものは，線虫類，吸虫類，条虫類に分けられる．この駆虫薬としては，パモ酸ピランテル，メベンダゾール，チアベンダゾール，イベルメクチン，ジエチルカルバマジンなどが使用される（図14.19）．

1）線虫症

線虫は線形動物綱に属し，感染症の病原体のなかでは最も進化している．極めて多くの種を含み，約50万種もあるといわれる．これらのうちの約50種が人体寄生種として知られ，回虫や鉤虫などヒトに強い病害をもたらすものも多く，医学的に重要である．

回虫症は，腸管寄生虫症の代表である．回虫は，幼虫包蔵卵を経口摂取することで感染して，虫卵は

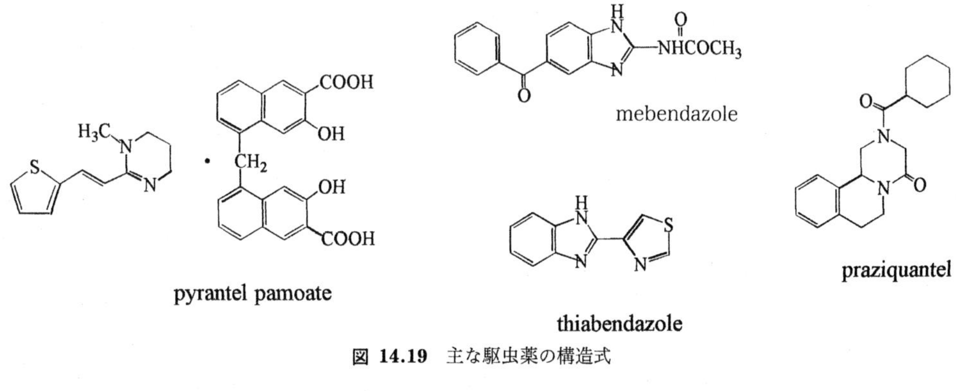

図 14.19 主な駆虫薬の構造式

腸管内で孵化した後，幼虫が肺を通過して小腸で寄生し成長する．症状としては腹痛などがあるものの少数寄生では無症状も多いが，胆管に進入すると胆管炎を，膵臓へ進入すると膵炎を起こす．わが国では戦後の徹底的な対策により激減したが，最近の自然食を好む傾向や輸入野菜などにより，感染症例が増加している．診断は，糞便の直接塗抹法による虫卵の証明がなされる．駆虫薬はサントニン，パモ酸ピランテル，メベンダゾールを用いる．

鉤虫症は，線虫類に属する長さ1cm前後の鉤虫の感染症である．通常人体に寄生する種類として，ズビニ鉤虫，アメリカ鉤虫，セイロン鉤虫の3種類が知られている．特に前二者は，分布も広く日本でも重要な種類である．糞便中に排出された虫卵は，外界で幼虫に孵化しフラリア型幼虫に発育する．この幼虫が経口あるいは経皮的にヒトに侵入感染し，小腸中央部から上部にわたって寄生吸血して成虫となる．成虫による障害は，消化器障害および貧血で，本症による鉄欠乏性貧血は著明である．診断は糞便の直接塗抹法による虫卵の証明がなされる．駆虫薬はパモ酸ピランテル，メベンダゾール，チアベンダゾールを用いる．

蟯虫症は，現在わが国で最も高い感染率の寄生虫疾患であり，集団発生など小児科領域での重要な線虫症である．幼虫の入った虫卵を経口摂取することにより感染する．成虫は，通常盲腸に寄生し産卵時には結腸を下降し肛門外に出て肛門周辺に産卵する．この際肛門の痒みをともなうことが多く，局部を掻いた際に虫卵が手指に付着しこの手指を介しての感染が多い．診断はセロハンテープ肛囲検査法により虫卵を証明する．駆虫薬はパモ酸ピランテルを用いる．

糸状虫（フィラリア）症は，各種人体寄生糸状虫類による症状を指すが，わが国ではバンクロフト糸状虫，マレー糸状虫の感染によるものが主体をなす．昆虫の蚊，アブ，ブヨなどで伝播される．経過は極めて慢性的でアレルギー反応がその主体とされている．診断は検査材料からミクロフィラリアの証明を行う．駆虫薬はジエチルカルバマジン，インベルメクチンを用いる．

アニサキス症は，アニサキス属の幼虫がヒトの消化管粘膜に侵入することで，激しい腹痛となる．幼虫の侵入に基づくアレルギー反応が発症の主因と考えられている．アニサキス属の成虫は，海産哺乳類に寄生し，幼虫は海産魚やイカに寄生している．ヒトへは，幼虫が寄生した海産魚やイカを生食することで感染する．診断は内視鏡や造影検査による．治療は内視鏡的に虫体を摘出する．駆虫薬はメベンダゾールを使用する．

2）条虫症

条虫症は，扁平動物門の多節条虫亜綱に属する条虫によって惹起される疾患の総称である．代表的な条虫症は，裂頭条虫症，無鉤条虫症，有鉤条虫症，包虫（エキノコックス）症があげられる．条虫類は，すべて寄生生活を営み，いずれの発育段階においても消化管をもたないのを特徴とする．多節条虫類は，片節が連結してひも状を示すという形態的特徴からサナダ虫として知られている．

わが国で多い裂頭条虫症の病原体としては，広節裂頭条虫と大複殖門条虫がある．ヒトへの感染は，幼虫が寄生したサケやマス（第二中間宿主）の生食によるプレロセルコイドの経口摂取による．成虫は小腸に寄生するが，その大きさの割には症状が乏しく，軽度の腹痛や下痢を訴える程度であり，無症状の患者も少なくない．治療は，プラジカンテルやパロモマイシンが使用される．

無鉤条虫症は，主にウシの生食あるいは不十分な加熱による筋肉摂取により，有鉤条虫症は，ブタ肉中の有鉤囊虫を摂取することによるが，経口的にヒトに進入し小腸にて成虫となり，ヒトを最終宿主として小腸に寄生する．駆虫薬は，プラジカンテルなどが用いられるが，有鉤条虫症には，虫卵を放出させないためパロモマイシンなど腸管内で虫体が破壊するような薬剤は用いない．駆虫後は，塩類下剤を用い頭節を含む虫全体を一度に排出するのが望ましい．

包虫は，円葉目エキノコックス属に属する条虫で，イヌ，オオカミ，キツネなど食肉獣の腸管に寄生する．包虫症は単包虫によるものと多包虫によるものと2種あるが，いずれも難治疾患で，多包虫による方が悪性である．予防としては，終宿主（イヌ，キツネ）との接触に注意を要する．診断は免疫診断が用いられるが，確定診断は包虫内液から包虫砂を見いだす．治療は，外科的方法がよいが，駆虫薬はプラジカンテル，メベンダゾール，アルベンダゾールが用いられる．

3) 吸虫症

吸虫類は，扁平動物門に属し，すべてが寄生性で中間宿主は主に貝類である．吸虫類の診断は，ほとんど糞便検査による虫卵の検出であるが，寄生虫学的免疫診断も有用である．治療は，プラジカンテルが有効である．重要な吸虫症は，住血吸虫症，肺吸虫（肺ジストマ）症，肝吸虫（肝ジストマ）症，肝蛭症，横川吸虫症などがある．

住血吸虫は，吸虫類でも異例の雌雄異体で，哺乳類への寄生は日本住血吸虫など3種ある．発育には1個の中間宿主貝類（日本ではミヤイリ貝）のみを必要とし，直接経皮的に感染して肝硬変をきたす．

肺吸虫は，通常ヒトに感染するのはウェステルマン肺吸虫で，第二中間宿主のサワガニなどから経口感染し肺に寄生する．肝吸虫は日本，台湾，中国，韓国などに広く分布する重要な人体寄生虫で，第二中間宿主であるコイ科の淡水魚の生食により経口感染する．

肝蛭は，草食動物の肝に寄生する大形の吸虫で世界に広く分布する．成虫は，胆管に寄生する．中間宿主は，モノアラガイ属でヒトの感染はメタケルカリアの付着した水草，牧草などから経口感染する．治療にはトリクラベンダゾールが用いられる．

横川吸虫は，終宿主のヒトのほかネコやイヌの小腸に寄生する小型の吸虫で，日本各地・韓国・中国大陸・台湾などにみられる．第一中間宿主はカワニナで，第二中間宿主の淡水魚が重要な感染源となる．

f．プリオン病

本症は，ヒトおよび動物における神経病変疾患の一群の総称である．現在，プリオン病と考えられている疾患を表14.10に示した．本疾患は，一時ウイルス感染症と考えられていたが，研究が進み，感染性のプリオン蛋白質がその病因に関与することが明らかにされてきている．正常型のプリオン蛋白質の遺伝子は，ヒトを含む各種生物に広く分布している．罹患した動物の脳には正常型の立体構造が変化した感染型（病気型）のプリオン蛋白質が存在する．病気型の蛋白質は，界面活性剤への不溶性，蛋白分解酵素，加熱，紫外線，γ線照射，各種薬品処理に強く抵抗する．治療はまだ開発されていないが，感染性のプリオン病は，病気型のプリオン蛋白質の体内への摂取によるため，汚染した食品，薬品，化粧品を遠ざけることで防ぐことができる．

表 14.10　ヒトおよび動物のプリオン病の分類

疾患	種	原因
クールー	ヒト	感染
クロイツツフェルト・ヤコブ病 (CJD)		
弧発性	ヒト	不明
家族性	ヒト	遺伝
医原性	ヒト	感染
変異型クロイツツフェルト・ヤコブ病	ヒト	感染
スクレイピー	ヒツジ	感染
ウシ海綿状脳症（狂牛病，BSE）	ウシ	感染
伝播性ミンク脳症（TME）	ミンク	感染
ネコ海綿状脳症（FSE）	ネコ	感染

■参考文献──
1) 井上圭三，医療薬学，東京化学同人，2000．
2) 小早川隆敏，感染症マニュアル，株式会社マイガイア，1999．
3) 相良裕子編，感染症診療実践マニュアル，文光堂，2002．
4) 石井明，鎮西康雄，大田伸生，標準医動物学（第2版），医学書院，1998．
5) 小熊恵二，東国伸，シンプル微生物学（第3版），南江堂，2002．
6) 大里外誉郎，医科ウイルス学（第2版），南江堂，2002．
7) 高木正道ら，微生物学 臨床微生物学，医歯薬出版，2002．

15. 悪性腫瘍

Malignant Tumors

I. 総　論

　日本における死亡率第1位の疾患は，悪性腫瘍である．最近，欧米では悪性腫瘍による死亡率がやや低下しているのに対し，日本ではいまだに増加傾向であり，全死亡率の1/3を占めている．高齢化社会になって循環器，脳血管系の疾患も増加しているが，古くから存在するがんは現代社会においても人間の健康にとって大きな脅威となっている．早期診断や外科的手術の技術の進歩にもかかわらず，がんが大きな脅威となっていることは，がんが極めて多様性に富み，遺伝的に変異しやすいことが大きな原因である．しかし，かつては不治の病であったがんも，早期診断法，治療法の進歩により完全に治癒する率が上昇している．そのなかで薬物治療は重要な位置を占めている．

（1）悪性腫瘍の分類

　一般に「がん」という言葉は悪性腫瘍（悪性新生物）のことを指すように考えられているが，定義としてのがんは「上皮細胞由来の悪性腫瘍」のことを意味する．

　腫瘍とは，組織を構成する細胞が無秩序な増殖を起こし，その結果，組織が異常な形態をとるようになったものをいう．したがって，体内の増殖できる細胞はすべて腫瘍を形成する可能性をもっていて，その由来する組織によって消化器腫瘍，呼吸器腫瘍などさまざまなタイプが存在する．良性腫瘍と悪性腫瘍とに大別され，いずれも自立的増殖（他の細胞や因子から独立して増殖できる能力）が特徴である（表15.1）．

表15.1　腫瘍（tumor）の分類

由来組織	良性腫瘍	悪性腫瘍	（例）
上皮性	乳頭腫	がん腫	
腺組織	腺腫	腺がん	（胃がん）
扁平上皮	扁平上皮乳頭腫	扁平上皮がん	（肺がん）
移行上皮	移行上皮乳頭腫	移行上皮がん	（膀胱がん）
非上皮性			
結合組織	筋腫	肉腫	
造血系組織		白血病	

1）良性腫瘍

　組織が異常増殖をして大きな腫瘍を形成したとしても，宿主の生命がそれによって危険になることがない腫瘍のことである．形態的には組織中の細胞の配列は正常組織とあまり大きな違いがみられず，浸潤は起こさない．子宮筋腫やイボなどがこのタイプである．

2）悪性腫瘍

　発生した組織の種類により分類する．極めて多様である．正常細胞が悪性転換したもので，浸潤性増殖が特徴で全身に転移する．細胞が数十億個から構成される大きな腫瘍でも1個の細胞から由来する．変異を起こし異常増殖能を獲得した1個の細胞が増殖し，細胞集団を形成したものが「がん」であり，単一細胞由来（モノクローン）が特徴である．がん腫の組織型としては，腺がん，扁平上皮がんが代表的なものである．

　腺がんは腺組織から発生したがんで，腺管構造の形成または粘液産生能をもつ．具体的には，胃上皮由来の胃がん，腸上皮由来の大腸がん，肺がん，乳がんなどがある．一方，扁平上皮由来の扁平上皮が

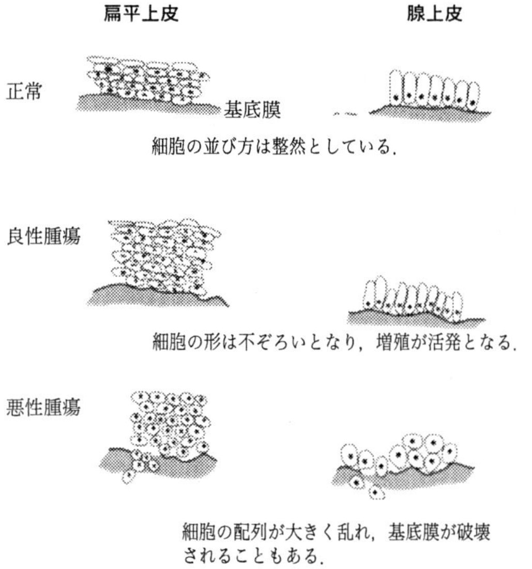

図 15.1 正常・悪性上皮細胞の形態変化

んには,扁平な上皮である表皮の皮膚がん,口腔がん,食道がん,肺がん,子宮頸がんなどがある(図15.1).

腫瘍は,一般的に正常な細胞と比較すると,不完全ではあるが元の組織の性質を保持している.たとえばホルモン系の腫瘍では正常細胞よりも低レベルであるがホルモンの産生能を保持している場合が多く,肝がんでは肝細胞の本来の機能である血清蛋白質を合成するものもある.悪性度が高まると,形態的および遺伝子発現パターンからみて未分化型となることが多い.進行がんでは組織への浸潤性が上昇して遠隔転移を起こすようになる(図15.2).

(2) がん細胞の一般的特徴
1) 形 態

組織の中では腫瘍細胞は異型性と呼ばれるように,正常細胞と比較して細胞形態は特徴的な変化を起こし,細胞の配列も無秩序になる.悪性度により形態変化の度合いも異なるが,一般に大型となり,核の形態が不ぞろいとなる.正常細胞は通常大きさが均一であるが,悪性細胞は大小不同になる.ま た,細胞骨格の変化により上皮細胞が間葉系細胞に類似した形態を示すようになることが多い.

染色体の数や形の異常も起こり,正常細胞のヒト染色体は二倍体($2n$)の46本であるのに対して,がん細胞では四倍体($4n$),八倍体($8n$)になったり,または数本多かったり少なかったりする異数体となることが多い.染色体数の変化だけでなく,後で述べるように染色体自身の変化を起こすこともある.

2) 増 殖

活発な増殖ががん細胞の最大の特徴である.その原因として,増殖因子の産生,増殖因子受容体の過剰発現,がん抑制遺伝子の欠損による細胞周期制御の異常など,さまざまな要因が考えられる.また,正常細胞では細胞どうしが接触した場合増殖が停止するが,がん細胞では停止しない.この接触阻害の消失も悪性細胞の大きな特徴であり,細胞どうしが接触しても細胞周期が停止しないため,腫瘍が形成されることになる.また,正常細胞は一般に基質蛋白質への接着が増殖や生存に必要であるが(足場依存性),悪性化するとこの依存性が低下し,浮遊状態でも細胞増殖が起こるようになる.増殖因子に対する依存性もがん細胞では低下することが多く,増殖因子が存在しない状態でも細胞が増殖することができるようになり,自律増殖能を獲得しているものが多い(表15.2).

細胞増殖は図15.3のように一定の細胞周期を進行しながら進むが,この各時期はさまざまな蛋白質により制御されている.なかでもサイクリン・サイ

表 15.2 がん細胞でみられるさまざまな性質変化

細胞増殖が活発化
細胞形態変化
運動性の亢進
細胞間接着の低下
未分化
細胞膜透過性の変化
細胞表面蛋白質,糖鎖
細胞骨格の変化

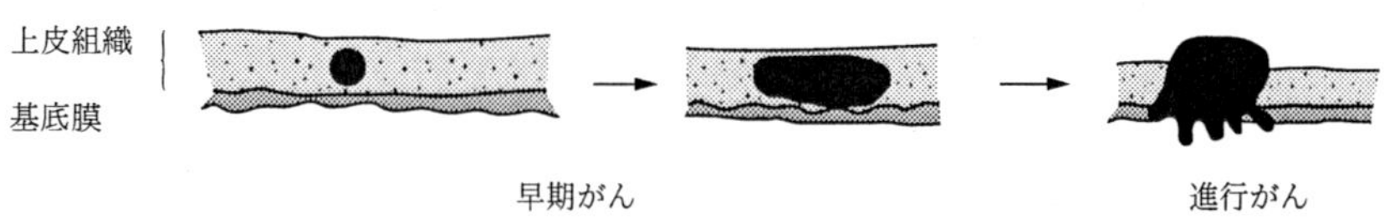

図 15.2 がんの進展

クリン依存性蛋白質キナーゼ（cdk）のレベルが重要な働きをもっている（図15.3）．サイクリンは細胞周期の各時期に特異的に蓄積する一群の蛋白質で，サイクリン依存性蛋白質キナーゼを活性化することで細胞周期の進行を制御する．がん発生の引き金となるがん遺伝子産物には，これらサイクリンの発現を制御する活性をもつものも含まれる．

また，正常細胞の増殖は一般に有限で，一定の分裂を経て細胞老化の状態になるが，がん細胞では不死化している場合が多い．そのためがん細胞の多くは無限に増殖する能力を獲得している．無限増殖能に関与する遺伝子は数多く存在するが，最近テロメラーゼが注目されている．テロメアは染色体末端に存在し，DNAの反復配列をもつ特殊な構造である．染色体の安定性と複製にともなうDNA鎖の短小化を防ぐために関わる．この酵素は一種の逆転写酵素であり，胎児細胞や生殖細胞などの無限増殖能をもつ細胞で発現しているが，一般の体細胞には活性がみられない．しかし，ある種のがん細胞ではこの活性が再び発現することがある．これもがん細胞の無限増殖能と関連すると考えられる．

細胞は，傷害を受けたり栄養飢餓状態になると死減する．この細胞死にはアポトーシスとネクローシスの2種類があるが，アポトーシスとは細胞膜は完全のまま核のDNAが分解して細胞死が引き起こされることであり，一方ネクローシスとは細胞膜が破壊されて細胞が死ぬことを指す．細胞増殖は正負の制御を受けて調節されているが，単に増えるだけでなく異常な分裂を起こした場合にはその異常細胞を殺して個体レベルで完全性を保障しようとする働きもあり，ここで働くのがアポトーシスである．がん細胞が生まれる過程で，アポトーシスが深く関わっており，アポトーシスが起きないことで変異が蓄積されることも発がんの要因の一つである．したがって，アポトーシスは異常細胞のチェック機構となっている．

体内から取り出したがん細胞の多くは，拒絶反応が低下したヌードマウスに移植すると自律増殖し，腫瘍を形成する．この可移植性もがん細胞の特徴といえる．また試験管内での培養が正常細胞と比較して容易で，継代可能であり培養細胞株にもなる．これらの性質は，後述の細胞の不死化と増殖能変化の結果であると考えられる．

3) 遺伝子発現

がん細胞では増殖が活発であり，DNA合成に関わるさまざまな増殖関連遺伝子の発現レベルは一般に高い．しかしそれだけでなく，胎児細胞に類似した未分化な性質を示したり，浸潤能が高まることが多い．これは主に遺伝子発現の変化（蛋白質の変化）として捉えられる．

特異的抗体を用いたELISA法により，微量の血清蛋白質，尿中蛋白質の検出が可能であるが，ある種の腫瘍で特異的に発現する蛋白質，酵素などは体内に腫瘍が存在することの指標となり，診断に用いられる腫瘍マーカーと呼ばれる．たとえば，成人の肝臓では血清蛋白質のアルブミンを合成しているが，胎児の肝ではかわりにα-フェトプロテイン（AFP）が合成されている．肝細胞がんになるとこのAFPの産生が再びみられるようになり，約80%で高い値となる．特に進行性がんで血中濃度が高まり，肝細胞がん以外でも卵巣・精巣のヨークサック腫瘍や胎児性がんでも血清中AFPレベルが上昇する．

ヒト絨毛性ゴナドトロピン（hCG）は，絨毛がん，胎盤由来のがん，精巣腫瘍などの患者血清でレ

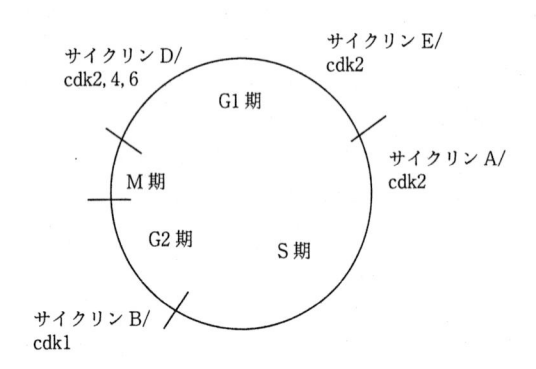

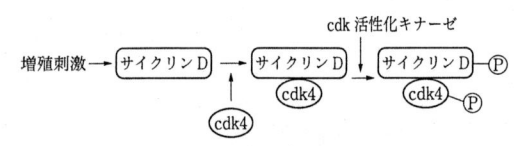

図15.3 細胞周期
S期ではDNA合成が行われる．G1期はその準備としてDNA合成に必要な蛋白質，酵素などの合成が行われる．G2期では染色体の分配に必要な因子が蓄積する．分裂の速い細胞では1回の細胞周期進行は20時間前後で終了するが，遅い細胞では数日〜数週間以上かかる場合もある．
各段階でサイクリンと呼ばれる蛋白質がそれぞれ特異的蛋白質キナーゼ（cdk）を活性化し，この活性が細胞周期制御の中心的役割を果たしている．

ベルが上昇する．これはホルモンであり妊娠時にも高くなるが，非妊娠時ではがんへの特異性が高い．

がん胎児性蛋白質（carcinoembryonic antigen：CEA）は正常の胎児期に消化管で発現する蛋白質で，大腸がん，直腸がん，乳がんなどの患者で血清中に高い値を示す場合がある．前立腺がんでは，前立腺特異抗原（prostate specific antigen：PSA）や前立腺性酸性ホスファターゼ（PAS）の血中レベルが上昇する．肺がんの一つである小細胞がんは元来ホルモン産生細胞ではないが，ACTHやカルシトニンなどを産生することがある．このように本来産生しない組織から産生されるホルモンを異所性ホルモンと呼び，悪性腫瘍では時々みられる．胃がん細胞では，小腸で本来発現しているスクラーゼ（ショ糖加水分解酵素）が発現することもがんにおける分化の異常の一つである．

生化学的変化以外に，慢性骨髄性白血病におけるフィラデルフィア染色体のようなマーカー染色体の存在や転座も遺伝子の構造的，機能的変化をともなっている．また，個々のがん細胞には個性があり，一般的変化とともに個人差も大きい．この個性は，さまざまな遺伝子の発現レベルの違いにより引き起こされるものであるが，最近のDNAチップなどの先端的技術を用いて詳細な解析が行われている．これらの性質は，がんの診断に利用できるだけでなく，化学療法剤に対する感受性，予後の判断などにも応用できる．

4）がんの転移

悪性度の程度と転移能とは深い関連があるが，原発巣からがん細胞が遊離することが転移の第一歩であり，その原因となるのは細胞の接着性低下，運動性の亢進，および基底膜の破壊である．これらの性質は，そこに関わる因子の遺伝子変化の結果と考えることができる．

組織から遊離したがん細胞は血管内へ侵入し，血行性に他臓器へ移行して着床し，そこで増殖して転移巣を形成する．転移する臓器としては，肺，肝，リンパ節，骨，脳が多い．

（3）がんにおける遺伝子レベルの変化

遺伝子工学によりさまざまながん細胞での遺伝子異常が明らかとなり，現在では悪性腫瘍は遺伝子の病気であることが確実となってきた．ヒトゲノムの解析から，1個の細胞の核に存在する遺伝子の数は約3万種類であることが明らかとなったが，これらの遺伝子のなかでがんの発生，特性に関わる遺伝子は増殖，分化，アポトーシス，代謝，その他多岐にわたる．細胞の分裂の過程で突然変異が生じ，その変異が増殖や遺伝子発現の変化をもたらし，その結果変異した細胞が増殖のアドバンテージ（advantage）を得た場合，生体の正常な制御機構から逸脱し，自律的増殖を開始することになる．

細胞外基質蛋白質（コラーゲン，フィブロネクチンなど）の低下は，組織内での細胞接着能の低下，運動性の上昇の原因となる．その他，細胞膜糖蛋白質の糖鎖の変化や細胞骨格の変化が総合されて転移能，浸潤能の上昇が起こる．さらに，増殖因子やサイトカインは，細胞増殖の促進だけでなく，マトリックスメタロプロテアーゼ（MMP）やその阻害因子（TIMP）の発現を介して細胞の浸潤能にも関与する．

1）染色体異常

がんでの遺伝子異常は，白血病細胞において多くみられる特定の染色体異常がきっかけとなって次々と明らかにされている．染色体分析の手段が発達するにともない，精密な解析が行われるようになると，従来正常とみられていた染色体にも微小な異常がみつかることもある．染色体の異常には3つのパターンがある．第一は相互転座であり，1本の染色体の一部が切断され，他の染色体に結合する．その結果，転座した，または転座された染色体の遺伝子の構造変化が生じ，遺伝子の発現変化またはコードする蛋白質の構造変化が起きることがある．第二は非相互転座であり，染色体の欠失または付加が生じる．第三は遺伝子増幅であり，特定の遺伝子座のコピー数が増幅する．このような染色体は染色したときに均一に染まる（図15.4）．

多くみられる染色体異常として，慢性骨髄性白血病のほとんどで第22番染色体の一部が第9番染色体に転座する．欠損して短くなった第22番染色体はフィラデルフィア染色体と呼ばれる．Ph染色体が腫瘍細胞の増殖にとって優位に作用する結果と考えられる．急性骨髄性白血病では第8番，21番染色体の間で相互転座がみられ，大腸がんでは第5番染色体，小児の腎臓に発生するウィルムス腫瘍では第11番染色体，網膜芽細胞腫では第13番染色体の

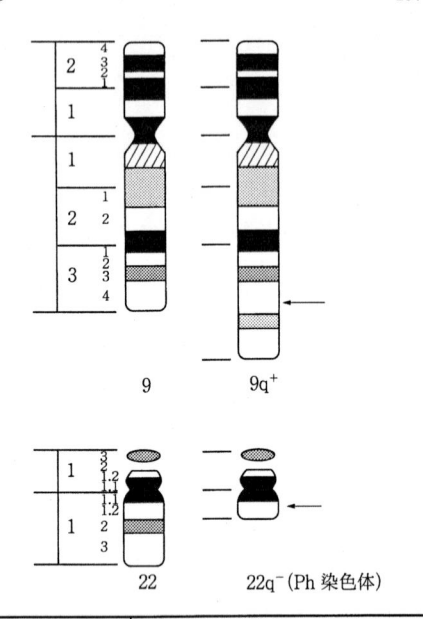

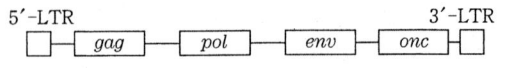

図 15.5 レトロウイルスの遺伝子
1本のRNAの上の末端には，遺伝子の発現を制御するLTR(long terminal repeat)配列が両端に存在し，ウイルスのコート蛋白質の遺伝子であるgag, env, 逆転写酵素をコードするpolの他に，ウイルスの増殖には直接関与しないonc遺伝子が存在する．

急性骨髄性白血病	第8, 21番染色体間相互転座
急性前骨髄性白血病	第15, 17番染色体間の相互転座
大腸がん	第5番染色体長腕の部分的欠損
神経芽腫	DM染色体
	(2個の小さな染色体：遺伝子増幅の場所)

図 15.4 がん細胞の染色体異常の例
慢性骨髄性白血病細胞における第9, 22番染色体の転座（22番染色体の矢印の部分から下が切断され，9番染色体の矢印の部位に移動して連結されている．切断された22番染色体がフィラデルフィア染色体である）

一部が欠失していることが多くの例でみられている．これらの異常染色体はがん細胞の同定を行うためのマーカー染色体としても利用されている．

2) がん関連遺伝子の種類

がん遺伝子は最初トリ肉腫ウイルス（Rous sarcoma virus：RSV）のがん遺伝子として発見された．腫瘍の抽出液中を他のトリに接種することで同じ肉腫が発生し，その原因としてウイルスが分離された．レトロウイルスの仲間でRNA型のウイルスである．ウイルス遺伝子は逆転写酵素，ウイルス粒子の構成蛋白質を含む以外に，ウイルス増殖には必要ではないが細胞をがん化させる能力をもつ遺伝子が同定された（図15.5）．RSVのもつがん遺伝子がv-srcと命名され，その後マウス，ラットなどさまざまな動物にがんを発生させるレトロウイルスが発見され，それぞれ固有のがん遺伝子が発見された（表15.3）．これらの遺伝子の多くは，増殖因子のシグナル伝達系（図15.6）に関連した蛋白質をコードしている．

レトロウイルスのがん遺伝子の塩基配列と類似した遺伝子が，正常の動物DNAにも存在することが明らかとなり，細胞の遺伝子をプロトがん遺伝子（c-onc）と呼ぶ．これら細胞性の遺伝子は，正常細胞の増殖，生存などの生理機能に必須で重要な役割を果たしているが，正常な制御が変異により失われると細胞の性質を悪性に変化させる．動物細胞のプロトがん遺伝子はイントロンを含むのに対し，レトロウイルスのがん遺伝子は含まない．そのためレトロウイルスのもつがん遺伝子は，プロトがん遺伝子のmRNAが逆転写されてウイルスゲノムに取り込まれたものと考えられている．

表 15.3 レトロウイルスのがん遺伝子

	がん遺伝子	ウイルス	動物	腫瘍	遺伝子産物
増殖因子	sis	SSV	サル	肉腫	PDGF(血小板由来増殖因子)
増殖因子受容体	erb B	AEV	ニワトリ	白血病	EGF受容体
	fms	SM-FSV	ネコ	肉腫	CSF-1受容体
	kit	HZ 4-FSV	ネコ	肉腫	SCF受容体
チロシンキナーゼ	src	RSV	ニワトリ	肉腫	蛋白質チロシンキナーゼ
低分子G蛋白質	H-ras	Ha-MSV	ラット	肉腫	GTP/GDP結合蛋白質
	K-ras	Ki-MSV	ラット	肉腫	GTP/GDP結合蛋白質
セリン・スレオニンキナーゼ	mos	Mo-MSV	マウス	肉腫	蛋白質リン酸化酵素
	raf	MSV	マウス	肉腫	蛋白質リン酸化酵素
核蛋白質	myc	MC 29	ニワトリ	白血病	転写因子
	fos	FBJ-MSV	マウス	骨肉腫	転写因子

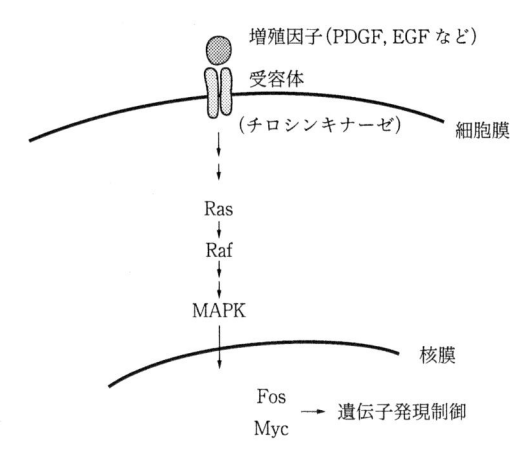

図 15.6 増殖因子のシグナル伝達

3) がんにおける遺伝子異常の種類

染色体レベルのマクロな変化ではなく，特定の遺伝子でがんに特有の変異が生じていることが次々と明らかになっている．変異の種類には，点突然変異，遺伝子欠損，遺伝子増幅，組換えなど多数存在し，がんの原因となるがん遺伝子，がん抑制遺伝子が変異の主な標的となる．また，遺伝子の障害を修復する酵素の変異も，突然変異の頻度を著しく増大させる．したがって，発がんの原因となる因子は変異の誘発を起こすものが多い．

生殖細胞に遺伝子異常がある場合は遺伝病となるが，がんは体細胞での遺伝子異常であるため遺伝することはない．ただし，家族性がんでは，特定の遺伝子の変異が生殖細胞に存在するため，家族の中で発がんの頻度が高まる．

がんにおける遺伝子異常の研究は，遺伝子診断への応用にとどまらず，遺伝子治療への道を開くものである．

①がん遺伝子の点突然変異

ヒトのがんから分離したDNAが発がん性をもつことは，Weinbergらの形質転換実験から示された．膀胱がん細胞のDNAをマウス正常線維芽細

表 15.4 ヒトがんにおけるHa-rasの突然変異

腫瘍	変異の頻度（％）	ras遺伝子の種類
肺腺がん	27	Ki-ras, Ha-ras
食道がん	0	
胃がん	6	Ki-ras, N-ras
大腸がん	35	Ki-ras
膵がん	78	Ki-ras
膀胱がん	24	Ha-ras, Ki-ras

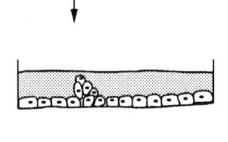

図 15.7 DNAによる形質転換

であるNIH 3T3細胞に導入し，しばらく培養すると正常細胞の単層の中から形質転換し悪性化した細胞がフォーカスとして出現した．この形質転換細胞のDNAには同じような形質転換活性があり，その悪性細胞にはヒト遺伝子が組み込まれていた．この遺伝子をクローニングしたところ，マウス肉腫ウイルス（Ha-MSV）がもっているH-ras（ラス）遺伝子と類似であることが明らかとなった．これが，ヒトのがんからがん遺伝子が見つかった最初の例である（図15.7）．

H-rasはGTPで活性化されるG-蛋白質の一種であり，正常細胞もこの遺伝子をもつが，がん細胞のHa-ras遺伝子は正常細胞のものと比較して1か所に点突然変異が見いだされた．この1塩基の置換により，第12コドンのアミノ酸が変化し，GTPase活性が低下するため，活性化状態となっている（図15.8）．その結果，増殖因子の刺激なしに活性化状態が持続して，増殖シグナルを細胞に送り続けるため異常増殖につながる．c-srcはチロシンキナーゼ活性をもつ細胞内シグナル伝達因子であるが，レトロウイルスのv-srcでは，突然変異によりリガンド非依存的に活性化され，増殖シグナルを発生させる．

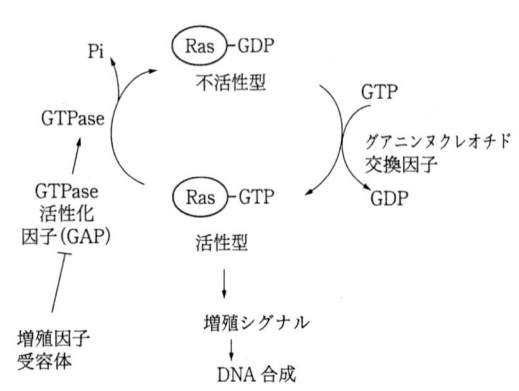

図 15.8 Ras 蛋白質活性の調節
Ras 蛋白質は GTP 結合型に活性があり，増殖を刺激する．リガンドが結合した増殖因子受容体は，チロシンキナーゼが活性化され，これが GAP の活性を抑制する．その結果 GTPase 活性がさがり，活性型 ras の量が増えて，下流のシグナルの活性化につながる．

②遺伝子の増幅

通常は遺伝子はハプロイドあたり1コピー存在するが，ある種のがん細胞では特定の遺伝子座が増幅していることが知られている．たとえば，子宮がんでは c-myc 遺伝子のコピー数が数百～数千倍に増幅している場合があり，その結果過剰の遺伝子産物が産生される．c-myc は c-fos などのプロトがん遺伝子と同様に核蛋白質をコードし，これらの蛋白質は標的遺伝子の転写を活性化する．活性化された遺伝子が増殖にプラスに働くことにより細胞増殖の促進につながる（図 15.9）．

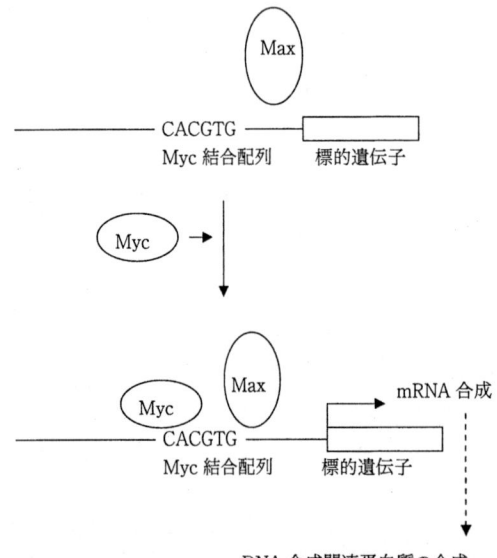

図 15.9 Myc 蛋白質による転写制御

c-erbB は上皮細胞増殖因子（EGF）の受容体の遺伝子であり，乳がん細胞ではこの遺伝子が増幅して大量の蛋白質が産生される場合がある．そのため，増殖シグナルが過剰に発生して異常増殖を引き起こす．一方，c-sis は増殖因子の血小板由来増殖因子（platelet-derived growth factor：PDGF）の遺伝子で，この過剰発現は増殖因子非依存的増殖の原因となる．

③転座による再編成

染色体の転座が生じ，その部位ががん化に関わる遺伝子であった場合，2種類の遺伝子が融合して異常な蛋白質が合成されることがある．Abl 蛋白質は増殖シグナルに関わるセリン・スレオニンキナーゼをコードするが，白血病では BCR 遺伝子産物と融合して Bcr-Abl となり，活性が上昇する．その結果，異常増殖が引き起こされる．慢性骨髄性白血病では，ほとんどの症例でこの融合蛋白質が検出される．また，B 細胞の腫瘍であるバーキット白血病では c-myc 遺伝子が免疫グロブリン遺伝子の転写制御領域と連結した結果，その影響で過剰発現する場合もある．遺伝子増幅や構造遺伝子上の組換えがなくても，遺伝子発現の制御の異常が原因で過剰発現される場合もあるわけである．

④がん抑制遺伝子

細胞は細胞周期を進行しながら増殖しているが，それぞれの段階は巧妙に調節されている．がんの発生に関わる遺伝子の多くはこの細胞増殖の調節に重要な蛋白質をコードする．それらのなかで，遺伝子の産物がなくなる，または活性が低下，消失することが発がんの原因となるような遺伝子をがん抑制遺伝子と呼ぶ．遺伝性のがんで，特徴的な染色体に異常がみられることからがん抑制遺伝子の存在が仮定され，網膜芽細胞腫ではじめて同定された．がん抑制遺伝子は遺伝的には劣性であり，対立遺伝子の片方に変異または欠損があっても，もう片方の遺伝子が正常であればその機能により細胞の性質は正常に保持される．両方の遺伝子が異常になってはじめて症状が現れる（図 15.10）．

網膜芽細胞腫（retinoblastoma）で欠損している染色体の上に存在する原因遺伝子がクローニングされた．Rb 遺伝子と呼ばれるこの遺伝子は，網膜芽細胞腫で常にみられる第 13 番染色体の欠損部に存在する．Rb 蛋白質は細胞周期の中で S 期に入る前

I. 総論

主ながん抑制遺伝子

がん抑制遺伝子	がんの種類	機能
Rb	網膜芽細胞腫，肺がん，乳がん	転写因子
p53	大腸がん，肺がん，乳がん	転写因子
WT1	ウィルムス腫瘍	転写因子
APC	大腸がん，胃がん	β-カテニン結合
p16	悪性黒色腫，食道がん	cdk阻害
BRCA1	乳がん	DNA修復
PTEN	乳がん	ホスファターゼ

図 15.10 がん抑制遺伝子
1対のがん抑制遺伝子の片方に変異が起きても，正常遺伝子が残っていれば細胞は正常であるが，両方に変異が生じるとがん化につながる．つまり二段階の変異ががん化に必要である．親から変異した遺伝子をもつ染色体を1本受け継いだ場合，もう1本の染色体の遺伝子に変異が起きるだけでがん化するため，発がんの頻度が高い家族性がんとなる．

にcdkによりリン酸化され，それまで結合していた転写因子のE2Fを遊離する．その結果，E2Fにより転写活性化されるDNA合成系の蛋白質の遺伝子発現が上昇する．2本の染色体にあるRb遺伝子の両方が欠損すれば腫瘍が形成されるが，片方の異常をもつ家系ではがんの発生頻度が著しく高くなる．

$p53$遺伝子は第17番染色体に存在し，リ-フラウメニ（Li-Fraumeni）症候群の原因遺伝子として知られるが，大腸がん，乳がん，肺がんなどのがん細胞で変異または遺伝子欠失を起こしていることが明らかとなっている．その遺伝子産物は転写因子であり，細胞増殖の停止に関わる蛋白質の発現を制御する（図15.11）．

ウィルムス（Wilms）腫瘍の原因遺伝子として同定された$WT1$遺伝子は第11番染色体に位置し，やはり転写因子をコードする．この蛋白質は標的となる遺伝子の転写を抑制する作用をもつ．大腸がんの発生に関連するAPC遺伝子は第5番染色体に位置し，増殖因子のシグナル伝達系に関わる蛋白質をコードする．

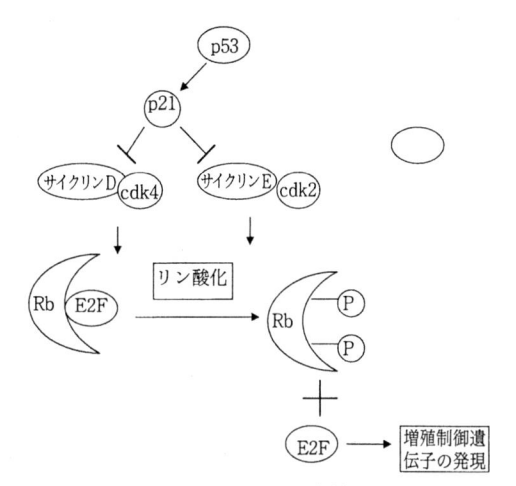

図 15.11 p53, RB蛋白質の作用
細胞周期の進行にはE2Fの活性が必要であるが，正常細胞ではDNA合成期以外ではこの蛋白質がRB蛋白質と結合していて，活性を発揮できない．RB蛋白質がcdkによりリン酸化されるとE2Fが遊離されてDNA合成に必要な因子の合成を促進する．p53蛋白質は，cdk阻害因子である$p21$遺伝子発現を上昇させることによりRB蛋白質のリン酸化を抑制する．

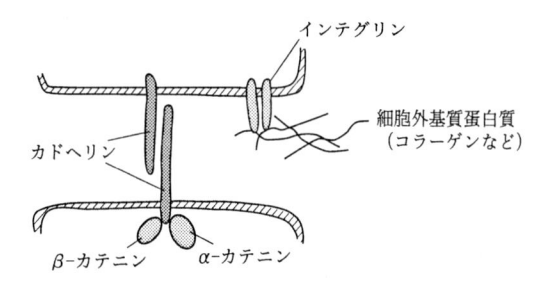

図 15.12 細胞接着に関わる分子
上皮細胞間の接着は主にカドヘリンを介して起こる．カドヘリンは細胞膜貫通型の蛋白質で，Ca^{2+}に依存して会合する．細胞内ドメインにはカテニンが結合し，細胞骨格蛋白質やチロシンキナーゼなどのシグナル分子も結合する．

⑤細胞接着能の低下

がん細胞の悪性度の重要な要因に細胞接着能の低下と運動能の上昇，および組織浸潤性の上昇がある．腫瘍が固まりとして1か所にとどまっていれば外科的に摘出すれば生命には危険ではない．がんが悪性である最大の原因は組織浸潤により転移することである．したがって，悪性細胞の特徴として増殖能だけでなく，細胞接着に関わる分子の変化も重要な要因の一つである．

組織内の細胞は，細胞同士および細胞外基質蛋白質と結合して一定の構造を形成している．上皮細胞間の接着にはカドヘリンが関与し，コラーゲンなどの細胞外基質蛋白質と細胞との接着には細胞膜蛋白

質であるインテグリンが関わる（図15.12）．細胞間の接着に関与する分子として，他に細胞膜の内側に存在するアドヘリン，カテニン，CD44などの蛋白質が知られている．カドヘリンには，上皮細胞特異的のE-カドヘリン，神経系に発現するN-カドヘリン，胎盤性のP-カドヘリンなど7種類以上の種類が知られているが，上皮系悪性腫瘍ではE-カドヘリンが最も重要である．カドヘリンの結合は細胞内の裏打ち蛋白質であるβ-カテニンの活性を制御する．がんでは，カドヘリン，カテニンの遺伝子に異常が起きていることがある．β-カテニンの機能はチロシンリン酸化により制御されており，増殖因子受容体はそのチロシンキナーゼ活性によりこの接着能を抑制する．これらの蛋白質の発現が低下または性質の変化を起こすことにより，接着性が低下する．

また，がん細胞が原発巣から遊離するには，細胞間の解離が必要である．この遊離に重要な働きをしている蛋白質がマトリックスメタロプロテアーゼ（MMP）である．MMPは，細胞外マトリックスであるフィブロネクチン，コラーゲンなどを分解する酵素であるが，その発現ががん細胞では上昇していることが多い．この活性により，がん細胞は周辺の組織の接着に関与する蛋白質や結合組織，基底膜を分解して浸潤能が高まり，がん細胞の転移能の大きな原因となる．組織からがん細胞が遊離すると，血管中に侵入して血液により遠隔組織に転移する．

（4）発生原因

腫瘍の発生は，増殖の調節に関わる遺伝子の異常が原因と考えられる．DNAに傷害を与えるものの多くは発がん性をもっている．化学物質の芳香族炭化水素（ベンゾピレンなど），アルキル化剤などは塩基に共有結合し，複製の際に塩基の取り込みエラーの頻度を上昇させる．細胞はこれらの傷害を修復するいくつかの機構をもっているため，DNAの修飾がただちに突然変異につながるわけではないが，修復酵素の遺伝的欠損により発がんの頻度が著しく上昇する．

発がんは1つの遺伝子の変異により引き起こされるわけではなく，複数の遺伝子変異をともなう多段階であることが明らかとなっている（図15.13）．数多くの遺伝子の変異の結果，がんが発生するわけである．その段階は大きくイニシエーション，プロモーション，プログレッションに分けられる．イニシエーションは変異原となる因子により引き起こされる突然変異が原因と考えられる．変異する遺伝子は先に述べたがん関連遺伝子である．プロモーションは単独では発がん性を示さないが，低用量の発がん剤と共同して発がん頻度を上昇させる物質（プロモーター）が原因であり，変異した細胞の選択的増殖促進が主な原因である．肝がんにおけるフェノバルビタールやサッカリン，胃がんでは食塩などがプロモーターとなる．一方プログレッションは組織内のさまざまな細胞間の相互作用によりがん化した細胞がさらに悪性度を高めてゆく過程で，細胞の変異は遺伝子発現の変化をともなうと考えられる．これらの過程は，内因性および外因性の因子により促進される．

1）内因

細胞内の代謝，特にミトコンドリアにおける電子伝達系によりフリーラジカルが発生するが，これにより核のDNAが傷害を受ける可能性がある．細胞内の大部分のラジカルはグルタチオン，その他の活性酸素スカベンジャーで捕捉されて無毒となるが，フリーラジカルはイニシエーターとして作用するのみならず，プロモーターやプログレッションにも関与すると考えられる．年齢，また，細胞を取り巻く環境（周辺の細胞やホルモン，増殖因子など）も発がん過程に大きな影響を与える．一般に年齢が高く

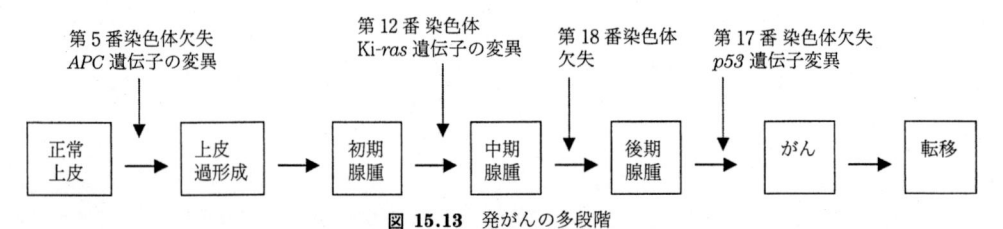

図 15.13　発がんの多段階
正常腸上皮細胞が，家族性大腸ポリープから悪性腫瘍に変化する過程には，複数の遺伝子変化が必要である．

正常上皮 → 上皮過形成 → 初期腺腫 → 中期腺腫 → 後期腺腫 → がん → 転移

- 第5番染色体欠失 APC遺伝子の変異
- 第12番染色体 Ki-ras遺伝子の変異
- 第18番染色体欠失
- 第17番染色体欠失 p53遺伝子変異

なるとがんの発生頻度は上昇し，50〜60歳代で最も高い．

また，家族性要因も発がん頻度に大きな影響を与える．ヒトは遺伝的に雑種であるため，個人個人で遺伝子の塩基配列にわずかの違いをもっている．その変異ががん遺伝子やがん抑制遺伝子などの増殖調節遺伝子に起きている場合，腫瘍を発生しやすい遺伝的素因となる．網膜細胞芽腫での Rb 遺伝子の変異を片方の染色体にもつ家系では，この腫瘍が両方の眼で発生する．また，家族性大腸がんの原因として，DNA 修復系の遺伝子が欠損していることが知られている．DNA 修復が完全に行われない結果，変異の頻度が上昇することが発がん頻度の上昇につながる．

2) 外因

ヒトのがんの 80% 近くは環境中の化学物質が原因であるとの疫学的結果が報告されている．自然界には，食品，大気，飲料水など，さまざまな環境に発がんの原因となる物質が含まれている．タールの成分で発がん性が明らかになった物質にベンゾピレンやベンゾアントラセンなどの芳香族炭化水素がある．アニリン系色素の工場で膀胱がんが多発することから発見されたナフチルアミンなどの芳香族アミンも発がん物質である．特にタバコには数多くの化学発がん剤が含まれている．芳香族系化合物は，そのままの形で発がん性を示すのではなく，動物細胞での代謝により活性化されるものが多い．この代謝にはミクロソームの P-450 が主要な働きをもつ．ジメチルニトロソアミンなどのニトロソアミンは，食品中に含まれる二級アミンと亜硝酸との反応で胃において生成し，発がん性を示す（表 15.5）．

発がん性化学物質は，DNA 塩基に結合し（図

表 15.5 環境中発がん物質の例

物質名	含有物	主ながん発生臓器
ベンゾ [a] ピレン	タバコ，タールなど	肺，皮膚，食道
アフラトキシン	カビ毒	肝
2-ナフチルアミン	アニリン系色素前駆体	膀胱
Trp-P-1	焦げた肉類	肝
BHC	殺虫剤	肝
アスベスト	断熱壁	肺
ジメチルニトロソアミン		肝

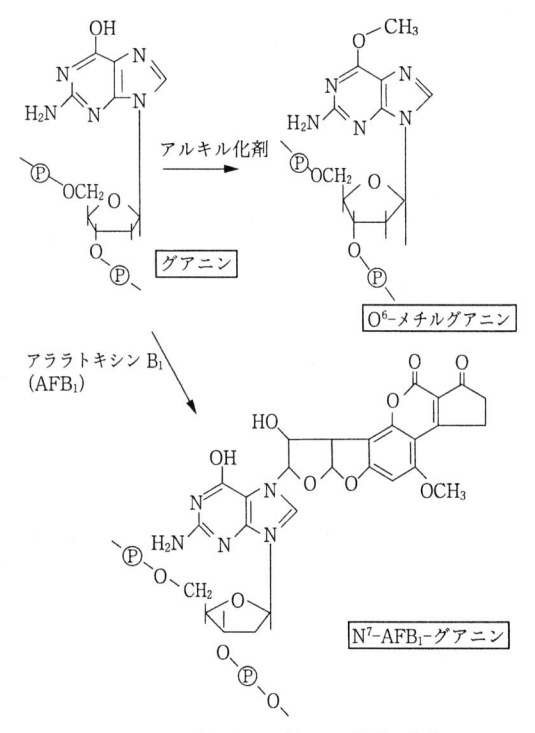

図 15.14 化学発がん剤による塩基の修飾

15.14)，その結果突然変異の頻度を上昇させる．

物理的要因として，紫外線，X 線，粒子性放射線がある．紫外線は核酸に吸収され，その結果ピリミジン塩基の励起を起こして DNA 鎖の架橋形成を誘発する．日光に当たり過ぎることは皮膚がんの危険性を増すことになる．X 線や γ 線などの電離放射線は，細胞内を通過する際に水を分解してラジカルを発生させ，その作用で DNA の塩基の欠失や鎖切断などの損傷が起こる．診断に広く用いられる X 線も広い意味では発がん因子である．

生物的要因としては主にウイルスであり，ヒトに発がん性を示すウイルスには，B 型肝炎ウイルス，C 型肝炎ウイルス，EB ウイルス，パピローマウイルスなどが知られている．B 型および C 型肝炎ウイルスは慢性肝炎を引き起こし，ほとんどの場合数年から十数年後に肝がんへ移行する．アフリカ人で多いバーキットリンパ腫は EB ウイルスの一種が原因であり，子宮頸がんの一部はパピローマウイルスが原因とされている．これらのウイルスがもつ遺伝子ががんの原因となる．

3) DNA 修復機構とがん

さまざまな DNA の傷は細胞内の酵素系で修復さ

れる．この修復系が発がん過程に重要な役割を果たすことは，修復酵素の遺伝子の変異により発がん頻度が著しく上昇することから明らかである．紫外線によるDNA鎖に生ずるチミン二量体は，除去修復により主に修復されるが，色素性乾皮症（Xeroderma pigmentosum）患者ではこの修復酵素が一部欠損しており，結果として皮膚がんの頻度が極めて高い．また，家族性大腸がんの一つであるHNPCC（遺伝性非腺腫性大腸がん）の原因遺伝子として，原因の一つにミスマッチ修復酵素であるhMLH 1，hMSH 2などが知られている．

II. 各　論

(1) 代表的悪性腫瘍の例

a. 消化器がん

1) 胃がん

日本人に比較的多いが，食生活の変化と早期診断の進歩により近年減少傾向にある．上皮性ポリープの大部分は良性であるが，胃の粘膜に発生する腺がんが最も多く悪性である．幽門腺粘膜から発生することが多く，浸潤の程度で早期がんと進行がんとに大別される．早期がんは胃の粘膜の中にとどまっているもので，肉眼的に大きく3つのタイプに分類される（隆起型，表面型，陥没型）．進行がんは粘膜外に浸潤しているものを指し，4つのタイプ（限局性隆起，噴火口状潰瘍化，潰瘍化し浸潤性，びまん性浸潤）に分類される．組織の顕微鏡観察で細胞の形態により，未分化型と分化型に分けられる．分化型は粘膜内で腺構造をとっているもので，腸上皮化生（形態，生化学的性質が腸粘膜に類似する）を示すものが多い．

2) 大腸がん

S状結腸と直腸で発生頻度が最も高い．大腸ポリープの大部分は良性の腺腫であるが，この中に悪性化したがん腫（腺がん）を含むものがある．胃がんと同様に早期がんと進行がんとに大別される．家族性大腸がんは，若い時期から腺がんが多発する優性遺伝性疾患である．この腫瘍は年齢とともにすべて悪性化する．

3) 肝がん

肝細胞がんと胆管がんが大部分であり，肝細胞がんには分化の程度が異なる高分化型，中分化型，低分化型がある．原因として，B型またはC型肝炎ウイルスおよびカビ毒のアフラトキシンなどの化学物質が考えられる．

b. 呼吸器がん

1) 肺がん

a. 扁平上皮がん　肺がんの40%程度を占め，喫煙との関連が最も深い．パラトルモンを産生するものが多いため，診断に用いられる．気管支および末端の扁平上皮から発生する．

b. 小細胞がん　球形または卵形の形態をもった細胞からなり，予後が最も悪い．早期から血行転移を起こしやすい．全肺がんの約15%を占める．

c. 大細胞がん　末端から発生し，大型の細胞からなる．予後は悪い．

d. 腺がん　サーファクタントを産生するクララ細胞から由来し，肺がんの約35%を占める．欧米型食事との関連が深いと考えられている．

c. 生殖器がん

1) 乳がん

欧米で多いが，近年日本でも増加している．大部分はホルモン依存性で，増殖にエストロゲンが必要であるため抗エストロゲンが有効である．浸潤性乳管がんが大部分を占める．

2) 子宮がん

子宮頸部と体部で発生するがんが異なる．子宮頸がんは扁平上皮がんが大部分である．40歳代で最も多い．体がんは閉経後の女性に多く，ほとんどは腺がんである．

d. 皮膚がん

1) 皮膚表皮がん

白人で多い扁平上皮がんであり，表皮角化細胞が

由来である．日光や他の発がん因子が原因となる．

2) 悪性黒色腫

メラニンを合成する黒色細胞が悪性化した腫瘍で，予後は悪い．

e．白血病

1) 骨髄性白血病

骨髄の幹細胞から由来し，細胞の分化段階により分類される．急性骨髄性白血病（AML）には，顆粒球系，赤芽球系，単球系，巨核球系などがあり，これらの細胞の前駆細胞が悪性化したものである．慢性骨髄性白血病（CML）は，著しい白血球増加が特徴で，幼若から成熟細胞までのさまざまな細胞が悪性化している．細胞の大部分でフィラデルフィア染色体が陽性となっている．

2) リンパ性白血病

急性リンパ性白血病（ALL）は骨髄の未分化なリンパ球から由来し，慢性リンパ性白血病（CLL）は成熟リンパ球が悪性化したものである．悪性リンパ腫と呼ばれる疾患には，ホジキンリンパ腫と非ホジキンリンパ腫があるが，いずれも末梢のリンパ組織から由来している．

f．骨肉腫

骨芽細胞が悪性化したもので，若年で発生しやすく，悪性度も一般に高い．

III．診断と治療

【診断】

がんの診断は，自覚症状，臨床診断としてX線を用いた画像診断（CT），内視鏡，超音波，血液の生化学的検査の他に，病理診断が重要である．手術またはバイオプシーで取り出した組織を固定・染色し，顕微鏡下で細胞の形態，配列などを調べて診断する．腫瘍マーカーは血清や尿に分泌され，正常細胞は産生せず腫瘍特異的に産生される蛋白質であり，ある種のがんの診断に有効である．

【治療】

治療法として，最も完全治癒率が高い方法は外科的な手術である．補助的手段として，放射線療法，ホルモン療法，免疫療法および化学療法がある．

1) 化学療法

化学療法では選択毒性が最も重要な問題であり，がんの化学療法のほとんどはがん細胞が正常細胞に比較して増殖速度が速いことを基礎にしている．したがって正常細胞であっても増殖速度の速い骨髄，生殖腺，消化管などは抗がん剤による障害を受けやすい．化学療法剤は単独ではなく，複数の薬剤を組み合わせて使用することが多く，他の治療法とも組み合わせる場合がほとんどである．

a．アルキル化剤　がんの化学療法は，1942年のナイトロジェンマスタードが最初であり，これはDNA塩基のアルキル化剤である．DNAの二重らせん上の2個のグアニンに結合して架橋形成をすることで，鋳型としてのDNAの機能を傷害する結果，DNA合成の抑制を起こす．シクロホスファミドが代表的薬剤で，乳がん，肺がん，リンパ性白血病，悪性リンパ腫などに有効である．他に慢性骨髄性白血病にブスルファン，脳腫瘍にニムスチンなどが使用されている．

b．代謝拮抗剤　アルキル化剤以外に，核酸の代謝を拮抗的に阻害する薬剤が開発された．葉酸はヌクレオチドの代謝で炭素1個（メチル基，ホルミル基）の転移に必須の補酵素であるが，この構造類似体であるメトトレキサート，アミノプテリンは葉酸の活性化に必要な葉酸脱水素酵素（DHFR）に結合して拮抗的に阻害する．その結果，ヌクレオチド生合成が阻害されて細胞増殖が抑制される．絨毛がん，白血病に用いられる．

がん細胞で薬剤耐性細胞が出現することがあり，メトトレキサート耐性細胞の多くはDHFR遺伝子が増幅され，遺伝子産物が大量に産生される．そのため，薬物による葉酸代謝の阻害が不十分になる．

5-フルオロウラシル（5-FU）はチミンの構造類似体で細胞内でリン酸化されてRNAに取り込まれ，RNA転写を阻害する．胃がん，大腸がんなどの消化器がんに主に用いられる．

シトシンアラビノシド（シタラビン，Ara-C）はシトシンの構造類似体で，細胞内でリン酸化されDNAポリメラーゼの拮抗阻害を起こす．急性白血

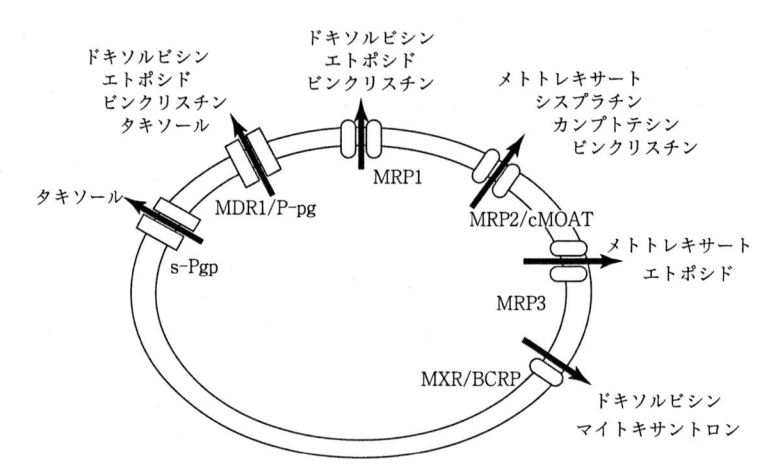

図 15.15 ABCトランスポーターの種類と,それぞれと親和性を示す抗がん剤

病の治療に用いられる.

c. 抗生物質

アクチノマイシンDはDNA鎖の塩基間に挿入され,DNA依存RNA合成を阻害する.ウィルムス腫瘍などに有効である.

ブレオマイシンはDNAに結合し,細胞内でフリーラジカルの産生を高めてDNA傷害を起こす.扁平上皮がん,悪性リンパ腫などに適応されるが,副作用として肺線維症を引き起こす.

ドキソルビシンはDNA鎖に結合してトポイソメラーゼIIの阻害を起こす.白血病の治療薬として主に用いられる.

d. 植物由来の薬物

ビンブラスチンやビンクリスチンはニチニチソウのビンカアルカロイドの成分で,微小管の重合を阻害し,M期の染色体分配の阻害を起こす.急性白血病,悪性リンパ腫などに用いられる.パクリタキセルは,やはり微小管の安定化を起こすことにより染色体分裂を阻害し,乳がん,子宮がんなどに有効である.エトポシドまたはVP-16はトポイソメラーゼIIの阻害を起こし,DNA合成を阻害する.肺小細胞がんや悪性リンパ腫に用いられる.

カンプトテシン(イリノテカン)はトポイソメラーゼIを阻害する点が特徴である.肺がん,乳がん,子宮がんなどに用いられる.

e. その他

白金錯体のシスプラチンは,DNAに架橋形成を起こすことによりDNA合成を阻害する.生殖器腫瘍や肺扁平上皮がんなどの治療に用いられる.

f. 薬物耐性

がんの化学療法を行う場合の問題として,がんと診断された患者の50%以上が抗がん剤の治療に抵抗性であること,および抗がん剤による治療を受けて一度治癒したようにみえても,再発したがんでは用いた抗がん剤に抵抗性となっていることが多い.この抗がん剤耐性は,細胞膜に存在する薬物排出トランスポーターのレベルに依存している.このトランスポーターはATP結合カセット(ABC)スーパーファミリーの蛋白質であり,ATP結合領域(NBD1とNBD2)を2か所もつ膜蛋白である多剤耐性蛋白質(MRP)やP-糖蛋白質が含まれる(図15.15).代表的なABCトランスポーターであるP-糖蛋白質は臨床に使用される抗がん剤の多くが効かなくなる多剤耐性の獲得に関与している.抗がん剤(ビンクリスチンやエトポシド)を認識して排出する他に,シスプラチンやカンプトテシンまた,メトトレキサートなどを特異的に細胞外へ輸送する.

16. 臨床検査

Clinical Testing

I. 臨床検査の意義

（1） 臨床検査とは

患者の訴える自覚症状や，視診・触診・打診・聴診等の方法で得られた患者の身体所見（他覚的所見）は，医師が病気を診断する上で極めて有意義な情報を与えるものであり，これらの情報をもとに治療が開始されることも多い．しかしこれらの自覚症状や他覚的所見は，あくまでも主観的な情報であり，病気をより的確に診断するためにはさらに客観的な情報が必要とされる．現代は科学的根拠に基づいた医療（evidence based medicine：EBM）を行うことが求められており，病気の診断において科学的根拠を与えるものは臨床検査である．

臨床検査は，患者から得られた血液や尿の成分を調べたり，心電図検査のように直接身体から発せられる信号をとらえることによって，患者の体内の情報を客観的に把握する手段である．したがって，病気を科学的に診断することができ，その重症度や合併症の有無についても知ることができる．現代医療では，病気の診断，治療方針の決定，治療効果の判定に臨床検査は不可欠の手段となっている．

また，症状などがまだ出ていない疾患を早期に発見したり，あるいは疾患にかかりやすい素地を判定して疾病を予防するのにも臨床検査は有用である．たとえば糖尿病や，心筋梗塞の原因となる高コレステロール血症は，病気が相当進行してこないと自覚症状がほとんどないため，治療開始が遅れて重篤な症状を呈するようになる．このような場合，集団検診などで異常を早期に発見し，治療を開始することができる．

さらに，治療が開始された後，治療効果の判定とともに，薬物による副作用の発現をモニターするのにも臨床検査は有用である．薬物の副作用として頻繁にみられるものは肝臓や腎機能の障害であり，こうした副作用の出現も，尿検査や血液検査を繰り返すことによって発見することができる．

また今後，個々の患者の遺伝的背景に基づく最適な医療，すなわちテーラーメード医療が進むにつれ，特定の疾患へのかかりやすさや，薬物への応答性を知るための遺伝子診断も重要な手段になると思われる．

このように，現代医療において臨床検査は不可欠な手段となっており，医療チームの一員であり，また患者にとって安全で適切な薬物治療を確保する立場にある薬剤師にとって，その検査値の意味するところを把握しておく必要がある．

（2） 臨床検査の種類

臨床検査は，患者から採取した尿や血液などの材料（検体）を分析する検体検査と，患者の身体を直接調べる生体検査とに分けられる（表16.1）．検体検査のなかには，一般検査，血液検査，臨床化学検査（生化学検査），免疫血清検査，細菌検査（微生物検査），病理検査が含まれる．生体検査のなかで，循環機能，呼吸機能，脳・神経活動などの生体活動（機能）を機械的・電子工学的手法で測定する検査は生理機能検査と呼ばれ，X線CT検査，MRI検査，超音波検査などは画像検査と呼ばれる．

（3） 基準値と異常値

臨床検査を医療現場で活用するには，得られた検

表 16.1 臨床検査の種類

検体検査	一般検査	：尿，便，髄液検査など
	血液検査	：血球計数，血球形態，凝固機能検査など
	生化学検査	：電解質，酵素，蛋白，糖，脂質など
	免疫血清検査	：ウイルス，腫瘍マーカー，自己抗体など
	微生物検査	：細菌，真菌，ウイルスなど
	病理検査	：病理組織，細胞診など
生体検査	生理機能検査	心電図，呼吸機能，脳波，筋電図検査など
	画像検査	X線，超音波，X線CT，MRI，内視鏡，核医学検査など

図 16.1 検査値の基準範囲
(奈良, 2001, p.240)

査値から，異常があるのか，あるいはどの程度の異常であるかを評価する必要がある．そのため，それぞれの検査項目には，正常か異常かを判定するための指標として，基準範囲（基準値）が設定されている．

多数の健常者を対象に検査を行うと，その結果得られる検査値は，多くの検査項目で正規分布または対数正規分布をする（図16.1）．そこで，その平均値±2SD（標準偏差）の範囲，すなわち，健常者の95%が属する範囲を基準範囲と呼び，その範囲内であれば正常，その範囲外を異常と判定するのが一般的である．

しかし，基準範囲の決め方からもわかるように，健常者でも5%の人ははじめから基準範囲からはずれていることになる．したがって，検査値が基準値から多少はずれていても，異常のない人もいる．また逆に，検査値が基準範囲にあっても必ずしも正常といえない場合もある．このような偽陽性，偽陰性の可能性を排除し，検査の結果を正しく解釈するためには，1つの項目だけをみるのでなく，複数の項目を組み合わせることによって判断する必要がある．

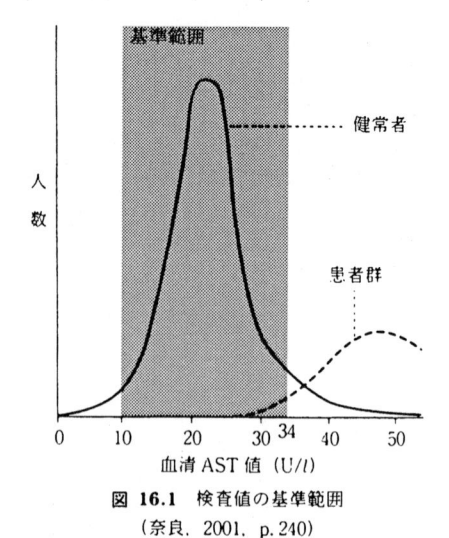

なお基準範囲は，その検査を行う施設ごとに設定されたものであり，検査方法の違いなどによって異なってくる．したがって，検査結果を評価する場合には，その検査を受けた施設の基準範囲を用いなければならない．

（4） 検査値の変動要因

それぞれの検査項目には個体差や生理的変動がみられる．たとえば電解質などは個体間でほとんど差がみられないが，一方，血清酵素などは正常であっても個体間で大きな違いを示す．また年齢，性別，生活習慣によっても検査結果が異なることがある（表16.2）．クレアチニンや尿酸などは男性が高く，アルカリホスファターゼは幼児で高値を示す．血糖やトリグリセリドは食事後に上昇し，飲酒の習慣のある人ではγ-GTPが高値となる．したがって，検査結果を解釈するときには，このような変動要因にも考慮する必要がある．

II. 血液一般検査

血液は体重の約1/13（8%）を占め，体中を循環して各組織に行き渡り，酸素の供給と炭酸ガスの排出，栄養素の補給と老廃物の除去，また外敵から身を守るための生体防御機構や，止血や体の恒常性の維持などに深く関わっている．これらの機能は血液の中に含まれる特定の有形成分（赤血球，白血球，血小板）や無形成分（血漿中に含まれる物質）によって担われている．したがって，血液の各成分の量と質を調べることにより，体内の組織や細胞の変化を知ることができる．血液一般検査には，血球に関する検査，凝固能に関する検査，そして赤沈が含まれる．

表 16.2 検査結果に変動を与える要因（奈良，2001, p.242）

要因		特徴		検査項目
個体での変動	性別	男性＞女性		尿酸，クレアチニン，赤血球，ヘモグロビン，ヘマトクリット，鉄，17-OHCS，17-KS
		女性＞男性		LH，FSH，エストロゲン
	年齢	新生児・乳児で	高値	LD，アルカリホスファターゼ，リン，酸ホスファターゼ，白血球，レニン，AFP
			低値	蛋白，クレアチニン，コレステロール，アミラーゼ，17-OHCS，カテコールアミン
		幼小児で高値		アルカリホスファターゼ，コリンエステラーゼ
		青年～中年で漸増		コレステロール，中性脂肪
		老人で	高値	LH，FSH，カテコールアミン，PTH
			低値	テストステロン，カルシトニン，蛋白，アルブミン，アルドステロン，赤血球，ヘモグロビン，ヘマトクリット
個体内での変動	日内変動	午前に高い		ACTH，コルチゾール，鉄
		深夜に高い		成長ホルモン，TSH
	食事	食後に	上昇	血糖，インスリン，中性脂肪，β-リポ蛋白，胆汁酸
			低下	遊離脂肪酸
	飲酒	飲酒で上昇		尿酸，尿素窒素，中性脂肪，γ-GTP
	運動	運動後に上昇		クレアチンキナーゼ，アルドラーゼ，AST (GOT)，ALT (GPT)，LD，乳酸
	体位	立位で上昇		総蛋白，アルブミン，コレステロール，カルシウム，レニン活性
	月経	周期で変動		LH，FSH，性腺ホルモン
	妊娠	妊娠で	上昇	尿酸，アルカリホスファターゼ，コレステロール，中性脂肪，AFP，T_4，性腺ホルモン，プロラクチン
			低下	総蛋白，アルブミン，コリンエステラーゼ，鉄，赤血球，ヘモグロビン，ヘマトクリット
	季節	冬季に上昇		カテコールアミン，T_3

17-OHCS：17-ヒドロキシコルチコステロイド，17-KS：17-ケトステロイド，LH：黄体形成ホルモン，FSH：卵胞刺激ホルモン，LD：乳酸脱水素酵素，AFP：α-フェトプロテイン，PTH：副甲状腺ホルモン，ACTH：副腎皮質刺激ホルモン，AST：アスパラギン酸アミノトランスフェラーゼ，T_4：チロキシン，T_3：トリヨードチロニン

a．赤血球沈降速度（赤沈，血沈）

目盛りのついた細長い管に抗凝固剤を加えた血液を入れて垂直に立てておくと，赤血球は時間とともに下に沈んでいく．赤沈とはこの赤血球沈降速度 (erythrocyte sedimentation rate : ESR)，すなわち一定時間内に赤血球がどのくらい沈むかを測定するもので，血沈（BSR）とも呼ばれている．この速度は赤血球の凝集（連銭形成）と関係しており，この凝集は血液中の血漿蛋白の組成によって影響を受ける．特にフィブリノゲンやグロブリンの増加によって促進されるので，炎症や感染症の存在を知る簡便な検査として利用されている．また貧血では血球量の減少により，沈降が促進される．アルブミンが増加した場合には遅くなる．

【基準範囲】

1 時間値——男性：1～10 mm
　　　　　　女性：2～15 mm

【異常値を示す場合】

促進——炎症性疾患（膠原病など），感染症，心筋梗塞などの組織破壊，多発性骨髄腫，貧血，ネフローゼ症候群（アルブミンの低下による）

遅延——多血症，DIC（フィブリノゲンの減少）

b．赤血球の検査

赤血球の主な働きは，肺で取り入れた酸素を末梢

の各組織に運搬することである．したがってこの赤血球が不足（機能低下）した状態（これを貧血という）が続くと身体は酸欠状態となる．一口に貧血といってもいろいろな原因が考えられるので，貧血の有無およびその程度を知るために，赤血球数（RBC），ヘモグロビン濃度（Hb），ヘマトクリット値（Ht）を測定し，この三者から赤血球恒数を算出して貧血の種類を判定する．また網赤血球数を測定することにより，骨髄での赤血球産生能力を推定することができる．

1) 赤血球数（red blood cell：RBC）

末梢静脈血液 $1\mu l$（mm³）中に含まれる赤血球の数で，臨床では自動血球計数機を用いて測定される．

【基準範囲】
男性：400～500 万個/μl
女性：350～450 万個/μl

2) ヘモグロビン量（hemoglobin：Hb）

ヘモグロビンは赤血球に含まれている血色素で，体中に酸素を運ぶ重要な役割を果たしている．血液中に含まれる赤血球の数またはヘモグロビンが減少した状態が貧血で，ヘモグロビン量の測定は貧血の有無の判定に不可欠な検査である．一般に男性では $13 g/dl$ 以下，女性では $11 g/dl$ 以下を貧血とする．

【基準範囲】
男性：14～18 g/dl，　女性：12～16 g/dl

3) ヘマトクリット値（hematocrit：Ht）

血液中に占める赤血球の容積で，％で表す．血液の中に，どれくらいの割合で赤血球が含まれているかを調べる検査である．

【基準範囲】
男性：39～52％，　女性：35～48％

4) 赤血球恒数

赤血球数（RBC），ヘモグロビン濃度（Hb），ヘマトクリット値（Ht）の測定値から以下のように

して赤血球恒数を求める．

①平均赤血球容積（mean corpuscular volume：MCV）

個々の赤血球の平均容積を絶対値（fl）で表したもの．

$$MCV(fl) = Ht(\%) \times 10/RBC(10^6/\mu l)$$

【基準範囲】
80～100 fl：正球性，　＜80 fl：小球性，
＞100 fl：大球性

②平均赤血球血色素量（mean corpuscular hemoglobin：MCH）

個々の赤血球に含まれる平均ヘモグロビン量を絶対値（pg）で表したもの．

$$MCH(pg) = Hb(g/dl) \times 10/RBC(10^6/\mu l)$$

【基準範囲】
26～34 pg：正色素性，　≦25 pg：低色素性，
≧35 pg：高色素性

③平均赤血球血色素濃度（mean corpuscular hemoglobin concentration：MCHC）

赤血球内のヘモグロビン濃度をパーセント（w/v％）で表したもの．

$$MCHC(\%) = Hb(g/dl) \times 100/Ht(\%)$$

【基準範囲】
32～36％：正飽和性，　＜32％：不飽和性，
＞36％：過飽和性（ただし，赤血球内の Hb 濃度はほとんど飽和状態にあるので，正常範囲を超えることはまれ）

貧血はその成因によってさまざまなタイプに分かれるが，これらの鑑別をする上で，上記の赤血球恒数が利用される．表16.3に平均赤血球恒数による貧血の分類を示す．

5) 網赤血球（reticulocyte）

網赤血球とは，骨髄中で分化成熟し末梢血に出てきたばかりの幼若な赤血球で，細胞内にまだ RNA

表 16.3 平均赤血球恒数による貧血の分類

貧血のタイプ	MCV (fl)	MCH (pg)	MCHC (％)	主な貧血
大球性正色素性貧血	↑ (100 以上)	→↑ (35 以上)	→↑ (30 以上)	巨赤芽球性貧血（ビタミン B_{12} および葉酸欠乏によるもの）
正球性正色素性貧血	→ (80～100)	→ (26～34)	→ (32～36)	再生不良性貧血，溶血性貧血，腎性貧血，急性出血
小球性低色素性貧血	↓ (80 以下)	→↓ (25 以下)	↓ (30 以下)	鉄欠乏性貧血，鉄芽球性貧血，サラセミア

を含み，塩基性色素を用いた超生体染色によりリボゾームが凝集して網状顆粒状構造として染め出されるためこのように呼ばれている．網赤血球の測定は骨髄の赤血球産生能の指標となり，その増加は赤血球再生現象が盛んであること，すなわち貧血あるいは貧血性機転の存在を示す．

【基準範囲】
0.3～1.1%

【異常値を示す場合】
高値――①溶血性貧血，②鉄欠乏性貧血や巨赤芽球性貧血の治療・回復時など
低値――①再生不良性貧血，②巨赤芽球性貧血の増悪期，③骨髄機能の低下時など

c．白血球の検査

白血球はウイルスや細菌などの異物を貪食したり，免疫反応を起こすなど外敵から身を守るための生体防御機構に重要な役割を担っている．したがって白血球数の低下は生体の感染防御機能の低下につながり，またその増加は感染や炎症の存在を示唆する．一方白血球は赤血球とは異なり，好中球，好酸球，好塩基球，単球，リンパ球などの各々異なった機能をもった細胞群から構成されており，通常はその組成は一定している．したがって白血球の構成の割合（白血球百分率）や，形態の異常からも病気の存在を読みとることができる．

1) 白血球数（white blood cell：WBC）

赤血球同様，血液 $1\mu l$ 中に含まれる細胞数で，通常，自動血球計数機を用いて測定される．

【基準範囲】
4,000～9,000/μl

【異常値を示す場合】
高値――感染症，アレルギー疾患，白血病など
低値――無顆粒球症，再生不良性貧血，抗がん剤の投与など

2) 白血球分画

通常，末梢血に出現する白血球は，好中球，好酸球，好塩基球，単球，リンパ球の5種類で，それらは形が違うだけでなく，病気により増減する分画が違っている．したがってどの白血球が増減しているかを調べることにより，病気診断の手がかりが得られる．現在は血球の数だけでなく，白血球の分画も同時に表示される自動血球計数器が普及している．

【基準範囲】
好中球 40～60%，好酸球 1～5%，好塩基球 0～1%，単球 4～10%，リンパ球 30～45%

【異常値を示す場合】
好中球の増加――細菌感染症，炎症，慢性骨髄性白血病，ステロイド剤の投与時など
好酸球の増加――アレルギー性疾患，寄生虫の寄生など
リンパ球の増加――ウイルス感染，アレルギー性疾患，慢性リンパ性白血病など
好中球の減少――麻疹，風疹などのウイルス感染症，無顆粒球症，再生不良性貧血，急性白血病，抗がん剤の副作用など

d．血　小　板

血小板（platelet：PLT）は，止血に関与する重要な血球成分で，血管が傷ついて出血が起こると，その部位に粘着し，さらに血小板どうしが凝集して一次血栓を形成する．この一次血栓に，凝固系の働きで生成したフィブリンが加わって，より強力な二次血栓が形成される．したがって，血小板が減少したときには，止血に支障をきたして出血傾向となり，また逆に血小板が増えすぎると血栓傾向を示すことになる．

一般に，血小板減少とは 10 万/μl 以下をいうが，5 万/μl 以下では無意識の外力によって出血症状がみられ，2 万/μl 以下になると大出血や致命的な出血を起こすようになる．したがって，血小板の検査は，出血傾向，あるいは血栓傾向がある場合には必須の検査となっている．

【基準範囲】
12～40 万/μl

【異常値を示す場合】
減少――生成の低下（再生不良性貧血，白血病，抗がん剤の投与など），破壊・消費の亢進（特発性血小板減少性紫斑病，DIC など），体内分布の異常（肝硬変，脾腫）など
増加――慢性骨髄性白血病，真性多血症，出血などで反応性に増加

e. 血液凝固に関する検査

前述したように，血管が傷ついて出血が起こると，この出血を止めるような機構が働き，まず血小板の粘着と凝集が起こり一次血栓が形成される．またこの出血が引き金となって，血漿中にある凝固因子が次々と活性化され，最終的にフィブリノゲンからフィブリンを生成して，一次血栓を固めるような形で強力な二次血栓が形成される．そして止血が終了し，血管の修復が始まると，線溶系により活性化されたプラスミンがフィブリンを分解する．したがって，この止血機構のどこかに異常があると出血しやすくなり（出血傾向），また止血機構が亢進している場合には血栓をつくりやすくなる（血栓傾向）．凝固系の検査とは，この止血機構のどこに異常があるのかを検査するものである．

1) 出血時間

出血時間とは，皮膚に一定の傷をつくって出血させた後，自然に止血するまでの時間のことであり，出血から30秒ごとに血液を濾紙に吸い取りながら時間を測定する．出血時間の検査は，毛細血管の機能と血小板の数と機能を総合的に把握するための簡便な検査である．日本では主に耳朶に傷を付けて測定するDuke法が用いられている．

【基準範囲】
1〜3分

【異常値を示す場合】
時間延長——毛細血管異常，血小板数の低下，血小板機能の低下

2) プロトロンビン時間 (PT)

プロトロンビン時間 (prothrombin time : PT) は，外因系の凝固機構に異常があるかどうかを調べる検査である．

まず血液凝固の仕組みについて簡単に説明する．図16.2に示したように，血液凝固系には内因系と外因系がある．血管が損傷して出血が起こると，血管外の組織トロンボプラスチン（組織因子）が血液中に入り，第VII因子と結合して活性化第VII因子が生じる．これはCa^{2+}の存在下で第X因子，次いで第II因子（プロトロンビン）を活性化し，最終的に第I因子（フィブリノゲン）からフィブリンが生成される．この凝固系路は，もともとは血管外に存在する組織因子によって惹起されることから，外因系

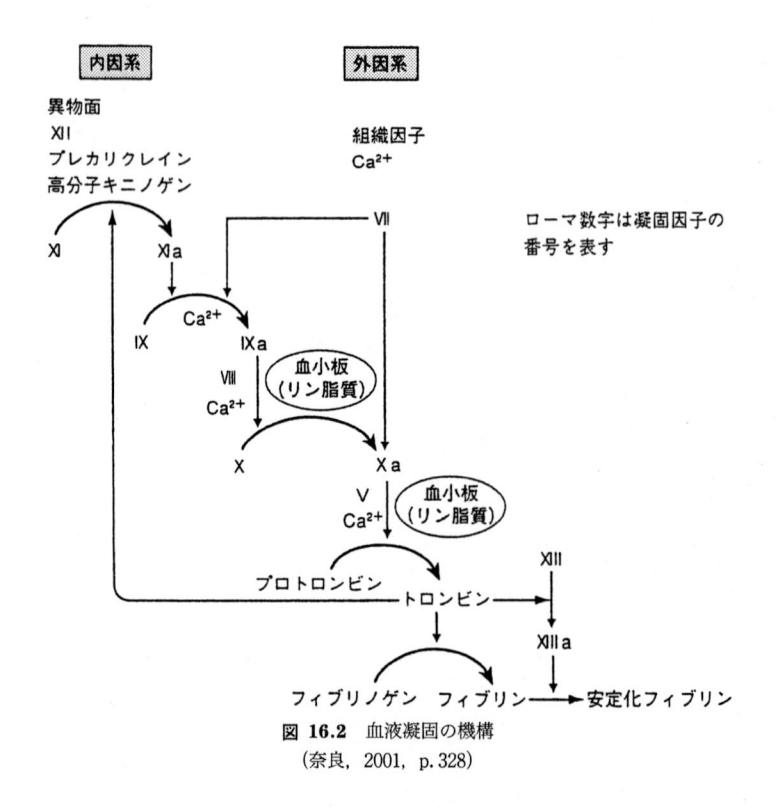

図 16.2 血液凝固の機構
(奈良, 2001, p.328)

と呼ばれている．これに対し，内因系と呼ばれる凝固系は，血液中の第XII因子が，内皮細胞下にあるコラーゲン線維と接触して活性化されるところからスタートする．この系では，第XI因子，第IX因子と次々と凝固因子が活性化され，最終的には外因系と共通の系路でフィブリンを生成する．

PTは，血漿（血清ではない）にCa^{2+}と組織トロンボプラスチンを加えてから凝固するまでの時間であり，外因系凝固因子の第VII因子と共通系の第X因子，第V因子，プロトロンビンおよびフィブリノゲンが関与する外因系凝固機能を調べることができる．また，第VII因子，第IX因子，第X因子，プロトロンビンはビタミンK依存性蛋白であり，PTはビタミンK欠乏の検査あるいはワルファリンの効果をモニターする目的にも使われている．

なお測定結果は，測定時間，プロトロンビン活性，プロトロンビン比（prothrombin ratio：PR＝検体のPT／標準血漿のPT），国際標準化指数（international normalized ratio：INR）などで表現される．PTの測定は，用いる試薬や測定機器の違いにより絶対的な基準値の設定は難しい．INRは，異なった試薬を用いて得られた結果でも比較できるように提唱されたもので，プロトロンビン比を，試薬に表示されている国際感度指数（使用する試薬の感度を国際標準試薬と比較したもの，international sensitivity index：ISI）を用いて以下のように補正することで求められる．

$$INR = (検体の凝固時間／標準正常血漿の凝固時間)^{ISI}$$

ワルファリンなどの経口抗凝固剤で治療中の患者には，ISI表示してある試薬を用いて，INRに換算した値を表記することが勧められている．

【基準範囲】

10～12秒，活性比70～120％，プロトロンビン比0.85～1.2

【異常値を示す場合】

延長──①先天性凝固異常症（V，VII，X因子，プロトロンビン，フィブリノゲン欠損症），②後天的凝固異常症（重症肝障害，ビタミンK欠乏，DIC），③ワルファリン服用時など

3）活性化部分トロンボプラスチン時間（APTT）

活性化部分トロンボプラスチン時間（activated partial thromboplastin time：APTT）は，内因系の第XII因子，第XI因子，第IX因子，第VIII因子，および共通系凝固系の第X因子，第V因子，プロトロンビン，フィブリノゲンの凝固活性を検査するもので，血漿中にCa^{2+}と活性化部分トロンボプラスチンを加えてから凝固するまでの時間を測定する．特に第IX因子，第VIII因子に異常のある血友病患者では，PTは正常であるがAPTTは遅延する．

【基準範囲】

30～40秒

【異常値を示す場合】

延長──①先天性凝固異常症｛血友病A（第VIII因子異常），血友病B（第IX因子異常），その他の内因系・共通系因子の異常｝，②後天的凝固異常症（重症肝障害，ビタミンK欠乏，DIC），③ワルファリン服用時など

III．血液生化学検査

採血した血液をそのまま放置しておくと，血球成分は餅のように固まって底に沈む．この固まりを血餅と呼び，凝固反応により生じたフィブリンと血球成分とからなる．その上に淡黄色の液体成分が残るが，これが血清である．一方，血液にヘパリンやEDTAなどの抗凝固剤を混ぜておくと，血液は固まらずに血球のみが底に沈澱し，フィブリノゲンなどの凝固因子を含んだ液体成分が得られる．これが血漿である．

この血漿や血清中には，蛋白質，糖，脂質，ホルモン，電解質など非常に多くの成分が含まれており，健康時にはその濃度は一定の狭い範囲に保たれている．しかし，身体に異常が生じたときには，これらの成分は通常の範囲を超えて増加したり，あるいは減少したりする．したがって，血清（血漿）成分を測定することにより，身体の異常を察知し，病気の存在を知ることができる．このように，血漿あるいは血清（通常は血清が使われる）中の成分を測定する検査のことを，血液生化学検査という．今日ではほとんどの項目が自動分析装置を用いて測定されている．

a. 蛋白検査

血漿中には，アルブミンとそれ以外のグロブリンと総称される蛋白質が100種類以上存在し，血漿膠質浸透圧の維持，各種物質の運搬，血液の凝固と線溶，生体の防御・免疫などさまざまな機能を果たしている．血清とはこの血漿中から凝固系のフィブリノゲンが除かれたものであり，通常はこの血清を用いて種々の生化学検査が行われる．

血漿蛋白質のうちγ-グロブリンは免疫担当細胞によってつくられるが，それ以外の蛋白質はほとんどが肝臓で合成され，血中に分泌されたものである．これらの蛋白質は血管内ばかりでなく組織液や体腔液などにも広く分布し，また，胃腸管，腎，呼吸器などの分泌液や排泄液中への漏出と，肝細胞や網内系における摂取と崩壊などにより体内から消失していく．このようにして血漿中の蛋白濃度は一定の値に保たれるようになっている．

したがって，
①素材の供給異常： 消化吸収障害，低栄養，手術，飢餓など
②合成異常： 肝および網内系における蛋白合成の亢進または低下
③体内異化の亢進： 成長期，妊娠，授乳期，甲状腺機能亢進，糖尿病，悪性腫瘍，発熱など
④排泄異常（漏出）： 創傷，出血，熱傷，体腔・尿路・腸管への異常漏出など

が生じた場合には，血漿蛋白の濃度および組成に異常が認められるようになる．

血漿蛋白に関する検査としては，総蛋白およびアルブミン濃度の測定，蛋白分画の測定が一般的に行われ，さらに特定の蛋白質の変動を知るためには，免疫学的測定や生理活性の測定が行われる．

1) 血清総蛋白 (total protein：TP)

血清蛋白濃度を測定することにより，それを合成する肝臓や免疫系，排泄する腎臓などの異常が診断できる．また，栄養状態の把握にも有用である．

血清蛋白が低値になるのはアルブミンが低いことが多く，低栄養，吸収不全，漏出，肝疾患による合成障害などが原因となる．一方，血清総蛋白が高値になるのはグロブリンが高いことが多く，グロブリンの生産過剰，脱水による濃縮などが考えられる．

【基準範囲】
6.7〜8.3 g/dl

【異常値を示す場合】
高値——①血液濃縮（脱水，下痢，嘔吐など），②多クローン性高γ-グロブリン血症（慢性肝障害，慢性感染症，自己免疫疾患など），③単クローン性高γ-グロブリン血症（多発性骨髄腫，マクログロブリン血症など）

低値——①栄養不良（栄養失調，低蛋白質食，妊娠中毒症など），②肝機能障害（肝硬変，肝がん，リン中毒など），③漏出（ネフローゼ症候群，蛋白喪失性胃腸症，火傷，出血など）

2) 血清アルブミン (serum albumin：Alb)

アルブミンは血清総蛋白の50〜70%を占め，血漿膠質浸透圧の維持，ビリルビンや甲状腺ホルモン，遊離脂肪酸などの各種物質の運搬などに重要な役割を果たしている．

血清アルブミン濃度は，肝における合成，肝や網内系などによる異化，胃腸管や腎からの漏出，血管内外における分布の異常などによって変動するため，その測定は総蛋白濃度とともに，体内蛋白代謝の異常を知る上で重要である．特に栄養状態や肝障害の有無，腎からの漏出の程度を知るのに有用である．

アルブミンが高値であっても問題となることはほとんどないが，アルブミンは血漿膠質浸透圧を主として維持している蛋白質であるため，その減少は細胞内外の水分分布に影響し，その濃度が2.5 g/dl以下では浮腫が出現する．また薬物の多くはアルブミンと結合するため，アルブミンの濃度変化は薬物の血中動態にも影響を及ぼすことになるので注意が必要である．

【基準範囲】
3.8〜5.3 g/dl

【血清アルブミンが低値を示す場合】
低値——①摂取不良…栄養失調，低蛋白質食，飢餓，吸収不良症候群など
②合成低下…肝機能障害（肝硬変，肝がん，リン中毒など）
③異化亢進…クッシング症候群，甲状腺機能亢進症など
④漏　出　…ネフローゼ症候群，蛋白喪失性胃腸症，火傷，出血など

3) アルブミン/グロブリン（A/G）比

血清アルブミンは，病的な状態では低下することがほとんどで，一方，グロブリンは無γ-グロブリン血症などの特殊な場合を除き，感染症や自己免疫疾患など各種疾患で増加を示すことが多い．したがってこれらの疾患を合わせもつ患者では，血清総蛋白量をみただけでは異常が認められない場合もある．A/G比とは，血清アルブミン量とグロブリン量の比であり，血清総蛋白量に異常がみられない場合であっても，アルブミンとグロブリンの量的変化によってこの値は大きく変わってくる．たとえば肝硬変やネフローゼなど血清アルブミンが減少するような病態ではA/G比は低下し，また感染症などグロブリン量の増加するような病態ではやはりこの値は小さくなる．すなわち，A/G比は多くの病態で低下することから，病的状態のスクリーニングとして利用されている．しかし，グロブリン分画には多数の蛋白質が存在するため，さらに疾患を絞り込むために電気泳動法による蛋白分画が行われる．

A/G比の求め方としては，総蛋白量からアルブミン量を引いてグロブリン量を算出してから比率を出す方法と，電気泳動から直接求める方法がある．

【基準範囲】
1.2～2.0（ビューレット・BCG法）
1.5～2.5（セルロースアセテート膜電気泳動法）

【異常値を示す場合】
低値──①アルブミンの低下…栄養失調，肝硬変，ネフローゼ症候群など
　　　　②グロブリンの増加…感染症，骨髄腫など

4) 血清蛋白分画 (serum protein fractionation : PF)

血清をセルロースアセテート膜を用いて電気泳動すると，陽極から陰極側に向かって，アルブミン，$α_1$-グロブリン，$α_2$-グロブリン，$β$-グロブリン，$γ$-グロブリンの5つの分画に分かれる．アルブミン分画は単一の蛋白であるが，その他のグロブリン分画には多数の蛋白が存在する（表16.4）．それらの蛋白質が種々の病態によって変化するため，泳動像は各病態に特徴的なパターンを示すようになる（図16.3）．たとえば，ネフローゼ症候群では，比較的低分子のアルブミンやトランスフェリンなどが腎糸球体において大量に尿中に漏出するため，特に

表 16.4　各分画中の蛋白成分と基準範囲

分画	蛋白成分	基準範囲(%)
アルブミン分画	アルブミン プレアルブミン	60.2～71.4%
$α_1$-グロブリン分画	$α_1$-アンチトリプシン $α_1$-酸性糖蛋白 $α_1$-リポ蛋白（HDL） $α_1$-ミクログロブリンなど	1.9～3.2
$α_2$-グロブリン分画	$α_2$-マクログロブリン セルロプラスミン GCグロブリン レチノール結合蛋白など	5.8～9.6
$β$-グロブリン分画	トランスフェリン プラスミノゲン $β$-リポ蛋白（LDL, VLDL） フィブリノゲン $β_2$-ミクログロブリン 補体C3, C4, C5など	7.0～10.5
$γ$-グロブリン分画	IgG, IgM, IgA, IgE, CRP	10.6～20.5

アルブミン分画が著しく低下するが，分子量の大きな$β$-リポ蛋白やマクログロブリンなどは産生亢進や停滞のため逆に上昇するので，$α_1$-，$α_2$-，$β$-グロブリン分画の増加が認められる．また，慢性肝疾患，特に肝硬変の場合には，IgG, IgM, IgAが多クローン性に増加し，$β$～$γ$領域に移動度をもつIgAの著増により$β$～$γ$間の谷が消失して，$β$-$γ$ bridgingと呼ばれるパターンがみられるようになる．ただし，この検査項目はある疾患に特異的なものではなく，病態を把握するための補助的な手段として利用されている．

5) 血清膠質反応（ZTT, TTT）

血清膠質反応は，血清に硫酸亜鉛やチモールを加えると混濁する現象を利用したもので，アルブミンの減少や$γ$-グロブリンの増加により高値を示すため，肝機能障害や炎症の存在を知る手段として古くから用いられてきた方法である．しかし，膠質反応の機序が不明なことや，現在では血清蛋白を直接測定することができるので，臨床検査としての意義は薄れつつある．膠質反応の検査は，欧米では使われていないが，わが国では現在，硫酸亜鉛混濁試験（ZTT）とチモール混濁試験（TTT）の2つが利用されている．ZTTはIgGとよく相関するが，TTTはIgMと相関し，また高リポ蛋白血症でも高値となる．

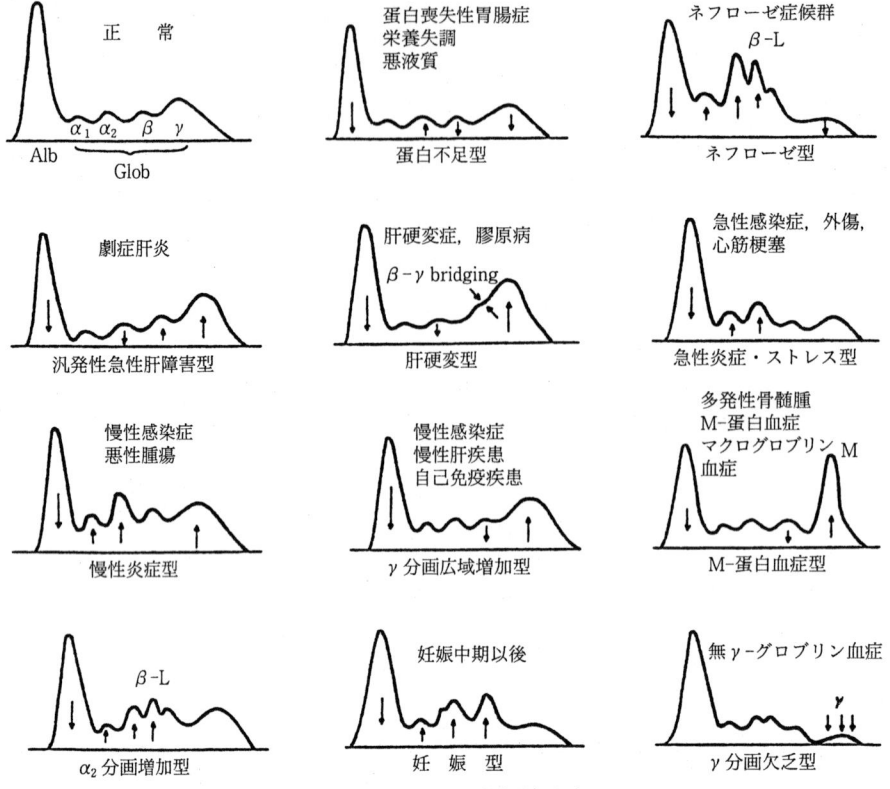

図 16.3 血清蛋白電気泳動の代表的な異常パターン
(金井, 1998, p.488)

【基準範囲】
TTT：0～5単位，　ZTT：4～12単位
【異常値を示す場合】
高値——①肝疾患…ウイルス性肝炎（TTTが高値），慢性肝炎，肝硬変，脂肪肝
②高γ-グロブリン血症…多発性骨髄腫，良性M蛋白血症
③その他…慢性感染症，膠原病，悪性腫瘍
④高脂血症（TTTが高値）

b. 肝・胆道系機能検査

肝臓は生体内最大の臓器で，①蛋白質，脂質，糖質などの栄養素を含む各種生体内物質の合成と異化（代謝機能），②胆汁の生成と分泌（排泄機能），③生体内老廃物および薬物を含む各種異物の解毒，④体液量の調節など，生体にとって重要な機能を果たしている．また胆道系は，肝臓で生成された胆汁を十二指腸に排泄する役目を担っている．

このように肝臓は種々の機能を営んでいるため，ウイルスなどの病原体や薬物，アルコールなどの外部因子あるいはがんなどによって肝・胆道系が障害されると，血中のさまざまな物質にも変化が生じてくる．肝機能検査としては多数の項目があるが，それぞれの検査項目の特徴を理解した上で種々の項目を組み合わせた検査を行うことにより，肝疾患のスクリーニング，経過観察，重症度の判定に有用な情報が得られる．表16.5に日本消化器学会肝機能研究班による肝機能検査の選択基準を示した．

肝機能検査の重要な項目として，血清酵素の測定がある．血清中には数多くの酵素が存在するが，病態との関連で注目されている酵素のほとんどは血清中で働いているものではない．これらの酵素は通常血清中よりも細胞内に多く含まれており，組織や臓器の障害にともなって組織内の酵素が血液中に漏れ出ると，血清酵素値が高くなる．すなわち，血清酵素が注目されるのは，その活性値が障害臓器の推

表 16.5 肝機能検査の選択基準（猪川・神辺，2001, p. 18）

| | *肝疾患発見のための | | 診肝断細胞障害の | 診胆断汁うっ滞の | 重症度の判定 | 経過観察 | |
	集検	ドック				急性	慢性
AST (GOT)	○	◎	◎	◎		◎	◎
ALT (GPT)	◎	◎	◎	◎		◎	◎
γ-GTP	◎	◎	◎	◎		◎	◎
ALP	○	◎	○	◎		○	
総ビリルビン		◎	◎	◎	◎	◎	◎
直接ビリルビン		○	○	◎	○	○	○
総蛋白		◎	◎	○			○
アルブミン		◎	○		◎		◎
ChE			○		◎		◎
ZTT	○						
総コレステロール		◎	○	◎	○		○
プロトロンビン時間			○	○	◎	◎	◎
ICG 試験					○		○

◎：必須　　○：できるだけ行う
*：HBs 抗原，HCV 抗体の測定を同時に行うことが望ましい

定，重症度の判定，経過観察に利用できるからである．

　血清酵素には，細胞から分泌された分泌性酵素（ChE など）と，細胞の損傷や破壊により血清中に漏れ出た逸脱酵素（AST，ALT など）がある．

　組織が障害を受けてから血清酵素値が上昇するまでの時間は酵素の種類によって異なり，分子量の小さい酵素や細胞質内酵素の方が，分子量が大きい酵素やミトコンドリアなどの細胞小器官内酵素よりも速く上昇する．また血清酵素値は，その酵素の血中での半減期にも影響される．一般に急性疾患では，血清酵素値が高いほど障害が強い傾向がみられるが，慢性疾患では，血清酵素値と障害の大きさ，病気の重篤度との間に相関はみられない．

　同じ酵素が異なる組織中に存在するため，異なる疾患でも同じ酵素値の上昇がみられる．しかし，組織によって各酵素の相対活性が異なるため，酵素値の比を調べると，障害組織・器官に特有の変化が認められることがある．たとえば，肝臓には ALT (GPT) が他の組織に比べて高濃度に含まれているため，肝疾患では ALT/LDH 比が他の臓器と比較して高値となり，筋肉疾患や心筋梗塞では CK/AST (GOT) 比が他臓器疾患より高くなるので，鑑別診断に利用されている．

1) アスパラギン酸アミノトランスフェラーゼ AST (GOT) とアラニンアミノトランスフェラーゼ ALT (GPT)

　AST (aspartate aminotransferase) と ALT (alanine aminotransferase) はともに，アミノ酸のアミノ基を α-ケト酸に転位する反応を触媒する酵素，すなわちアミノ基転位酵素であり，各々下に示す反応を触媒する

　　アスパラギン酸 + 2-ケトグルタル酸
　　　$\rightleftarrows$ グルタミン酸 + オキザロ酢酸
　　アラニン + 2-ケトグルタル酸
　　　$\rightleftarrows$ グルタミン酸 + ピルビン酸

　AST および ALT は，従来 GOT (glutamic oxaloacetic transaminase) および GPT (glutamic pyruvic transaminase) と呼ばれていたものであるが，国際的には AST，ALT が正式な呼称とされており，わが国でも最近は AST，ALT と表示されるようになった．しかし，慣用的に GOT，GPT という呼び名も使われている．

　AST はほとんどの組織に存在するが，心筋，肝に高濃度で存在し，次いで骨格筋，腎に多く含まれる．したがって，肝臓や心臓の組織破壊が起こると細胞内の AST が逸脱するため，血中での酵素活性が高値を示すようになる．なお，AST は細胞質画分とミトコンドリア画分にそれぞれ性質の異なったアイソザイムが存在するが，ミトコンドリア AST は細胞質 AST よりも血中に逸脱しにくく，半減期も短いため，ミトコンドリア AST の増加は重症な組織破壊のあることを意味する．

　一方，ALT もほとんどの組織に存在するが，その活性値は AST よりも少なく（1/3 程度），多くは肝細胞内に存在し，その他 1/3 程度が腎に含まれ，心臓や骨格筋ではわずかである．したがって，ALT は肝疾患に特異的であり，他臓器の疾患ではほとんど上昇を示さない．

　なお，肝細胞内では AST は ALT よりも多く存在するため，急性肝炎のごく初期では血中でもそれを反映して AST > ALT となるが，血中での半減期は AST の方が ALT よりも短いため，極期以降

ではAST＜ALTへと変化する．このように疾患あるいはその病期によりASTとALTの比（AST/ALT比）が異なってくるため，肝疾患以外の疾患との鑑別や，肝疾患の鑑別診断においてAST/ALT比をみることが重要視されている．ASTとALTに異常をきたす疾患の鑑別については表16.6を参照されたい．

【基準範囲】

AST：13～35 IU/l，　　ALT：8～48 IU/l

【異常値を示す場合】

ASTとALTがともに高値──肝疾患（急性肝炎，慢性肝炎，肝硬変，肝がんなど）

ASTが主として高値──心筋梗塞，筋肉疾患（筋ジストロフィー，多発性筋炎など），溶血性貧血

2）乳酸脱水素酵素（LDH）

乳酸脱水素酵素（lactate dehydrogenase：LDH）は，解糖系の最終段階でピルビン酸と乳酸との変換を触媒する酵素で，体内のあらゆる組織に分布している．特に，心臓，肝臓，腎臓，骨格筋，血球に多く存在し，これらの臓器が障害を受けたときに血中に逸脱してくる．したがって，LDHの測定は，肝疾患，心疾患，血液疾患や悪性腫瘍など，組織障害を起こす疾患の診断と重症度の判定に有用である．しかし，LDHは全身の組織に分布するため，その活性値の増加だけでは障害臓器を特定することはできない．

一方，LDHは，H型（心筋型）とM型（骨格筋型）の2種類の異なるサブユニットが4つ会合して1つの酵素を形成しているため，5種類のアイソ

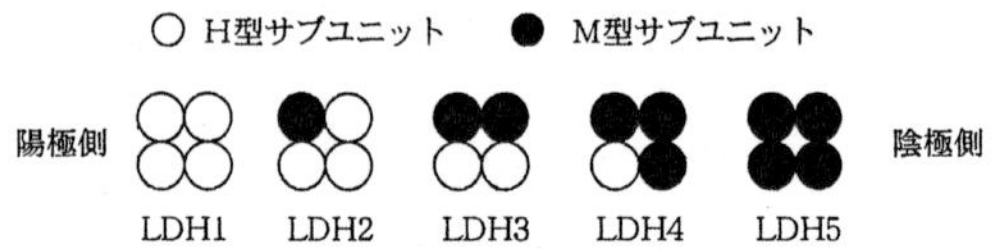

図16.4 LDHアイソザイム

ザイムが存在し，これらは電気泳動により分離することができる（図16.4）．このLDHアイソザイムには臓器特異性があり，心筋と赤血球にはLDH1とLDH2が，肝細胞と骨格筋にはLDH4とLDH5が特に多く含まれている．したがって，上昇するアイソザイムのパターンをみることにより障害臓器を推定することができる．

【基準範囲】

総活性──200～500 IU/l，

アイソザイム──LDH1：20～30％，LDH2：30～40％，LDH3：20～30％，LDH4：5～15％，LDH5：2～15％

【異常値を示す場合】

高値──①肝疾患…急性肝炎，劇症肝炎など（LDH5が増加）
　　　　②心疾患…心筋梗塞，うっ血性心不全など（LDH1とLDH2が増加）
　　　　③悪性腫瘍…白血病やリンパ腫ではLDH2とLDH3が増加，その他原発性肝がんなどではLDH5が増加
　　　　④筋疾患…多発性筋炎，筋ジストロフィー
　　　　⑤血液疾患…溶血性貧血など（LDH1とLDH2が増加）

など

3）コリンエステラーゼ（ChE）

コリンエステラーゼ（choline esterase：ChE）は，コリンエステルをコリンと有機酸に加水分解する酵素であるが，血清中に存在するChEは，アセチルコリンの他にもさまざまなコリンエステルを非特異的に加水分解するので，偽性ChEとも呼ばれる．これに対して，神経，筋肉，赤血球に存在するChEは，アセチルコリンを特異的に加水分解するのでアセチルChEまたは真性ChEと呼ばれる．肝機能検査として利用されるのは血清ChEである．

血清ChEはアルブミンと同様に肝臓で合成され血中に分泌されるので，血清ChEの低下は肝実質細胞の機能障害をよく反映し，肝疾患の重症度の指

表16.6 AST/ALT比による鑑別診断

GOT・GPT値	GOT/GPT＞0.87	GOT/GPT＜0.87
高度上昇	急性肝炎初期 劇症肝炎 重症心筋梗塞 ショック	急性肝炎黄疸期
中等度上昇	アルコール性肝炎 閉塞性黄疸 心筋梗塞 筋ジストロフィー	慢性活動性肝炎 薬物性肝炎
軽度上昇	脂肪肝（アルコール性） 肝硬変 肝がん 溶血性疾患	慢性非活動性肝炎 脂肪肝（過栄養性） 薬物性肝障害

（新倉・松野，1999，p.27）

標ともされている．なお，肝機能不全による蛋白合成能の低下のほかに，サリンや農薬などの有機リン中毒のときにも血清 ChE は著明に低下する．一方，肝細胞の蛋白合成能が亢進しているときには，血清 ChE は高値を示す．

【基準範囲】
120～460 IU/l

【異常値を示す場合】
低値──①肝疾患…肝硬変，肝がん，慢性肝炎など
　　　　②栄養失調
　　　　③有機リン中毒
　　　　④遺伝性 ChE 欠損症
など
高値──①ネフローゼ症候群
　　　　②甲状腺機能亢進症
　　　　③脂質代謝異常…脂肪肝，高脂血症，糖尿病など
　　　　④先天性高 ChE 血症
など

4）アルカリホスファターゼ（ALP）

アルカリホスファターゼ（alkaline phosphatase：ALP）は，リン酸エステルを加水分解する酵素の中で，反応の至適 pH をアルカリ側にもつもので，骨，肝臓，腎臓，小腸粘膜，胎盤などに分布する．ALP には 6 つのアイソザイムが存在する（表 16.7）が，正常な成人血清中の ALP は大部分が肝臓由来の ALP 2 である．肝由来の ALP は胆汁を介して肝臓から排泄されるので，胆汁の排泄障害があると血中に逆流して，血清 ALP が高値となる．このことから，ALP は後述する γ-GTP や LAP（ロイシンアミノペプチダーゼ）と同様に「胆道系酵素」あるいは「胆管酵素」と呼ばれ，胆道疾患の指標として用いられている．なお，ALP は骨の新生部に多く分布するため，骨疾患では高値となるが，疾患でなくとも骨新生の盛んな小児では生理的な高値（成人の 2～3 倍）を示す．また妊娠後期では胎盤由来の ALP 出現により，2～3 倍の高値を示す．このように ALP は生理的変動が大きいので，その由来の確認や障害臓器の特定にはアイソザイムの測定が行われる．

【基準範囲】
90～298 IU/l

【異常値を示す場合】
高値──①肝・胆道疾患…閉塞性黄疸，肝がん，胆管がん，胆道炎など
　　　　②骨疾患…クル病，骨腫瘍など
　　　　③その他…妊娠後期，甲状腺機能亢進症，ALP 産生腫瘍など
低値──壊血病，慢性腎炎など

5）γ-グルタミルトランスペプチダーゼ（γ-GTP）

γ-グルタミルトランスペプチダーゼ（γ-glutamyl transpeptidase：γ-GTP）は，グルタチオンなどの γ-グルタミルペプチドを加水分解し，γ-グルタミル基を他のペプチドやアミノ酸に転移する酵素で，腎臓に最も多く，次いで膵臓，肝臓に分布する．腎臓の γ-GTP は尿中に排泄されるので，通常血中に逸脱することはない．一方，肝臓では γ-GTP は毛細胆管や胆管上皮に多く存在するため，胆管が閉塞した場合には胆汁の逆流により細胞膜に結合した γ-GTP が遊出して血中濃度が高くなる．また γ-GTP はミクロソーム酵素でもあり，アルコールやフェノバルビタールなどの薬物でもその合成が誘導される．したがって，γ-GTP は胆汁の排泄障害や，アルコール・薬剤による肝障害の指標としても有用である．

【基準範囲】
4～42 IU/l

【異常値を示す場合】
高値──①胆汁うっ滞…肝内胆汁うっ滞，肝外胆管閉塞
　　　　②びまん性肝疾患…急性肝炎，慢性肝炎，肝硬変，アルコール性肝障害，薬物性肝障害など
　　　　③限局性肝疾患…肝細胞がん，転移性肝がん

表 16.7 血清 ALP アイソザイムの由来臓器と増加する疾患

アイソザイム	臓器	主な疾患
ALP 1	肝臓	閉塞性黄疸，限局性肝障害
ALP 2	肝臓	各種肝疾患，胆道系疾患
ALP 3	骨	骨疾患，甲状腺機能亢進症
ALP 4	胎盤	妊娠後期，悪性腫瘍の一部
ALP 5	小腸	肝硬変，慢性腎不全
ALP 6	肝臓，骨	潰瘍性大腸炎

④その他…睡眠薬・向精神薬服用，常習飲酒など

6) ビリルビン（Bil）

ビリルビンは，ヘモグロビンやミオグロビンを構成するヘムの代謝産物で，大部分は老化赤血球が崩壊したときに遊離するヘモグロビンに由来する．その代謝経路を図16.5に示したが，まず網内系組織でヘモグロビンはヘムとグロビンに分解され，さらにヘムから鉄が遊離してビリルビンとなる．血中に遊離したビリルビン（これを間接ビリルビンという）は水に溶けにくく，アルブミンと結合して肝臓に運ばれる．肝臓では肝細胞内でグルクロン酸抱合されて抱合型ビリルビン（これを直接ビリルビンという）となり，胆汁成分として十二指腸に排泄される．腸管では腸内細菌によってウロビリノーゲンとなり，便中に排泄されるが，その一部は腸肝循環によって再び肝臓に戻ってくる．

このビリルビンの生成から排泄までの経路のいずれかに異常があると血中ビリルビンが高値となるため，血中ビリルビンの測定は，赤血球の破壊亢進，肝細胞障害，および胆汁の排泄障害を知る上で重要な検査となる．また，直接ビリルビンと間接ビリルビンのいずれが優位に上昇しているかによって，障害臓器を推定することが可能である．たとえば，赤血球の崩壊が亢進した場合には間接ビリルビンが高値となり，胆石やがんなどで胆管が閉塞した場合には直接ビリルビンが高値となる．また肝障害では障害の程度により，肝細胞機能が著しく低下するような状態では抱合能力の低下により間接ビリルビンが高値となり，肝臓内に胆汁がうっ滞して血流中に流出するような場合には直接ビリルビンが高値を示すようになる．ちなみに，血中のビリルビンが2mg/dl以上では眼球結膜や皮膚が黄色くなり，黄疸と呼ばれるようになる．

なお，「直接」，「間接」という名称は，ビリルビンの測定に用いるジアゾ試薬に対する反応性の違いを表現したもので，抱合型ビリルビンはジアゾ試薬と直接反応するため「直接ビリルビン」といい，遊離型（非抱合型ビリルビン）はアルコールやカフェインなどを加えないと反応しないため「間接ビリルビン」と呼んでいる．検査では，通常，総ビリルビンと直接ビリルビンを測定し，間接ビリルビンはその差から求めている．

【基準範囲】

総ビリルビン（T-Bil）：0.3〜1.2 mg/dl
直接ビリルビン（D-Bil）：0.1〜0.5 mg/dl

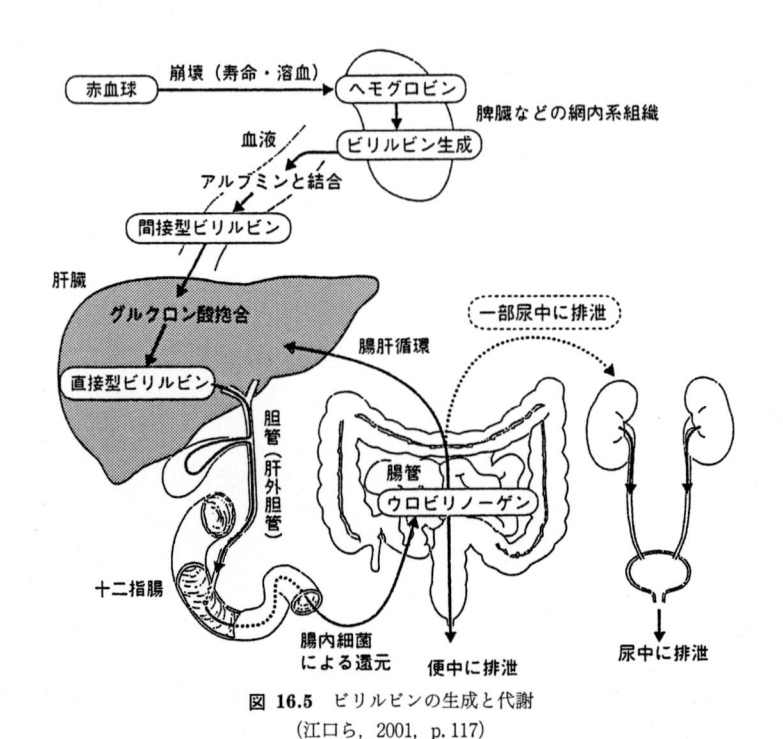

図 16.5 ビリルビンの生成と代謝
（江口ら，2001, p.117）

【異常値を示す場合】

間接ビリルビンが高値――
 ①溶血性黄疸…先天性，後天性
 ②新生児黄疸
 ③重症肝障害…肝硬変，劇症肝炎
 ④体質性黄疸…Gilbert症候群，Crigler-Najjar症候群

など

直接ビリルビンが高値――
 ①肝細胞障害…急性肝炎，慢性肝炎，肝硬変，肝がんなど
 ②胆汁うっ滞…肝内胆汁うっ滞，閉塞性黄疸
 ③体質性黄疸…Roter症候群，Dubin-Johnson症候群

など

7）インドシアニングリーン試験（ICG試験）

インドシアニングリーン試験（indocyanine green test：ICG試験）は，肝細胞の異物処理能力を検査するための色素排泄試験の一つである．ICGは暗緑色の色素で，これを静脈内に注射すると，すみやかに肝細胞に取り込まれ，代謝されずにそのまま胆汁中に排泄される．腸肝循環もなく，また肝以外の臓器による摂取や排泄も極めて少ない．そこで，ICGを静脈注射してから一定時間後に採血して，血中に残存する色素量を測定し，停滞率や消失速度を求めることにより，肝細胞の異物摂取機能，排泄機能，肝血流量を評価することができる．一般には静脈注射15分後の停滞率が用いられる．

【基準範囲】

10％以下

【異常値を示す場合】

 ①肝疾患…肝炎，肝硬変，肝がんなど
 ②胆汁排泄障害…肝内性および肝外性うっ滞
 ③肝血流量の減少…うっ血性心不全

など

c．腎機能検査

腎臓の主要な機能は，尿を生成することにより，①血中の不要代謝産物や有害物質の除去，②血液浸透圧の調節，③水と電解質の調節，および，④酸塩基平衡の調節など，生体の内部環境の恒常性（ホメオスタシス）を維持することである．その他，ビタミンDの活性化やエリスロポエチンなどの生理活性物質を産生する臓器でもある．

腎の機能単位は，糸球体と尿細管とからなるネフロンである．腎臓には毎分1,300 mlの血液が送り込まれ，糸球体では1日に150～200 l もの大量の水と低分子物質が濾過されるが，その99％が尿細管で再吸収され，尿としては1日約1.5 l が排泄される．尿細管ではグルコース，アミノ酸，尿素などが再吸収され，クレアチニンや多くの異物が分泌される．体内の酸塩基平衡に関連して，電解質の再吸収と分泌も尿細管で行われる．

尿の生成には腎臓の循環系およびネフロンでの機能が関係しており，それらのどこかに障害をきたすと腎臓全体の機能すなわち尿生成に異常を生じる．現在，腎臓の各部位での機能をみるため各種検査法が開発されているが，その検査の目的は，①腎疾患のスクリーニング，および，②腎疾患の部位や程度の判定にある．①の目的に対しては，一般尿検査，血清非蛋白窒素（尿素窒素，クレアチニン）の測定などが利用されている．②の目的に対する検査法としては，図16.6に示したようなものがある．

1）血清尿素窒素（BUN）

尿素は蛋白質の最終代謝産物であり，アミノ酸から生じたアンモニアとCO_2から肝臓で合成される．血液中の尿素は糸球体から濾過され，その一部が尿細管で再吸収された後，尿中に排泄される．したがって血清中の尿素窒素を測定することにより，腎機能障害の程度を把握することができる．

ただし血清尿素は組織蛋白の異化亢進，蛋白質の過剰摂取でも上昇するので，腎機能の指標とする場合には，血清クレアチニン値と対比してみるようにする．またクリアランスが50％以下になるまでは血清尿素窒素の上昇はわずかであり，重症の腎機能障害の判定はできても，軽症の腎機能障害の判定にはあまり適当でない．なお，尿素窒素とは尿素中に含まれる窒素量のことで，その値に分子量の比（60/28＝2.14）をかければ尿素量となる．

【基準範囲】

8～20 mg/dl

【異常値を示す場合】

低値――蛋白摂取不足，肝不全，妊娠など

高値――尿素の産生増加（蛋白大量摂取，消化管出血，発熱など），尿細管再吸収の増加（脱水），腎

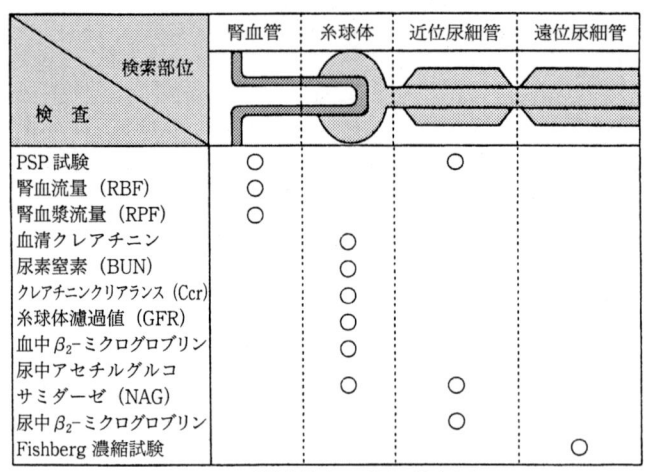

検査＼検索部位	腎血管	糸球体	近位尿細管	遠位尿細管
PSP試験	○		○	
腎血流量（RBF）	○			
腎血漿流量（RPF）	○			
血清クレアチニン		○		
尿素窒素（BUN）		○		
クレアチニンクリアランス（Ccr）		○		
糸球体濾過値（GFR）		○		
血中 β_2-ミクログロブリン		○		
尿中アセチルグルコサミダーゼ（NAG）		○	○	
尿中 β_2-ミクログロブリン			○	
Fishberg濃縮試験				○

図 16.6 腎機能検査の種類と検索部位
（長沢・村田，2001，p.141）

糸球体濾過障害など

2）血清クレアチニン（Cr）

クレアチニンは，筋肉の中でエネルギーとして使われた後のクレアチンやクレアチンリン酸からつくられ，血液中に放出される．産生量は主として筋肉量に比例し，成人では体重あたりほぼ一定で，食事にはほとんど影響されない．

血中のクレアチニンは糸球体から濾過された後，ほとんど再吸収されずに尿中に排泄される．したがって血清クレアチニン濃度は糸球体濾過率（glomerular filtration rate: GFR）と密接な相関があり，腎機能障害の指標として BUN よりは正確であるとされている．ただし，老人や筋ジストロフィー患者など筋肉量が落ちている場合には，腎機能が低下していても血清クレアチニンが正常値の範囲となることがあるので注意が必要である．臨床的には BUN との同時測定が多く行われ，BUN/クレアチニン比が病態の把握に利用されている．

【基準範囲】
男性：0.8～1.2 mg/dl, 女性：0.6～0.9 mg/dl
（幼児では低値で，徐々に上昇して成人値に達する）

【異常値を示す場合】
低値——筋疾患（筋ジストロフィー，多発性筋炎など），妊娠
高値——糸球体濾過率の低下（慢性腎炎，腎不全，心不全），筋肉量の増加（末端肥大症，巨人症），甲状腺機能亢進症など

3）クレアチニンクリアランス（Ccr）

クレアチニンの検査は簡便なので，腎機能，腎糸球体機能のスクリーニング検査や経過観察などの検査としてよく行われている．しかし BUN の場合と同様，血清クレアチニン値は GFR が 50 ml/分以下にならないと大きく変動しないので，初期の腎機能低下の場合，この検査だけでは不十分である．そこで，診断にあたっては腎糸球体機能の変化をさらに正確に知るためにクレアチニンクリアランスの検査が行われる．

腎機能検査で用いられるクリアランスとは，「ある物質」が一定時間内にどのくらい血流中の血漿から尿中に排泄されたかを示す指標である．すなわち1分間に何 ml の血漿からその「ある物質」が除かれたかを表した値である．ある物質 X のクリアランス C_x は以下のように表示される．

$$C_x = U_x \times V / P_x$$

ただし，
U_x：X の尿中濃度（mg/ml）
V：1分間に換算した尿量（ml/分）
P_x：X の血漿中の濃度（mg/ml）

このクリアランスは物質によって異なり，糸球体で濾過され，尿細管で再吸収も分泌もされない物質では，GFR に相当する．これより大きな値を示す物質は，糸球体での濾過以外に尿細管でも分泌されることを示している．

クレアチニンクリアランス（Ccr）とは，一定時間ためた尿中のクレアチニンの量と，血清中のクレ

アチニンの量を測り，1分間で何 ml の血漿が腎臓の糸球体で濾過されているかを調べる検査である．

クレアチニンは糸球体で濾過され，さらに少量が尿細管より分泌されるので，厳密にいえばそのクリアランスは真の GFR を反映するものではない．しかし正常者や軽度の腎機能障害者では GFR とよく相関する．クレアチニンは筋肉でつくられる内因性物質であり，検査のための負荷が不要で，患者への負担が軽いことから，腎糸球体機能を示す GFR 測定の簡便法として広く利用されている．

測定法としては，1～2時間の間に採取した尿を用いる短時間法と24時間蓄尿を用いる24時間法とがあるが，いずれの場合にも，次式によりクレアチニンクリアランスを求めることができる．

$$\mathrm{Ccr} = \frac{\mathrm{Ucr} \times V}{\mathrm{Scr}} \times \frac{1.48}{A}$$

ただし，
- Ucr：クレアチニンの尿中濃度　（mg/ml）
- Scr：クレアチニンの血中の濃度　（mg/ml）
- V：1分間に換算した尿量　（ml/分）
- A：体表面積　（m²）
- 1.48：日本人の平均体表面積　（m²）

なお，尿を採取することが困難な場合などには，以下の Cockcroft-Gault の換算式を用いて Ccr を簡便に算出することも行われている．

$$\text{男性の予測 Ccr} = \frac{(140 - 年齢) \times 体重}{\mathrm{Scr} \times 72}$$

$$\text{女性の予測 Ccr} = 0.85 \times \text{男性の予測 Ccr}$$

【基準範囲】

70～130 mg/分（加齢とともに低下する）

なお，シメチジンやサリチル酸のように近位尿細管から排泄される薬物は，この部位におけるクレアチニンの分泌を阻害して Ccr を低下させるため，見かけ上 GFR が低下したようにみえる．したがって，このような薬物を服用しているときには，Ccr の評価に注意が必要である．

【異常値を示す場合】

低値——各種腎疾患，尿路閉塞，心不全，シメチジンなどの服用時など．

4) フェノールスルホンフタレイン色素排泄試験（PSP 試験）

phenolsulfonphtalein（PSP）という赤色色素を静脈内に注射すると，体内で代謝されずにそのほとんどが腎臓からすみやかに排泄される．そこで静脈注射後，一定時間に尿中に排泄された PSP を測定することにより，尿路通過状態を知ることができる．PSP の腎における排泄は約 5% が糸球体から，残りの 95% が近位尿細管からであるため，PSP 試験は近位尿細管機能の指標となる．また PSP 15分値は腎血漿流量（renal plasma flow：RPF）ともよく相関するので，RPF の指標としても用いられる．

【基準範囲】

15分排泄率：25% 以上（25% 以下を異常とする）

【異常値を示す場合】

低値——腎疾患，尿路閉塞など

5) β_2-ミクログロブリン（β_2-M）

β_2-ミクログロブリンは，全身の有核細胞膜上に存在する主要組織適合抗原を構成する蛋白の一つである．分子量が約 11,800 と低分子のため，腎糸球体基底膜を簡単に通過するが，そのほとんどが近位尿細管で再吸収されて異化される．したがって，糸球体濾過機能の低下により血清 β_2-M は増加し，近位尿細管の再吸収能の低下により尿中 β_2-M は増加することになる．なお腎疾患ばかりでなく，悪性腫瘍などで β_2-M の産生そのものが亢進している場合には，血清および尿中の β_2-M がともに増加する．

【基準範囲】

血清：0.5～2.4 mg/l，　尿：0.3 mg/l 以下

【異常値を示す場合】

血清 β_2-M が高値——腎糸球体障害（糸球体腎炎，腎硬化症など），産生亢進（悪性腫瘍，自己免疫疾患など）

尿 β_2-M が高値——尿細管障害（痛風腎，糖尿病性腎症など），産生亢進（悪性腫瘍，自己免疫疾患など）

d. 糖代謝検査

細胞の主要なエネルギー源はグルコース（ブドウ糖）である．グルコースは，消化管で吸収された後，大部分は肝臓や筋肉でグリコーゲンとして蓄えられ，残りの一部が血流に乗って全身に運ばれ利用される．血液中のグルコースを血糖と呼ぶが，血糖値は，消化管での吸収，肝臓でのグリコーゲンの合

成と分解（糖新生），末梢組織での消費，腎臓からの排泄などによって影響を受け，その調節には，さまざまなホルモンが関与している．生体にとっては血糖値が下がりすぎることが問題であり，グルカゴン，甲状腺ホルモン，副腎皮質ホルモンなど多くのホルモンが血糖値を上昇させるように働き，インスリンのみが血糖値を下げるように働く．また自律神経系では，交感神経が血糖上昇に働き，副交感神経は血糖低下に働く．したがって，これらのホルモンバランスが崩れると，全身での糖利用に障害が出ることになる．

糖代謝異常の代表的な疾患は糖尿病である．糖尿病とは，インスリンの絶対的または相対的作用不足により，組織による糖の利用障害を中心とした広範なエネルギー代謝異常を生じる全身性疾患である．重症な患者では，エネルギー産生低下を代償しようとして脂肪組織におけるトリグリセリドの分解が促進され，遊離した脂肪酸が肝臓で代謝されてケトン体が増大し，ケトアシドーシスを起こして昏睡に陥ることにもなる．しかし糖尿病が本当に恐ろしいのは，高血糖が続くことにより3大合併症といわれる網膜症，腎症，神経障害を引き起こし，放っておけば脳や循環器系の障害につながる動脈硬化などの深刻な事態を引き起こすからである．したがって糖尿病は早期に発見して，早期に治療を開始し，合併症の進行を食い止める必要がある．

以下では，糖尿病の診断，経過観察に使われる検査について説明する．

1) 血糖 (blood glucose：BS)

健常者では，空腹時の血糖値は 50〜100 mg/dl に保たれており，食事により血糖値が上昇するが，通常は腎臓のグルコース排泄閾値である 180 mg/dl を超えることはない．したがって，健常者では尿中の糖（尿糖）はほとんど検出されない．しかし，血糖値が異常に上昇して大量のグルコースが腎糸球体から濾過され，尿細管での再吸収能を超えると尿中に糖が出現する．これが糖尿病の名前の由来となっている．しかし，腎臓の排泄閾値が通常の人よりも低い人では，血糖値がそれほど高くなくても尿中に糖が検出されることがある．これは腎性糖尿と呼ばれ，糖尿病ではない．したがって，尿糖の検査は，糖尿病のスクリーニング検査の一つとしては有用であるが，この検査だけでは糖尿病と診断することはできない．糖尿病の検査には，血糖測定が不可欠である．

血糖の測定は，健康診断や病院の検査では，採血した静脈血を用いて，他の検査項目と同様に自動分析機で行われるのが一般的である．しかし，糖尿病は長期にわたり血糖をコントロールすることが必要なので，最近では患者自身が自宅でも簡単に血糖の測定ができるように，簡易血糖測定器が普及している．薬局でも測定機器の販売を行っており，薬剤師はその使用方法についても知っておく必要がある．測定の原理は，グルコースをグルコースオキシダーゼで酸化すると過酸化水素が生成し，この過酸化水素がペルオキシダーゼの存在下で発色試薬と反応すると発色物質が生成するのでこれを比色する，というものである．測定の方法はいたって簡単で，試薬を含んだ試料容器に血液を数 μl 垂らすだけで，30秒以内に結果を得ることができる．簡易検査法は患者にそれほど大きな負担を与えずに頻繁に血糖値をモニターすることができ，また患者自身が血糖のコントロール状態をじかに知ることにより，治療への意識が高まるものと期待される．なお，当然のことながら血糖値は食事の影響を直接受けるので，血糖値を評価するときには，検体がいつ採取されたものなのかに留意する必要がある．

日本糖尿病学会の診断基準（表 16.8）によれば，空腹時血糖値が 110 mg/dl 未満が正常型，110〜125 mg/dl が境界型，126 mg/dl 以上が糖尿病型と診断される．また，食後を含めた任意の時刻に測定した血糖値が 200 mg/dl 以上であれば，糖尿病と診断される．

【基準範囲】

70〜110 mg/dl

【異常値を示す場合】

高値――糖尿病，膵臓疾患（急性膵炎，慢性膵炎），内分泌異常（甲状腺機能亢進症，褐色細胞腫など），肝疾患（肝硬変，脂肪肝），その他（妊娠，高脂血症，副腎皮質ステロイド剤服用など）

低値――膵疾患（インスリノーマ），内分泌異常（甲状腺機能低下症，下垂体機能不全），肝疾患（劇症肝炎，肝硬変），その他（絶食，激しい運動，インスリン・経口糖尿病薬使用中）

2) 糖負荷試験 (glucose tolerance test：GTT)

75 g のグルコース溶液を飲み，30分，60分，90

表 16.8 GTT による判定基準と糖尿病診断基準
(猪川・神辺, 2001, p.132)

GTT 判定基準

	静脈血漿グルコース濃度 (mg/dl)	
	空腹時	2 時間値
糖尿病型	126 mg/dl 以上 そして/または 200 mg/dl 以上	
境界型	糖尿病型にも正常型にも属さない場合	
正常型	110 mg/dl 未満	140 mg/dl 未満

診断基準

1. 空腹時血糖値≧126 mg/dl, 75 g GTT 2 時間値≧200 mg/dl, 随時血糖値≧200 mg/dl のいずれか（静脈血漿値）が, 別の日に行った検査で 2 回以上確認できれば糖尿病と診断してよい. 血糖値がこれらの基準値を超えても 1 回だけの場合は糖尿病型と呼ぶ.
2. 糖尿病型を示し, かつ次のいずれかの条件がみたされた場合は, 1 回だけの検査でも糖尿病と診断できる.
   ①尿の典型的症状（口渇, 多飲, 多尿, 体重減少）の存在
   ②HbA$_{1C}$≧6.5%
   ③確実な糖尿病網膜症の存在
3. 過去において上記 1. ないし 2. の条件がみたされていたことが, 確認できる場合は, 現在の検査結果にかかわらず, 糖尿病と診断するか, 糖尿病の疑いをもって対応する.
4. 診断が確定しない場合には, 患者を追跡し, 時期をおいて再検査する.
5. 糖尿病の臨床診断に際しては, 糖尿病の有無のみならず, 成因分類, 代謝異常の程度, 合併症などについても把握するように努める.

分, 120 分後に採血し, 血糖値およびインスリンの変化を調べ, 判定基準（表 16.8）に従って糖尿病型を判定する検査である. 正常型では, 血糖値は糖負荷後 60 分以内に最高値に達し, その後インスリンの作用によって血糖が肝臓や筋肉に取り込まれるため, 2 時間後には 140 mg/dl 以下に戻る. 一方, インスリンの分泌遅延など糖代謝に異常があれば血糖値はなかなか下がらず, 2 時間後の血糖値が 200 mg/dl 以上であれば糖尿病型と診断される. 糖尿病の症状があり, なおかつ GTT で糖尿病型と判定されれば糖尿病と診断される.

【基準範囲】
2 時間値：200 mg/dl 未満
140 mg/dl 未満を正常型, 140〜200 mg/dl を境界型, 200 mg/dl 以上を糖尿病型と判定する.

3) インスリン (immunoreactive insulin: IRI)

インスリンは, 膵臓のランゲルハンス島 β 細胞から産生される分子量約 6,000 のペプチドで, 血糖値降下作用をもつ唯一のホルモンである. 臨床検査ではインスリンは免疫化学的に測定されるので, 免疫反応性インスリン（IRI）と呼ばれている. インスリンは血糖値の上昇にすばやく応答して分泌されるので, 健常者では糖負荷後 30 分で IRI が最高値になるが, 糖尿病では, 膵臓からのインスリン分泌障害によりこのインスリン初期反応は低く, ピークも遅れてくる.

前述の GTT において, 負荷後 30 分の血糖値の増加（ΔBS）に対するインスリンの増加（ΔIRI）の比率（ΔIRI/ΔBS）を求めると, 糖尿病ではこの値が 0.4 以下となる. また糖尿病とは診断されない境界型の人でも, この値が 0.4 以下の場合には糖尿病へ移行しやすいとされている.

【基準範囲】
空腹時 8〜11 μU/ml

【異常値を示す場合】
低値──糖尿病, 膵疾患, 下垂体機能不全など
高値──肥満, インスリノーマ, 甲状腺機能亢進症など

4) C ペプチド

C ペプチド（C-peptide）は, インスリンの前駆体であるプロインスリンからインスリンが生成するときに切り出されるペプチド断片であり, インスリンと等モルが血中に分泌される. C ペプチドには血糖降下作用はなく, またインスリンと異なり肝臓でほとんど代謝されないので, 通常インスリンよりも血中濃度は高くなる. 特に, インスリンの治療中や抗インスリン抗体が血中にある場合には, インスリンのかわりに測定され, インスリン分泌能を調べるのに役に立つ. また, その一部は尿中に排泄されるので, 1 日の尿中排泄量を測定することにより, インスリンの 1 日分泌量を推定することができる.

【基準範囲】
血中（空腹時）1.0〜3.5 ng/ml, 1 日尿 50〜120 ng/日

【異常値を示す場合】
低値──糖尿病, 膵がん, 膵炎, 副腎不全, 下垂体機能不全など
高値──肥満, インスリノーマ, 甲状腺機能亢進症, 腎不全など

5) 糖化ヘモグロビン HbA_{1c} (glycohemoglobin, hemoglobin A_{1c}：HbA_{1c})

糖化ヘモグロビン（HbA_1）は，赤血球のヘモグロビンの末端にあるアミノ酸のアミノ基に，糖のアルデヒド基が非酵素的に結合したものである．この反応は非酵素的であるため，HbA_1量はグルコースの濃度と，ヘモグロビンがそれと接触する期間などによって規制される．赤血球の寿命が120日であることから，HbA_1の値は1～2カ月前の糖尿病のコントロール状態を反映するものと考えられている．HbA_1はさまざまな糖が結合したものの集合であり5つの分画に分けられる．このなかでグルコースが結合しているものがHbA_{1c}と呼ばれている．HbA_{1c}は，HbA_1の約2/3を占め，血糖の変化をよく反映するものとして，臨床的に最もよく測定されている．

HbA_{1c}の検査値は，総ヘモグロビン量に占めるHbA_{1c}の％で表し，健常者ではこの値は4.3～5.8％であるが，糖尿病では高値を示すようになる．糖尿病では血糖値を長期にわたってコントロールすることが必要であり，HbA_{1c}の測定は長期的な血糖管理に有用である．合併症の進展を予防するためには，HbA_{1c}を6.5％以下にコントロールすることが目標とされている．

なお，溶血性貧血など赤血球の寿命が短くなる病態では，HbA_{1c}は低値を示す．

【基準範囲】
4.3～5.8％

6) フルクトサミン，糖化アルブミン

フルクトサミン（fructosamine）とは，糖化ヘモグロビンと同様の機序で，血清中の蛋白（アルブミンやグロブリン）とグルコースが非酵素的に結合してできた糖化蛋白の総称で，糖化蛋白（ケトアミン）が還元性をもつことを利用して測定される．糖化アルブミン（glycoalbumin）はそのなかで，アルブミンとグルコースが結合したものを指す．糖化アルブミンの測定にはHPLC法や抗体を利用した免疫化学的測定法が利用されている．主な血清蛋白の寿命がおよそ2～3週間であることから，両者は過去1～2週間の血糖のコントロール状態を反映する．HbA_{1c}と同様，糖尿病の長期コントロールの指標として利用されている．

【基準範囲】
フルクトサミン：205～285 μmol/l
糖化アルブミン：12～16％

7) 1,5-アンヒドログルシトール（1,5-AG）

1,5-アンヒドログルシトール（1,5-anhydro-D-glucitol：1,5-AG）は，グルコースと類似の構造をもった物質で，体内ではほとんど合成されず，もっぱら食物から摂取されたものが体内に豊富に存在する．血中の1,5-AGは腎臓の糸球体で濾過されたのち尿細管で再吸収されるが，その構造がグルコースと類似しているため，この再吸収はグルコースと競合する．そこで，コントロール不良の糖尿病で尿中への糖の排泄量が増えると，1,5-AGは尿細管での再吸収が阻害されるために，尿中への排泄量が多くなり，その結果，血中濃度が低下する．1,5-AGは血糖の変化に対して鋭敏であり，短期間（数日～1週間）の血糖コントロール状態をよく反映する．そのため，治療経過を短い間隔で確認するのには適した検査法である．ただし，血中の1,5-AGは微量であるため，血糖のコントロール状態が悪くなりすぎると検出以下となってしまうなど，低濃度での測定にやや難点がある．

【基準範囲】
14 μg/ml 以上

---
e. 脂質代謝検査

血清中の脂質は，コレステロール，トリグリセリド，リン脂質，遊離脂肪酸からなるが，これらは水に溶けにくいため，血中では蛋白と結合した状態で存在する．遊離脂肪酸はアルブミンと結合し，それ以外の脂質はアポ蛋白と複合体（リポ蛋白，図16.7）を形成し，血液中を移動する．リポ蛋白はその比重により図16.8のように，カイロミクロン（CM），超低比重リポ蛋白（VLDL），低比重リポ蛋白（LDL），高比重リポ蛋白（HDL）に分類されている．電気泳動では，HDL，LDL，VLDLはそれぞれ，α，β，preβリポ蛋白の分画に分離される．

血清脂質は，食事から摂取されたものと生体内で合成されたものに由来する．食事由来の外因性のトリグリセリドやコレステロールはCMとして肝臓に運ばれ，肝で合成された内因性のトリグリセリド

やコレステロールは VLDL として血中へ放出される．この VLDL はリポプロテインリパーゼ（LPL）により分解され，トリグリセリドの少ない IDL を経て LDL に変換される．LDL は肝やその他の臓器の LDL 受容体を介して取り込まれ，細胞への供給源となる．一方 HDL は末梢組織から余分なコレステロールを引き抜き，肝に転送する役目をもっている（図16.9）．

高脂血症とは血清脂質が異常に高くなった病態（特に空腹時コレステロール 220 mg/dl 以上またはトリグリセリド 150 mg/dl 以上およびその両者が上昇した状態）をいうが，上述のように血中では大部分の脂質はリポ蛋白として存在するので，このリポ蛋白質濃度の上昇した状態を意味することになる．一口に高脂血症といってもその病態はさまざまであり，発症機序の違いにより増加するリポ蛋白の種類も異なり，当然治療法も異なることになる．表16.9に WHO の分類による高脂血症の型を示した．たとえばよくみられる家族性コレステロール血症のIIa 型は細胞表面上の LDL 受容体が遺伝的に欠損もしくは機能低下しているために LDL が細胞内に

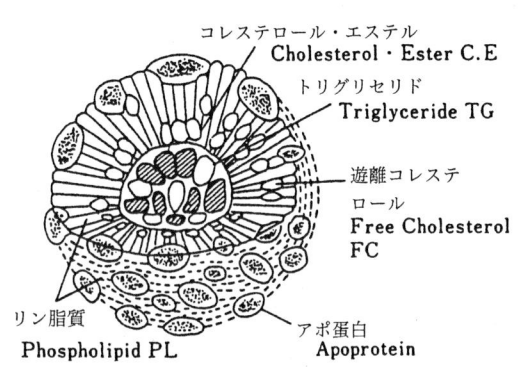

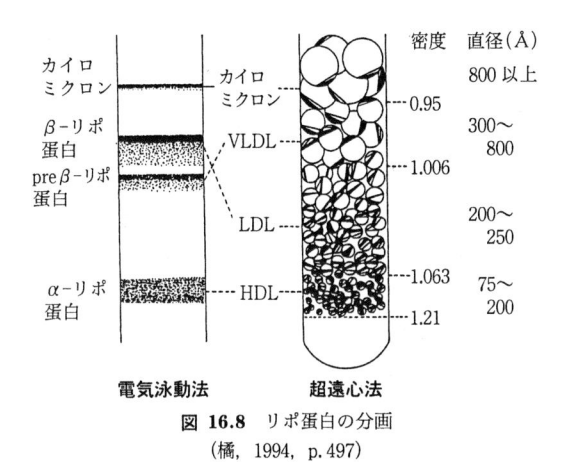

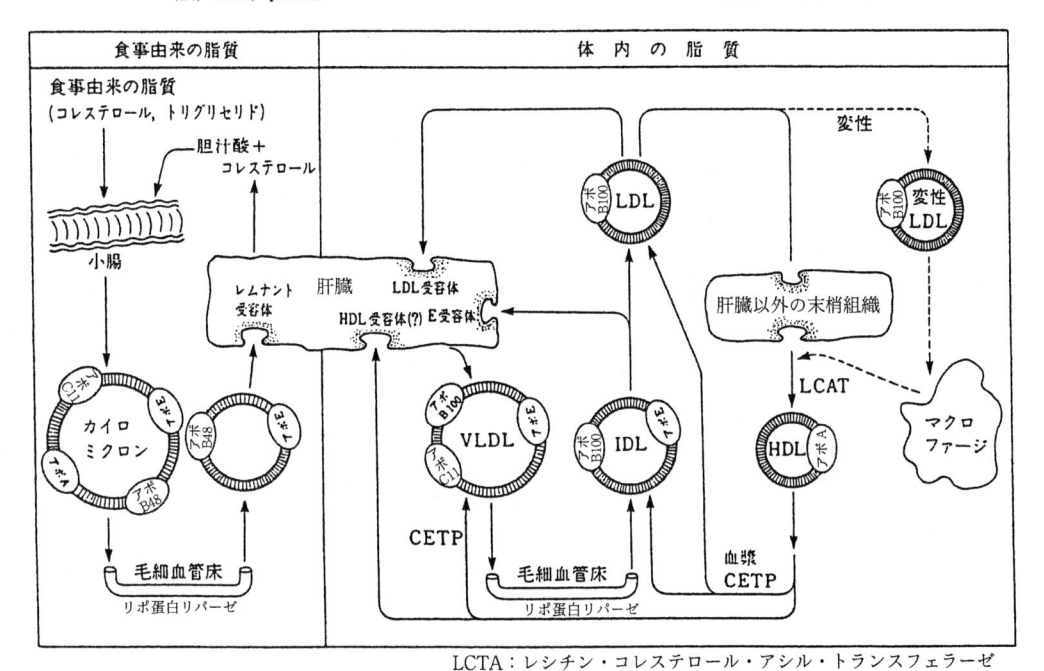

図 16.7 リポ蛋白の構造
（橘，1994, p.496）

図 16.8 リポ蛋白の分画
（橘，1994, p.497）

LCTA：レシチン・コレステロール・アシル・トランスフェラーゼ
CETP：コレステロールエステル転送蛋白

図 16.9 内因性および外因性脂質の代謝経路
（貴島，1993, p.13）

表 16.9 高脂血症の WHO 分類と原因疾患

表現型	I	IIa	IIb	III	IV	V
増加するリポ蛋白	カイロミクロン	LDL	VLDL LDL	βVLDL or IDL	VLDL	カイロミクロン VLDL
血清脂質	TC→ TG↑↑↑	TC↑～↑↑↑ TG→	TC↑～↑↑ TG↑～↑↑	TC↑↑ TG↑↑	TC→or↑ TG↑↑	TC↑ TG↑↑↑
原発性高脂血症	LPL欠損症 アポCII欠損症	家族性高コレステロール血症	家族性複合型高脂血症	家族性III型高脂血症	家族性複合型高脂血症 家族性高TG血症	家族性高TG血症 アポCII欠損症
二次性高脂血症	SLE		甲状腺機能低下症 ネフローゼ 糖尿病	甲状腺機能低下症 糖尿病 肥満	糖尿病 慢性腎不全 アルコール 利尿薬	β遮断薬 経口避妊薬

(「病気と薬の説明ガイド2001」, 薬局, Vol.52, 増刊号, p.959, 南山堂, 2001)

表 16.10 高脂血症の診断基準

	TC (mg/dl)	LDL-C (mg/dl)
適正域	200未満	120未満
境界域	200～219	120～139
高コレステロール血症	220以上	140以上

	TG (mg/dl)	
高トリグリセリド血症	150以上	

	HDL-C (mg/dl)	
低HDL-C血症	40未満	

(「病気と薬の説明ガイド2001」, 薬局, Vol.52, 増刊号, p.958, 南山堂, 2001)

取り込まれて分解されることができず，そのためコレステロールの細胞内合成に対するフィードバック阻害がかからずコレステロールが過剰に合成され，LDL の上昇をもたらすものである．なお，現在用いられている高脂血症の診断基準を表 16.10 に示す．

高脂血症は動脈硬化の最大の危険因子であり，特にコレステロール，なかでも LDL-C 値は虚血性心疾患と強い正の相関を示し，逆に HDL-C 値は負の相関を示すことが疫学調査から明らかにされている．これが俗に LDL-C が「悪玉コレステロール」，HDL-C が「善玉コレステロール」と呼ばれる由縁である．

高脂血症はそれ自体では急性の症状を呈することもなく，自覚症状もほとんどないが，上述のように重大な心疾患・脳疾患の危険因子となるので，早期に発見し，早期に治療を開始する必要がある．そのため，血清脂質の検査は成人病検診の必須項目となっている．

1) 総コレステロール (TC)

血清中のコレステロールは，約 2/3 が脂肪酸と結合したエステル型として，残り 1/3 が遊離型として存在する．この両者を合わせたものが総コレステロール (total cholesterol : TC) である．体内のコレステロールは食事から摂取されたものと体内で合成されたものであるが，腸管から吸収される食物由来のコレステロールは 1 日に約 0.3～0.5 g 程度である．肝臓は，コレステロール代謝の主要な臓器であり，1 日に約 1 g のコレステロールを合成し，リポ蛋白として血液中に放出し，また胆汁酸への異化および胆汁中への排泄を行っている．したがって，血中のコレステロール濃度は，肝での合成と異化，腸管での吸収，リポ蛋白代謝と密接に関連し，それらの代謝異常の指標として重要である．特に，高コレステロール血症は動脈硬化症の危険因子であり，TC の測定は危険因子を早期に発見し，疾病の予防をする上で重要な意義をもっている．

なお TC は加齢とともに増加する傾向があり，特に女性は更年期に増加する傾向がある．また妊娠時にも増加がみられる．

【基準範囲】
120～220 mg/dl

【異常値を示す場合】
高値——家族性高コレステロール血症（遺伝性の強い病気で，300 mg/dl 以上の高値を示す），続発性高コレステロール血症（糖尿病，甲状腺機能低下症，ネフローゼ，胆汁うっ滞など）

2) トリグリセリド（TG）

トリグリセリド（Triglyceride：TG）は，グリセリンに脂肪酸がエステル結合したもので，血中では主にカイロミクロンやVLDLとして存在している．生体のエネルギー源として利用され，余分なものが全身の脂肪組織や肝臓に蓄えられるが，この貯蔵能には限界がないため，過剰になると肥満の原因となる．TGは食事から摂取される脂肪の大部分を占め，腸管から吸収されたものがカイロミクロンとして血中に流入する．したがって，食後は血中のTGが上昇するので，検査のための採血は早朝空腹時に行うのが原則である．

動脈硬化の危険因子としては，従来，コレステロールのみが重要視されてきたが，近年，高TG血症も動脈硬化の独立した危険因子であることが示唆されるようになり，TG測定の意義も再認識されている．TGはコレステロールとともに，脂質代謝異常の検査，特に糖尿病や肥満，虚血性心疾患などとの関連で測定される．

【基準範囲】
30～150 mg/dl

【異常値を示す場合】
高値——家族性高リポ蛋白血症，動脈硬化症，糖尿病，ネフローゼ症候群，甲状腺機能低下症，閉塞性黄疸など

低値——β-リポ蛋白欠損症，甲状腺機能亢進症，肝硬変，栄養吸収不良など

3) LDL-コレステロール（LDL-C）とHDL-コレステロール（HDL-C）

LDL-コレステロール（LDL-C）およびHDL-コレステロール（HDL-C）は，それぞれリポ蛋白のLDLおよびHDL分画中に含まれるコレステロールのことである．前述したように，LDL-C値は虚血性心疾患と強い正の相関を示す．これはLDLが増加したときには酸化・変成LDLも増加し，これがマクロファージに取り込まれて血管壁に沈着してアテローム性動脈硬化を促進するためと考えられている．一方，HDL-C値は虚血性心疾患と負の相関を示す．HDLには末梢から肝へコレステロールを輸送して異化させる作用があり，細胞内に蓄積したコレステロールを除去して動脈硬化を予防すると考えられている．したがって，TCとともに，HDL-CおよびLDL-Cの増減を調べることにより，動脈硬化症の発症危険度を知ることができる．ちなみに下式により動脈硬化指数（atherogenic index：AI）なるものが算出され，4以上は確実な異常とされている．

$$AI = (TC - HDL\text{-}C) / HDL\text{-}C$$

（正常域は3.0～3.5）

なお，最近ではLDL-Cを直接測定できるようになったが，従来はその測定が困難であったため，TC，TG，HDL-Cの値をもとに，下記のFriedewaldの換算式を用いてLDL-Cを算出することが行われており，現在でも簡便法として用いられている．

$$[LDL\text{-}C] = [TC] - ([HDL\text{-}C] + [TG]/5)$$

【基準範囲】
HDL-C：男性：37～57 mg/dl，　女性：36～70 mg/dl

LDL-C：70～140 mg/dl

【異常値を示す場合】
HDL-C高値——家族性高HDL血症，コレステロールエステル転送蛋白（CETP）欠損症など

HDL-C低値——動脈硬化症，ネフローゼ症候群，肝硬変，糖尿病，LCAT欠損症など

LDL-Cの高値・低値は総コレステロールに準ずる．

f. 電解質，無機質検査

人間の体液量はほぼ一定で，体重のおよそ60%（細胞内液として45%，細胞外液として15%）を占めているが，そのなかにはナトリウム，カリウム，クロール，カルシウム，重炭酸などの電解質やブドウ糖，尿素などの非電解質が含まれている．

細胞内外の電解質の分布は均一ではなく，たとえば細胞外液の陽イオンの大部分はナトリウムで，一方細胞内液の陽イオンの主体はカリウムである．陰イオンについては，細胞外液ではクロール，重炭酸が多く，細胞内液では無機リンが多い．また細胞内のカルシウムは極端に少なく保たれている（図16.10）．

生体内循環の恒常性維持は生命活動にとって欠かせないものであるが，特に電解質は血清浸透圧，酸・塩基平衡，細胞活動の維持など重要な生理機能を担っているため，その濃度は比較的狭い範囲に保

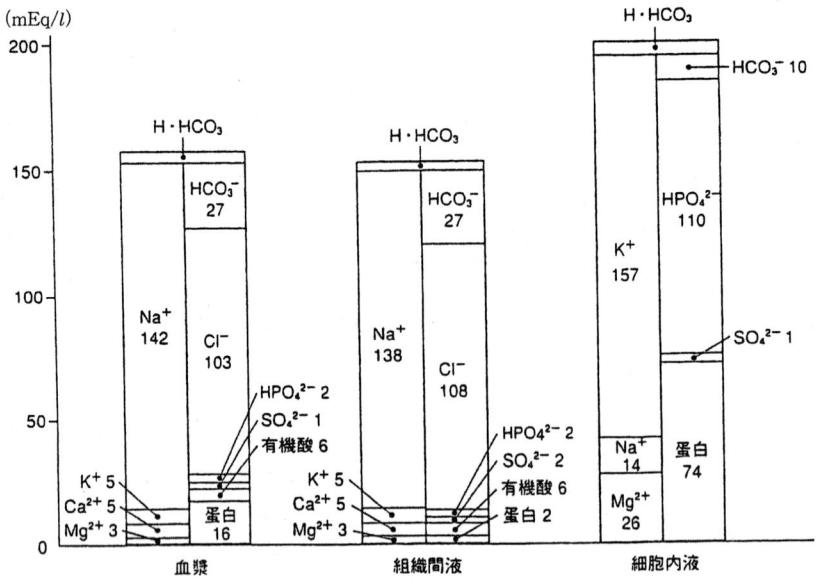

図 16.10 体液中の電解質組成
(奈良, 2001, p.301)

たれるよう巧妙に調節されている.

たとえば，体液のpHは一定の値を保つように調節されているが，そこで重要な役割を果たしているのは，肺におけるガス交換と腎における排泄作用である．肺は代謝の主な最終産物の炭酸ガスを体外に排泄し，一方腎は代謝の終末産物としての酸や塩基を体外に出し，重炭酸イオン濃度を調節している．このようにして，体液のpHは一定の7.4に保たれている．

このように体液のイオンバランスを保つことは生命維持にとって重要であるが，病的な状態，特に腎疾患，内分泌疾患，糖尿病などの代謝性疾患で異常をきたすことになる．

1) ナトリウム (Na)

ナトリウムは細胞外液中の総陽イオンの90%を占め，正常血清中には約 140 mmol/l 存在する．水の分布および浸透圧の調節ならびに酸・塩基平衡の維持に最も重要な成分であって，その代謝は主として副腎皮質ホルモンのアルドステロンによって調節されている．(アルドステロンの作用は，近位および遠位尿細管におけるナトリウム再吸収の促進と，遠位尿細管におけるカリウムおよび水素イオンの排出促進にある.)

血清ナトリウムは，体内のNa量を直接示すものではなく，Naがどのくらいの量の水に薄められているかを示すものであり，血清ナトリウムの増加はナトリウム排泄の減少か脱水を意味し，逆に血清ナトリウムの減少はナトリウムの喪失か水の貯留を意味する．

測定法としては，一般に，Na, Kは炎光光度法，イオン選択電極法，Clには電量滴定法，イオン選択電極法が用いられている．

【基準範囲】

135〜147 mEq/l

【異常値を示す場合】

高値──①水分欠乏性…水分摂取の減少（意識障害），腎からの水分喪失（尿崩症，浸透圧利尿），腎外からの水分喪失（発汗，下痢）など

②Na過剰性…Na排泄の減少（原発性アルドステロン症，クッシング症候群），Na過剰投与など

低値──①Na欠乏性（体液量減少）…腎外からのNa喪失（嘔吐，下痢，熱傷），腎からのNa喪失（アジソン病，利尿薬投与時）など

②水過剰性（体液量増加）…うっ血性心不全，肝硬変，ネフローゼ症候群，腎不全など

2) カリウム（K）

カリウム（K）はナトリウムと反対に細胞内陽イオンの主体をなし，正常血清中には約 4.2 mmol/l 存在する．神経・筋肉の興奮性の維持に関与し，特に心筋の活動に対して重要な作用をもっている．血清Kの異常は細胞膜の機能に支障をきたし，不整脈や知覚異常を起こすので，Kの代謝異常や酸・塩基平衡障害が疑われるときには必須の検査である．またKが異常のときは，心電図に特徴的な変化がみられる（高K血症ではテント状T波が出現し，低K血症ではT波が平坦化する）ので，Kの変化を早く知るためには，心電図所見が極めて有効である．

【基準範囲】

3.5～5.0 mEq/l

【異常値を示す場合】

高値——①腎から排泄低下（腎不全，アジソン病など）
　　　　②細胞内からの流出（溶血，外傷など）
　　　　③細胞内から移行（代謝性アシドーシスなど）
　　　　④過剰摂取（輸液など）
など

低値——①消化管からの喪失（下痢，嘔吐）
　　　　②腎での排泄亢進（原発性アルドステロン症，クッシング症候群，利尿薬の投与）
　　　　③細胞内への移行（アルカローシス，筋無力症）
など

3) クロール（Cl）

Cl^- は，血清の総陰イオンの70%を占め，Na^+ とともに大部分が細胞外液に存在する．一般に血清 Cl^- は，血清 Na^+ の動きに平行し，血清 HCO_3^- とは逆の方向に変化する．血清 Cl^- は酸・塩基平衡異常の場合に，血清 HCO_3^- との関連で重要な指標となる．

【基準範囲】

98～105 mEq/l

【異常値を示す場合】

高値——①Naの増加にともなう，②代謝性アシドーシス，③呼吸性アルカローシス

低値——①Naの低下にともなう，②代謝性アルカローシス，③呼吸性アシドーシス

4) カルシウム（Ca）

カルシウムは生体内に最も多量に存在する無機質で，そのうち99%以上は骨，歯などの硬組織に存在し，残り1%未満は電解質の成分として広く体液中に分布し，骨の成長，血液凝固，神経，筋肉の興奮などの調節ならびに酵素の活性化など種々の重要な生理機能をつかさどっている．またリンはカルシウムとともに骨の重要な構成成分であると同時に，エネルギー代謝，糖代謝に関与し，さらに酵素機能の調節，酸塩基平衡などに重要な働きをしている．

血中のカルシウム，無機リン濃度は，腸管からの吸収，骨からの動員，腎における排泄により規定されており，その調節にあずかるものとして副甲状腺ホルモン（PTH），ビタミンD，カルシトニンが知られている．したがって血清中のカルシウム，リンの濃度を測定することは，副甲状腺機能亢進症や各種骨代謝疾患の診断に有用な知見を与えてくれる．カルシウム，リンと同時にアルカリホスファターゼも測定すれば，より多くの情報を得ることができる（表16.11，16.12）．

【基準範囲】

8.4～10.2 mg/dl

【異常値を示す場合】

高値——副甲状腺機能亢進症，悪性腫瘍，ビタミンD中毒，サルコイドーシス

低値——副甲状腺機能低下症，吸収不良，Ca摂取不足，ビタミンD欠乏，慢性腎不全

表 16.11 Caの代謝に及ぼすPTHとビタミンDの影響

	PTH	ビタミンD
小腸からのCa吸収	↑	↑
骨吸収	↑	↑
腎からのCa再吸収	↑	→

表 16.12 副甲状腺機能異常にともなうCa, P, ALPの動き

	血清Ca	血清P	血清ALP
副甲状腺機能亢進症	↑	↓	↑
副甲状腺機能低下症	↓	↑	→

g. その他の検査

1) クレアチンキナーゼ (CK)

クレアチンキナーゼ (creatine kinase : CK) はクレアチンホスフォキナーゼ (creatine phosphokinase : CPK) とも呼ばれ，筋肉の収縮に必要な，高エネルギーリン酸結合の貯蔵と ATP の再生産に関与する重要な酵素である．CK は骨格筋に最も多く，次いで心筋，脳などに多く存在し，肝臓や血球にはほとんど存在しない．したがって骨格筋や心筋細胞が破壊されたときなどに血清中に逸脱するため，血清 CK の測定は筋肉疾患や心筋梗塞の診断に有用である．また薬の重篤な副作用として出現する横紋筋融解症では血清 CK が上昇するので，副作用発現のモニターとしても重要である．

また CK は，M（筋型）と B（脳型）の 2 種類のサブユニットからなる二量体で，CK-MM，CK-MB，CK-BB の 3 つのアイソザイムが存在する．CK-MM は骨格筋，CK-MB は心筋，CK-BB は脳に主として存在するため，血清中のアイソザイムを調べることにより障害臓器を特定することができる．特に CK-MB の測定は心筋梗塞の診断をする上で役に立つ．

【基準範囲】
男性：57～197 IU/l，　女性：32～180 IU/l

【異常値を示す場合】
高値――①心疾患（心筋梗塞，心筋炎），②筋疾患（筋ジストロフィー，多発性筋炎，横紋筋融解症），③甲状腺機能低下症，④悪性腫瘍，⑤過激な運動など

なお，CK-MB が高値のときには心疾患を，CK-BB が高値のときには脳疾患を疑う．

2) アミラーゼ (Amy)

アミラーゼ (amylase : Amy) は，でんぷんなどの多糖類をマルトースにまで分解する消化酵素で，主に膵臓と唾液腺から分泌される．アミラーゼには膵臓由来の P 型と唾液腺由来の S 型が存在し，これらの臓器が障害を受けると血中に逸脱し，血清および尿中の濃度が高くなる．特に膵疾患の診断に重要で，耳下腺炎など他の疾患との鑑別にはアイソザイム検査を行う．またリパーゼなど他の膵臓由来の酵素の測定も同時に行うことで，より確実な診断ができる．

【基準範囲】
血清：130～400 IU/l（blue-starch 法）
尿　：2,100 IU/l 以下（blue-starch 法）

【異常値を示す場合】
高値――①P 型が高値（急性膵炎，膵臓がん，胆道がんなど）
　　　　②S 型が高値（流行性耳下腺炎，肺がん・卵巣がんなどのアミラーゼ産生腫瘍），肺炎など
　　　　③P 型・S 型ともに高値（慢性腎不全，肝硬変など）
低値――①慢性膵炎末期，膵臓がん末期

3) 尿酸 (uric acid : UA)

尿酸 (uric acid : UA) は，核酸のプリン塩基の最終代謝産物で，肝臓，骨髄，筋肉などで生成した後，その大部分は腎臓から尿中へ排泄される．尿酸の生成は，体内でのプリン塩基の合成亢進，細胞の破壊による核酸の放出増加，プリン塩基を多く含む食品の大量摂取により増加する．また尿中へは，糸球体での濾過，近位尿細管での再吸収，遠位尿細管での分泌を経て最終的には糸球体で濾過された量の 10% 程度が排泄される．したがって尿酸の生成亢進または腎臓からの排泄に障害があると血清の尿酸値は上昇することになる．

尿酸の血液中での溶解度は低いので，7 mg/dl を超えると過飽和となり，尿酸が析出しやすくなる．この尿酸の結晶が関節に沈着して炎症を起こすと，激しい痛みをともなう痛風発作が生じ，また腎臓に沈着すると，腎結石や尿路結石の原因ともなる．したがって血清尿酸の測定は，これらの疾病の予防や痛風の診断および腎機能の評価に利用されている．

【基準範囲】
男性：4.0～7.0 mg/dl,　女性：3.0～5.5 mg/dl
（性差が大きい）

【異常値を示す場合】
高値――①生成亢進（白血病，多発性骨髄腫，アルコール多飲など）
　　　　②排泄低下（腎不全，尿路閉塞，糖尿病性ケトアシドーシスなど）
低値――生成低下，近位尿細管における再吸収阻害，薬剤による排泄亢進など

IV. 免疫血清学的検査

免疫血清学的検査では，主に抗原抗体反応を利用して，感染症の存在やその原因となる病原微生物の検出や，自己免疫疾患などの免疫異常，腫瘍マーカーの検査などが行われる．

a. 感染症の検査

感染症の診断には，感染部位から病原体を分離して同定するのが直接的で最も確実であるが，時間や手間のかかることが多い．最近では病原体のDNAやRNAを検出する遺伝子検査も行われるようになったが，一般的には抗原抗体反応を用いて原因微生物の抗原や感染の結果産生された抗体を検出する検査が行われる．ただし，抗原の検査は迅速な診断に役立つが，抗体の検査は感染してから抗体がつくられるまでに時間がかかるため，感染初期の診断にはあまり役に立たない．したがって，抗体の検査は，ウイルスのように培養が困難な微生物の検査や感染の履歴を知るために用いられている．

また，生体はこのような病原微生物の侵入に対して，特異的な抗体を産生するだけでなく，非特異的な炎症反応を惹起し，炎症マーカーと呼ばれる種々の蛋白質を産生する．炎症マーカーの測定は，感染の原因微生物を示すことはできないが，感染や炎症の所在を知る上で有用な検査である．

1) C反応性蛋白（CRP）

C反応性蛋白（C-reactive protein：CRP）は，肺炎球菌菌体成分のC多糖体と反応する蛋白で，正常では血液中に微量存在するのみであるが，組織の炎症や崩壊があると，肝臓ですみやかに合成され，血中濃度が増加する．炎症時には，CRP以外にも種々の蛋白質の合成が肝臓で誘導され，血中に放出される．このような蛋白を急性相蛋白と呼ぶが，CRPはその代表的なものであり，炎症マーカーとして臨床的に一番よく利用されている．その産生には，活性化されたマクロファージから分泌されるIL-1，IL-6，TNF-αなどのサイトカインが関与している．急性炎症の場合，血中のCRPは6～8時間で急速に増加し，48～72時間で最高値となり，その後病変の回復とともにすみやかに減少する．疾患を特定することはできないが，炎症の存在，活動性，重症度を判定し，経過を観察する上で，有用な検査である．白血球数，赤沈などの他の検査値の変化と比較することにより，病期の推定が可能となる．

【基準範囲】
0.5 mg/dl 以下
【異常値を示す場合】
高値——感染症，膠原病，悪性腫瘍，心筋梗塞など

2) 梅毒血清反応（STS）

梅毒はスピロヘータのトリポネーマパリダムを病原体とする性行為感染症である．血清反応による診断法としては，菌体の表面蛋白に対する抗体を検査するTPHA法と，リン脂質（カルジオリピン）に対する抗体を検査するSTS（serological tests for syphillis）法がある．梅毒感染を疑うときや，輸血，内視鏡検査，手術時などに行う検査である．STSは梅毒でなくても膠原病や肝疾患でも陽性になることがあり，これを生物学的偽陽性という．また治療により治癒すると，STSは陰性化するが，TPHAは陽性のままである．

3) 抗ストレプトリジンO抗体（ASO）

抗ストレプトリジンO抗体（anti-streptolysin O：ASO）は，A群溶血性連鎖球菌の産生する菌体外毒素ストレプトリジンOに対する抗体で，溶血連鎖球菌の感染によって上昇する．

4) A型肝炎ウイルス（HAV）

A型肝炎ウイルス（hepatitis A virus：HAV）は，飲料水や生ガキなどから経口感染し，まれに劇症肝炎を起こすが，多くは急性のもので，慢性化することはほとんどない．HAVの検査法としてはHA抗体とIgM型抗体の測定が行われる．HAVに感染するとIgM型HA抗体は発症1週目頃から陽性となり，3～6カ月持続したのち消失していく．したがってこの抗体が陽性であることは，現在HAVに感染していることを示す．一方，IgG型抗体は，発症2～4週で陽性となったのち終生持続するので，この抗体が陽性であることは，過去にHAVに感染したことを意味する．

5) B型肝炎ウイルス（HBV）

B型肝炎ウイルス（hepatitis B virus：HBV）は血液を介して感染し，ウイルス保有者の母親から子供へ母子感染した場合には，持続的にHBVを保有するキャリアーとなり，慢性肝炎となることがある．一方，成人がHBVに感染した場合には，高率に急性肝炎を発症し，そのほとんどは慢性化することなく治癒するが，一部の人は慢性化して肝硬変や肝がんへ移行することがある．

HBVの検査としては，ウイルスの蛋白抗原，それに対する抗体，そしてウイルスのDNAを調べる方法がある．

HBs抗原は，HBVの表面（surface）に存在する蛋白で，この抗原が陽性であれば，現在HBVに感染していることを意味する．またその抗体（HBs抗体）は感染後期に産生される中和抗体であり，過去に感染のあったことを意味し，陽性であれば通常その後の感染はない．

HBe抗原は，増殖中のウイルス蛋白の一部が可溶性蛋白として血中に出たもので，この抗原が陽性であることは，HBVの増殖が盛んで，感染力の強いことを示している．またその抗体（HBe抗体）は，HBe抗原が陰性化する頃に出現するので，HBe抗体陽性はウイルス量が少なくなり，感染力も弱くなっていることを示している．

HBc抗体は，ウイルス内部のHBc抗原に対する抗体で，主としてIgG型であり，感染後ほぼ陽性となり，生涯持続する．抗体価が高い場合には感染状態を，低い場合は感染の既往を示唆する．一方，IgM型HBc抗体は感染初期から出現し，2〜12カ月で陰性化するので，その陽性はB型急性肝炎およびB型慢性肝炎の増悪期を意味する．

なお，DNAハイブリダイゼーションで，直接HBVのDNAを検出する検査法もある．

6) C型肝炎ウイルス（HCV）

C型肝炎ウイルス（hepatitis C virus：HCV）はRNAウイルスで，血液を介して感染し，急性肝炎を発症する．その後，高率で慢性化して持続感染となり，肝硬変，肝がんへと移行する例が多い．

HCVの検査としては，HCV抗体の測定とウイルスRNAの定量がある．HCV抗体が陽性であれば，過去の感染または現在感染中であることを示している．しかし，抗体が産生されるまでには時間がかかるので，早期診断や経過観察のために，RT-PCR法を用いて直接HCV-RNAを定量する方法も用いられる．

b. 自己抗体検査

自己抗体とは，自分自身の組織や成分に対する抗体であり，本来は外敵の排除に働くはずの抗体が自分自身を攻撃するためにさまざまな病態を引き起こす原因となる．このように自己に対する異常な免疫反応を基盤とした疾患が自己免疫疾患であり，全身性エリテマトーデスなどの膠原病がその代表的なものである．自己抗体としてはさまざまなものがあるが，疾患との関連で重要なものの例を表16.13に示す．

自己抗体の検査は，自己免疫疾患の診断や治療後の経過観察に重要である．ここではその主なものについて解説する．

1) リウマトイド因子（RF）

リウマトイド因子（rheumatoid factor：RF）は，変成したIgGに対する自己抗体で，慢性関節リウマチ患者（rheumatoid arthritis：RA）の血清中に高率に認められるためこのように呼ばれている．RA患者では約80%が陽性となるため，RAの診断基準の一つとなっている．ただし，他の疾患でも陽性となるので注意が必要である．

表 16.13 主な自己抗体の種類とその関連疾患の例

自己抗体	関連疾患
臓器特異的自己抗体	
抗赤血球抗体	自己免疫性溶血性貧血
抗血小板抗体	特発性血小板減少性紫斑病
抗胃壁細胞抗体	悪性貧血
抗甲状腺抗体	
抗シログロブリン抗体	バセドウ病，橋本病
抗ミクロソーム抗体	バセドウ病，橋本病
抗受容体抗体	
抗TSH受容体抗体	バセドウ病
抗アセチルコリン抗体	重症筋無力症
抗インスリン受容体抗体	糖尿病
臓器非特異的自己抗体	
リウマトイド因子	慢性関節リウマチ
抗核抗体	全身性エリテマトーデス

【基準範囲】
RA テスト：陰性，　リウマチ因子：35 U/ml 以下
【異常値を示す場合】
高値──①自己免疫疾患（慢性関節リウマチ，全身性エリテマトーデス，シェーグレン症候群など）
　　　　②肝疾患（肝硬変，慢性肝炎）
　　　　③感染症（結核，細菌性心膜炎など）
など

2） 抗核抗体（ANA）

抗核抗体（anti-nuclear antibody：ANA）は，細胞の核成分と反応する自己抗体で，特に膠原病で高値を示す．膠原病の診断に有用で，特に活動性の全身性エリテマトーデス（SLE）では，ほとんどが陽性となる．なお細胞の核には DNA，RNA，核蛋白が含まれるので，抗核抗体が陽性の場合には，さらに核成分に対する抗体を調べることで，疾患を絞り込むことができる．

【基準範囲】
40 倍未満
【異常値を示す場合】
高値──SLE，強皮症，シェーグレン症候群，その他（感染症，悪性腫瘍など）

c． 腫瘍マーカー検査

腫瘍マーカーとは，腫瘍細胞の産生する物質で，それを検出することによりがんの診療に役立つものをいう．腫瘍マーカーは早期がんでは検出されないことが多く，またがん以外の疾患でも増加することがあり，必ずしもがんの早期発見のためのスクリーニング検査としては適当なものではない．しかし，がんの進行度の判定や経過観察，治療後の再発のモニターとしては有用な検査である．

腫瘍マーカーの多くは，元来胎児のときに一時的に発現していたものががん化にともなって再び発現されるようになったものであり，現在さまざまなものが報告され，臨床的に応用されている．その測定には，各々特異的なモノクローナル抗体が用いられている．腫瘍マーカーには，特定の臓器由来の腫瘍で高率に検出される臓器特異的腫瘍マーカーと，臓器の種類を問わずがん一般に広く認められる臓器非特異的腫瘍マーカーがあり，これらを組み合わせて測定することにより，診断の確率を上げることができる．主な腫瘍マーカーの特性を表 16.14 に示す．

1） α-フェトプロテイン（AFP）

α-フェトプロテイン（α-fetoprotein：AFP）は，もともとは胎児の肝臓と卵黄囊で産生されていた糖蛋白で，出生後急速に消失し，がん化により再び産生が亢進して血中濃度が高くなる．特に原発性肝がんでは約 90％ が陽性となり，肝がんの特異的マーカーとして利用されている．他の肝がんマーカーの PIVKA-II との併用により，肝がんの診断確率が上がる．なお，B 型・C 型肝炎患者など肝がんの発症リスクの高い人に対しては，定期的に AFP の検査を行うことが保険診療で認められている．

【基準範囲】
20 ng/ml 以下
【異常値を示す場合】
高値──悪性腫瘍（肝がん），肝疾患（急性・慢性肝炎，肝硬変）など

2） がん胎児性抗原（CEA）

がん胎児性抗原（carcinoembryonic antigen：CEA）は，大腸がんの抽出液中に見いだされた糖

表 16.14 各種臓器の主な腫瘍マーカー（河合・水島，2001）

臓器＼マーカー	CEA	TPA	SPan-1 CA 19-9 CA 50	CA 125	SLX	PIVKA-II AFP	NSA	SCC	PAP γ-SM PSA
肝臓	○	◎	○	△		◎			
胆道系	△	◎	◎	△	△				
膵臓	○	◎	◎		○				
肺	△	○	△		○*1)		◎*2)	◎*3)	
子宮	△	△						◎	
卵巣	△	○	△	◎	○				
前立腺		◎			△				◎

◎：陽性率が高い，　○：陽性率が比較的高い，　△：陽性率はやや低いが補助的診断価値がある
*1)腺がん，　*2)小細胞がん，　*3)扁平上皮がん

蛋白で，胎児の消化管粘膜と共通の抗原性を有することからこのように呼ばれている．当初は大腸がんなどの消化器がんに特異的なマーカーと考えられていたが，現在では，消化器をはじめ各種臓器のがんに一般的にみられる腫瘍マーカーとして最も広く用いられている．早期がんでは陽性率は低く，がんの早期診断には役に立たないが，CEA陽性のがん患者では，治療効果の判定や再発のモニターに有用な検査である．

【基準範囲】
2.5 ng/ml 以下

【異常値を示す場合】
高値——悪性腫瘍（大腸がん，胃がん，肺がん，乳がん），非腫瘍性疾患（肺炎，潰瘍性大腸炎，肝炎）など

3）CA19-9

CA 19-9（carbohydrate antigen 19-9）は，モノクローナル抗体によって認識される糖鎖抗原の一つで，その構造はルイスAの血液型糖鎖にシアル酸が結合したシアリルルイスAであり，がん患者の血液中では高分子のムチン（糖蛋白）として存在する．この糖鎖抗原は，健常な成人でも，唾液腺，胆管系・膵管系上皮に微量存在し，膵・胆道系，消化管のがんに多く発現する．特に膵臓がんでの陽性率は80％以上である．ただし，遺伝的にルイスA抗原が陰性の人では，がんであってもこの抗原は発現しえないので，血液型を知った上でないとこの検査は意味がない．なお，がんが血行性に転移する際に血管内皮との接着が必要であるが，この抗原はその接着因子として働くことが知られており，がん細胞でこの抗原が強陽性の場合には予後が不良とされている．

【基準範囲】
30 U/ml 以下

【異常を示す場合】
高値——悪性腫瘍（膵臓がん，胆嚢・胆管がん，胃がん，大腸がんなど），非腫瘍性疾患（胆石，胆管炎，膵炎など）

V．加齢・妊娠と生理機能の変化

加齢とともに生理機能は変化するが，高齢者の薬物治療を行う上で考慮しなければならないのは，薬物の吸収，分布，代謝，排泄に影響を与える因子の変化である．

高齢者では，胃酸分泌の低下，消化管粘膜の萎縮，消化管血流量の低下など，消化管機能が低下しているため，薬物の吸収も低下していると考えられる．しかし実際には，薬効に影響を与えるほどの変化はないといわれている．ただし，消化管で能動的に吸収されるカルシウムや鉄，ビタミンB_1などの吸収は低下するので，これらの摂取不足にならないような注意が必要となる．また消化管からの水分摂取量も低下しているので，利尿薬により脱水症状を起こしやすくなることにも注意が必要である．

高齢者では肝臓における蛋白合成能の低下によって，血漿中のアルブミン濃度は低下する．したがって蛋白結合能の高い薬物では遊離型薬物濃度が上昇して分布容積が増大し，薬効が強く発現したり，生物学的半減期が短縮したりする．また，細胞内水分量が減少して体脂肪量が増加するので，脂溶性の高い薬物は脂肪組織に蓄積し，その代謝は遅くなる．このため脂溶性薬物ではなかなか血中濃度が上がらなかったり，投与を中止しても血中濃度がすぐに下がらないこともある．

肝血流量は高齢者では著明に低下し，また薬物代謝酵素の活性も低下するため，肝代謝型の薬物の肝クリアランスは減少し，血中濃度が上昇する．

腎機能も加齢にともなって減少する．表16.15にクレアチニンクリアランスの加齢変化を示したが，一般に腎血流量は年1〜2％の割合で低下し，20歳代と比較してみると，60歳代では約65％，80歳代では約45％にまで低下するといわれている．したがって主に糸球体濾過により尿中に排泄される薬物

表 16.15 Ccr の年齢別，性別基準範囲

年齢	男性 (ml/min)	女性 (ml/min)
40歳以下	116.5±5.1	115.0±3.9
41〜50歳	109.7±5.1	92.0±4.1
51〜60歳	97.6±5.5	83.5±4.6
61〜70歳	96.1±6.0	78.1±3.2
70歳以上	85.0±6.5	

（金井正光編，臨床検査法提要・第31版，金原出版，1998，p.1477）

では，腎クリアランスが低下して生物学的半減期が延長することになる．また尿細管での分泌機能も低下するため，主に尿細管分泌により排泄される薬物も同様の影響を受ける．なお，高齢者では筋肉量も落ちているために，クレアチニンクリアランスが低下していても血清クレアチニンの上昇がほとんどみられないことがあるので注意が必要である．

妊娠時には胎児循環の負荷がかかるために左心室がやや肥大し，妊娠末期には分時拍出量が30〜50%，全血液量も20〜30%増大するといわれている．そのため腎血流量や糸球体濾過量も30〜50%増大し，尿糖もみられやすくなる．

一方，薬物代謝に関しては，胎盤からのプロゲステロン分泌が亢進して肝臓で薬物代謝酵素が誘導され，薬物代謝が亢進する傾向にある．また，血中のアルブミン濃度が減少するため，蛋白結合率の高い薬物では遊離型薬物濃度が上昇するので注意が必要である．

■参考文献——

1) 奈良信雄，臨床検査学講座 臨床医学総論/臨床検査医学総論，医歯薬出版，2001.
2) 奈良信雄，看護・栄養指導のための臨床検査ハンドブック，医歯薬出版，2000.
3) 猪川嗣朗・神辺眞之監修．下村登規夫編集，実践臨床検査，じほう，2001.
4) 金井 泉原著．金井正光編著，臨床検査法提要・改訂第31版，金原出版，1998.
5) 河合 忠・水島 裕監修，今日の臨床検査2001/2002，南江堂，2001.
6) 江口正信他，検査値早わかりガイド，医学芸術社，2001.
7) 橘 敏也，新・病態生理，薬業時報社，1994.
8) 長沢紘一・村田正弘監修．吉岡ゆうこ・哲翁弥生編著，カルテの読み方と基礎知識・第3版，じほう，2001.
9) 新倉春男・松野一彦，一目でわかる臨床検査，メディカル・サイエンス・インターナショナル，1999.
10) 「生活習慣病クリニカルガイド」，薬局，**51**，増刊号，南山堂，2000.
11) 「病気と薬の説明ガイド2001」，薬局，**52**，増刊号，南山堂，2001.
12) 貴島静正，成人病の新しい治療薬，裳華房，1993.

付　　録

　付表1は81回から87回まで7回の薬剤師国家試験問題において複数回出題された医薬品を頻度順に並べたものである．さらに，問題中でどのような内容が問われているかもいくつかの分野に分けて示してある．出題頻度は問題の中にその医薬品名が現れた回数であり，問題中に出てきた回数がカウントしてある．したがって，1つの問題中に複数回その医薬品名が出てきた場合はその数だけカウントされている．また，出題分野は必ずしもこれらの分類にきれいに分けることができない問題も多かった．その場合は，関連する項目すべてをカウントした．たとえば，1つの問題が，ある医薬品の薬理作用，副作用，用量のいずれにも関連したものである場合はそれぞれにカウントしてある．

　数多い医薬品の中で国家試験に複数回出題された医薬品は300程度であり，国家試験受験に際しては最低この程度の医薬品は頭に入っている必要があろう．また，医薬品によって出題分野にはそれぞれ異なった傾向があり，医薬品と出題分野を考えながら学べば効率よい学習が可能になると思われる．

　付表2は同様に7回の国家試験に複数回出題された疾患名を頻度順に並べたものである．必ずしも分類が適切でないところも見られるが，どのような疾患が重要視されているかを判断するのに役立つ資料になるであろう．

■注──
　付表中の医薬品名および病名は本文中の表記に合わせたが，薬剤師国家試験では次のように表記されている．
　（付表中表記 → 薬剤師国家試験表記）
　　　プロスタグランディン → プロスタグランジン
　　　レボドーパ → レボドパ
　　　アンジオテンシン～ → アンギオテンシン～
　　　ドーパミン → ドパミン
　　　シクロホスファミド → シクロフォスファミド
　　　メチルドーパ → メチルドパ
　　　骨粗鬆症 → 骨粗しょう症
　　　蕁麻疹 → じんま疹
　　　胆嚢炎 → 胆のう炎
また，アルツハイマー病は薬剤師国家試験ではアルツハイマーとのみ表記されることもある．精神分裂病は今後は統合失調症という呼称に統一されていくと思われる．本文中でも統合失調症と表記を統一している．

付表 1 薬剤師国家試験に出題された医薬品の出題分野別リストアップ(81～87回)

医薬品名	81～87回	81回	82回	83回	84回	85回	86回	87回	作用機序・薬理作用	適 応[*1]
フェニトイン	25	2	8	4	1	2	3	5	17	5
テオフィリン	24	5	6	4	2	1	2	4	8	5
プロプラノロール	23	4	2	3	2	3	5	4	10	7
モルヒネ	23	2	6	4	3	2	4	2	14	8
ジゴキシン	22	4	3	4	0	4	3	4	9	5
インドメタシン	20	1	2	5	4	4	2	2	7	6
ワルファリン	20	2	4	3	2	1	7	1	10	3
アスピリン	19	2	3	4	3	3	2	2	7	4
フロセミド	19	3	3	2	2	3	1	5	15	11
ジアゼパム	18	3	4	2	2	4	2	1	7	7
エピネフリン	16	5	3	3	0	1	2	2	8	5
アトロピン	14	3	3	3	1	1	0	3	7	7
シメチジン	14	2	4	0	3	2	2	1	4	3
ニトログリセリン	14	3	1	2	3	2	0	3	8	8
フェノバルビタール	14	1	3	4	2	0	1	3	5	0
エリスロマイシン	13	2	2	3	0	0	3	3	7	3
シクロスポリン	13	1	2	1	2	2	3	2	4	2
ニフェジピン	13	3	2	2	1	1	3	1	7	4
プレドニゾロン	13	2	2	3	1	2	2	1	10	7
ベラパミル	12	1	3	3	2	1	0	2	6	2
イミプラミン	11	4	2	1	1	1	0	2	1	5
カプトプリル	11	3	0	3	1	0	2	2	6	2
クロルプロマジン	11	3	2	2	0	0	3	1	6	5
ジルチアゼム	11	0	2	2	2	0	3	2	5	3
テルフェナジン	11	2	3	3	2	0	1	0	7	2
バンコマイシン	11	2	1	1	0	2	3	2	2	2
ヘパリン	11	1	3	0	1	1	4	1	8	2
アドレナリンβ受容体遮断薬	10	1	0	2	1	3	1	2	1	6
カルバマゼピン	10	0	2	2	0	2	1	3	7	2
サルブタモール	10	2	3	1	1	2	1	0	5	6
トリアゾラム	10	0	4	1	0	2	1	2	7	1
ノルエピネフリン	10	0	5	1	1	0	1	2	10	1
ピロカルピン	10	2	2	2	3	1	0	0	8	6
リファンピシン	10	1	1	1	0	3	1	4	1	1
アセタゾラミド	9	2	1	2	1	1	1	1	9	4
アミノフィリン	9	2	3	1	2	0	1	0	1	3
アロプリノール	9	1	2	1	0	1	3	1	4	4
スピロノラクトン	9	1	0	1	2	3	0	2	5	3
ヒドロクロロチアジド	9	2	0	1	1	1	3	1	3	4
ファモチジン	9	1	1	3	0	1	0	3	8	4
プラゾシン	9	0	0	3	1	1	2	2	8	3
プロスタグランディン[注]	9	2	4	1	0	0	1	1	6	1
リチウム	9	1	3	1	1	2	1	0	2	3
リドカイン	9	1	1	1	1	1	3	1	3	3
レボドーパ[注]	9	1	3	0	1	1	1	2	5	4
アセチルコリン	8	1	1	2	1	1	0	2	6	1
アンジオテンシン変換酵素阻害薬[注]	8	3	0	0	0	2	3	0	2	2
インターフェロン	8	1	2	0	1	2	1	1	4	3
オザグレル	8	0	1	0	3	2	1	1	6	5

用法・用量	投与経路*2	体内動態・TDM	副作用*3	相互作用	製剤*4	代謝	中毒	服薬指導	管理	その他
6	4	4	7	4	2	1	0	1	0	0
1	1	8	4	10	2	1	0	1	0	1
1	2	8	2	2	0	2	0	1	0	3
2	0	2	5	3	1	1	0	0	1	2
0	0	8	8	5	1	2	0	0	0	2
0	1	1	3	1	1	1	0	3	1	1
0	1	3	1	7	0	3	0	0	0	2
2	0	0	5	1	2	0	0	0	0	3
1	0	0	2	2	3	0	0	0	0	0
1	1	3	5	2	0	1	0	0	0	2
0	1	2	2	1	1	2	0	0	1	1
2	1	0	3	3	0	0	0	0	0	0
2	0	1	4	7	0	1	0	0	0	0
0	2	0	2	0	3	0	0	1	0	0
3	0	1	4	4	3	2	0	0	0	1
1	0	0	1	3	0	1	0	0	0	1
1	0	4	4	2	0	0	0	1	0	0
1	1	1	3	3	2	0	0	1	0	0
1	0	0	6	1	0	0	0	1	0	1
0	0	1	3	4	0	0	0	0	0	1
2	1	2	5	2	0	0	0	0	0	0
0	0	2	3	0	0	0	0	1	0	2
0	0	0	3	2	0	0	0	0	0	1
1	1	0	0	0	1	0	0	1	0	2
0	0	2	6	3	0	1	0	0	0	0
3	1	2	3	1	0	0	0	0	0	0
0	0	0	1	0	2	1	0	0	0	1
0	0	0	4	2	0	0	0	0	0	0
3	0	0	3	3	1	2	0	0	0	0
1	0	0	3	1	1	0	0	0	0	0
1	0	1	2	1	0	1	0	1	0	0
0	1	0	0	5	0	0	0	0	0	0
0	0	0	1	0	0	0	0	0	0	0
1	1	0	1	4	0	0	0	2	0	1
0	0	0	1	0	0	0	0	0	0	0
3	3	2	0	1	2	0	0	0	0	0
1	0	1	3	3	0	1	0	0	0	0
1	0	0	3	0	1	0	0	0	0	0
1	0	1	3	0	0	1	0	0	0	1
2	1	1	0	3	1	0	0	0	0	0
0	0	1	0	0	0	0	0	0	0	1
0	1	0	2	0	1	0	0	0	0	0
0	0	2	1	2	0	1	0	0	0	1
0	0	6	1	0	0	2	0	0	0	0
1	0	1	5	3	0	2	0	0	0	0
0	1	1	1	2	0	1	0	0	0	1
0	0	0	1	2	0	0	0	0	0	1
0	0	0	3	0	0	0	0	0	0	1
1	0	0	1	0	0	0	0	0	0	0

医薬品名	81~87回	81回	82回	83回	84回	85回	86回	87回	作用機序・薬理作用	適 応[*1]
クロモグリク酸ナトリウム	8	2	1	1	2	1	1	0	7	6
コデイン	8	1	3	2	0	0	2	0	5	2
ネオスチグミン	8	2	0	1	4	0	1	0	6	5
メトトレキサート	8	2	2	1	1	1	0	1	4	3
レセルピン	8	0	2	0	3	0	1	2	6	3
非ステロイド性抗炎症薬	8	1	2	1	0	1	2	1	4	1
イトラコナゾール	7	3	0	1	1	0	1	1	4	4
エフェドリン	7	1	1	3	0	0	1	1	5	2
シスプラチン	7	0	2	0	1	2	1	1	4	3
セファレキシン	7	4	0	1	1	0	0	1	1	1
チモロール	7	1	1	1	3	1	0	0	4	4
テトラサイクリン	7	1	2	1	1	0	2	0	5	2
ドーパミン[注)]	7	0	1	2	1	1	1	1	6	2
ヒスタミン	7	0	2	3	1	0	0	1	6	2
プラバスタチン	7	3	0	2	1	1	0	0	3	2
アカルボース	6	0	1	0	1	1	2	1	4	2
アシクロビル	6	0	0	1	0	2	2	1	3	1
アスコルビン酸	6	2	2	1	0	1	0	0	1	1
アセトアミノフェン	6	1	2	0	0	2	0	1	4	2
アミノグリコシド系	6	0	2	1	1	2	0	0	1	2
アムホテリシンB	6	1	0	0	0	1	2	2	1	4
アンピシリン	6	1	1	0	1	2	0	1	1	3
イソプレナリン	6	2	1	2	0	0	1	0	6	1
インスリン	6	1	0	2	0	1	2	0	4	0
カルシウム拮抗薬	6	0	1	1	1	3	0	0	5	2
クラリスロマイシン	6	1	0	0	0	0	3	2	0	4
クロルフェニラミン	6	0	0	1	4	1	0	0	2	2
コカイン	6	1	1	1	0	0	1	2	4	0
ツボクラリン	6	2	1	1	1	0	0	1	6	1
トリヘキシフェニジル	6	0	3	0	1	0	1	1	5	6
トルブタミド	6	0	0	1	1	3	1	0	3	3
ナロキソン	6	0	2	2	0	0	1	1	6	2
バルプロ酸	6	0	1	2	0	1	2	0	3	3
ハロペリドール	6	0	1	1	0	0	3	1	3	2
プロベネシド	6	0	2	2	0	0	1	1	3	0
ベクロメタゾン	6	0	0	0	2	3	1	0	4	5
ペニシラミン	6	0	2	0	1	1	1	1	4	3
ペンタゾシン	6	1	2	1	0	0	2	0	6	2
ミコナゾール	6	0	0	1	0	1	2	2	2	3
酸化マグネシウム	6	0	2	0	1	2	1	0	1	1
副腎皮質ステロイド薬	6	0	2	3	0	0	0	1	1	2
イソニアジド	5	1	1	0	0	1	0	2	1	1
イリノテカン	5	0	0	0	2	0	1	2	2	3
オメプラゾール	5	2	0	0	0	0	2	1	2	3
カルビドパ	5	1	3	0	1	0	0	0	3	2
クロニジン	5	1	1	0	1	1	0	1	4	0
クロフィブラート	5	1	0	1	0	1	1	1	2	2
コレスチラミン	5	0	2	1	0	1	0	1	3	1
ジギタリス	5	4	0	0	0	0	0	1	2	1

用法・用量	投与経路*2	体内動態・TDM	副作用*3	相互作用	製剤*4	代謝	中毒	服薬指導	管理	その他
0	0	0	2	0	0	0	0	0	0	0
1	0	0	0	2	1	0	0	0	1	0
0	0	0	0	3	0	0	0	0	0	0
0	0	0	2	0	1	0	0	0	0	1
0	0	0	2	2	1	0	0	0	0	0
0	0	0	6	1	1	0	0	0	0	0
0	0	0	2	4	0	0	0	0	0	0
1	1	0	3	0	1	0	0	0	0	0
0	0	0	3	0	0	0	0	0	0	0
0	1	3	0	0	2	0	0	1	0	0
2	0	0	2	2	0	0	0	0	0	0
1	0	0	1	2	0	0	0	0	0	0
0	0	0	0	0	0	1	0	0	0	1
0	0	0	1	1	0	0	0	0	0	0
2	0	1	2	0	0	0	0	1	0	0
0	0	1	3	0	0	1	0	0	0	0
0	0	0	1	2	1	0	0	0	0	0
0	0	0	1	0	1	0	0	0	1	1
2	0	1	1	1	2	0	0	0	0	1
1	1	2	3	0	1	0	0	0	0	0
0	1	0	1	1	0	0	0	0	0	0
0	1	0	1	0	0	1	0	0	0	0
0	0	0	1	0	0	0	0	0	0	0
0	0	0	0	0	1	0	0	0	1	1
0	0	0	1	1	0	0	0	0	0	0
0	0	0	0	2	0	0	0	0	0	0
2	0	0	1	0	0	0	0	0	0	1
1	0	0	1	0	1	0	0	0	1	0
0	0	0	1	1	0	0	0	0	0	0
0	0	0	0	1	0	0	0	0	0	0
0	0	1	2	0	0	0	0	0	0	1
0	0	0	1	0	0	0	0	0	0	0
0	0	1	1	2	0	0	0	0	0	0
0	0	0	2	0	0	0	0	0	0	1
0	0	2	0	2	0	2	0	0	0	1
1	0	0	1	0	0	0	0	0	0	0
0	0	0	3	0	0	0	0	0	0	1
0	0	0	0	3	0	0	0	0	0	0
0	1	0	2	1	0	0	0	0	0	0
3	0	0	0	0	1	1	0	0	0	0
0	0	0	4	0	0	0	0	0	0	1
0	0	0	1	2	0	0	0	0	1	1
0	0	0	3	1	0	0	0	0	0	0
1	0	0	1	0	0	1	0	0	0	0
1	0	0	3	4	0	0	0	0	0	0
0	0	0	0	0	0	0	0	1	0	0
0	0	0	1	1	0	0	0	1	0	0
0	0	1	1	1	0	0	0	0	0	1
1	0	0	2	1	0	0	0	0	0	0

医薬品名	81～87回	81回	82回	83回	84回	85回	86回	87回	作用機序・薬理作用	適応[*1]
シクロホスファミド[注)]	5	1	0	0	3	1	0	0	5	4
スルピリド	5	1	0	0	1	1	1	1	2	3
センノシド	5	1	0	0	0	1	2	1	2	2
チアジド系	5	1	1	0	0	2	1	0	1	1
チラミン	5	2	1	0	0	0	1	1	5	1
ナファゾリン	5	0	1	0	1	2	1	0	4	2
ヒドロコルチゾン	5	1	1	0	0	0	0	3	6	0
フェニレフリン	5	1	0	1	2	0	1	0	4	2
プラリドキシム	5	2	1	0	0	1	1	0	2	2
フルオロウラシル	5	0	1	1	0	1	1	1	3	0
プロカテロール	5	1	1	0	1	0	1	1	3	1
ベザフィブラート	5	0	1	1	0	3	0	0	2	0
ベンジルペニシリン	5	2	1	0	1	0	1	0	4	0
ホマトロピン	5	1	3	1	0	0	0	0	3	1
結晶セルロース	5	2	0	1	1	1	0	0	0	2
抗コリン薬	5	1	1	2	1	0	0	0	1	4
炭酸水素ナトリウム	5	0	1	1	0	0	3	0	0	1
β-ラクタム系抗生物質	4	1	1	0	0	1	1	0	2	1
アテノロール	4	0	1	0	1	1	0	1	4	1
アミオダロン	4	0	0	2	0	0	1	1	1	1
アルファカルシドール	4	0	1	0	1	0	1	1	3	3
イソソルビド	4	0	2	1	0	1	0	0	1	1
ウロキナーゼ	4	1	1	1	0	0	0	1	4	1
エタンブトール	4	0	1	0	0	1	1	1	2	1
エトレチナート	4	0	1	2	0	0	1	0	1	0
エナラプリル	4	1	1	0	1	0	1	0	2	2
エリスロポエチン	4	1	0	0	2	0	0	1	2	4
オキシトシン	4	0	1	1	1	0	1	0	4	1
カルシトニン	4	2	0	1	0	0	1	0	4	1
グリセオフルビン	4	0	0	2	0	0	2	0	2	0
グルカゴン	4	0	0	1	2	0	0	1	1	3
ケトチフェン	4	0	0	1	1	1	1	0	4	2
ゲンタマイシン	4	0	0	1	1	0	2	0	1	1
ジクロフェナク	4	0	1	0	1	0	1	1	2	1
スクラルファート	4	1	1	0	1	1	0	0	4	2
ダントロレン	4	0	1	1	2	0	0	0	3	1
チアミン	4	1	0	1	0	1	0	1	2	1
チクロピジン	4	0	1	0	1	1	0	1	1	3
ドキソルビシン	4	1	0	1	1	1	0	0	2	2
トラネキサム酸	4	2	0	0	1	0	0	1	3	3
トリクロルメチアジド	4	0	1	0	1	1	0	1	3	1
ドロキシドパ	4	0	1	0	2	1	0	0	3	4
ニューキノロン系	4	1	1	2	0	0	0	0	5	0
パパベリン	4	0	3	0	0	0	0	1	4	1
ビタミンD	4	0	2	0	1	0	1	0	1	2
ヒドロキシプロピルメチルセルロースフタレート	4	1	0	1	0	1	1	0	0	1
ヒベンズ酸チペピジン	4	1	1	1	0	1	0	0	1	2
ブチルスコポラミン	4	0	1	0	1	1	0	1	5	3

付　　録

用法・用量	投与経路*2	体内動態・TDM	副作用*3	相互作用	製　剤*4	代　謝	中　毒	服薬指導	管　理	その他
0	0	0	1	0	0	0	0	0	0	0
2	0	0	0	0	0	0	0	0	0	0
1	0	0	0	0	0	1	0	0	0	0
0	0	0	3	1	0	0	0	0	0	0
0	1	0	0	2	0	0	0	0	0	0
0	0	0	1	0	0	0	0	0	0	0
0	0	1	0	0	1	2	0	0	0	0
0	0	0	0	0	0	0	0	0	0	0
0	0	0	0	1	0	0	0	0	0	1
0	0	0	1	2	0	2	0	0	0	1
1	0	0	2	0	0	0	0	0	0	0
0	0	0	4	0	0	0	0	0	0	0
1	0	2	0	1	1	1	0	0	0	0
0	0	0	1	0	0	0	0	0	0	0
0	0	0	0	0	4	0	0	0	0	0
0	1	0	1	1	0	0	0	0	0	0
1	0	0	0	0	1	0	0	0	0	2
0	0	1	0	0	0	0	0	0	0	0
0	0	0	0	0	0	0	0	0	0	0
0	0	0	2	0	0	0	0	0	0	1
0	0	0	0	0	1	0	0	0	0	0
0	0	0	1	1	0	0	0	1	0	0
0	0	0	1	0	0	0	0	0	0	0
0	0	0	3	0	0	0	0	0	0	0
0	0	0	2	0	0	0	0	1	0	1
1	0	0	0	0	0	0	0	0	0	0
0	0	0	0	0	0	0	0	0	0	0
0	0	0	0	0	0	0	0	0	0	0
1	0	1	0	1	2	0	0	0	0	0
0	0	0	0	0	0	0	0	0	0	0
0	0	0	1	0	0	0	0	0	0	0
1	0	1	0	0	0	0	0	0	0	0
1	0	0	1	1	0	0	0	0	0	1
0	0	0	1	0	0	0	0	0	0	0
0	0	0	0	1	0	0	0	0	0	1
0	0	0	0	1	0	1	0	0	0	1
1	0	0	1	1	0	0	0	0	0	0
0	0	0	2	0	0	0	0	0	0	0
0	0	0	2	1	0	0	0	1	0	0
1	0	0	0	1	1	0	0	0	0	0
0	0	2	2	1	0	1	0	0	0	0
1	0	0	0	1	0	0	0	0	0	0
0	0	0	0	1	0	1	0	0	0	0
0	0	0	0	0	4	0	0	0	0	0
1	0	0	0	0	1	0	0	0	0	1
0	0	0	0	0	0	0	0	0	0	0

医薬品名	81~87回	81回	82回	83回	84回	85回	86回	87回	作用機序・薬理作用	適 応[*1]
ブプレノルフィン	4	0	2	1	0	0	0	1	4	2
ブラジキニン	4	1	2	1	0	0	0	0	3	0
フルフェナジン	4	0	1	0	0	1	1	1	4	2
フルマゼニル	4	0	1	1	0	0	1	1	3	1
ブレオマイシン	4	1	0	0	1	2	0	0	3	2
プロピルチオウラシル	4	1	0	0	1	1	0	1	3	1
ベンザルコニウム	4	0	0	0	1	1	1	1	1	2
マイトマイシンC	4	1	0	0	0	2	1	0	1	2
ミノサイクリン	4	0	2	1	0	1	0	0	3	3
ランソプラゾール	4	0	1	0	0	0	1	2	3	3
リボフラビン	4	2	0	2	0	0	0	0	1	0
ロキソプロフェン	4	0	1	1	1	0	1	0	4	3
ロペラミド	4	1	0	0	0	1	1	1	2	2
抗てんかん薬	4	1	2	0	0	0	1	0	4	0
水酸化アルミニウムゲル	4	0	0	2	0	0	0	2	4	1
アザチオプリン	3	0	0	0	1	0	1	1	1	1
アドレナリン受容体作動薬	3	0	2	1	0	0	0	0	3	1
アポモルヒネ	3	1	0	2	0	0	0	0	3	2
アマンタジン	3	0	0	0	0	0	1	2	2	2
アミトリプチリン	3	1	1	0	0	1	0	0	0	2
アモキシシリン	3	0	1	0	0	0	1	1	0	3
イブプロフェン	3	2	0	1	0	0	0	0	2	2
インドシアニングリーン	3	0	0	0	1	0	0	2	0	3
ウルソデスオキシコール酸	3	1	0	0	1	0	0	1	1	2
エタクリン酸	3	1	0	0	1	1	0	0	3	1
エチニルエストラジオール	3	0	1	1	0	1	0	0	2	1
エトポシド	3	0	0	1	0	1	1	0	3	0
エドロホニウム	3	0	1	0	1	1	0	0	1	2
エノキサシン	3	0	2	0	0	0	0	1	0	0
エピナスチン	3	0	0	1	0	1	1	0	3	2
エルゴメトリン	3	0	1	1	0	0	1	0	3	1
カナマイシン	3	1	0	1	0	0	0	1	1	1
カルテオロール	3	1	1	1	0	0	0	0	1	1
カルバコール	3	0	1	0	2	0	0	0	3	1
グラニセトロン	3	0	1	0	1	0	1	0	3	2
グリベンクラミド	3	0	0	0	0	1	1	1	2	1
クレマスチン	3	0	1	0	0	2	0	0	0	2
クロナゼパム	3	1	1	0	0	0	0	1	4	2
クロラムフェニコール	3	0	1	1	1	0	0	0	0	1
サラゾスルファピリジン	3	0	0	0	1	1	0	1	1	2
シアノコバラミン	3	1	1	0	0	1	0	0	1	3
ジギトキシン	3	1	0	0	0	0	0	2	0	1
シタラビン	3	0	0	1	1	1	0	0	2	2
ジヒドロピリジン系	3	1	0	0	0	0	1	1	1	0
スキサメトニウム	3	0	0	1	1	0	1	0	2	0
ステアリン酸マグネシウム	3	1	0	0	1	1	0	0	0	0
ステロイド	3	0	2	1	0	0	0	0	0	1
ストレプトマイシン	3	1	0	0	0	2	0	0	2	1
スパルフロキサシン	3	0	1	0	0	1	0	1	1	1

付　　録

用法・用量	投与経路[*2]	体内動態・TDM	副作用[*3]	相互作用	製　剤[*4]	代　謝	中　毒	服薬指導	管　理	その他
0	0	0	0	2	0	0	0	0	0	0
0	0	0	0	0	0	0	0	0	0	1
0	0	0	2	0	0	0	0	0	0	0
0	0	0	0	0	0	0	0	0	0	1
0	0	0	3	0	0	0	0	0	0	0
0	0	0	0	0	0	0	0	0	0	0
0	1	0	0	0	1	0	0	0	0	1
0	0	0	2	0	0	0	0	0	0	0
0	0	0	0	0	0	0	0	0	0	0
0	0	0	0	0	0	0	0	0	0	0
0	0	0	0	0	2	0	0	0	1	1
0	0	0	0	0	0	0	0	0	0	0
0	0	0	0	0	0	0	0	0	0	0
1	1	2	2	0	0	1	0	0	0	0
1	0	0	0	1	1	0	0	0	0	0
0	0	0	1	1	0	0	0	0	0	0
0	0	2	0	1	0	1	0	0	0	0
0	0	0	0	0	0	0	0	0	0	0
0	0	0	0	0	0	0	0	0	0	0
0	0	0	1	0	0	0	0	0	0	1
1	0	0	0	0	0	0	0	0	0	0
0	0	0	1	0	0	0	0	1	0	0
0	1	0	0	0	0	0	0	0	0	0
0	0	0	0	0	0	0	0	0	0	0
0	0	0	0	0	0	0	0	0	0	0
0	0	0	0	0	0	0	0	0	0	0
0	0	0	0	0	0	0	0	0	0	0
0	0	0	0	0	0	0	0	0	0	0
0	0	0	1	1	0	0	0	0	0	1
0	0	0	0	0	0	0	0	0	0	0
0	0	0	0	0	0	0	0	0	0	0
2	1	2	0	0	1	0	0	0	0	0
0	0	0	1	1	0	0	0	0	0	0
0	0	0	0	0	0	0	0	0	0	0
0	0	0	0	1	0	0	0	0	0	0
0	0	0	2	0	0	0	0	0	0	0
1	0	0	0	0	0	0	0	0	0	0
1	0	0	1	1	0	0	0	0	0	0
0	0	0	1	0	0	0	0	0	0	1
0	0	1	0	0	0	0	0	0	0	0
0	0	0	0	0	0	0	0	0	0	0
1	0	0	1	0	2	0	0	0	0	0
0	0	0	0	0	0	0	0	0	0	0
0	0	1	0	2	0	0	0	0	0	0
0	0	0	0	1	0	0	0	0	0	1
0	0	0	0	0	3	0	0	0	0	0
0	1	0	2	0	0	0	0	0	0	0
0	0	0	1	0	0	0	0	0	0	0
1	0	0	1	1	1	0	0	1	0	0

医薬品名	81~87回	81回	82回	83回	84回	85回	86回	87回	作用機序・薬理作用	適 応[*1]
スルファメトキサゾール	3	0	0	1	1	1	0	0	1	1
セトラキサート	3	1	0	0	0	0	1	1	1	2
セフェム系	3	1	1	0	0	0	1	0	1	1
ゾニサミド	3	1	0	0	0	1	0	1	0	2
タクロリムス	3	0	0	0	1	1	0	1	2	1
テガフール	3	0	0	1	1	1	0	0	2	1
デキサメタゾン	3	1	0	0	0	0	1	1	1	1
デキストロメトルファン	3	0	0	0	1	0	1	1	4	0
テストステロン	3	2	1	0	0	0	0	0	2	0
ドブタミン	3	1	0	0	1	0	0	1	3	1
トロピカミド	3	1	1	0	1	0	0	0	3	1
ドンペリドン	3	0	0	1	0	0	1	1	3	0
ニトラゼパム	3	0	1	0	0	0	1	1	3	1
バクロフェン	3	0	0	0	1	1	0	1	3	2
バリウム	3	1	0	0	0	1	0	1	1	2
ビンクリスチン	3	0	0	0	0	1	1	1	2	0
プリミドン	3	0	1	1	0	0	1	0	1	0
フルコナゾール	3	1	0	0	0	0	2	0	1	2
フルニトラゼパム	3	0	1	1	1	0	0	0	2	1
プロカイン	3	1	0	1	0	0	0	1	2	1
プロパンテリン	3	0	1	1	0	1	0	0	0	1
プロブコール	3	0	1	0	0	1	0	1	3	1
ブロムヘキシン	3	1	0	1	0	1	0	0	3	1
ブロモクリプチン	3	1	1	0	0	1	0	0	0	1
プロラクチン	3	0	1	1	1	0	0	0	3	0
ベタネコール	3	0	1	1	0	1	0	0	3	0
ペニシリン	3	0	2	1	0	0	0	0	1	1
ベンズブロマロン	3	0	1	0	0	0	1	1	1	2
ボグリボース	3	0	0	1	0	1	1	0	2	0
ポビドン	3	1	1	0	0	1	0	0	0	1
ポリスチレンスルホン酸	3	0	1	0	0	0	2	0	2	1
マクロゴール	3	1	0	1	1	0	0	0	0	0
メチルドーパ[注)]	3	1	1	0	1	0	0	0	3	1
メルカプトプリン	3	1	2	0	0	0	0	0	1	1
リュープロレリン	3	1	0	0	1	0	1	0	0	0
塩化カリウム	3	1	2	0	0	0	0	0	0	0
強心配糖体	3	1	0	0	1	0	1	0	2	0
三環系抗うつ薬	3	1	1	0	0	0	0	1	0	1
酢酸フタル酸セルロース	3	0	1	0	1	0	1	0	0	0
全身麻酔薬	3	0	1	1	0	1	0	0	4	0
単シロップ	3	1	0	1	0	0	0	1	1	0
糖質コルチコイド	3	1	0	2	0	0	0	0	2	1
ST合剤	2	0	0	1	0	1	0	0	0	0
アズレン	2	0	0	0	0	1	1	0	1	1
アゼラスチン	2	0	1	0	1	0	0	0	2	1
アドレナリン α_1 受容体遮断薬	2	0	0	1	0	1	0	0	1	0
アドレナリン β 受容体刺激薬	2	0	0	1	0	0	1	0	0	2
アルテプラーゼ	2	0	0	0	0	1	0	1	2	0
アルプロスタジルアルファデクス	2	0	0	0	0	1	1	0	1	2

付　　録

用法・用量	投与経路*2	体内動態・TDM	副作用*3	相互作用	製剤*4	代謝	中毒	服薬指導	管理	その他
0	0	0	3	0	0	0	0	0	0	0
0	0	0	0	0	0	0	0	0	0	0
0	0	1	1	1	0	0	0	0	0	0
0	0	1	2	0	0	0	0	0	0	0
0	0	0	1	1	0	0	0	0	0	0
0	0	0	0	0	0	1	0	0	0	1
0	0	1	0	0	0	0	0	0	0	1
1	0	0	0	0	0	0	0	0	0	0
0	1	1	0	0	0	1	0	0	0	0
0	0	0	0	0	0	0	0	0	0	0
0	0	0	0	0	0	0	0	0	0	0
0	0	0	0	0	0	0	0	0	0	0
0	0	0	1	0	0	0	0	0	0	0
0	0	0	0	0	0	0	0	0	0	0
0	0	0	0	0	0	0	0	0	0	1
0	0	0	2	0	0	0	0	0	0	0
0	0	0	0	0	0	3	0	0	0	0
0	1	1	0	1	0	0	0	0	0	0
2	0	0	0	0	0	0	0	0	0	0
0	0	1	0	0	0	0	0	0	0	0
0	0	0	1	0	0	0	0	1	0	1
0	0	0	0	0	0	0	0	0	0	0
0	0	0	0	0	1	0	0	0	0	0
0	0	0	1	0	0	0	0	0	0	1
0	0	0	0	1	0	0	0	0	0	0
0	0	0	0	0	0	0	0	0	0	0
0	0	0	0	1	0	0	0	0	0	0
0	0	0	1	1	0	0	0	0	0	0
1	0	0	0	0	0	0	0	0	0	1
0	0	0	0	0	1	0	0	0	0	1
0	0	0	0	1	0	1	0	0	0	0
0	0	0	0	0	3	0	0	0	0	0
0	0	0	0	0	0	0	0	0	0	0
1	0	1	2	2	0	1	0	0	0	0
1	2	1	1	0	0	0	0	0	0	0
0	0	0	0	0	1	0	0	0	0	2
0	0	0	1	1	0	0	0	0	0	0
0	0	2	1	0	0	1	0	0	0	0
0	0	0	0	0	2	0	0	0	0	1
0	0	1	1	0	0	1	0	0	0	0
1	0	0	0	1	2	0	0	0	1	0
1	0	0	1	0	0	0	0	0	0	0
0	0	0	2	0	0	0	0	0	0	0
0	1	0	0	0	0	0	0	0	0	0
0	0	0	0	0	0	0	0	0	0	0
0	0	0	2	0	0	0	0	0	0	0
0	0	0	0	0	0	0	0	0	0	0
0	0	0	0	0	0	0	0	0	0	0
0	0	0	0	0	0	0	0	0	0	0

医薬品名	81~87回	81回	82回	83回	84回	85回	86回	87回	作用機序・薬理作用	適 応[*1]
アンジオテンシンII受容体拮抗薬[B)]	2	1	0	0	0	0	1	0	1	0
アンチピリン	2	0	0	1	0	0	1	0	1	0
アンフェタミン	2	0	2	0	0	0	0	0	1	0
イコサペント酸エチル	2	0	1	0	0	0	0	1	2	1
イソロイシン	2	0	2	0	0	0	0	0	0	0
イプラトロピウム	2	0	1	1	0	0	0	0	2	1
イプリフラボン	2	0	0	0	1	0	1	0	1	1
エコチオパート	2	0	0	0	1	1	0	0	0	1
エストリオール	2	1	0	0	0	1	0	0	1	1
エストロゲン	2	0	1	1	0	0	0	0	1	1
エタノール	2	0	1	0	0	0	0	1	1	0
エトスクシミド	2	0	0	0	0	1	0	1	1	2
エパルレスタット	2	0	0	0	0	1	1	0	1	1
オキサゾラム	2	1	0	1	0	0	0	0	1	1
オフロキサシン	2	1	0	0	0	1	0	0	0	2
オンダンセトロン	2	1	0	0	0	1	0	0	2	2
カテコールアミン	2	0	0	1	0	0	0	1	1	0
カフェイン	2	1	0	1	0	0	0	0	0	0
カルシウム製剤	2	0	1	0	1	0	0	0	1	1
カルシトリオール	2	1	1	0	0	0	0	0	2	1
カルバペネム系	2	0	0	0	0	0	2	0	0	0
カルボシステイン	2	0	0	1	0	1	0	0	1	0
カルメロース	2	0	1	0	0	1	0	0	1	0
キニジン	2	0	0	0	0	0	1	1	2	0
グアネチジン	2	0	1	0	1	0	0	0	2	0
クエン酸タモキシフェン	2	0	0	0	0	0	0	2	2	2
クレゾール	2	2	0	0	0	0	0	0	0	1
クロトリマゾール	2	0	0	0	0	0	1	1	2	0
クロミプラミン	2	0	0	0	0	2	0	0	2	2
ケトコナゾール	2	0	1	0	0	1	0	0	1	1
ケノデオキシコール酸	2	0	0	0	1	0	1	0	0	1
サリン	2	0	1	0	0	1	0	0	2	0
ジソピラミド	2	0	1	1	0	0	0	0	0	0
ジドブジン	2	0	0	0	0	2	0	0	1	1
ジフェンヒドラミン	2	0	0	1	0	0	0	1	1	1
シプロフロキサシン	2	0	0	0	0	0	0	2	1	2
シプロヘプタジン	2	1	1	0	0	0	0	0	1	1
ジメルカプロール	2	0	0	1	0	0	1	0	1	0
シロスタゾール	2	0	0	0	0	1	1	0	2	0
シンバスタチン	2	0	0	0	1	0	1	0	1	0
スルホニルウレア系	2	1	0	1	0	0	0	0	2	2
セファロリジン	2	0	0	0	0	1	1	0	1	0
セラトロダスト	2	0	0	0	1	1	0	0	2	2
セロトニン	2	0	1	1	0	0	0	0	3	0
ダウノルビシン	2	0	0	0	1	1	0	0	1	2
チアマゾール	2	1	0	0	0	1	0	0	1	1
チオペンタール	2	0	0	1	1	0	0	0	0	0
チロキシン	2	0	0	0	1	0	0	1	0	2
デキストランナトリウムイオウ	2	0	0	0	0	1	0	1	2	1

付　　録

用法・用量	投与経路[*2]	体内動態・TDM	副作用[*3]	相互作用	製　剤[*4]	代　謝	中　毒	服薬指導	管　理	その他
0	0	0	1	0	0	0	0	0	0	0
0	0	1	0	0	0	1	0	0	0	0
0	0	1	0	0	0	0	0	0	0	0
0	0	1	0	0	0	1	0	0	0	0
0	0	0	0	0	0	0	0	0	0	2
0	0	0	0	0	0	0	0	0	0	0
0	0	0	0	0	0	0	0	0	0	0
0	0	0	2	0	0	0	0	0	0	0
0	0	0	0	0	1	0	0	0	0	0
0	0	0	0	0	0	0	0	0	0	0
0	0	0	0	0	0	0	0	0	0	1
0	0	0	0	0	0	0	0	0	0	0
0	0	0	0	0	0	0	0	0	0	1
0	1	0	2	0	0	0	0	0	0	0
0	0	0	2	0	0	0	0	0	0	0
0	0	0	0	0	0	0	0	0	0	0
0	0	0	2	0	0	0	0	0	0	0
0	0	0	0	0	0	0	0	0	1	1
0	0	0	0	0	0	0	0	0	0	0
0	0	0	0	0	0	0	0	0	0	0
0	0	2	2	2	0	0	0	0	0	0
0	0	0	0	0	0	0	0	0	0	1
0	0	0	0	0	0	0	0	0	0	1
0	0	0	0	0	0	0	0	0	0	0
0	0	0	0	0	0	0	0	0	0	0
0	1	0	1	0	0	0	0	0	0	0
0	0	0	0	0	1	0	0	0	0	0
0	0	0	0	1	0	0	0	0	0	0
0	0	0	0	0	0	0	0	0	0	0
0	0	0	1	0	0	0	0	0	0	0
0	0	0	1	0	0	0	0	0	0	0
0	0	0	0	0	0	0	0	0	0	0
0	0	0	2	0	0	0	0	0	0	0
0	0	0	0	0	0	0	0	0	0	0
0	0	0	0	1	0	0	0	0	0	0
1	0	0	1	2	1	0	0	0	0	0
1	0	0	0	0	0	0	0	0	0	0
0	0	0	0	0	0	0	1	0	0	0
0	0	0	0	0	0	0	0	0	0	0
0	0	0	2	0	0	0	0	0	0	0
0	0	0	1	0	0	0	0	0	0	0
0	1	0	0	0	0	0	0	0	0	0
0	0	0	0	0	0	0	0	0	0	0
0	0	0	0	0	0	0	0	0	0	0
0	0	0	1	0	0	0	0	0	0	0
0	0	0	0	0	0	0	0	0	0	0
0	0	2	0	0	0	1	0	0	0	0
0	0	0	0	0	0	0	0	0	0	0
0	0	0	0	0	0	0	0	0	0	0

医薬品名	81~87回	81回	82回	83回	84回	85回	86回	87回	作用機序・薬理作用	適 応*1
テトラサイクリン系抗菌薬	2	0	0	0	0	0	0	2	0	1
テプレノン	2	1	0	0	0	0	1	0	2	1
ドキサプラム	2	0	0	0	0	1	1	0	2	0
ドキシフルリジン	2	0	1	0	0	0	0	1	3	0
トコン	2	0	0	1	0	0	0	1	1	0
トラニラスト	2	0	0	1	1	0	0	0	2	1
トリアムシノロンアセトニド	2	1	0	0	0	1	0	0	0	1
トリアムテレン	2	1	0	0	1	0	0	0	1	1
トリコマイシン	2	0	0	0	1	0	1	0	1	1
ニコチン	2	0	1	1	0	0	0	0	1	0
ニコチン酸	2	0	0	1	0	0	0	1	0	2
ニコランジル	2	0	0	1	1	0	0	0	1	1
バカンピシリン	2	1	0	0	0	0	1	0	1	0
パラアミノ馬尿酸ナトリウム	2	0	0	0	1	0	0	1	0	2
パラオキシ安息香酸エチル	2	1	0	0	0	0	0	1	0	1
パラチオン	2	0	1	0	0	1	0	0	1	0
ハロタン	2	1	0	1	0	0	0	0	2	1
ヒアルロン酸ナトリウム	2	0	0	0	0	2	0	0	1	2
ビサコジル	2	1	0	0	0	0	0	1	0	2
ビタミンA	2	0	1	0	0	0	0	1	0	1
ビタミンK	2	0	2	0	0	0	0	0	0	0
ヒドロキシプロピルセルロース	2	0	0	0	1	1	0	0	0	1
ピリドキシン	2	1	0	1	0	0	0	0	0	0
ピレノキシン	2	0	0	0	1	1	0	0	1	2
ピレンゼピン	2	0	0	0	1	0	0	1	2	0
ファドロゾール	2	0	0	1	0	0	0	1	2	1
フィゾスチグミン	2	0	0	1	1	0	0	0	3	1
フェンタニル	2	0	0	0	0	1	1	0	2	0
フェントラミン	2	0	0	0	0	1	1	0	3	0
ブセレリン	2	0	0	0	2	0	0	0	1	1
ブドウ糖	2	0	2	0	0	0	0	0	0	0
プラバスタチンナトリウム	2	0	0	0	0	0	0	2	1	2
プランルカスト	2	0	0	0	1	0	1	0	2	2
フルトロピウム	2	0	0	0	0	1	0	1	2	1
プロトンポンプ阻害薬	2	0	0	0	0	0	2	0	0	2
ブロモクリプチン	2	0	0	0	1	1	0	0	1	1
ヘキサメトニウム	2	0	0	1	0	0	0	1	2	1
ベタメタゾン	2	0	0	1	0	1	0	0	1	1
ペチジン	2	1	0	0	0	0	1	0	2	1
ベラプロスト	2	0	0	0	0	2	0	0	2	1
ベンジルペニシリンプロカイン	2	0	2	0	0	0	0	0	0	0
ペントバルビタール	2	1	0	0	0	0	1	0	1	1
ホスホマイシン	2	0	1	1	0	0	0	0	0	1
マグネシウム	2	0	0	0	0	2	0	0	1	1
マクロライド系	2	0	0	0	1	0	1	0	1	1
マンニトール	2	0	0	0	1	0	1	0	0	2
メコバラミン	2	0	0	0	0	0	1	1	1	2
メチルセルロース	2	0	0	1	1	0	0	0	0	1
メチルテストステロン	2	0	2	0	0	0	0	0	1	0

用法・用量	投与経路*2	体内動態・TDM	副作用*3	相互作用	製剤*4	代謝	中毒	服薬指導	管理	その他
0	0	0	1	0	0	0	0	0	0	0
0	0	0	0	0	0	0	0	0	0	0
0	0	0	0	0	0	0	0	0	0	0
0	0	0	0	1	0	1	0	0	0	0
0	0	0	0	0	0	0	0	0	0	1
0	0	0	0	0	0	0	0	0	0	0
0	0	0	0	0	1	0	0	0	0	0
0	0	0	0	1	0	0	0	0	0	0
0	0	0	0	0	0	0	0	0	0	0
0	0	0	0	0	0	0	0	0	0	1
0	0	0	1	0	0	0	0	0	0	0
0	0	0	0	0	0	0	0	1	0	0
0	0	0	0	0	0	1	0	0	0	0
0	0	0	0	0	0	0	0	0	0	0
0	0	0	0	0	1	0	0	0	0	0
0	0	0	0	0	0	0	0	0	0	1
0	0	0	1	0	0	0	0	0	0	0
0	0	0	0	0	0	0	0	0	0	0
0	0	0	0	0	0	0	0	0	0	0
0	0	1	0	0	0	1	0	0	0	0
0	0	0	0	1	0	0	0	0	0	1
0	0	0	0	0	2	0	0	0	0	0
0	0	0	0	0	0	0	0	0	1	1
0	0	0	1	0	0	0	0	0	0	0
0	0	0	0	0	0	0	0	0	0	0
0	0	0	1	0	0	0	0	0	0	0
0	0	0	0	0	0	0	0	0	0	0
1	0	0	0	1	0	0	0	0	0	0
0	0	0	0	0	0	0	0	0	0	0
0	1	0	0	0	0	0	0	0	0	0
0	0	0	0	0	0	0	0	0	0	2
0	0	0	1	0	0	0	0	0	0	0
0	0	0	0	0	0	0	0	0	0	0
0	0	0	0	0	0	0	0	0	0	0
0	1	0	0	0	0	0	0	0	0	0
0	1	0	0	1	0	0	0	0	0	0
0	0	0	0	0	0	0	0	0	0	1
0	0	0	0	1	0	0	0	0	0	0
0	0	0	0	0	0	0	0	0	0	0
0	0	0	0	0	0	0	0	0	0	2
0	0	0	0	0	0	0	0	0	0	0
0	0	0	0	0	0	0	0	0	0	1
0	0	0	0	0	0	0	0	0	0	0
0	0	0	0	1	0	1	0	0	0	0
0	0	0	0	0	0	0	0	0	0	0
0	0	0	0	0	1	0	0	0	0	0
0	0	0	0	0	1	0	0	0	0	1
0	0	0	0	0	0	0	0	0	0	1

医薬品名	81〜87回	81回	82回	83回	84回	85回	86回	87回	作用機序・薬理作用	適 応[*1]
メチルフェニデート	2	0	0	0	0	1	1	0	2	0
メトクロプラミド	2	1	0	1	0	0	0	0	2	0
メナテトレノン	2	1	0	0	0	0	1	0	1	1
ラクツロース	2	1	0	0	0	0	0	1	2	1
ラニチジン	2	0	0	1	0	0	1	0	2	0
リトドリン	2	0	0	1	0	0	1	0	1	2
ロイコトリエン	2	1	1	0	0	0	0	0	1	1
ロサルタン	2	0	0	0	0	1	1	0	2	2
ワセリン	2	0	0	0	0	0	0	2	1	0
亜水素ナトリウム	2	1	0	1	0	0	0	0	1	1
安息香酸ナトリウムカフェイン	2	0	1	0	0	0	0	1	3	0
塩化ナトリウム	2	0	2	0	0	0	0	0	0	0
局所麻酔薬	2	0	0	1	0	0	1	0	3	0
抗アレルギー薬	2	0	0	1	0	0	1	0	2	1
抗悪性腫瘍薬	2	1	0	0	0	0	1	0	1	0
抗菌薬	2	0	0	0	1	0	1	0	1	0
合成ケイ酸アルミニウム	2	0	0	0	0	1	0	1	0	1
次亜塩素酸ナトリウム	2	0	0	0	0	0	1	1	1	1
鉄	2	0	0	0	0	0	1	1	1	1
非ステロイド系抗炎症薬	2	0	1	0	1	0	0	0	0	1

[*1] 疾病との関係, 治療法などを含む, [*2] 適用方法を含む, [*3] 警告・禁忌を含む, [*4] 製法・添加剤などを含む

用法・用量	投与経路*2	体内動態・TDM	副作用*3	相互作用	製剤*4	代謝	中毒	服薬指導	管理	その他
0	0	0	1	0	0	0	0	0	0	0
0	0	1	1	0	0	0	0	0	0	0
0	0	0	0	0	0	0	0	0	0	0
1	0	0	1	0	1	0	0	0	0	0
0	0	0	0	0	0	0	0	0	0	0
0	0	0	0	0	0	0	0	0	0	0
0	0	0	0	0	0	0	0	0	0	0
0	0	0	0	0	0	0	0	0	0	0
0	0	0	0	0	1	0	0	0	0	1
0	0	0	0	1	1	0	0	0	0	0
2	0	0	1	1	1	0	0	0	0	0
0	0	0	0	0	0	0	0	0	0	2
0	0	0	1	2	0	0	0	0	0	0
0	0	0	0	0	0	0	0	0	0	0
0	0	0	0	0	1	0	0	0	0	0
0	0	0	1	0	0	0	0	0	0	0
0	0	0	0	0	0	0	0	0	0	1
0	1	0	0	0	0	0	0	0	0	1
0	1	2	0	0	0	0	0	0	0	0
0	0	0	0	0	0	0	0	0	0	1

付表 2 薬剤師国家試験に出題された疾患のリストアップ(81〜87回)

疾患名	合計	81回	82回	83回	84回	85回	86回	87回
気管支喘息	37	5	7	7	8	4	3	3
がん	33	2	2	6	10	1	1	11
貧血	27	4	0	1	5	5	4	8
緑内障	19	3	2	4	3	4	1	2
狭心症	18	2	2	4	3	4	1	2
白血病	17	4	1	1	5	0	1	5
パーキンソン病	15	5	4	0	3	1	1	1
心不全	15	6	0	1	2	2	1	3
糖尿病	15	1	1	2	3	2	6	0
感染症	14	1	2	3	3	0	4	1
肝炎	14	4	3	0	3	0	1	3
高血圧症	14	5	1	1	3	1	2	1
消化性潰瘍	14	2	2	1	2	3	2	2
骨粗鬆症	13	4	2	1	2	1	3	0
関節リウマチ	12	2	1	3	3	2	1	0
腎不全	12	2	2	1	4	0	2	1
てんかん	11	2	4	1	0	0	2	2
うつ病	10	3	1	0	1	3	1	1
アレルギー	9	1	2	0	2	0	2	2
心筋梗塞	9	1	2	0	1	1	2	2
悪性腫瘍	8	2	0	1	2	0	2	1
悪性症候群	8	1	1	0	3	2	1	0
高脂血症	8	2	2	2	0	1	1	0
全身性エリテマトーデス	8	1	0	2	1	1	1	2
痛風	8	1	3	0	2	0	1	1
胃潰瘍	7	3	1	1	0	0	1	1
不整脈	7	1	3	1	1	0	0	1
横紋筋融解症	6	1	0	1	2	1	0	1
肝硬変	6	1	1	0	2	0	0	2
真菌感染症	6	2	0	0	2	0	2	0
精神分裂病(統合失調症)[注]	6	2	0	0	0	1	1	2
前立腺肥大症	6	0	2	1	1	0	1	1
胆石症	6	0	0	1	1	0	1	3
低カリウム血症	6	2	0	2	2	0	0	0
アナフィラキシー	5	0	0	1	0	2	1	1
ネフローゼ症候群	5	1	1	1	1	1	0	0
肝不全	5	1	1	2	0	0	1	0
間質性肺炎	5	0	1	2	1	1	0	0
甲状腺疾患	5	1	1	0	1	1	0	1
高尿酸血症	5	0	0	0	0	1	1	3
潰瘍性大腸炎	5	0	1	1	2	0	0	1
尿路結石	5	0	1	0	2	1	1	0
肝性脳症	4	1	1	0	0	0	0	2
重症筋無力症	4	1	0	0	1	1	0	1
腎障害	4	0	1	1	2	0	0	0
代謝性アシドーシス	4	0	0	0	1	2	1	0
大腸炎	4	0	0	0	2	1	0	1
脳出血	4	0	0	1	0	1	0	2
肺炎	4	0	1	1	0	0	0	2
白内障	4	1	0	1	1	1	0	0

疾患名	合 計	81回	82回	83回	84回	85回	86回	87回
変形性関節症	4	0	1	1	0	1	1	0
便　秘	4	0	0	1	0	1	0	2
免疫不全	4	1	0	0	0	2	0	1
蕁麻疹[注]	3	0	1	0	0	1	1	0
バセドウ病	3	1	0	0	1	0	0	1
マイコプラズマ肺炎	3	1	2	0	0	0	0	0
光過敏症	3	1	0	0	0	1	0	1
十二指腸潰瘍	3	2	0	0	0	0	0	1
食道炎	3	0	0	0	0	0	3	0
胆嚢炎[注]	3	0	1	0	0	0	0	2
脳血栓	3	2	0	1	0	0	0	0
浮　腫	3	1	0	0	1	0	1	0
膵　炎	3	0	1	0	2	0	0	0
GVHD	2	0	0	0	1	1	0	0
Stevens-Johnson症候群	2	0	0	0	1	0	0	1
アルツハイマー病[注]	2	0	0	0	1	0	1	0
アルドステロン症	2	1	0	0	1	0	0	0
クモ膜下出血	2	0	0	1	0	0	0	1
クローン病	2	0	1	0	0	1	0	0
ジスキネジア	2	0	1	0	0	0	0	1
ショック	2	0	0	0	2	0	0	0
メニエール病	2	0	0	1	0	0	1	0
胃　炎	2	0	0	0	1	1	0	0
炎　症	2	0	0	0	2	0	0	0
黄紋筋融解症	2	0	1	0	0	0	1	0
褐色細胞腫	2	0	0	0	2	0	0	0
肝障害	2	0	1	0	1	0	0	0
結　核	2	0	0	0	0	1	0	1
血栓症	2	1	0	0	1	0	0	0
高コレステロール血症	2	0	0	0	0	0	1	1
糸球体腎炎	2	0	0	1	0	0	1	0
上気道炎	2	1	0	0	0	1	0	0
食道潰瘍	2	0	0	0	0	0	2	0
神経症	2	1	0	0	0	0	0	1
腸　炎	2	0	0	1	0	1	0	0
低血圧	2	0	0	2	0	0	0	0
動脈硬化	2	0	0	1	0	0	1	0
尿道炎	2	0	1	0	1	0	0	0
尿崩症	2	0	1	0	1	0	0	0
脳梗塞	2	0	0	1	0	1	0	0
脳塞栓	2	0	0	1	0	0	0	1
脳浮腫	2	0	0	0	0	1	0	0
排尿障害	2	0	0	0	0	0	0	2
敗血症	2	0	0	1	0	0	0	1
肺気腫	2	0	1	1	0	0	0	0
肺線維症	2	0	0	1	0	1	0	0
汎発性血管内血液凝固症候群	2	1	0	0	0	0	1	0
皮膚潰瘍	2	0	0	0	0	1	1	0
副甲状腺疾患	2	1	0	0	1	0	0	0
溶血性尿毒症症候群	2	0	0	1	0	1	0	0
躁　病	2	1	1	0	0	0	0	0

索　引

ア 行

アイソザイム　256, 257, 270
アカシジア　3
悪性関節リウマチ　47
悪性腫瘍　232
悪性症候群　4
悪玉コレステロール　266
握力検査　45
アザチオプリン　141
朝のこわばり　43
アシクロビル　222
アジソン病　170, 176
アシドーシス　179
足場依存性　233
アジポネクチン　187
アスパラギン酸アミノトランスフェラーゼ　255
アスピリン　35
アスピリン喘息　120
アスペルギルス症　226
アセチル化　68
アゾール系抗真菌剤　227
圧迫骨折　41
軋轢音　48
アテローム血栓性脳梗塞　17, 31
アトピー　53
アトピー性疾患　53
アトピー性皮膚炎　61, 197
アトピー喘息　122
アトピー素因　197
アドヘリン　240
アドレナリン　176
アトルバスタチン　186
アナフィラキシー　65, 214
アナフィラキシーショック　52, 65
アナフィラキシー様反応　66, 67
アニサキス症　230
アポトーシス　72, 234
アミノグリコシド　216
アミノグリコシド系抗菌薬　134
アミノ配糖体　216
アミノレバン　132, 134
アミラーゼ　270
アミロイドアンギオパチー　17
アミロイドβ蛋白　11
アムホテリシンB　227
アモキシシリン　129

アラキドン酸　191
アラニンアミノトランスフェラーゼ　255
アルガトロバン　35
アルカリホスファターゼ　257, 269
アルキル化薬　149, 243
アルサス反応　55
アルジオキサ　126
アルツハイマー病　10
アルドステロン症　170, 176
α_1-アンチトリプシンの欠損症　121
α-シヌクレイン　20
α遮断薬　177
α_1遮断薬　91
αセクレターゼ　12
α-フェトプロテイン　234, 273
アルブミン/グロブリン（A/G）比　253
アルベンダゾール　230
アレルギー　53
アレルギー性結膜炎　63
アレルギー性接触皮膚炎　67, 201
アレルギー性鼻炎　122
アレルギーマーチ　56
アレルゲン検査　57
アレルゲンテスト　64
アロプリノール　189
アンギナ　165
アンジオテンシンⅡ受容体拮抗薬　91
アンジオテンシン変換酵素阻害薬　91
安静時狭心症　88
安静時振戦　22
アンソラキノン系抗腫瘍薬　82
アンチトロンビンⅢ　145
安定狭心症　88
1,5-アンヒドログルシトール　264

胃炎　126
易感染性　50
易感染性患者　204
異型狭心症　88
異型性　233
医原性クッシング病　176
萎縮性胃炎　127, 128
異常値　245
異所性石灰沈着　104
異所性ホルモン　235
Ⅰ型アレルギー　54, 198

Ⅰ型コラーゲン　37
一次作用点　205
一次刺激性接触皮膚炎　201
1秒量　116
一酸化窒素　128
逸脱酵素　255
遺伝性球状赤血球症　148
遺伝的要因　90
イトラコナゾール　228
イベルメクチン　229
意味記憶　11
イムノトレランス　57
インディナビル　224
インスリン　178, 262, 263
インスリン療法　182
陰性症状　2
インターフェロン　132, 150, 224
インターフェロンα　153
インターフェロン療法　133
インターロイキン-11　38
咽頭炎　208
インドシアニングリーン試験　259
インドメタシン　138
院内感染　211
院内肺炎　117
インフルエンザ菌　210

ウイルスによる肺炎　118
ウインドウ期間　79
ウエスタンブロット法　79
右心カテーテル検査　116
うっ血性心不全　81
うつ病　5
ウルソデオキシコール酸　132, 137
ウレアーゼ活性　128
ウロキナーゼ　34
ウロビリノーゲン　131
運動療法　42

エイズ関連症候群　78
エイズ指標症状　79
エイズ脳症　78
エカベト　129
エカベトナトリウム　126
液性免疫　194
エキノコックス　230
壊死性血管炎　47
エスケープ現象　47

壊疽 181
エピソード記憶 11
エピネフリン注射 67
エフェクターT細胞 202
エラスターゼ 137
エリスロポエチン 145, 148, 149
エリスロポエチン産生腫瘍 149
エルゴタミン製剤 30
エルシニア 209
遠隔記憶 11
嚥下障害 23
嚥下性肺炎 117
塩酸アマンタジン 26
塩酸アミトリプチリン 142
炎症 190, 247
　　——の五徴 190
　　——の四徴 190
炎症性腸疾患 141
炎症マーカー 271
炎症メディエーター 198
エンドトキシン 154
エンプロスチル 129
エンベロープ 220

黄色ブドウ球菌 208
黄疸 129, 131
横紋筋融解症 270
オキサセフェム系 212
オザグレルナトリウム 35
オステオカルシン 37
オフロキサシン 134
オメプラゾール 129
オルノプロスチル 129
温度眼振 163

カ　行

外因系（血液凝固系） 145
外傷性白内障 158
回虫症 229
開放隅角緑内障 160
海綿骨 37
潰瘍性大腸炎 141
カイロミクロン 183, 264
化学的伝達物質 190
化学発がん剤 241
化学療法剤の作用機序 205
過換気症候群 114
蝸牛 161
架橋フィブリン分解産物 155
核酸 220
核酸合成阻害剤 221
拡張期血圧 88
核内受容体 169
角膜 157
過形成性胃炎 128
荷重関節 48
家族性高コレステロール血症 185, 265
家族性大腸がん 241, 242
褐色細胞腫 92, 176
活性型ビタミンD_3 38

活性化部分トロンボプラスチン時間 251
滑膜 39
滑膜細胞 39
荷電選択的障壁 97
カナマイシン 134, 216
化膿連鎖球菌 208
過敏性腸症候群 142
過敏性肺臓炎 122
カプサイシン感受性知覚神経 128
カプシド 220
下部食道括約筋圧 124
花粉症 63
ガベキサート 138
カポジ肉芽腫症 78
カモスタット 138
カリウム 269
カリニ肺炎 119
顆粒球 145
顆粒球コロニー刺激因子 145, 150
顆粒球マクロファージコロニー刺激因子 150
カルシウム 269
カルシウム拮抗薬 31, 91
カルジオリピン 74
カルシトニン 269
カルバペネム系 213
カルバマゼピン 28, 173
カルボキシペプチダーゼ 214
加齢 274
眼圧 159
眼圧測定 159
簡易血糖測定器 262
がん遺伝子 237
肝炎 129
肝機能検査 254
眼球振温（眼振） 162
環境的要因 90
冠血栓性狭心症 88
肝硬変症 133
幹細胞 144
幹細胞移植 152
環軸関節亜脱臼 44, 45
ガンシクロビル 222
カンジダ症 225
間質性肺炎 73
肝腎症候群 54
肝水解物 132
肝性昏睡 132, 133
肝性脳症 132
関節の変形 44
間接ビリルビン 148, 258
関節包 39
関節リウマチ 39, 43
　　——の病期の分類 45
完全寛解導入療法 151
感染症 247, 271
乾燥水酸化アルミニウムゲル 129
がん胎児性抗原 273
がん胎児性蛋白質 235
肝・胆道系機能検査 254

肝抽出物 132
眼底検査 160
カンプトテシン 244
γ-グルタミルトランスペプチダーゼ 257
γセクレターゼ 11
γ-GTP 131, 257
がん抑制遺伝子 238
冠攣縮性狭心症 88

記憶の形成 11
期外収縮 86
気管 112
気管支 112
気管支鏡検査 115
気管支喘息 119
気管支肺炎 117
危険因子（心血管病） 90
器質性狭心症 88
器質性便秘 139
基準値 245, 246
基準範囲 246
基礎療法（関節リウマチ） 46
気道過敏性 120
気分障害 4
偽膜性大腸炎 140
ギムザ染色 128, 129
逆転写酵素 77, 79
逆転写酵素阻害剤 80, 222
脚ブロック 86
逆流性食道炎 124
急性胃炎 126
急性間質性肺炎 75
急性期炎症反応 45
急性骨髄性白血病 243
急性糸球体腎炎 94
急性糸球体腎炎症候群 94
急性ジストニア 3
急性腎盂腎炎 107
急性進行性腎炎 74
急性腎不全 101
急性蕁麻疹 59
急性膵炎 137, 185
急性前骨髄球性白血病 151
急性相蛋白 271
急性大腸炎 140
急性疼痛 41
急性尿細管壊死 102
急性白血病転化 149
急性副鼻腔炎 165
急性扁桃腺炎 165
急性リンパ性白血病 243
急速骨量喪失者 42
急速進行性糸球体腎炎 96
吸虫症 231
狭域抗菌スペクトル 205
強化維持療法 151
凝固系の検査 250
凝固線溶系 145
凝集法 79
狭心症 88

強迫神経症 8
胸部X線検査 115
恐怖症 8
強力ネオミノファーゲンC 133
巨核球 154
虚血性心疾患 87
虚血性大腸炎 141
巨人症 92, 171
筋強剛 23
菌血症 135
菌交代症 211
金剤 47
近時記憶 11
緊張型 2
緊張型頭痛 29

クインケ浮腫 60
隅角の観察 160
クエン酸ナトリウム 144
クッシング症候群 92, 170, 175
クッシング病 172
グッドパスチャー症候群 54, 70
クームス抗体 72, 73
くも膜下出血 36
クラインフェルター症候群 72
クラス分類（関節リウマチ） 46
クラミジア 212
グラム陰性菌 207
グラム陽性菌 207
クラリスロマイシン 129
グリクラジド 182
グリコペプチド系抗生物質 216
グリセオフルビン 228
グリチルリチン製剤 132
クリノフィブラート 186
クリプトコックス症 226
グリベンクラミド 182
グリメピリド 182
クリンダマイシン 218
グルコース 261
グルタミン酸機能低下仮説 1
クレアチニンクリアランス 260, 274
クレアチンキナーゼ 270
クレアチンホスホキナーゼ 270
クレブシエラ 209
クロラムフェニコール 217
クロール 269
クロルプロパミド 173
クローン病 141

経験的治療 107
蛍光抗体法 79
形質転換 237
憩室様隆起 128
軽度認知障害 14
痙攣性便秘 139
劇症肝炎 132
血圧測定法 89
血液一般検査 246
血液凝固 250
血液凝固因子 145

血液凝固機序 145
血液凝固系 145
血液生化学検査 251
結核菌 210
血管運動性鼻炎 65
血管性浮腫 60
血球の起源と種類 144
血漿 144, 251
血小板 145, 249
血小板活性化因子 64, 190
血小板関連（結合）IgG 154
血小板減少 77
血小板減少症 75
血小板抗体 154
血清 144, 251
血清アルカリホスファターゼ 136
血清アルブミン 252
血清肝炎 129
血清クレアチニン 260
血清膠質反応 253
血清酵素 254
血清総蛋白 252
血清蛋白分画 253
血清鉄 147
血清尿素窒素 259
血清病 53
血清ロイシンアミノペプチダーゼ 136
血栓性血小板減少性紫斑病 73
血栓溶解療法 34
血中フィブリン/フィブリノゲン分解産物 155
血沈 247
血糖 262
血糖値 262
結膜 157
血友病A 155
血友病B 155
血友病インヒビター治療薬 156
ケトーシス 178
ケノデオキシコール酸 137
ゲノム 220
ケミカルメディエーター 190
下痢 139
ゲルストマン症候群 14
ケルニッヒ徴候 36
減感作療法 57
顕性感染 204
検体検査 245
ゲンタマイシン 134
原発性アルドステロン症 92
原発性骨粗鬆症 40
原発性緑内障 160

抗HIV薬 80
抗Sm抗体 73
抗SS-A/Ro抗体 76
抗SS-B/La抗体 76
抗U1-RNP抗体 73
抗アレルギー薬 63, 65, 201, 203
広域抗菌スペクトル 205

抗うつ薬 31
好塩基球 54, 194, 249
抗核抗体 71, 273
抗カルジオリピン抗体 146
抗がん剤 243
抗凝固処理 144
抗凝固療法 34
抗菌スペクトル 205
高血圧（褐色細胞腫） 177
高血圧性脳出血 35
抗結核剤 216
抗血小板抗体 72, 73
抗血小板療法 35
抗原抗体反応 271
抗原提示細胞 202
抗好中球細胞質抗体 96
高骨代謝回転型（I型） 40
抗コリン薬 25
虹彩 157
交差反応 71
好酸球 63, 145, 194, 249
好酸球増多 62
好酸球遊走因子 64
抗酸性染色 210
高脂血症 265
甲状腺機能亢進症 85, 92
甲状腺機能低下症 92
甲状腺ペルオキシダーゼ 174
抗ストレプトキナーゼ 95
抗ストレプトリジンO抗体 95, 271
抗生物質 205
抗セロトニン薬 31
光線過敏症 61
光線過敏性皮膚炎 61
酵素抗体法 79
好中球 145, 193, 249
好中球アルカリホスファターゼ 149
好中球アルカリホスファターゼスコア 153
好中球遊走因子 194
鉤虫症 230
高中性脂肪血症 185
抗てんかん薬 31
後天性免疫不全症候群 77
喉頭浮腫 67
光毒性反応 61
抗2本鎖DNA 73
高尿酸血症 188
高比重リポ蛋白 183
抗ヒスタミン薬 60, 63, 67, 201, 203
抗ヒストン抗体 76
後負荷 81
抗リウマチ薬 46
抗リン脂質抗体 73, 146
抗リン脂質抗体症候群 77
抗リンパ球抗体 72, 150
高齢者 274
コカイン 82
V型アレルギー 55
後眼房 159
呼吸中枢 114

呼吸不全 114
骨芽細胞 37
骨吸収抑制薬 42
骨棘形成 49
骨形成促進薬 42
骨硬化 48
骨細胞 37
骨髄移植 148,153
骨髄穿刺 144
骨粗鬆症 40
　——の危険因子 41,42
骨代謝マーカー 41
固定疹型薬疹 68
コリネバクテリウム 208
コリンエステラーゼ 256
コリン作動性自律神経 59
コルチゾールの産生過剰 172
コルトコフ音 89
コレスチミド 186
コレスチラミン 186
コレステロール 265
コレステロール胆石 135
コレラ菌 210
コンピュータ断層撮影（CT） 115

サ 行

サイアザイド 173
細菌性赤痢 209
細菌性肺炎 117
サイクリン 234
細隙灯顕微鏡 158
再興感染症 204
在郷軍人病 211
最小殺菌濃度 205
最小発育阻止濃度 205
サイズ選択の障壁 97
最大骨量 40
サイトカイン 194
サイトメガロウイルス感染 130
細胞外基質蛋白質 239
細胞性免疫 194
細胞性免疫反応 202
細胞接着能 239
細胞内情報伝達 167
細胞壁 207
サイログロブリン 174
サヴァリーとミラーの診断基準 124
サキナビル 224
サニルブジン 223
サブクラス 52
サブスタンス P 20
サラゾスルファピリジン 141,142
サリチル酸 261
ザルシタビン 223
サルファ剤 219
サルモネラ属 209
III型アレルギー 55
酸化マグネシウム 140
三環系抗うつ薬 6
残気量 117
三叉神経血管説 29

酸素解離曲線 113
シェーグレン症候群 74
ジエチルカルバマジン 229
ジオクチルソジウムスルホスクシネート 143
痔核 142
志賀赤痢菌 209
弛緩性便秘 139
色素胆石 135
糸球体硬化 96
糸球体高血圧 96,104
糸球体濾過率 260
死腔 112
シクロオキシゲナーゼ 191
シクロセリン 212,215
シクロホスファミド 243
　——のパルス療法 76
止血の機序 145
自己抗体 73,154,272
自己反応性 T 細胞 72
自己免疫機構 166
自己免疫疾患 272
自己免疫性溶血性貧血 54,70,148,153
シサプリド 128
痔疾患 142
脂質代謝検査 264
脂質メディエーター 191
視床下部-下垂体-副腎皮質系障害仮説 5
糸状虫 230
シスプラチン 244
ジスルフィラム 214
市井感染症 204
姿勢反射障害 23
ジダノシン 223
市中肺炎 117
シッカニン 228
疾患修飾性抗リウマチ薬 47
自動運動障害 23
耳毒性のアミノグリコシド系抗生物質 164
シトシンアラビノシド 243
ジドブジン 223
シーハン症候群 170,172
ジフテリア菌 208
シメチジン 126,129,261
シモンズ病 172
シャイエ分類 90
ジャクー型関節炎 72
尺側偏位 44
視野検査 160
シャルコーの三徴 135
臭化チメピジウム 135,136,142
臭化ナペンゾラート 142
臭化ブチルスコポラミン 135,136
習慣性アンギナ 166
習慣性流産 77
収縮期血圧 88
重症筋無力症 70

重炭酸イオン分泌 128
手根管症候群 44
出血時間 250
出血性大腸炎 140
腫瘍マーカー 234,273
循環性抗凝血素 146
循環調節障害 24
消化性潰瘍 128
猩紅熱 208
小柴胡湯 132
上室性頻拍 86
条虫症 230
小脳出血 163
上皮細胞増殖因子 238
漿膜炎 73
初回の発作 28
初期変化群 118
食事療法 42
食道炎 124
食道潰瘍 124
ショ糖溶血試験 148
自律増殖能 233
痔瘻 142
心気神経症 8
腎機能検査 259
心筋梗塞 88,270
神経原線維変化 11
神経細胞脱落 11
神経症 7
神経衰弱 8
腎血漿流量 261
心原性脳塞栓 32
人工関節（置換術） 47
新興感染症 204
腎後性急性腎不全 102
心室性頻拍 86
心室粗動 86
浸潤性 233
腎症 181
腎障害 72,178
腎静脈血栓症 100
心身症 9
腎性 91
腎性急性腎不全 102
腎性骨異栄養症 104
新生児ループス 76
腎性糖尿 262
腎性貧血 104
腎前性急性腎不全 101
迅速ウレアーゼテスト 128,129
診断基準（関節リウマチ） 45
陣痛微弱 110
浸透性下痢 139
心内膜炎 73
じん肺 122
シンバスタチン 186
心不全 81
心房細動 86
心房粗動 86
蕁麻疹 59,67

膵炎 137
水晶体 157
錐体外路系症状 3
髄膜炎菌 208
スクラッチテスト 199
頭痛 29
スティーブン-ジョンソン症候群 70
ステロイド 174
ステロイド外用薬 203
ステロイド薬 46, 201
ステロイド薬（点眼） 63
ステロイド離脱療法 133
ステロイド療法 74
ステロイド緑内障 161
ストレプトマイシン 216
スーパーオキサイドアニオン 194
スピロノラクトン 176
スルピリド 126
スルファメトキサゾール 220

生活習慣の改善 91
性感染症 108
性行為感染症 211
制酸薬 129
脆弱性-ストレスモデル 1
生体検査 245
正統感染症 204
生物学的疑陽性 77
生物学的製剤 47
咳 114
脊柱変形 41
赤沈 247
赤血球 145
赤血球恒数 248
赤血球数 248
赤血球沈降速度 247
赤血球破砕症候群 148
接合菌症 227
舌根沈下 67
接触型アレルギー性結膜炎 63
接触性結膜炎 63
接触性皮膚炎 55
接触皮膚炎 201
接着 192
接着分子 192
セトラキサート 129
セファマイシン系 212
セファロスポリナーゼ 214
セファロスポリン系 212
セフェム系抗菌薬 134
セフメタゾールナトリウム 134
セラチア属 209
セレウス菌 208
セロコンバージョン 131
セロトニン 190
セロトニン仮説 1
セロトニン-ドーパミン拮抗薬 2
セロトニン-ノルアドレナリン再取り込み阻害薬 6
腺がん 232, 242
前眼房 159

全身性エリテマトーデス 71, 150, 154, 273
全身性エリテマトーデス様症状 70
全身性血管炎 75
選択的セロトニン再取り込み阻害薬 6
善玉コレステロール 266
線虫症 229
前庭器官 161
先天性白内障 158
前頭側頭型痴呆 14
センナエキス 140
前負荷 81
前立腺肥大症 109

躁うつ病 5
臓器特異的自己免疫疾患 56
双極型 5
相互転座 235
総コレステロール 266
巣状糸球体硬化症 98
総鉄結合能 147
即時型アレルギー 54
即時型反応 198
即時記憶 11
即時相 192
組織因子 154
組織トロンボプラスチン 154
組織プラスミノゲンアクチベータ 34
ソファルコン 129

タ 行

ダイオウ末 140
体外衝撃波療法 109
第IX因子製剤 155
退行性変化 47
代償期 138
対称性の多発性関節炎 72
大腿四頭筋力強化訓練 49
大腸菌 209
第VIII因子製剤 155
大葉性肺炎 117
タウ蛋白 11
多形紅斑型薬疹 70
多剤耐性 244
多剤耐性菌 205
多剤併用療法 151
脱穀阻害剤 220
タッシェ 128
脱毛 72
ダニ抗原 62
多発脳梗塞性痴呆 17
樽状胸 121
痰 114
胆管炎 135
胆管酵素 257
単球 194, 249
単球走化性蛋白質 192
単極型 5
炭酸水素ナトリウム 129
胆石症 135

炭疽菌 208
胆道感染症 134
胆道系酵素 257
丹毒 208
タンニン酸アルブミン 142
胆嚢炎 134
蛋白検査 252
蛋白尿 99

チアベンダゾール 229
チアマゾール 150, 173
チエピン系 2
遅延相 192
チオカルバメート 228
地固め療法 151
蓄膿症 165
チクロピジン 35
遅発型反応 198
遅発性ジスキネジア 3
痴呆 11
チミン二量体 242
チモール混濁試験 253
チモール混濁反応 130
チャンス蛋白尿および／または血尿 98
中間比重リポ蛋白 183
中心性肥満 175
中枢神経障害 74
中枢性めまい 163
中脳黒質 19
中分子量物質 104
腸炎ビブリオ 210, 211
蝶形紅斑 72
腸上皮化生 127
腸チフス菌 209
超低比重リポ蛋白 183
聴力検査 162
直接ビリルビン 258
直腸性便秘 140
チロキシン 173
チロシン水酸化酵素 20
陳述記憶 11

椎骨脳底動脈循環不全症 163
痛風 188, 270
ツツガムシ病 212
ツベルクリン反応 55, 118

定型抗精神病薬 2
低血圧 92
低骨代謝回転型（II型） 40
ディスコイド疹 72
低比重リポ蛋白 183
ディフィシル菌 208
低分子ヘパリン 155
デスモプレシンアセテート 172
鉄代謝検査 147, 148
手続き記憶 11
テトラサイクリン 217
テプレノン 126, 129
テルビナフィン 228

テレスコープ沈渣　72
テロメア　234
電解質　267
てんかん　26
　──の国際分類　26
典型的片頭痛　29
伝染性単核症様症候群　77
天然ケイ酸アルミニウム　142
癲癇　227
貼付試験　199

糖化アルブミン　179, 264
糖化蛋白　264
糖化ヘモグロビン　264
統合失調症　1
動静脈血栓症　77
糖代謝検査　261
糖尿病　262
糖尿病性白内障　158
糖負荷試験　262
洞不全症候群　86
動脈血ガス分圧　113
動脈硬化指数　267
ドキソルビシン　82, 244
特発性間質性肺炎　122
特発性細菌性腹膜炎　133
ドーパミン　20
ドーパミン機能過剰仮説　1
ドーパミン受容体作動薬　25
トランスフェリン　147
トランスペプチダーゼ　214
トリグリセリド　265, 267
トリコマイシン　227
トリ肉腫ウイルス　236
トリプシン　137
トリプタン系薬　30
トリメトプリム　220
努力肺活量　116
トリヨードチロニン　173
トルブタミド　182
トロンビン　145
トロンビン/抗トロンビン複合体　155
トロンボキサン　191
トロンボポエチン　145
トロンボモジュリン　146

ナ 行

内因系（血液凝固系）　145
内視鏡的逆行の胆管造影　135
ナイスタチン　227
ナチュラルキラー細胞　50
ナテグリニド　182
ナトリウム　268
ナファモスタット　138
軟骨下骨硬化　49
軟性下疳菌　210
II型アレルギー　54
ニコモール　186
ニコルスキー現象　70
二次性高血圧症　90

二次性副甲状腺機能亢進症　104
二重シュウ酸塩　144
ニセリトロール　186
ニッシェ　128
日本住血吸虫　231
乳酸脱水素酵素　148, 256
ニューキノロン系　134
ニューキノロン薬　218
尿酸　188, 270
尿酸産生阻害薬　149
尿素窒素　259
尿糖　262
尿毒素　104
尿崩症　172
尿路感染症　106
尿路結核　108
尿路結石　108
妊娠　275

ヌクレオカプシド　220

ネフローゼ症候群　74, 98
ネルフィナビル　224
粘液水腫　173

脳血管性痴呆　10
脳血管攣縮　36
脳梗塞　31
脳出血　35
脳出血の好発部位　35
脳塞栓症　17
脳動脈瘤破裂　36
ノカルジア　212
ノルアドレナリン　20
ノンレスポンダー　47

ハ 行

肺拡散能　117
肺活量　116
肺結核　118
肺高血圧　123
肺循環系　112
肺真菌症　119
肺塞栓症　123
梅毒血清反応　271
梅毒血清反応生物学的疑陽性　74
梅毒トレポネーマ　211
排尿障害・陰萎　23
肺の構造　112
肺の免疫反応性疾患　122
肺胞　112
ハウスダスト　62
破壊性関節炎　43
破瓜型　1, 2
バカンピシリン　134
パーキンソニズム　3
パーキンソン病　19
白鳥の首変形　44
白内障　158
破骨細胞　37
播種型紅斑型薬疹　70

播種性血管内凝固症候群　151, 152
播種性血小板減少症　132
バセドウ病　170, 173
白血球　249
白血球型　148
白血球遊走因子　192
パッチテスト　203
鼻アレルギー　63
パピローマウイルス　241
ハプテン　67
ハプテン-セル型溶血性貧血　67
ハプトグロビン　148
ハプトグロビン製剤　148
パモ酸ピランテル　230
バランス説（消化性潰瘍）　128
パルス療法　75
バルプロ酸　27
バレット上皮化生　126
パロモマイシン　230
バンコマイシン　134, 212
伴性劣性遺伝　155
ハンセン病　210
パンヌス　40, 43

ヒアルロン酸　49
ピオグリタゾン　182
皮下結節　44
光アレルギー性反応　61
非感染性非アレルギー性鼻炎　65
ビグアナイド　182
ピコスルファナトリウム　140
ビザコジル　140
皮質骨　37
鼻汁好酸球検査　64
微小変化型ネフローゼ症候群　98
ヒス束　83
ヒスタミン　54, 59, 63, 190, 198
ヒステリー神経症　8
非ステロイド系抗炎症薬　46, 127
非ステロイド系免疫抑制外用薬　201
非代償期　138
ビタミンD　269
ビダラビン　222
非陳述記憶　11
非定型抗精神病薬　2
ヒト免疫不全ウイルス　77
ヒドララジン　76
1α-ヒドロキシコレカルシフェロール　177
ヒドロコルチゾン　176
皮内反応　199
非ヌクレオシド系逆転写酵素阻害剤　223
非反応群　47
皮膚糸状菌症　225
皮膚血管反応　199
皮膚反応　57
非抱合型ビリルビン　258
非乏尿性急性腎不全　101
肥満細胞　54, 190, 194, 198
びまん性糸球体腎炎　72

百日咳菌 211
表層性胃炎 127
日和見感染 78
日和見感染症 74, 204
ビリオン 220
ビリルビン 131, 258
ビリルビン尿 129
ピロールニトリン 228
ビンスワンガー型脳血管性痴呆 19
頻拍性不整脈 85
ビンブラスチン 244
非A非B型肝炎 129

ファーテル膨大部 137
ファモチジン 126, 129
不安神経症 8
不安定狭心症 88
不安定膝 49
フィードバック機構 170
フィブラート 173
フィブリノイド血管炎 47
フィブリノゲン 34, 145, 155
フィブリン 145
フィラデルフィア染色体 153, 235
フィラデルフィア染色体陽性例 152
フェニトイン 28
フェノチアジン系 2
フェノバリン 140
フェノバルビタール 28
フェノフィブラート 186
フェノールスルホンフタレイン色素排
　泄試験 261
フェリチン 147, 148
フェロキネティクス 147, 148
副甲状腺機能亢進症 92, 177
副甲状腺機能低下症 177
副甲状腺ホルモン 38, 177, 269
副作用 245
副シグナル 51
副腎皮質酵素欠損症 92
不顕性感染 204
浮腫 99
腐食性胃炎 126
ブスルファン 149
不整脈 83
ブチロフェノン系 2
ブドウ糖 178, 261
部分トロンボプラスチン時間 155
不飽和鉄結合能 147
プラジカンテル 230
プラスミノゲンアクチベータ 34, 146
プラバスタチン 186
プリオン病 231
5-フルオロウラシル 243
プルキンエ線維 83
フルクトサミン 264
フルコナゾール 227
フルシトシン 227
フルバスタチン 186
ブレオマイシン 82
プレセニリン1 (PS1) 12

プレセニリン2 (PS2) 12
プレドニゾロン 132, 141
プロカインアミド 76
プロスタグランディン 127, 128, 191
プロスタグランディンE_2 38
プロスタグランディン製剤 129
プロテアーゼ 48, 79
プロテアーゼ阻害薬 80
プロテインC 146
プロテインS 146
プロテウス属 209
プロトがん遺伝子 236
プロドラッグ 46
プロトロンビン 145
プロトロンビン時間 131, 155, 250
プロトロンビン比 251
プロトンポンプ阻害薬 126, 129
プロピルチオウラシル 173
プロベネシド 189
ブロモクリプチン 171
ブロモクリプチン投与 172
プロモーター 240
ブロワノトール 129
分泌性下痢 139

平均赤血球血色素濃度 248
平均赤血球血色素量 248
平均赤血球容積 248
平衡機能検査 162
閉塞隅角緑内障 160
閉塞性動脈内膜炎 47
ベザフィブラート 186
ペスト菌 209
β-カテニン 240
β-γbridging 253
β_2-グリコプロテイン 74, 77
β遮断薬 31, 91
βセクレターゼ 11
ベタネコール 126
β_2-ミクログロブリン 261
β-ラクタマーゼ 212
β-ラクタム剤 212
β_2-M 261
ペニシリン 212
ペニシリンアレルギー 67
ペニシリン結合蛋白質 214
ヘバーデン結節 48
ヘパリン 34, 155
ペプチドグリカン 207, 212
ヘマトクリット 145
ヘマトクリット値 248
ヘモグロビン 145
ヘモグロビン合成 147
ヘモグロビン量 248
ヘモグロビンA_{1C} 179
ヘリコバクター・ピロリ 127, 211
ヘルパーT細胞 50, 198
変形性関節症 47
変形性骨棘 48
ベンザミド系 2
ベンジルアミン 228

ベンズブロマロン 189
ベンゾジアゼピン系の抗不安薬 8
ペンタゾシン 135, 136, 138
扁桃打ち消し試験 166
扁桃摘出 166
扁桃病巣感染症 166
扁桃誘発試験 166
便秘 23, 139
扁平上皮がん 232

蜂窩織炎 181
膀胱炎 108
抱合型ビリルビン 258
膀胱尿管逆流現象 107
房室ブロック 86
房水 159
放線菌 212
歩行障害 23
歩行痛 48
ホスホマイシン 212, 214
ホスホリパーゼA 137
捕捉 192
補体系 51
補体第1成分阻害因子 60
ボタン穴変形 44
ボツリヌス菌 208
ポリエン系抗生物質 227
ポリープ 242
ホルモン 167
ホルモン異常疾患 167
本態性高血圧症 90

マ 行

マイコプラズマ 212
マイコプラズマ肺炎 118
マーカー染色体 236
膜受容体 167
膜傷害性複合体 52
膜性腎症 98
膜性増殖性糸球体腎炎 98
マクロファージ 50, 194, 202
マクロファージ・顆粒球コロニー刺激
　因子 145
マクロライド系 217
マスト細胞 54
末梢性めまい 163
末端肥大症 92, 171
マトリックスメタロプロテアーゼ
　240
マーフィ徴候 136
マレイン酸トリメブチン 128
満月様顔貌 175
マンシェット 89
慢性胃炎 127
慢性肝炎 132
慢性関節リウマチ 272
慢性気管支炎 121
慢性糸球体腎炎 96
慢性腎盂腎炎 107
慢性腎炎症候群 96
慢性腎不全 103

慢性膵炎　138
慢性疼痛　41
慢性副鼻腔炎　165
慢性扁桃腺炎　165

ミカフンギン　228
脈絡膜　157

無機質　267
無機リン　269
無菌性髄膜炎　73
無菌性膿尿　107
無限増殖能　234
無症候性キャリアー　78
無症候性細胞尿　107
無動　23

メタボリック症候群　187
メトクロプラミド　126
メトトレキサート　243
メトピロン投与　172
メトフォルミン　182
メニエール病　163
メベンダゾール　230
メルカプトプリン　141
免疫学的寛容　57
免疫グロブリン遺伝子　51
　──のクラス変換　51
　──の再構成　51
免疫血清学的検査　271
免疫調節薬・抑制薬　47
免疫複合体　94
免疫複合体型溶血性貧血　67
免疫不全症　150
免疫抑制薬療法　74
免疫抑制療法　149

網状赤血球分利　147
網赤血球　248
妄想型　2
網膜　157
網膜芽細胞腫　238
網膜症　178, 180
毛様体　159
モノアミン欠乏仮説　5
モノアミン受容体感受性亢進仮説　5
モノクローナル抗体　273
モノバクタム系　213
モリヘパミン　132, 134
モルヒネ　138
モルホリン　228

ヤ　行

夜間発作性血色素尿症　148
薬剤性胃粘膜病変　126
薬剤性間質性肺炎　122
薬剤誘発性ループス　76
薬物アレルギー　67
薬物性めまい　164
薬物熱　70
薬物療法（高血圧）　91

疣状胃炎　128
遊走　192
誘発試験　57
輸入感染症　204

溶血性貧血　75
溶血性連鎖球菌　208
葉酸合成阻害剤　219
陽性症状　1
腰背痛　42
溶連菌感染後急性糸球体腎炎　94
抑うつ神経症　8
横川吸虫症　231
IV型アレルギー　55, 198, 202
四環系抗うつ薬　6

ラ　行

癩菌　210
ライム病　211
ラクツロース　134
ラクナ梗塞　32
ラジカル　240
ラニチジン　126, 129
ラフチジン　129
ラベプラゾール　129
ラミブジン　223
ラロン型　170
ランゲルハンス細胞　62, 202
ランゲルハンス島　178
ランソプラゾール　129

リウマトイド因子　45, 272
リウマトイド結節　44
リケッチア　212
離人神経症　8
リステリア症　208
リゾチーム　151
リトナビル　224
利尿薬　91
リパーゼ　137
リバビリン　221
リファンピシン　218
リポ蛋白　264
リポ蛋白リパーゼ　183, 185
流行性肝炎　129
硫酸亜鉛混濁試験　253
良性腫瘍　232
良性発作性頭位性めまい　163
緑内障　159
緑膿菌　210
リール黒皮症　203
リン　269
淋菌　208
リンコマイシン　218
リンコマイシン系抗生物質　218
リン脂質　74
臨床検査　245
リンパ球　50, 145, 194, 249

ループスアンチコアグラント　146
ループスクライシス　73

ループス腎炎　72
ループス肺臓炎　73
ループスバンドテスト　72
ルポイド肝炎　73

レアギン　53
レイノー現象　72
レイノルズの五徴　135
裂肛　142
レトロウイルス　236
レバミピド　129
レビー小体　20
レビー小体型痴呆　17
レフェトフ症候群　170
レボチロキシン　174
レボドーパ　24

ロイコトリエン　54, 63, 64, 191
ロイシンアミノペプチダーゼ　257
労作性狭心症　88
老人性白内障　158
老人斑　11
ロキサチジン　129
ローリング現象　192

ワ　行

ワイル病　211
ワルファリン　35

欧　文

A 型肝炎　129
A 型肝炎ウイルス　271
A 群 β 溶連菌　94
ABC トランスポーター　244
Abl　238
ACR コアセット　46
ACTH 産生過剰　172
ACTH 単独欠損症　172
ADCC　54
AFP　273
AGML　126
ALP　131, 136, 257
ALT　131, 255
ApoE 遺伝子　11
APTT　251
ARF　101
AST　131, 255
AT III 濃縮製剤　155
Aβ　11

B 型肝炎　129
B 型肝炎ウイルス　272
B 型肝炎ウイルス感染症　150
B 細胞　50, 71, 194, 198
Bernstein 試験　124
BPH　109
BPSD　15
BUN　259

C 型肝炎　129
C 型肝炎ウイルス　242, 272

C反応性蛋白　271
Cペプチド　178, 179, 263
CA 19-9　274
Ccr　260
CD4 T細胞　77
CEA　273
ChE　256
CK　270
c-*myc*　238
CNSループス　72
Cockcroft-Gaultの換算式　261
COX-2選択性NSAIDs　46
CPK　270
Cr　260
CRF　103
CRP　134, 271
cyclicAMP経路　167
C5a　192

D型肝炎　129
D-ダイマー　155
DEXA法　41
DIC　132, 145, 154
DMARDs　47
DOPS　26

E型肝炎　129
E-セレクチン（CD 62 E）　192
EBウイルス　130
EDTA塩　144
ELISA　126
ERC　135
ESWL　109

Fanconi貧血　148
FDP　155, 192
FGS　98
FTDP-17　14

G-CSF　150
GFR　260
GH受容体異常　171
GH受容体欠損症　170
GM-CSF　150
GTT　262

H鎖遺伝子の再構成　51
H₂受容体拮抗薬　126, 129
Ham試験　148
HAV　271
HbA₁c　264
HBe抗原　129
HBs抗原　129
HBV　272

HCV　272
HCV RNA　129
HCV抗体　129
HDL　264
HDL-C　266, 267
HIV　77
HIVプロテアーゼ阻害剤　223
HLA型　148
HLA拘束性　50
HMG-CoA還元酵素阻害薬　186
H-*ras*遺伝子　237
hump　95

ICG試験　259
IgA腎症　97
IgE　63
IgE血症　62
IgE抗体　54, 66
IgM HA抗体　129
IgM HBc抗体　129
IgM HD抗体　129
IL-8　192

LAP　136, 257
LDH　148, 256
LDL　264
LDL-apheresis　101
LDL-C　266, 267
LE因子　73
LE細胞　74
LFA-1（CD 11 a/CD 18）　192
LTB₄　192

MAC　52
Mac-1（CD 11 b/CD 18）　192
MAO-B阻害薬　26
MCI　14
M-CSF　38
MD法　41
MMP　48
morning stiffness　43
MPGN　98
MPTP　19
MRSA　208, 216

NADPH oxidase　194
NSAID　127
NSAIDs　46

P-セレクチン（CD 62 P）　192
PAF　191
PAIgG　154
Papez回路　11
PBP　214

PECAM-1　192
PIVKA-II　273
postantibiotic effect（PAE）　205
PSP試験　261
PT　250
PTC　135
PTH　269
p53　239

RANK　38
RANKL　38
RAST　57, 70, 126, 197
*Rb*遺伝子　238
renin dependent hypertension　97
RF　272
RNAウイルス　131
RPGN　96
RUT　128

SDA　2
selectivity index　99
SH基剤　47
SIADH　173
sialyl Lewis^x（sLe^x）　192
SLE　154, 273
SNRI　6
SSRI　6
STD　108
Stokes-Adams発作　86

T細胞　50, 71, 194
TAT　155
TC　266
TG　267
Th1細胞　50
Th2細胞　51
TIBC　147, 148
TSH受容体抗体　173
TTT　130, 253

UIBC　147, 148

VLDL　264
volume dependent hypertension　97
VUR　107

WPW症候群　86
WT1　239

Yakovlev回路　11

ZTT　253

編集者略歴

百瀬弥寿徳 (ももせやすのり)
1946年 長野県に生まれる
1971年 東邦大学薬学部卒業
現　在 東邦大学薬学部医療薬学教育
　　　　センター・疾病薬学研究室
　　　　教授・医学博士

山村重雄 (やまむらしげお)
1956年 新潟県に生まれる
1979年 東邦大学薬学部卒業
現　在 東邦大学薬学部医療薬学教育
　　　　センター・医薬品情報学研究室
　　　　教授・薬学博士

疾患病態解析学　　　　　　　　　　　定価はカバーに表示

2003年4月1日　初版第1刷
2009年2月25日　　　　第4刷

編集者　百　瀬　弥　寿　徳
　　　　山　村　重　雄
発行者　朝　倉　邦　造
発行所　株式会社　朝倉書店
　　　　東京都新宿区新小川町6-29
　　　　郵便番号　162-8707
　　　　電　話　03(3260)0141
　　　　FAX　03(3260)0180
　　　　http://www.asakura.co.jp

〈検印省略〉

© 2003　〈無断複写・転載を禁ず〉　　　中央印刷・渡辺製本

ISBN 978-4-254-34014-3　C 3047　　　Printed in Japan

最新刊の事典・辞典・ハンドブック

元素大百科事典	渡辺 正 監訳	B5判 712頁
火山の事典（第2版）	下鶴大輔ほか3氏 編	B5判 584頁
津波の事典	首藤伸夫ほか4氏 編	A5判 368頁
酵素ハンドブック（第3版）	八木達彦ほか5氏 編	B5判 1008頁
タンパク質の事典	猪飼 篤ほか5氏 編	B5判 1000頁
時間生物学事典	石田直理雄ほか1氏 編	A5判 340頁
微生物の事典	渡邉 信ほか5氏 編	B5判 700頁
環境化学の事典	指宿堯嗣ほか2氏 編	A5判 468頁
環境と健康の事典	牧野国義ほか4氏 著	A5判 576頁
ガラスの百科事典	作花済夫ほか7氏 編	A5判 696頁
実験力学ハンドブック	日本実験力学会 編	B5判 660頁
材料の振動減衰能データブック	日本学術振興会第133委員会 編	B5判 320頁
高分子分析ハンドブック	日本分析化学会高分子分析研究懇談会 編	B5判 1264頁
地盤環境工学ハンドブック	嘉門雅史ほか2氏 編	B5判 584頁
サプライ・チェイン最適化ハンドブック	久保幹雄 著	A5判 520頁
口と歯の事典	高戸 毅ほか7氏 編	B5判 436頁
皮膚の事典	溝口昌子ほか6氏 編	B5判 388頁
からだの年齢事典	鈴木隆雄ほか1氏 編	B5判 528頁
看護・介護・福祉の百科事典	糸川嘉則 総編集	A5判 676頁
食品技術総合事典	食品総合研究所 編	B5判 612頁
日本の伝統食品事典	日本伝統食品研究会 編	A5判 648頁
森林・林業実務必携	東京農工大学農学部編集委員会 編	B6判 464頁

価格・概要等は小社ホームページをご覧ください．